感染症

竹田美文
木村　哲
[編集]

朝倉書店

編 集 者

竹 田 美 文　実践女子大学生活科学部教授／前 国立感染症研究所所長
木 村　　哲　国立国際医療センターエイズ治療・研究開発センターセンター長

まえがき

　ここ数年感染症を取り巻く状況が大きく変化している．新しい感染症が次々と出現し，それぞれが社会問題にまで発展している．平成8年の病原性大腸菌O157（腸管出血性大腸菌）感染症の国内での大流行は，新しい感染症法の制定のきっかけとなったし，平成13年の牛海綿状脳症の発生は，ウシの感染症ではあったものの変異型クロイツフェルト・ヤコブ病の発症の可能性があることから，食の安全という視点から国民に大きな衝撃を与えた．その結果，内閣府に食品安全委員会という新しい行政組織が出来ることとなった．また平成14年の春から夏にかけて発生した重症急性呼吸器症候群（SARS）は，死亡率の高い急性感染症が，患者が国際間を旅行することによって，またたく間に世界の複数の国に広がることを証明し，対策の難しさを改めて問い直すこととなった．そして平成16年の初春，トリ型インフルエンザがアジアの各国のニワトリに流行し，ヒトへの感染の広がりが危惧されている．

　この間，平成15年秋には，平成10年に制定された感染症法の5年毎の最初の見直しが行われ，その結果，SARSなどの新しい感染症対策を行うための改正が行われた．

　本書は，こうした感染症の現状を踏まえ，現行の感染症法の対象となっている感染症に結核（結核は結核予防法の対象疾患）を加えた疾患すべてについて，それぞれの専門家に担当していただき，解説していただいたものである．

　感染症の現場で対策に当たったり治療に従事している医師，医療関係者，行政官はもちろん，感染症の研究者や関連学部の学生に，広く利用していただけることを期待している．

2004年 初夏

編　　者

執筆者

竹田 美文	実践女子大学生活科学部／前 国立感染症研究所
倉田 毅	国立感染症研究所
川名 明彦	国立国際医療センター呼吸器科
岡部 信彦	国立感染症研究所感染症情報センター
渡辺 治雄	国立感染症研究所細菌第一部
島田 馨	日本たばこ産業株式会社 東京専売病院
宮村 達男	国立感染症研究所ウイルス第二部
朝倉 均	財団法人 国際医学情報センター
大西 健児	東京都立墨東病院感染症科
加藤 達夫	聖マリアンナ医科大学横浜市西部病院小児科
増田 剛太	東京都立北療育医療センター
岩田 敏	国立病院東京医療センター小児科
城 宏輔	埼玉県立小児医療センター
倉根 一郎	国立感染症研究所ウイルス第一部
神谷 正男	北海道大学大学院獣医学研究科
奥野 良信	大阪府立公衆衛生研究所感染症部
岸本 寿男	国立感染症研究所ウイルス第一部
菅沼 明彦	東京都立駒込病院感染症科
小池 和彦	東京大学医学部感染症内科
髙橋 洋	財団法人 宮城厚生協会 坂総合病院呼吸器科・感染症科
渡辺 彰	東北大学加齢医学研究所呼吸器腫瘍研究分野
木村 幹男	国立感染症研究所感染症情報センター
三浦 聡之	東京大学医科学研究所先端医療研究センター
谷口 清州	国立感染症研究所感染症情報センター
宮治 誠	前 千葉大学真菌医学研究センター
亀井 克彦	千葉大学真菌医学研究センター
森川 茂	国立感染症研究所ウイルス第一部
有川 二郎	北海道大学大学院医学研究科附属動物実験施設
牧野 壮一	帯広畜産大学大動物特殊疾病センター
小田 紘	鹿児島大学大学院医歯学総合研究科
加来 義浩	国立感染症研究所獣医科学部
馬原 文彦	馬原医院
森田 公一	長崎大学熱帯医学研究所
森澤 雄司	東京大学医学部附属病院感染制御部
加藤 康幸	東京都立墨東病院感染症科
相楽 裕子	横浜市立市民病院感染症部
坂本 光男	東京慈恵会医科大学感染制御部
藤田 博己	財団法人 大原綜合病院附属大原研究所
佐藤 吉壮	富士重工業健康保険組合 総合太田病院小児科
森本 金次郎	国立感染症研究所ウイルス第一部
井上 智	国立感染症研究所獣医科学部
小出 道夫	琉球大学大学院医学研究科
斎藤 厚	琉球大学大学院医学研究科
増澤 俊幸	静岡県立大学薬学部
竹内 勤	慶應義塾大学医学部熱帯医学・寄生虫学教室
庄司 紘史	久留米大学第一内科
味澤 篤	東京都立駒込病院感染症科
澤田 秀幸	京都大学医学部付属病院神経内科
宇高 不可思	財団法人 住友病院神経内科
亀山 正邦	財団法人 住友病院神経内科
清水 可方	総合病院 国保旭中央病院麻酔科
木村 哲	国立国際医療センター エイズ治療・研究開発センター
渡辺 浩	長崎大学医学部附属病院熱研内科
永武 毅	長崎大学熱帯医学研究所
植田 浩司	西南女学院大学保健福祉学部
伊東 文行	伊東皮フ科クリニック
遠藤 重厚	岩手医科大学救急医学
葛西 健	厚生労働省国際課
山田 秀和	福島県立医科大学医学部
出口 靖	東京慈恵会医科大学附属柏病院小児科

執 筆 者

氏名	所属
小林 信一	国立成育医療センター膠原病感染症科
立澤 宰	国立成育医療センター膠原病感染症科
神谷 齊	国立療養所三重病院
砂川 慶介	北里大学医学部感染症学
中田 修二	医療法人社団智愛会 なかた小児科
川島 秀俊	さいたま赤十字病院眼科
小野寺 昭一	東京慈恵会医科大学泌尿器科
川名 尚	帝京大学溝口病院産婦人科
髙橋 聡	札幌医科大学医学部泌尿器科学教室
松川 雅則	札幌医科大学医学部泌尿器科学教室
塚本 泰司	札幌医科大学医学部泌尿器科学教室
楠原 浩一	九州大学大学院医学研究院
大野 秀明	長崎大学大学院医歯薬学総合研究科
宮崎 義継	長崎大学医学部第二内科
河野 茂	長崎大学大学院医歯薬学総合研究科
武内 可尚	前 川崎市立川崎病院
栁原 克紀	長崎大学医学部第二内科
髙山 直秀	東京都立駒込病院小児科
加地 正英	久留米大学医学部附属医療センターリウマチ・膠原病センター
松本 哲哉	東邦大学医学部微生物学講座
山口 惠三	東邦大学医学部微生物学講座
堤 裕幸	札幌医科大学医学部小児科学講座
露口 泉夫	大阪府立呼吸器・アレルギー医療センター
後藤 元	杏林大学医学部第一内科
小林 芳夫	慶應義塾大学医学部中央臨床検査部
二川 憲昭	壮幸会 行田総合病院外科
今村 清子	横浜市立市民病院がん検診センター
寺井 章人	倉敷中央病院泌尿器科
山本 康生	高知県立幡多けんみん病院皮膚科
亀井 聡	日本大学医学部内科学講座
水谷 智彦	日本大学医学部内科学講座

(執筆順)

目　　次

1. **感染症総論**　（竹田美文）1
   - 1.1 感染症とは 1
   - 1.2 新興・再興感染症 2
   - 1.3 新しい感染症法 3

1 類 感 染 症

2. **エボラ出血熱**　（倉田　毅）7
   - 2.1 ウイルス性出血熱とは 7
   - 2.2 ウイルスの特徴と感染経路 8
   - 2.3 疫　学 9
   - 2.4 診　断 10
   - 2.5 ウイルス性出血熱患者との接触の考え方とその対策 11
   - 2.6 予防と治療 11
3. **クリミア・コンゴ出血熱**　（倉田　毅）13
   - 3.1 ウイルスの性状 13
   - 3.2 自然界の宿主と感染経路 13
   - 3.3 疫　学 14
   - 3.4 ウイルスの院内感染 15
   - 3.5 診　断 15
   - 3.6 治　療 16
   - 3.7 病　理 16
4. **重症急性呼吸器症候群（SARS）**　（川名明彦）18
   - 4.1 病原体の性状 18
   - 4.2 国内外の流行状況 18
   - 4.3 臨床症状 18
   - 4.4 典型的な症例 19
   - 4.5 診　断 19
   - 4.6 治　療 20
   - 4.7 予　防 20
5. **天然痘(痘瘡)**　（岡部信彦）21
   - 5.1 病原体の性状 21
   - 5.2 国内外の流行状況 21
   - 5.3 臨床症状 21
   - 5.4 典型的な症例 22
   - 5.5 診　断 22
   - 5.6 治　療 23
   - 5.7 予　防 23
6. **ペ　ス　ト**　（渡辺治雄）25
   - 6.1 感染経路 25
   - 6.2 世界における発生状況 25
   - 6.3 ヒトペストの臨床所見 25
   - 6.4 検査・診断 26
   - 6.5 ペスト菌の病原因子 27
   - 6.6 治療および予防法 28
7. **マールブルグ病**　（倉田　毅）30
   - 7.1 ウイルスの性状と感染経路 30
   - 7.2 その後の発生と疫学 31
   - 7.3 診　断 32
   - 7.4 治　療 33
   - 7.5 病　理 33
8. **ラッサ熱**　（島田　馨）34
   - 8.1 歴　史 34
   - 8.2 ウイルスと感染経路 34
   - 8.3 疫　学 35
   - 8.4 臨　床 35
   - 8.5 病　理 36
   - 8.6 診　断 36
   - 8.7 治　療 37

2 類 感 染 症

9. **急性灰白髄炎（ポリオ）**　（宮村達男）39
   - 9.1 病原体の性状 39
   - 9.2 国内の状況 40
   - 9.3 世界のポリオ根絶計画の状況 41
   - 9.4 病態と臨床症状 42
   - 9.5 診　断 43
   - 9.6 治　療 43
   - 9.7 予　防 43

10. コレラ （朝倉 均） 45
- 10.1 病原体の性状 45
- 10.2 変 遷 45
- 10.3 下痢の機序 45
- 10.4 国内外の流行状況 47
- 10.5 臨床症状 47
- 10.6 典型的な症例 49
- 10.7 診 断 49
- 10.8 治 療 49
- 10.9 予 防 50

11. 細菌性赤痢 （大西健児） 52
- 11.1 病原体の性状 52
- 11.2 国内外の流行状況 52
- 11.3 臨床症状 53
- 11.4 症 例 53
- 11.5 診 断 54
- 11.6 治 療 54
- 11.7 予 防 55
- 11.8 届出と入院 55

12. ジフテリア （加藤達夫） 57
- 12.1 概 念 57
- 12.2 病態・症状 57
- 12.3 診断・鑑別診断 57
- 12.4 合併症 57
- 12.5 予 後 58
- 12.6 予防・免疫 58
- 12.7 治 療 58

13. 腸チフス・パラチフス （増田剛太） 60
- 13.1 病原体の性状 60
- 13.2 国内外の流行状況 60
- 13.3 臨床症状 61
- 13.4 症 例 62
- 13.5 診 断 63
- 13.6 治 療 63
- 13.7 予 防 64

14. ボツリヌス症 （岩田 敏） 66
- 14.1 病原体の性状 66
- 14.2 ボツリヌス症の分類 66
- 14.3 国内外の流行状況 66
- 14.4 臨床症状 67
- 14.5 典型的な症例 68
- 14.6 診 断 68
- 14.7 治 療 68
- 14.8 予 防 69

３ 類 感 染 症

15. 腸管出血性大腸菌感染症 （城 宏輔） 71
- 15.1 病原体の症状 71
- 15.2 国内外の流行状況 72
- 15.3 臨床症状 72
- 15.4 典型的な症例 73
- 15.5 診 断 73
- 15.6 治 療 74
- 15.7 予 防 75

４ 類 感 染 症

16. ウエストナイル熱 （西ナイル熱） （倉根一郎） 77
- 16.1 病原体の性状 71
- 16.2 国内外の流行状況 71
- 16.3 感染経路 78
- 16.4 臨床症状 78
- 16.5 診 断 78
- 16.6 治 療 79
- 16.7 予 防 79

17. エキノコックス症 （神谷正男） 81
- 17.1 病原体の性状 81
- 17.2 国内外の流行状況 81
- 17.3 臨床症状 82
- 17.4 典型的な症例 82
- 17.5 診 断 82
- 17.6 治 療 83
- 17.7 予 防 83

18. 黄 熱 （奥野良信） 85
- 18.1 病原体の性状 85
- 18.2 流行状況 86
- 18.3 臨床症状 86
- 18.4 典型的な症例 86
- 18.5 診 断 87
- 18.6 治 療 87

18.7 予　防　87
19. オウム病（岸本寿男）89
　19.1　病原体の性状　89
　19.2　分類について　89
　19.3　感染様式と病態　90
　19.4　疫学とサーベイランス　90
　19.5　国内外の流行状況　91
　19.6　臨床症状　91
　19.7　症例提示　91
　19.8　診　断　92
　19.9　治　療　93
　19.10　予　防　93
20. 回帰熱（菅沼明彦）94
　20.1　病原体の性状　94
　20.2　国内外の流行状況　94
　20.3　臨床症状　94
　20.4　典型的な症例　95
　20.5　診　断　95
　20.6　治　療　96
　20.7　予　防　96
21. A型肝炎（小池和彦）98
　21.1　病原体の性状　98
　21.2　国内外の流行状況　98
　21.3　臨床症状　98
　21.4　典型的な症例　98
　21.5　診　断　99
　21.6　治　療　99
　21.7　予　防　99
22. E型肝炎（小池和彦）100
　22.1　病原体の性状　100
　22.2　国内外の流行状況　100
　22.3　臨床症状　101
　22.4　典型的な症例　101
　22.5　診　断　101
　22.6　治　療　102
　22.7　予　防　102
23. Q熱（高橋洋・渡辺彰）103
　23.1　病原体の性状　103
　23.2　国内外の流行状況　103
　23.3　臨床症状　104
　23.4　典型的な症例　104

　23.5　診　断　104
　23.6　治　療　105
　23.7　予　防　106
24. 狂犬病（木村幹男・三浦聡之）107
　24.1　病原体の性状　107
　24.2　国内外の流行状況　107
　24.3　臨床症状　108
　24.4　典型的な症例　108
　24.5　診　断　108
　24.6　治　療　109
　24.7　予　防　109
25. 高病原性トリ型インフルエンザ
　　（谷口清州）111
　25.1　病原体の性状　111
　25.2　国内外の流行状況　111
　25.3　臨床症状　113
　25.4　典型的な症例　113
　25.5　診　断　113
　25.6　治　療　114
　25.7　予　防　114
26. コクシジオイデス症（宮治誠・亀井克彦）
　　116
　26.1　病原体の性状　116
　26.2　国内外の流行状況　117
　26.3　臨床症状　117
　26.4　典型的な症例　118
　26.5　診　断　118
　26.6　治　療　118
　26.7　予　防　119
27. サル痘（森川茂）120
　27.1　病原体の性状　120
　27.2　国内外の流行状況　120
　27.3　臨床症状　121
　27.4　典型的な症例　121
　27.5　臨床診断・病原体検査　121
　27.6　治　療　121
　27.7　予　防　121
28. 腎症候性出血熱（有川二郎）122
　28.1　病原体の性状　122
　28.2　国内外の流行状況　122
　28.3　臨床症状　123

28.4 典型的な症例 124
28.5 診　　断 124
28.6 治　　療 125
28.7 予　　防 125

29. 炭　　疽 （牧野壮一） 126
29.1 病原体の性状 126
29.2 国内外の流行状況 127
29.3 臨床症状 127
29.4 典型的な症例 128
29.5 診　　断 128
29.6 治　　療 129
29.7 予　　防 129

30. ツツガムシ病 （小田　紘） 131
30.1 病原体の性状 131
30.2 国内外の発生状況 131
30.3 臨床症状 132
30.4 典型的な臨床経過 132
30.5 診　　断 132
30.6 治　　療 134
30.7 予　　防 134

31. デング熱 （倉根一郎） 135
31.1 病原体の性状 135
31.2 国内外の流行状況 135
31.3 臨床症状と検査所見 135
31.4 症　　例 136
31.5 診　　断 136
31.6 治　　療 138
31.7 予　　防 139

32. ニパウイルス感染症 （加来義浩） 141
32.1 病原体の性状 141
32.2 国内外の流行状況 141
32.3 臨床症状 142
32.4 診　　断 142
32.5 治　　療 142
32.6 予　　防 142

33. 日本紅斑熱 （馬原文彦） 144
33.1 病原体の性状 144
33.2 国内外の流行状況 144
33.3 臨床症状 145
33.4 典型的な症例 146
33.5 診　　断 147

33.6 治　　療 147
33.7 予　　防 147
33.8 予　　後 148

34. 日本脳炎 （森田公一） 149
34.1 病原体の性状とその感染経路 149
34.2 国内外の流行状況 149
34.3 臨床症状 150
34.4 典型的な症例 150
34.5 診　　断 150
34.6 治　　療 151
34.7 予　　防 151
34.8 鑑別診断 151

35. ハンタウイルス肺症候群 （有川二郎） 153
35.1 病原体の性状 153
35.2 国内外の流行状況 153
35.3 臨床症状 155
35.4 典型的な症例 155
35.5 診　　断 155
35.6 治　　療 156
35.7 予　　防 156

36. Ｂウイルス病 （森澤雄司） 158
36.1 病原体とサルにおける臨床像 158
36.2 感染経路 158
36.3 臨床経過と予後 159
36.4 診　　断 159
36.5 発症予防および治療 159

37. ブルセラ症 （加藤康幸） 161
37.1 病原体の性状 161
37.2 国内外の流行状況 161
37.3 臨床症状 161
37.4 典型的な症例 162
37.5 診　　断 163
37.6 治　　療 163
37.7 予　　防 163

38. 発疹チフス （相楽裕子・坂本光男） 164
38.1 病原体の性状 164
38.2 疫学的状況 164
38.3 臨床症状 164
38.4 典型的な症例 165
38.5 診　　断 165

38.6 治　療　165
38.7 予　防　165
39. マラリア（木村幹男・三浦聡之）167
　39.1 病原体の性状　167
　39.2 国内外の流行状況　167
　39.3 臨床症状　168
　39.4 典型的な症例　168
　39.5 診　断　169
　39.6 治　療　170
　39.7 予　防　171
40. 野兎病（藤田博己）173
　40.1 病原体の性状　173
　40.2 感染源と感染様式　173
　40.3 国内外の発生状況　173
　40.4 臨床症状　173
　40.5 診　断　174
　40.6 治　療　175
　40.7 予　防　175
41. ライム病（佐藤吉壮）176
　41.1 病原体の性状　176
　41.2 国内外の流行状況　176
　41.3 媒介動物　176
　41.4 臨床症状　176
　41.5 診　断　177
　41.6 治　療　177
　41.7 予　防　178
　41.8 ワクチン　178
42. リッサウイルス感染症
　　（森本金次郎・井上 智）179
　42.1 病原体の性状　179
　42.2 国内外の流行状況　179
　42.3 臨床症状　180
　42.4 典型的な症例　180
　42.5 診　断　180
　42.6 治療・予防　181
43. レジオネラ症（小出道夫・斎藤　厚）183
　43.1 細菌学的性状　183
　43.2 臨床症状　184
　43.3 確定診断　185
　43.4 感染経路と感染様式　185
　43.5 治　療　186

44. レプトスピラ病（増澤俊幸）188
　44.1 病原体の性状　188
　44.2 保有体と感染経路　188
　44.3 国内外の流行状況　188
　44.4 臨床症状　190
　44.5 診　断　190
　44.6 治　療　190
　44.7 予　防　191

5 類感染症　全数把握

45. アメーバ赤痢（竹内　勤）193
　45.1 最近の疫学的知見　193
　45.2 アメーバ感染の疫学　193
　45.3 アメーバ症の診断・治療に関する進歩
　　　195
46. 急性ウイルス肝炎（A 型と E 型を除く）
　　（小池和彦）198
　46.1 病原体の性状　198
　46.2 国内外の流行状況　198
　46.3 臨床症状　199
　46.4 典型的な症例　199
　46.5 診　断　200
　46.6 治　療　201
　46.7 予　防　201
47. 急性脳炎（日本脳炎を除く）（庄司紘史）
　　202
　47.1 病原体の性状　202
　47.2 国内外の流行状況　202
　47.3 臨床症状　202
　47.4 典型的な症例　203
　47.5 診　断　203
　47.6 治　療　204
　47.7 予　防　205
48. クリプトスポリジウム症（味澤　篤）
　　206
　48.1 病原体の性状　206
　48.2 国内外の流行状況　206
　48.3 臨床症状　207
　48.4 典型的な症例　207
　48.5 診　断　208

48.6 治療 208
48.7 予防 208

49. クロイツフェルト・ヤコブ病
　　（澤田秀幸・宇高不可思・亀山正邦）209
49.1 疫学 209
49.2 病態 209
49.3 潜伏期 211
49.4 遺伝性クロイツフェルト・ヤコブ病 211
49.5 孤発性クロイツフェルト・ヤコブ病 211
49.6 後天性クロイツフェルト・ヤコブ病 212
49.7 予後と治療 212
49.8 その他 213

50. 劇症型 A 群レンサ球菌感染症
　　（清水可方）214
50.1 病原体の性状 214
50.2 疫学 215
50.3 臨床症状 215
50.4 症例 216
50.5 診断 216
50.6 治療 216
50.7 予防 217

51. 後天性免疫不全症候群（AIDS）
　　（木村 哲）218
51.1 病原体の性状 218
51.2 国内外の流行状況 219
51.3 臨床症状 220
51.4 AIDS 指標疾患の発症状況 221
51.5 診断 222
51.6 治療 222
51.7 予防 224

52. ジアルジア症（大西健児）226
52.1 病原体の性状 226
52.2 国内外の流行状況 226
52.3 臨床症状 226
52.4 症例 226
52.5 診断 227
52.6 治療 227
52.7 予防 228
52.8 届出 228

53. 髄膜炎菌性髄膜炎（渡辺 浩・永武 毅）229
53.1 病原体の性状 229
53.2 国内外の流行状況 229
53.3 感染経路および臨床症状 229
53.4 診断 229
53.5 治療 230
53.6 予後 230
53.7 予防 230

54. 風疹および先天性風疹症候群
　　（植田浩司）231
54.1 病原体の性状 231
54.2 国内外の流行状況 232
54.3 臨床症状 232
54.4 症例 233
54.5 診断 233
54.6 治療 234
54.7 予防 234

55. 梅　　毒（伊東文行）236
55.1 起炎菌の性状 236
55.2 国内外の流行状況 236
55.3 臨床症状 236
55.4 典型的な症例 237
55.5 診断 238
55.6 治療 239
55.7 経過観察 239
55.8 予防 240

56. 破傷風（遠藤重厚・葛西 健）241
56.1 病原体の性状 241
56.2 国内外の流行状況 241
56.3 臨床症状 241
56.4 典型的な症例 242
56.5 診断 242
56.6 治療 242
56.7 予防 243

57. バンコマイシン耐性黄色ブドウ球菌感染症（渡辺 彰）244
57.1 病原体の性状 244
57.2 国内外の流行状況 245
57.3 臨床症状 245
57.4 診断 246

57.5 治　療　246
57.6 予　防　246

58. バンコマイシン耐性腸球菌感染症
　　（山田秀和）248
58.1 病原体の性状　248
58.2 国内外の流行状況　248
58.3 臨床症状　249
58.4 典型的な症例　249
58.5 診　断　250
58.6 治　療　250
58.7 予　防　251

5　類感染症　定点把握

59. RSウイルス感染症（永武　毅）253
59.1 病原体の性状　253
59.2 国内外の流行状況　253
59.3 臨床症状と予後　254
59.4 診　断　254
59.5 治　療　255
59.6 予　防　255

60. 咽頭結膜熱（出口　靖・小林信一・立澤　宰）
　　256
60.1 病原体の性状　256
60.2 国内外の流行状況　256
60.3 臨床症状　256
60.4 診　断　257
60.5 治　療　257
60.6 予　防　257

61. インフルエンザ（神谷　齊）259
61.1 病原体の性状　259
61.2 国内外の流行状況　260
61.3 臨床症状　261
61.4 臨床診断　262
61.5 治　療　262
61.6 予　防　263

62. A群溶血性レンサ球菌咽頭炎（砂川慶介）
　　265
62.1 病原体の性状　265
62.2 国内の流行状況　266
62.3 臨床症状　266

62.4 典型的な症例　266
62.5 診　断　267
62.6 治　療　267
62.7 予　防　267

63. 感染性胃腸炎（細菌）（相楽裕子・坂本光男）
　　269
63.1 病原体の性状　269
63.2 国内外の流行状況　269
63.3 臨床症状　270
63.4 典型的な症例　271
63.5 診　断　271
63.6 治　療　272
63.7 予　防　274

64. 感染性胃腸炎（ウイルス）（中田修二）
　　275
64.1 病原体の性状　275
64.2 国内外の流行状況　276
64.3 臨床症状　277
64.4 典型的な症例　277
64.5 診　断　278
64.6 治　療　278
64.7 予　防　278

65. 急性出血性結膜炎（川島秀俊）280
65.1 病原体の性状　280
65.2 国内外の流行状況　280
65.3 臨床症状　280
65.4 典型的な症例　281
65.5 診　断　281
65.6 治　療　281
65.7 予　防　281

66. クラミジア肺炎（オウム病を除く）
　　（岸本寿男）282
66.1 病原体と分類　282
66.2 臨床症状　283
66.3 検査・診断　283
66.4 症　例　284
66.5 治療と予後　285

67. 細菌性髄膜炎（渡辺　浩・永武　毅）287
67.1 起炎菌の状況　287
67.2 国内外の発生状況　287
67.3 臨床症状　287

67.4 　検査所見および診断　287
67.5 　治　　療　288
67.6 　予　　後　288
67.7 　予　　防　288

68．水　　　痘（砂川慶介）290
68.1 　病原体の性状　290
68.2 　国内外の流行状況　290
68.3 　臨床症状　290
68.4 　典型的な症例　290
68.5 　診　　断　291
68.6 　治　　療　291
68.7 　予　　防　291

69．性器クラミジア感染症（小野寺昭一）293
69.1 　病原体の性状　293
69.2 　国内外の流行状況　293
69.3 　臨床症状　295
69.4 　病原診断　295
69.5 　治　　療　296
69.6 　治癒の判定　296
69.7 　予　　防　296

70．性器ヘルペスウイルス感染症（川名　尚）298
70.1 　病原体の性状　298
70.2 　国内の流行状況　298
70.3 　臨床症状　299
70.4 　診　　断　299
70.5 　治　　療　300
70.6 　予　　防　300

71．成人麻疹　302

72．尖圭コンジローマ（髙橋　聡・松川雅則・塚本泰司）303
72.1 　病原体の性状　303
72.2 　国内外の流行状況　303
72.3 　臨床症状　303
72.4 　典型的な症例　303
72.5 　診　　断　304
72.6 　治　　療　304
72.7 　予　　防　305

73．手足口病（岩田　敏）306
73.1 　病原体の性状　306
73.2 　国内外の流行状況　306

73.3 　臨床症状　308
73.4 　典型的な症例　309
73.5 　診　　断　309
73.6 　治　　療　309
73.7 　予　　防　309

74．伝染性紅斑（岩田　敏）311
74.1 　病原体の性状　311
74.2 　国内外の流行状況　311
74.3 　臨床症状　312
74.4 　典型的な症例　313
74.5 　診　　断　313
74.6 　治　　療　313
74.7 　予　　防　313

75．突発性発疹（突発疹）（楠原浩一）315
75.1 　病原体の性状　315
75.2 　国内外の流行状況　315
75.3 　臨床症状　316
75.4 　典型的な症例　317
75.5 　診　　断　317
75.6 　治　　療　318

76．百　日　咳（加藤達夫）320
76.1 　病因・発症機序　320
76.2 　症　　候　320
76.3 　診断・検査　320
76.4 　治　　療　320
76.5 　予　　防　321

77．風　　　疹　322

78．ペニシリン耐性肺炎球菌感染症（大野秀明・宮崎義継・河野　茂）323
78.1 　病原体の性状　323
78.2 　国内外の流行状況　324
78.3 　臨床症状　325
78.4 　典型的症例　325
78.5 　診　　断　326
78.6 　治　　療　326
78.7 　予　　防　327

79．ヘルパンギーナ（武内可尚）329
79.1 　病原体の性状　329
79.2 　国内外の流行状況　329
79.3 　臨床症状　330
79.4 　診　　断　331

79.5 治　療　331
79.6 予　防　331

80. マイコプラズマ肺炎〔栁原克紀・河野　茂〕333
80.1 病原体の性状　333
80.2 国内外の流行状況　333
80.3 臨床症状　333
80.4 典型的な症例　334
80.5 診　断　335
80.6 治　療　336
80.7 予　防　337

81. 麻　疹〔髙山直秀〕338
81.1 病原体の性状　338
81.2 国内外の流行状況　338
81.3 臨床症状　339
81.4 合併症　339
81.5 非典型的な麻疹　339
81.6 診　断　340
81.7 治　療　341
81.8 予　防　341

82. 無菌性髄膜炎〔加地正英〕342
82.1 病原体の性状　342
82.2 国内外の流行状況　342
82.3 病　態　343
82.4 臨床症状　343
82.5 診　断　343
82.6 治療と予後　345
82.7 予　防　345

83. メチシリン耐性黄色ブドウ球菌感染症
〔渡辺　彰〕346
83.1 病原体の歴史と疫学状況　346
83.2 病原体の耐性機序とその進展　346
83.3 臨床症状・所見　347
83.4 典型的な症例　347
83.5 診　断　348
83.6 治療と経過，予後　349
83.7 予防と感染管理　349

84. 薬剤耐性緑膿菌感染症
〔松本哲哉・山口惠三〕351
84.1 病原体の性状　351
84.2 国内外の流行状況　351

84.3 臨床症状　352
84.4 典型的な症例　352
84.5 診　断　353
84.6 治　療　354
84.7 予　防　354

85. 流行性角結膜炎〔川島秀俊〕356
85.1 病原体の性状　356
85.2 国内外の流行状況　356
85.3 臨床症状　356
85.4 典型的な症例　357
85.5 診　断　357
85.6 治　療　357
85.7 予　防　357

86. 流行性耳下腺炎〔堤　裕幸〕359
86.1 病原体の性状と病態生理　359
86.2 国内外の流行状況　359
86.3 臨床症状　360
86.4 診　断　361
86.5 治　療　361
86.6 予　防　361

87. 淋菌感染症〔髙橋　聡・松川雅則・塚本泰司〕363
87.1 病原体の性状　363
87.2 国内外の流行状況　364
87.3 臨床症状　364
87.4 典型的な症例　364
87.5 診　断　364
87.6 治　療　365
87.7 予　防　365

88. 結　核〔露口泉夫〕367
88.1 病原菌の性状　367
88.2 感染と発病　367
88.3 疫　学　368
88.4 症　状　369
88.5 診　断　369
88.6 治　療　369
88.7 予　防　370

臓器・部位別

89. 呼吸器感染症（後藤 元）373
　89.1　原因微生物別発生頻度　373
　89.2　原因菌の性状　374
　89.3　臨床症状　375
　89.4　診　断　375
　89.5　治　療　376
　89.6　予　防　377

90. 循環器系感染症（小林芳夫）379
　90.1　起因菌別発生頻度　379
　90.2　起因菌の性状　380
　90.3　臨床症状　380
　90.4　典型的な症例　380
　90.5　診　療　381
　90.6　治　療　381
　90.7　予　防　383

91. 肝胆道系感染症（二川憲昭）384
　91.1　起炎菌別発生頻度　384
　91.2　起炎菌の性状　384
　91.3　国内外の流行状況　385
　91.4　臨床症状　385
　91.5　典型的な症例　386
　91.6　診　断　387
　91.7　治　療　388
　91.8　予　防　390

92. 消化管感染症（相楽裕子・今村清子）392
　92.1　食　道　392
　92.2　胃，十二指腸　393
　92.3　腸　管　396

93. 尿路・性器感染症（寺井章人）403
　93.1　起炎菌別発生頻度　403
　93.2　臨床症状　404
　93.3　診　断　405
　93.4　治　療　406
　93.5　予　防　408

94. 皮膚感染症（山本康生）409
　94.1　起炎菌別発生頻度　409
　94.2　起炎菌の性状　409
　94.3　国内の流行状況　410
　94.4　臨床症状　410
　94.5　典型的な症例　410
　94.6　診　断　411
　94.7　治　療　411
　94.8　予　防　412

95. 神経系感染症（亀井　聡・水谷智彦）413
　95.1　病因・病原体別発生頻度　413
　95.2　国内外の流行状況　414
　95.3　臨床症状　415
　95.4　典型的な症例　416
　95.5　診　断　416
　95.6　治　療　419
　95.7　予　防　419

索　引　421

1. 感染症総論

1.1 感染症とは

a. 感染の成立と宿主-寄生体関係

病原微生物が宿主の体内に侵入し，感染局所の組織または細胞に定着し，増殖した場合，感染 (infection) が成立したと定義する．感染が成立した結果，宿主の局所に，あるいは全身的に，自覚的・他覚的変化が起こり，病的な状態，すなわち臨床症状が生じた場合を発症したと定義し，この状態を感染症 (infectious disease) という．なお，病原体の体内への侵入から発症までの期間を潜伏期という．

感染が成立しても，必ずしも発症するとは限らない．こうした状態を不顕性感染という．発症するか，不顕性感染の状態にとどまるかは，宿主と病原微生物との相互関係（宿主-寄生体関係：host-parasite relationship）によって決まる．宿主-寄生体関係に関与する要因は，宿主側ではそれぞれの寄生体に対する感受性と免疫力，寄生体側ではそれぞれの病原体の病原性，菌力などである．

不顕性感染の状態でも，体内に病原体を保有しているので，こうした状態の者を無症状病原体保有者（保菌者）と呼ぶ．感染症を治療して症状がなくなっても，病原体を保有していることがあり，こうした状態の者を病後保菌者として区別する．なお，保菌者は感染源となる．

b. 今後の問題点

1) 細菌感染症　マイコプラズマ (*Mycoplasma*)，クラミジア (*Chlamydia*)，リケッチア (*Rickettsia*)，スピロヘータ (*Spirochaeta*) を含む細菌感染症はかつて猛威をふるったが，そのほとんどは抗生物質の出現によって，少なくともわが国を含む先進国では姿を消した．代わって今後は，抗生物質耐性菌（自然耐性菌を含む）による日和見感染症や院内感染が大きな問題となると考えられる．

2) ウイルス感染症　ワクチンが有効な感染症が多く，天然痘に次いで急性灰白髄炎（ポリオ）も撲滅が近いと考えられている．しかし，一方において，抗菌薬の有効な感染症が少ないことから，AIDS の例のように大きく流行するばかりでなく，ニパウイルス脳炎，重症急性呼吸器症候群 (SARS)，高病原性トリ型インフルエンザの例のように，次々と新しい感染症が出現してくることが予想される．また成人 T 細胞白血病ウイルス，EB ウイルス，パピローマウイルスなどのように，ヒトの癌の原因と考えられるウイルスが今後増えることが予想され，ウイルス感染症は今後ますます多彩になると考えられる．

3) 真菌感染症　主として日和見感染症として，医療上大きな問題となると予想される．

4) 原虫感染症　アメーバ赤痢，ジアルジア症，マラリアなど，わが国には常在しない感染症が多く，輸入感染症としての問題が今後ますます大きくなると考えられる．

c. 感染経路による分類

病原微生物が宿主の体内に侵入する経路は，大きく分けて次の3種類がある．

1) 経口感染　飲食物を汚染した病原微生物が，飲食物を摂取したヒトの体内に経口的に入り，腸管で定着，増殖する．

2) 経気道感染　空気中に浮遊している病原微生物が，呼吸をしたヒトの体内に経気道的に入り，呼吸器で定着，増殖する．飛沫感染と空気感染に分ける．前者は患者の咳や痰などの中の病原微生物が空気中にエアロゾルの状態で浮遊しているのが原因となる場合で，後者は病原微生物が風などの影響で広く環境の空気中に浮遊している

表 1.1 昆虫や節足動物が媒介する感染症

感染症	媒介動物
1. ダニが媒介する感染症	
回帰熱	*Ornithodoros mubata*
Q 熱	*Haemaptysalis humerosa*
ツツガムシ病	*Leptotrombidium akamushi*
2. シラミが媒介する感染症	
発疹チフス	コロモジラミ *Pediculus humanus*
回帰熱	コロモジラミ
3. ノミが媒介する感染症	
ペスト	ネズミノミ *Xenopsylla cheopis*
4. 蚊が媒介する感染症	
日本脳炎	コガタアカイエカ *Culex titaeninorhynchus*
	アカイエカ *Culex pipiens* var. *palleus*
デング熱	ネッタイシマカ *Aedes aegypti*
	ヒトスジシマカ *Aedes albopictus*
黄熱	ネッタイシマカ
	ヒトスジシマカ
マラリア	ハマダラカ *Anopheles*

のが原因となる場合である．

3）経皮・経粘膜感染 皮膚や表在性の粘膜から病原微生物がヒトの体内に侵入し，それぞれ特定の感染局所で定着，増殖する．接触感染ともいう．経皮感染は間接接触感染ともいい，ダニ，シラミ，ノミ，蚊などに咬まれたときに，ヒトの体内に病原微生物が入る．代表的な例を表1.1にまとめた．輸血や注射などによる感染も間接接触感染である．また，創傷時に皮膚の傷口から破傷風菌などの病原微生物が体内に入るのもこの感染経路に分類できる．経粘膜感染は直接接触感染ともいい，性行為による感染が代表的例である．母親から胎児ないしは乳児への感染様式である経胎盤感染，産道感染，母乳感染などの母子感染（垂直感染ともいう）も直接接触感染と考えることができる．

1.2 新興・再興感染症

WHOの公式出版物である"The World Health Report 1996"は「感染症は，人類の生命を奪う最も大きい原因で，少なくとも年間1700万人が感染症で死亡している．それら感染症のほとんどは予防が可能であるが，一方において，感染症との戦いは世界的には危機的状態にある．世界のどの国も安全とはいえない．多くの新しい感染症が，しかも中には不治の感染症が，世界中に広がりつつある」と述べ，新興感染症（emerging infectious disease）が，人類の健康を脅かす疾病であることを強く警告した．

WHOは新興感染症を「かつて知られていなかった，新しく認識された感染症で，局地的，あるいは国際的に，公衆衛生上問題となる感染症」と定義し，1970年代以降30種類以上の新興感染症が出現しているとした．その主なものを表1.2に示した．

一方，再興感染症（reemerging infectious disease）とは，WHOの定義によると，「既知の感染症で，すでに公衆衛生上問題とならない程度にまで患者数が減少していた感染症のうち，再び流行し始め，患者数が増加した感染症」である．代表的な再興感染症を表1.3に示した．これらのうち，結核は，発展途上国で問題となっているばかりでなく，先進国でも近年大きな問題になっているし，アメリカではかつて流行したことのないウエストナイル熱が1999年に発生し，その後2001年には全米に広がり，もはや土着してしまったとも考えられる．

ウエストナイル熱の流行や，2003年に世界中に大きな影響を与えたSARSの流行の例からも明らかなように，今後，新興・再興感染症は，世界中の人々の健康を脅かす大きな問題となるに違いない．

表1.2 1970年代以降に出現した主な新興感染症

年	病原微生物	種類	疾病
1973	ロタウイルス	ウイルス	小児の下痢
1976	*Cryptosporidium parvum*	寄生虫	下痢
1977	エボラウイルス	ウイルス	エボラ出血熱
1977	*Legionella pneumophila*	細菌	レジオネラ症(在郷軍人病)
1977	ハンタウイルス	ウイルス	腎症候性出血熱
1977	*Campylobacter jejuni*	細菌	下痢
1980	HTLV-1	ウイルス	成人T細胞白血病
1981	*Staphylococcus aureus* (TSST毒素産生性)	細菌	毒素性ショック症候群
1982	*Escherichia coli* O157:H7	細菌	出血性大腸炎, 溶血性尿毒症症候群
1982	*Borrelia burgdorferi*	細菌	ライム病
1983	HIV	ウイルス	AIDS
1983	*Helicobacter pylori*	細菌	胃潰瘍
1984	*Rickettsia japonica*	細菌	日本紅斑熱
1985	*Enterocytozoon bieneusi*	寄生虫	持続性下痢
1986	*Cyclospora cayatanensis*	寄生虫	持続性下痢
1988	HHV6	ウイルス	突発性発疹
1989	*Ehrlichia chafeensis*	細菌	エールリッヒア症
1989	C型肝炎ウイルス	ウイルス	C型肝炎
1990	E型肝炎ウイルス	ウイルス	E型肝炎
1991	グアナリトウイルス	ウイルス	ベネズエラ出血熱
1991	*Encephalitozoon hellem*	寄生虫	結膜炎
1992	*Vibrio cholerae* O139	細菌	コレラ
1992	*Bartonella henselae*	細菌	ネコひっかき病
1994	サビアウイルス	ウイルス	ブラジル出血熱
1995	G型肝炎ウイルス	ウイルス	G型肝炎
1996	牛海綿状脳症プリオン	プリオン	変異型クロイツフェルト・ヤコブ病
1997	トリ型インフルエンザウイルス	ウイルス	インフルエンザ
1998	ニパウイルス	ウイルス	脳炎
2003	SARSコロナウイルス	ウイルス	重症急性呼吸器症候群

表1.3 再興感染症として注目されている疾患

細菌感染症	A群溶血性レンサ球菌感染症, ペスト, ジフテリア, 結核, 百日咳, サルモネラ症, コレラ
ウイルス感染症	狂犬病, デング熱, デング出血熱, ハンタウイルス肺症候群, 黄熱病, ウエストナイル熱
寄生虫・原虫感染症	マラリア, 住血吸虫症, リーシュマニア症, トキソプラズマ症, エキノコックス症

1.3 新しい感染症法

明治30(1897)年に施行された伝染病予防法に代わって, 感染症の制御のための新しい法律「感染症の予防及び感染症の患者に対する医療に関する法律」(感染症法)が, 平成11(1999)年4月1日に施行された.

感染症を取り巻く状況が, 上述の新興・再興感染症の出現ばかりでなく, 天然痘の撲滅に象徴されるもろもろの感染症の制圧など, 医学の進歩と医療技術の向上, 衛生水準と人々の健康と衛生に対する意識の向上を反映し, 少なくとも先進国では, 大きく変化してきた状況を踏まえてのことである.

新しい感染症法には, 従来の感染症制御のための法律にはないいくつかの特徴がある. その主なものは次のとおりである.

a. 感染症の類型化

感染症は,「感染力, 罹患した場合の重篤性から判断して, 危険性がきわめて高い感染症」と「危険性が高くない感染症」の両極の間の危険性が千差万別である. しかも危険性の程度によって対策が技術的に異なり, 感染症ごとにきめ細かい

表1.4 1〜5類感染症の種類

1類	・エボラ出血熱 ・クリミア・コンゴ出血熱 ・重症急性呼吸器症候群 　（病原体がSARSコロナウイルスであるものに限る） ・痘そう ・ペスト ・マールブルグ病 ・ラッサ熱	5類	[全数把握疾患] ・アメーバ赤痢 ・ウイルス性肝炎（A型及びE型肝炎を除く） ・急性脳炎（ウエストナイル脳炎及び日本脳炎を除く） ・クリプトスポリジウム症 ・クロイツフェルト・ヤコブ病 ・劇症型溶血性レンサ球菌感染症 ・後天性免疫不全症候群 ・ジアルジア症 ・髄膜炎菌性髄膜炎 ・先天性風しん症候群 ・梅毒 ・破傷風 ・バンコマイシン耐性黄色ブドウ球菌感染症 ・バンコマイシン耐性腸球菌感染症
2類	・急性灰白髄炎 ・コレラ ・細菌性赤痢 ・ジフテリア ・腸チフス ・パラチフス		
3類	・腸管出血性大腸菌感染症		
4類	・A型肝炎 ・E型肝炎 ・ウエストナイル熱（ウエストナイル脳炎を含む） ・エキノコックス症 ・黄熱 ・オウム病 ・回帰熱 ・Q熱 ・狂犬病 ・高病原性鳥インフルエンザ ・コクシジオイデス症 ・サル痘 ・腎症候性出血熱 ・炭疽 ・つつが虫病 ・デング熱 ・ニパウイルス感染症 ・日本紅斑熱 ・日本脳炎 ・発しんチフス ・ハンタウイルス肺症候群 ・Bウイルス症 ・ブルセラ症 ・ボツリヌス症 ・マラリア ・野兎病 ・ライム病 ・リッサウイルス感染症 ・レジオネラ症 ・レプトスピラ症		[定点把握疾患] インフルエンザ定点 ・インフルエンザ（高病原性鳥インフルエンザを除く） 小児科定点 ・RSウイルス感染症 ・咽頭結膜熱 ・A群溶血性レンサ球菌咽頭炎 ・感染性胃腸炎 ・水痘 ・手足口病 ・伝染性紅斑 ・突発性発しん ・百日咳 ・風しん ・ヘルパンギーナ ・麻しん（成人麻しんを除く） ・流行性耳下腺炎 眼科定点 ・急性出血性結膜炎 ・流行性角結膜炎 性感染症定点 ・性器クラミジア感染症 ・性器ヘルペスウイルス感染症 ・尖圭コンジローマ ・淋菌感染症 基幹定点 ・クラミジア肺炎（オウム病を除く） ・細菌性結膜炎 ・成人麻しん ・ペニシリン耐性肺炎球菌感染症 ・マイコプラズマ肺炎 ・メチシリン耐性黄色ブドウ球菌感染症 ・無菌性髄膜炎 ・薬剤耐性緑膿菌感染症

対策を立てることが必要となる．そのため，感染症法では，医学的見地から感染症を類型化している．平成11年の施行時には，1〜4類に類型化していたが，後に述べる平成15年の改正で1〜5類に類型化された．

表1.4に1〜5類それぞれに属する感染症の種

類を示した．

b．「新感染症」と「指定感染症」

感染症法は，現在国際的に問題となっている新興感染症に対応するために，「新感染症」と「指定感染症」という概念を定義して規定している．「新感染症」とは，「人から人に伝染すると認められる疾病であって，すでに知られている感染性の疾病とその病状又は治療の結果が明らかに異なるもので，当該疾病にかかった場合の病状の程度が重篤であり，かつ，当該疾病のまん延により国民の生命及び健康に重大な影響を与えるおそれがあると認められるもの」と定義されている．

一方，「指定感染症」とは，「すでに知られている感染性の疾病（一類感染症，二類感染症及び三類感染症を除く）であって，（法の）第3章から第6章までの規定の全部又は一部を準用しなければ，国民の生命及び健康に重大な影響を与える恐れがあるもの」と定義されている．

c．医療機関の整備

厚生労働大臣は「特定感染症指定医療機関」を，都道府県知事は「第1種感染症指定医療機関」と「第2種感染症指定医療機関」を指定し，「患者に良質かつ適切な医療の提供を確保し，感染症に迅速かつ適確に対応する」ことが求められている．さらにそれぞれの医療機関が担当する感染症については，特定感染症指定医療機関は新感染症，1類感染症および2類感染症，第1種感染症指定医療機関は1類感染症と2類感染症，第2種感染症指定医療機関は2類感染症と規定されている．

d．患者の人権の尊重

感染症法では，患者の人権を尊重するために，入院勧告制度，応急入院制度，患者による行政不服審査の請求などの種々の規定が明文化されている．

e．サーベイランスの充実

感染症法では，サーベイランス（感染症発生動向調査）体制の充実が図られている．すなわち，1～4類感染症および全数把握対象の5類感染症を診断した医師は，1～4類感染症については直ちに，5類感染症については7日以内に，最寄りの保健所に届け出ることが義務づけられている．

表1.5 定点観測医療機関別の対象感染症

定点の種類	対象感染症
小児科定点	・咽頭結膜熱 ・A群溶血性レンサ球菌咽頭炎 ・感染性胃腸炎 ・水痘 ・手足口病 ・伝染性紅斑 ・突発性発疹 ・百日咳 ・風疹 ・ヘルパンギーナ ・麻疹（成人麻疹を除く） ・流行性耳下腺炎
インフルエンザ定点	・インフルエンザ
眼科定点	・急性出血性結膜炎 ・流行性角結膜炎
性感染症定点	・性器クラミジア感染症 ・性器ヘルペスウイルス感染症 ・尖圭コンジローマ ・淋菌感染症
基幹定点	・成人麻疹 ・急性脳炎（日本脳炎を除く） ・クラミジア肺炎（オウム病を除く） ・細菌性髄膜炎 ・ペニシリン耐性肺炎球菌感染症 ・マイコプラズマ肺炎 ・無菌性髄膜炎 ・メチシリン耐性黄色ブドウ球菌感染症 ・薬剤耐性緑膿菌感染症

また，定点把握対象の5類感染症については，定点観測機関として指定された医療機関において，診断をした医師が週単位で保健所に情報提供することとなっている．ただし，一部疾病については，月単位のものもあり，また定点によっては直ちに届け出ることが求められているインフルエンザのような疾患もある．なお定点把握対象の感染症は表1.5に示したように，定点となる医療機関によって指定されている．

f．5年ごとの見直し

感染症に対する対応が，情況の変化によって急激に変化することが考えられるところから，感染症法は制定後5年ごとに見直すことを規定している．この規定に基づき，平成15年に最初の見直しが行われ，以下の大きい改正を行った．

①1類感染症に重症急性呼吸器症候群（SARS）と痘そうを追加した．SARSについては，すで

に2003年7月に指定伝染病に指定されていたが，1類感染症に入れることにより，患者を原則入院させることができるようになった．また痘そうについては，すでにWHOが世界中からの根絶宣言を1980年に行っており，自然界に天然痘ウイルスは存在しないけれども，テロ目的で使用される危惧がある．もし生物テロに天然痘ウイルスが使用された場合は，免疫をもたないヒトへの感染性が強く（種痘はすでに廃止されている），しかも致死率が高いことから，1類感染症に加えられた．

②感染症の類型化を見直し，新たに4類感染症として，動物またはその死体，飲食物，衣類，寝具その他の物件を介してヒトに感染する感染症を分類した．なお従来の4類感染症は5類感染症として，従来どおり，全数把握の対象となる感染症と定点把握の対象となる感染症に分けた．

〔竹田美文〕

1 類感染症

2. エボラ出血熱

エボラ出血熱(Ebola hemorrhagic fever)は，エボラウイルスによる急性熱性感染症である．致命率が高いこと，血液や体液により容易に院内医療関係者，家族，友人などに接触感染，注射器の繰り返し使用による感染が生じること，および自然界の宿主が不明なことから重要視されている疾患である．ウイルス性出血熱(viral hemorrhagic ferver：VHF)の1つである[1]．

2.1 ウイルス性出血熱とは

VHFとして現在4疾患があげられている．ヒトに感染して，出血をきたすウイルスは多数ある(表2.1)が，特に4疾患(エボラ出血熱，マールブルグ病(Marburg disease)，ラッサ熱(Lassa fever)，クリミア・コンゴ出血熱(Crimian-Congo hemorrhagic ferver：CCHF))が他と一線を画する理由には，皮膚や内臓に出血を生ずることのみでなく，次のようなものがある．①かなり限られた地域(アフリカのサハラ砂漠以南)に存在するウイルスによる(ただしCCHFを除く)(図2.1)，②臨床的には突発的に始まる発熱，頭痛，咽頭痛，下痢などを主症状とし，重症インフルエンザ様を呈する．重症化すると出血(吐血，下血)によりしばしば死に至る．症状の出方は4疾

表2.1 ウイルス性出血熱と出血を生ずるウイルス病

疾患名(登場年)	ウイルス(科)	自然宿主と感染経路	分布地域
○ラッサ熱(1969)	ラッサ(アレナ)	マストミス→ヒト→ヒト：まれに院内感染	西アフリカ一帯
○エボラ出血熱(1976)	エボラ(フィロ)	不明→ヒト→ヒト：不十分な医療用具による看護，介護での感染	アフリカ中央部
○マールブルグ病(1967)	マールブルグ(フィロ)	不明→ヒト→ヒト/サル→ヒト→ヒト	アフリカ中東南部
○クリミア・コンゴ出血熱(1945, 1956)	コンゴ(ブニヤ)	哺乳動物→ダニ→ヒト→ヒト：しばしば院内感染　ダニの体内での垂直伝播	アフリカ全土，中近東，中央アジア，インド亜大陸，東ヨーロッパ，中国
●南米出血熱	フニン，マチュポ，グアナリト，サビア(アレナ)	アルゼンチン出血熱，ボリビア出血熱，ベネズエラ出血熱，ブラジル出血熱　野ネズミ→ヒト	南アメリカ
※黄熱	黄熱(フラビ)	蚊→ヒト	アフリカ，中南米
※腎症候性出血熱	ハンタ(ブニヤ)	野ネズミ→ヒト	アジア，ヨーロッパ
※ハンタウイルス肺症候群	ハンタ(ブニヤ)	野ネズミ→ヒト	アメリカ
※リフトバレー熱	リフトバレー(ブニヤ)	蚊→ヒト	アフリカ全域，中近東
デング出血熱	デング(フラビ)	蚊→ヒト	東南アジア，インド，中南米

○VHF：クラス4病原体，ヒトからヒトへの感染がみられる．●クラス4病原体，ヒト→ヒト感染はまれ，※クラス3病原体(CDCでは，ハンタウイルス肺症候群についてはクラス4扱いとしている)．

患少しずつ異なる，③最も重要な点は，感染者や患者の血液，体液，排泄物により，ヒトからヒトへ感染が伝播する．医療関係者を中心とする院内感染，家族内感染(看病を通して)，友人などの接触者の間での感染としばしば予想できない事態が発生する．アフリカの各地での発生とその拡大は，基本的医療用具(いわゆる一次バリアー)の不足から生じることが多く，「あらゆる対応をとったが感染拡大が止まらなかった」というのとは全く異なる次元にあることを認識している必要がある．発生規模(感染拡大)の大きさは，出血熱と疑って対応するまでの時間による．

2.2 ウイルスの特徴と感染経路

エボラウイルスは，マールブルグウイルスとともにフィロウイルス科(Filoviridae[2])のメンバーである．分子量は 4×10^7 Da で，不規則の一本鎖 RNA を有する．80〜100 nm の短径と，850〜1500 nm の長径をもつ．電顕的に末端はひも状，U 字状，Y 字状，ぜんまい状などの多形を示す．

現在まで分離されてきたエボラウイルスは，①スーダン由来株，②ザイール株，ガボン株，③カニクイザル由来レストン株の 3 系統に分けられる．現在まで知られている範囲では，①と②はヒトに病原性がある．③はカニクイザルには病原性はあるが，ヒトに対してはない．ただし濃厚接触で感染することはある．①と②の間にはヒトの感染では致命率が①，②それぞれ約 50% と 80% とわずかな差があるが，生物学的には大きな差異がある[3]．②はウイルス分離がきわめて容易で，細胞変性，乳飲みマウスやサル類での病原性なども①に比べはるかに強い．「エボラ」の名は，1976 年のザイール北部ヤンブク病院の最初のエボラ出血熱患者である 44 歳男性(ヤンブク教会学校の教師)の出身村を流れる川の名に由来する(旧ザイール河の一大支流モンガラ河上流の一支流がエボラ川)．

エボラウイルスの自然界の宿主は今もって不明である．今まで表 2.2 の 10) を除く 10 回の発生の中で最初の患者(あるいはチンパンジー)が，自然界からどのような経路で感染したかは不明で

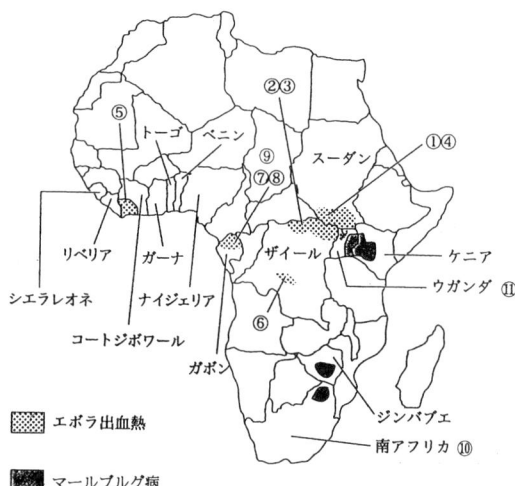

図 2.1 エボラ出血熱および他のアフリカ地域の出血熱の分布 ①〜⑧：エボラ出血熱発生(表 2.2 の 1)〜8))．

表 2.2 エボラ出血熱の発生

発生年	国・地域	自然界からヒトへの感染経路	最初の患者	死亡/患者(致命率)
1) 1976	スーダン(南方/ヌザラ・マリディ)	不明	3	151/284 (53%)
2) 1976	ザイール(北方/ヤンブク)	不明	1	280/318 (88%)
3) 1977	ザイール(北方/タンダラ)	不明	1	1/1 (100%)
4) 1979	スーダン(南方/ヤンピオ)	不明	1	22/34 (65%)
5) 1994	象牙海岸(西方/タイ)	チンパンジー	1	0/1 (0%)
6) 1995	ザイール(中央/キクウィト)	不明	1	244/317 (78%)
7) 1994	ガボン(ミンコウカ)	不明	1	28/44 (63%)
8) 1996	ガボン(メイボウト)	チンパンジー	15	21/37 (57%)
9) 1996〜1997	ガボン(ブウエ，リーブルビル)	不明	1	45/60 (75%)
10) 1996	南アフリカ(ヨハネスブーグ)	(ガボンの患者から？)	1	1/2 (50%)
11) 2000〜2001	ウガンダ(グルほか)	不明	1	225/425 (53%)

ある．チンパンジーはヒトと同様終末宿主と考えられている．

ヒトからヒトへは，血液（吐血，下血など）や体液，排泄物，汚物を介してウイルスが伝播される．さらに器具の基本的不足により使用済み注射器の繰り返し使用も大発生の原因としてあげられている．患者看護，介護の中でのいわゆる空気感染（直接浴びるくしゃみ，唾液などの飛沫を除く）は否定されている．表2.2の大部分の死亡者はエボラ対応（ガウンなどのバリアーを用いる）がとられる前に感染したもので，感染源物との直接接触が避けられなかったことによると考えられている．

2.3 疫　　学

表2.2からわかるように，最も新しい2000年秋〜冬にかけてのウガンダの発生を加えて大きな発生は8回ある．すべてエボラウイルスが分離されている．10)はアフリカ大陸内の移動者による発生（輸入例）である．次に主たる発生について概要を述べる．

a. スーダン（1976年）

6月27日にスーダンの南方ヌザラの街の綿工場の倉庫番の男性が発熱し，頭痛，胸部痛で入院，鼻口腔出血，下血などの出血状況が進み7月6日に死亡した．看護した家族にも感染した．第2例目も近くの倉庫番の男性で，12日に入院し2日後に死亡した．妻も発症し激しい出血傾向で死亡した．最も重要な症例は第3例目で，やはり隣接工場で働いていた男性で18日に発症，24日に入院，その3日後に死亡した．この3例の患者は相互に全く接触はなかった．次々と伝播発生した患者は284名で53％に当たる151名が死亡した．ヌザラの隣町（マリディ）では213名が発症している．大部分が医療従事者間での感染サイクルが形成されていた（マリディ市民病院）．潜伏期間は7〜14日であった．この発生は11月中旬まで続いた．

b. ザイール（現コンゴ民主共和国）（1976年）

8月26日，南に隣接するザイール北部のヤンブク教会学校の助手がヤンブク教会病院で発熱の状況からマラリアの疑いでクロロキンの注射を受けたが反応せず，9日後消化管出血で入院し，その3日後出血多量で死亡した．その後この患者に用いられた汚染注射器を使用された9名も数日以内に発症し，全員死亡した．これらの患者の医療行為，看護，介護を通して感染が拡大した．医療従事者は17名中13名が発症し，11名が死亡した．病院は閉鎖された．最終的に病院のあるヤンドンギ村を中心として318名が発症し，280名が死亡した（88％）．前述したように，マスク，ガウン，手袋，注射器も極端に不足しており，洗面器の中の水ですすぐだけで注射器を繰り返し使用していた．また手袋もほとんど使用されていなかった（後日生存したナースから筆者らがうかがった）．ヤンブク教会病院は1950年代中半に設立された（宗主国ベルギーの聖心会という厳格なカソリック教会が母体）が，1971年のモブツ大統領政権設立以後「ザイール化」方針で一時ベルギー人排斥が行われ，いわゆる機材などの維持ができなくなり電力も全くなくなり，X線，蒸気滅菌器，水道などが全く使用できない状況になってしまっていた背景がある．注射器もナースが毎日針つきプラスチック筒5本を受け取り，1日のすべての作業に繰り返し用いた（約100〜150名あたり）という．この発生の悲劇はすべての患者がこのヤンブク病院を舞台にして発生したことである．表2.3にヤンブク病院での患者の感染経路を示す．この発生は10月後半まで続いた．CDCとベルギーの熱帯医学研のメンバーが中心となって対策に当たった．

表2.3　ヤンブク病院での患者の感染経路 (Pattyn, S. R. ed.: Ebola Virus Hemorrhagic Fever, Elsevier North-Holand, 1978 より引用改変)

感染様式（経路）	症例		生存者	
	数	％	数	％
1) 注　射	85	26.7	0	0.0
2) ヒトとヒトの接触	149	46.9	30	79.0
3) 1)または2)の可能性	43	13.5	4	10.5
4) 不　明	30	9.4	4	10.5
5) 周産期	11	3.5	0	0.0
合　計	318	100.0	34	100.0

c. ザイール(キクウィト)(1995年)

ヤンブクから19年後の4月初め，ザイール中央部(首都キンシャサから東へ約350 km)のキクウィトの総合病院を舞台に再び大発生が起こった．4月末(25日過ぎ)，「何かおかしい」とアメリカ大使館に連絡が入り，5月第1週末に，ベルギーアントワープの熱帯医学研経由で血液検体などがCDCの特殊病原体部(Special Pathogens Branch, Division of Viral and Rickettsial Diseases)に送られ，アメリカ東時間5月10日朝CDCは「1976年のヤンブクウイルスに酷似したエボラウイルスによる発生」と報道陣に公表し，その数時間後に4名の対策チームをザイールに向け出発させた．持参したものはマスク，ガウン，手袋，長靴などであった．筆者にもCDCの担当責任者のC. J. Peters博士から「加わらないか」と強い誘いがあったが，残念ながら当時は厚生省から派遣しうる資金は全くなく，外務省からも拒否され(「予算化」されてはいないという理由で)断念した．後日このザイール例の対策責任者のキンシャサ大学医学部微生物学の筆者の友人Muyembe Tamfum博士から，「先進国中日本だけは何もしてくれなかった」と非難をされることになった．日本政府はかなり時期はずれにWHOに拠出金を出したが，現地に届いたかどうかはわからない．

この発生はCDC，WHOなどのチームが到着し，6月20日までに終焉した．317名が患者となり244名(77%)が死亡した．この場合も一次バリアーとなるマスク，手袋，ガウンなどの不足が原因であった．医療関係者の発生が多く，240名中100余名が死亡した．

7月に入りCDCのウイルス，獣医，昆虫などの研究者が8名ずつ3週間，各3チーム，すなわち9週間にわたりのべ24名が，最初の患者が出入りしていた密林，生活環境などで昆虫，小動物，サル類などを捕獲し，5万検体を採取し，CDCへ持ち帰り検索したが，自然界の宿主を確定しうるような成績は全く得られなかった．

d. ガ ボ ン (1996〜1997年)

ガボンでは，1994年，1996年2月，1996年秋の3回の発生がいずれもオゴウエ地区で知られている．第1回目は1994年ガボン北東のミンコウカで後日調査も含めて44名中28名が死亡している．1996年2月にはメイボウト村で37例が発生し，マココウ村分も含めて21名が死亡した．死亡したチンパンジーを食べた子どもたち15名が含まれる．同年7月からボウエに始まり，秋，さらに翌年3月まで周辺の村およびリーブルビルにも波及した．患者の死亡/発生数は45/60であった．1名(医師)は南アフリカに潜伏期間中に移動し発症し死亡した．院内感染もナースに生じた．これらの発生の中で血液から分離されたウイルスの遺伝学的性状はほぼ同一で，1976年，1995年のザイールで分離された株の性状ともほぼ類似している．パスツール研究所は，ガボン国内でのエボラ発生に伴い1998年には現地にキャビネット式P3施設を設置し，自然界の宿主を捕まえるべきウイルス分離などの作業を開始した．

e. ウガンダ (2000年10月〜2001年2月)

2000年10月ウガンダ北部のグル地区で始まった急性熱性疾患の発生は他の2地区への波及がみられたが，2001年2月末をもって終焉した．患者425名中225名が死亡した(致命率53%)(WHO)．院内感染は29例と過去の病院内での感染発生に比べるときわめて少ない．これは全世界の23の施設や組織から104名が派遣され，国際対策チームとして参加し，過去の事例ではみられなかったチームワークで封じ込めに成功したものである．わが国からも初めて2名ずつ3チームが派遣された．自然界の感染源は過去同様不明である．

2.4 診　　断

a. 臨　　床

発症は突発的である．発熱と頭痛が100%に，腹痛，咽頭痛，筋肉痛，腹部痛が80%に，出血(吐血，口腔歯肉，皮膚，眼結膜，鼻腔，消化管)は平均70%に，死亡例では90%以上にみられる．嘔吐，下血は60%にみられている．その他，著しい倦怠感，関節痛，下痢などが目立つ．2000年秋のウガンダの発生では主症状が下痢であると

表2.4 「接触」の考え方(CDCによる)

接触とは，患者発症後3週間以内に感染者や患者の分泌物，排泄物，組織などに接することをいう．
(1) 通常の接触：患者とは遠く離れているような場合，すなわち同じ飛行機に乗る場合や同じホテルに滞在することなどであるが，VHF(ウイルス性出血熱)はこのような間接的接触では感染は伝播しない．サーベイランスの必要はない．
(2) 密接な(リスクのある)接触：患者と同じ家に住む，患者の看護，介護に当たる，握手する，検査室への検体に直接手で触れるなどを含む．診断が確定したときにはこれらの接触について調べ，接触者は監視下に置く．日に2回体温を測定し，38.3℃以上になる，あるいはいかなる症状が出たときにも，責任ある担当医に知らせる．さらに，監視は最後の接触から3週間にわたり継続する．
(3) 濃厚(リスクが高い)接触：患者と粘膜の接触(キス，性行為による)，患者の分泌物，排泄物，血液，組織，他の体液などの材料の針刺し事故，傷に接触するなどによる．この場合接触者は，患者がVHFと診断された段階で直ちに監視下に置く．体温が38.3℃かそれ以上に上昇したり，いかなる他の症状が出た場合も，接触者は直ちに特殊病室(または病棟)(高度安全)に収容する．ラッサ熱でのハイリスク接触者には，患者接触後リバビリンの予防投薬を行う．またリバビリンは，クリミア・コンゴ出血熱でも予防投薬が有効とされている．
また回復期の患者であっても，ウイルスが数週間にわたり精液(マールブルグ病，エボラ出血熱)，尿(ラッサ熱)中に排泄されるので注意を要する．回復期のウイルス分離は，精液，尿で行う．

いわれている(佐多徹太郎博士-倉田私信)．肝障害は常にみられる．健常者におけるウイルス保有(持続感染)の有無は知られてはいない．ヒトとチンパンジーは終末宿主と考えられている．

b. 実験室診断

最も重要なことはウイルスを分離することである(血液，肝臓などから)．それにはBSL-4(バイオセーフティーレベル4)施設が必要である．ELISA法によりIgM，IgG抗体を検出する．RT-PCR法によりウイルスゲノムを検出する．その他，電顕的にウイルス粒子を見つける(ただし形状はフィロウイルスを示すのみで，マールブルグ病などとの区別が必要である)．死亡例ではホルマリン固定パラフィン包埋切片(皮膚，肝，脾など)で，エボラウイルス抗原を検出する．感染発症後何日くらいまでウイルスが体内に存在するかについては，症例は少ないが経験的な数字がある[4]．

c. 鑑別診断

VHFの他の3疾患，すなわちマールブルグ病，クリミア・コンゴ出血熱，ラッサ熱に加えて，黄熱，マラリアなどがあげられる．その他患者が滞在，経由した国における熱性疾患をすべて考慮に入れる．

2.5 ウイルス性出血熱患者との接触の考え方とその対策

この疾患のヒト→ヒト感染における主たる感染源は血液および体液である．患者あるいは感染者，およびその検体などの扱いに関する考え方は，そう難しくはなく，すでにCDC[5]により明解な「接触の考え方」が出されている(表2.4)．

2.6 予防と治療

エボラ出血熱を防ぐ予防法(ワクチン)はない．治療は対症療法のみである．予後は神経障害は残さない．

エボラ出血熱について概説した．この疾患の最大の問題は「自然界の宿主が何か」である．コウモリが何度も疑われてはいるが，確証はない．ヒト間での感染拡大は前述したように基本的防護医療用具の不足に起因するものである．さらに先進諸国の大部分で安全に検査を実施するべき施設(P4)が次々と整備されていく中で，わが国の施設が政治的状況で使用しえないままになっているのは残念である．　〔倉田　毅〕

文　献

1) CDC : Management of patients with suspected viral hemorrhagic fever. *MMWR*, **37** (suppl. 3) : 1-15, 1988.
2) WHO : Ebola haemorrhagic fever in Sudan 1976 : Report of a WHO International study team. *Bull. WHO*, **56** : 247-270, 1978.
3) WHO : Ebola haemorrhagic fever in Zaire, 1976 : Report of an international commission. *Bull. WHO*, **56** : 271-293, 1978.
4) Kiley, M. P. *et al.* : Filoviridae : A taxonomic home for Marburg and Ebola viruses? *Intervirology*, **18** : 24-32, 1982.

5) McCormick, J. B. *et al.*: Biologic differences between strains of Ebola virus from Zaire and Sudan. *J. Infect. Dis.*, **147**: 264-267, 1983.
6) Eliott, L. H. *et al.*: Inactivation of Lassa, Marburg and Ebola viruses by gamma irradiation. *J. Clinic. Microbiol.*, **16**: 704-708, 1982.
7) Heymann, D. L. *et al.*: Ebola hemorrhagic fever Tandala, Zaire, 1977-1978. *J. Infect. Dis.*, **142**: 372-376, 1980.
8) Baron, R. C. *et al.*: Ebola virus disease in southern Sudan: Hospital dissemination and intrafamilial spread. *Bull. WHO*, **61**: 997-1003, 1983.
9) Virginia Morell: Chimpanzee outbreak heats up search for Ebola origin. *Science*, **268**: 974-975, 1995.
10) CDC: Outbreak of Ebola viral haemorrhagic fever-Zaire, 1995. *MMWR*, **44**: 381-382, 1995.
11) Klan, A. S. *et al.*: The reemergence of Ebola hemorrhagic fever: Democratic Republic of the Congo, 1995. *J. Infect. Dis.*, **179**: S76-86, 1999.
12) Georges, A-J. *et al.*: Ebola hemorrhagic fever outbreak in Gabon, 1994-97: Epidemiology and health control issues. *J. Infect. Dis.*, **179**: S65-75, 1999.
13) Bwaka, M. A. *et al.*: Ebola hemorrhagic fever in Kikwit. Democratic Republic of the Congo: clinical observation in 103 patient. *J. Infect. Dis.*, **179**: S1-7, 1999.
14) Ndambi, R. *et al.*: Epidemiologic and clinical aspects of the Ebola virus epidemic in Mosango, Democratic Republic of the Congo 1995. *J. Infect. Dis.*, **179**: S8-10, 1999.
15) Peters, C. J. *et al.*: Patients infected with high-hazard: viruses: scientific basis for infection control. *Arch. Viral.* (suppl)., **11**: 141-168, 1996.
16) Zaki, S. R. *et al.*: A novel immunohistochemical assay for the detection of Ebola virus in skin: Implications for diagnosis, spread, and surveillance of Ebola hemorrhagic fever. *J. Infect. Dis.*, **179**: S36-47, 1999.
17) Wyers, M. *et al.*: Histopathological and immunohistochemical studies of lesions associated with Ebola virus in a naturally infected chimpanzee. *J. Infect. Dis.*, **179**: S54-59, 1999.
18) 倉田 毅: ウイルス性出血熱（II）エボラ出血熱. モダンメディア, **36**: 615-625, 1990.

3. クリミア・コンゴ出血熱

クリミア・コンゴ出血熱 (Crimian-Congo hemorrhagic fever : CCHF) は CCHF ウイルスによる急性熱性疾患である．表 2.1 に示したように，ウイルス性出血熱の 1 つである．最も重要な点は，感染者や患者の血液や体液によりウイルスがヒトからヒトへ容易に伝播されることである．手術などに伴う院内感染もしばしばみられている．

CCHF が世界の注目を浴びるきっかけとなったのは旧ソ連の中央アジア地区のクリミア地方で野外作業中の兵士の間で重篤な出血を伴う急性熱性疾患が 1944～1945 年にかけて発生したことである．兵士の間の共通項はいずれもダニに咬まれていることであった．病原体は 1945 年に患者血液やマダニ *Hyalomma marginatum* (tick) から分離された．さらに後にアフリカのコンゴ（後のザイール，現在のコンゴ民主共和国）で 1956 年に分離されたウイルスと同一のものであることが判明した．さらにその後東ヨーロッパ地区に分布している疾患の病原体とも同一のものであることがわかってきた．Casals らは，1969 年，その翌年 Chumakov らがソ連中近東での分離株と，アフリカ地域の株が生物学的に，抗原的にきわめて類似していることを示した．従来家畜のみが自然宿主とされていたが，最近はダニの咬傷から感染することがわかり，世界中に広く分布していることなどから，きわめて重要な疾患である．渡り鳥がダニを遠隔地へ運ぶこともわかっており人畜(獣)共通感染症 (zoonosis) としても重要である．

3.1 ウイルスの性状

CCHF ウイルスはブニヤウイルス科 (Bunyaviridae) の中のナイロウイルス属 (Nairovirus genus) のメンバーである．ウイルス粒子は径 90～110 nm の球形である．一本鎖 RNA を核酸としてもち，3 つに分節し，L, M, S の合計の分子量は 6×10^6 Da である．蛋白としては G_1, G_2, N, L の 4 種がわかっている．2 つの糖蛋白はエンベロープに存在する．

CCHF ウイルスは普通の細胞株ではきわめて増えが悪いか全く増殖しない．ハムスターの腎細胞である CER 細胞や VeroE6 細胞では増殖するが，細胞変性を示さない．プラーク形成は株によるが LLC-MK$_2$, CV-1 サル細胞，アフリカミドリザル腎初代培養細胞ではみられるが，きわめて小さく，ゆっくり出現する．技術的にはきわめて優れたレベルが要求される．CCHF ウイルスはバイオセーフティー上病原体分類はレベル 4 に位置づけられ，培養には最高度安全実験施設（いわゆる "P" 4＝BSL-4 施設）が必要となる．現在このウイルスを必要に応じ培養している施設は CDC (アトランタ)，Health Canada の P4 実験室 (ウィニペッグ)，国立ウイルス研 (南アフリカ・ヨハネスバーグ)，パスツール研 (リヨン) などである．

3.2 自然界の宿主と感染経路

自然界でのウイルス宿主は，ウサギや鳥などの小動物と，ヒツジ，ヤギ，ウシなどの哺乳動物である．CCHF ウイルスはダニ (*Hyalomma* 属) によって伝播される．ウイルスを保有するダニとしては 27 種が知られている．CCHF ウイルスの感染経路は，① 感染マダニに咬まれる，② ダニをつぶす，③ 感染動物の血液や組織と接触，④ 感染者や患者の血液，血液の混入した排泄物，汚物などとの接触，⑤ 羊飼い，キャンパー，農業従事者，獣医師など家畜やダニと密接に接触するヒト，⑥ 病院で患者に接する医療関係者，介護に

当たる家族などである．院内感染もしばしば発生している．他の出血熱ウイルス同様空気感染は否定されている．感染CCHFの局地的流行状態の地域では春か夏に最も頻繁に疾患が発生する．CCHFウイルスは最近の研究ではダニの成虫から卵を経てウイルスが幼虫に，その成虫が再び卵→幼虫の経路でウイルスが伝播することもわかってきている．感染哺乳類が介在しなくても，感染がヒトにくることがわかってきており，また感染ダニが渡り鳥にくっついて遠隔地へ運ばれることもわかってきている．

血清学的調査はたくさんあるが，今のところこのウイルスによる病気はヒトにのみ発生する．ヒツジ，ヤギ，ウシなどは感染していても発症しないが，ウイルス血症を起こしており，感染源にはなりうるとされている．発生は地方病的ではあるが，感染ダニ，感染者の分布域はかなり広い．ダニの幼虫は小動物に，成虫はヒツジ，ウシなどの家畜，野生動物に寄生する．

3.3 疫学

CCHFは東ヨーロッパ，ロシア中央アジア地方，中国西部などで局地的流行状態にある．地中海周辺地域からインド亜大陸にかけて，また中近東（アラビア半島）からアフリカ全域に広く存在している．現在患者発生がみられ，ウイルスも分離されて，疾患として確認されているのは，アルバニア，ブルガリア，ユーゴスラビアなどの東ヨーロッパ，中央アジア，ロシア，パキスタン，イラク，イラン，サウジアラビア，ドバイ，オマーンなどの中近東から中国，モンゴル地方，さらにアフリカの広範な地域，南アフリカ，コンゴ民主共和国（旧ザイール），モーリタニア，ウガンダ，セネガルなどの国々である．またCCHFウイルスがダニや哺乳類から分離されている地域はギリシア，イラン，ナイジェリア，中央アフリカ共和国，ケニア，マダガスカル，エチオピア，アッパーボルタなどの国々である．

ヒトで抗体は見つかってはいるが，患者としてみられていないのがトルコ，インド，ナイジェリア，エジプトなどである．分布しているCCHFウイルスの病原性と関連していると推定されている．旧ソ連ではアストラハン地域で1953年からの10年間で104人発症し，18人が死亡し，黒海沿岸ロスト地域では1963年の7年間に323人が感染した．ブルガリアでは1953年から12年間で717人が発症し，122人が死亡した．南アフリカでは詳細な疫学調査が行われている．アフリカのCCHFについてはSimpsonが1956～1966年にかけてのコンゴ民主共和国（旧ザイール），ウガンダにみられたヒトの症例に関する報告をしたのが初めてである．その後哺乳類のダニからウイルスが分離された．1981年には南アフリカで死亡した少年の血液からウイルスが分離された．野生哺乳類87種3772検体では，RPHI（受身血球凝集阻止反応）と間接免疫蛍光法で抗体を調べたところ，大型哺乳類で高率に陽性が認められた．キリン，サイ，アフリカヒツジ，水牛，アンテロープ，シマウマなどである．小型哺乳類では野ウサギ，野ネズミであるが，霊長類では全くみられていない．飼イヌでは118/1978で陽性であった（南アフリカ，ジンバブエ）．南アフリカでは仔ウシで28%（2460/8667），それらを扱っている牧夫では140/180（77.8%），ジンバブエではそれぞれ45%（347/763），94%（32/34）であった．1981年2月～1986年1月までに南アフリカ各地の16か所で発生があり，29例がCCHFとして診断されている．コンゴ民主共和国（旧ザイール）とタンザニアからの輸入例2例を加え，11/31が死亡している．感染源への暴露と潜伏期間は，ダニ咬3.2日，家畜などの血液との接触6日，患者や感染者との接触では5.6日であった．19/31からウイルスが分離されたが，IgMは5例のみで検出された．イランでの抗体調査（1975）でもヒト13%（351人），ヒツジ38%（728頭），ヤギ36%（135頭），仔ウシ18%（130頭），野ネズミ3%（274匹）などであった．1965年中国北西の新彊（Xinjiang）で発生した出血熱の致死率は80%であった（Xinjian出血熱：XHF）．1968年に南新彊で発生した患者血液から分離されたウイルス *Hyalomma asiaticum*，ヒツジから分離されたウイルスは他で分離されたCCHFウイルスと生物

学的に酷似しており，その後見つかった種類も加えて3種のCCHFウイルスがこの地域に分布しているとされる．

3.4 ウイルスの院内感染

このCCHFウイルスの重要な点は，血液や汚物による院内感染である．パキスタン(1976)，イラク(1979)，ドバイ(1979)，南アフリカ(1984)で院内感染として報告がある(表3.1)．表3.1の1) パキスタンでは1976年1月末にラワルピンジの国立中央病院に腹痛と吐血，下血を特徴とした羊飼いの男性が入院した．出血性消化管潰瘍の診断で輸血を受け，翌日試験開腹をしたが，腹腔はすでに大量の血液で埋まり，新鮮血が腸管と肝臓から出ていた．そのまま閉じ，12時間後に死亡した．二次感染者は6名で，患者の父親，手術チームの4人，担当医が感染し，3名が死亡した．二次感染から10日後，三次感染が発生した(7名)が，死亡者は出なかった．5人は病院スタッフ，2人は家族であった．出血は最初の患者，二次感染の5人，三次感染の2/7にみられ，合計の死亡者は4/14であった．感染はいずれも患者の血液との直接接触によるものであった．2) イラクでは1979年9月に最初の例が見つかった．次いで9例がCCHFと診断されたが，8例は女性(3名は妊娠中で全員流産)，うち2名は患者を担当した病院の医師とナースであり，直接患者の血液と接触したためであった．ウイルスは死亡者の肝と血液から分離された．3) 同じ中東のドバイで40歳の男性がRashid病院に咽頭痛，口腔出血，発熱で入院した．呼吸困難と大量下血で死亡した．末期に人口蘇生などに携わった5人の病院スタッフが，5～10日して発熱，嘔吐などの非特異症状で発症し，鼻口腔出血，消化管，尿路系大出血を起こした．特徴的な所見は著しい血小板減少を伴う大皮下出血である．このうち2名が死亡した．4) 南アフリカの発生は31例でみると，感染源への暴露と潜伏期はダニ咬(5/31)(3.2日)，家畜類の血液への接触(10/31)(5日)，院内感染として患者血液と接触(6/31)(5日)，汚物，衣類などに接触(2/31)(5.6日)であった．診断は血液からのウイルスの分離(19/31)，血清反応(2/31)，IgM抗体の存在(5/31)などによった．南アフリカにおいては正確な疫学成績がないので，ヒトや動物の顕性感染/不顕性感染の比率がどのくらいかは不明であるが，軽症，不顕性感染はしばしば起こっているようである．5) パキスタンで1994年12月51歳，吐血，下血，腹痛で発症(Sibiの町)，5日目にQuetta病院(160 km離れた)へ移送．大量胃出血あり，胃全摘除術施行するも12時間後死亡した．この手術中外科医と助手計2名が感染した．1名は指を2回誤って注射針で刺した．助手は4日後に発症，外科医は5日後に発症した．さらに1名の病院スタッフも感染していた．左腕に大きな皮下出血(ecchymosis)が出現した．消化管出血もみられた．この二次感染の3名は重篤ではあったがリバビリン療法により回復した．

3.5 診　　断

a. 臨　　床

潜伏期間2～9日．ダニに咬まれたり患者血液

表3.1 CCHFの院内感染

年	国	事例(場所，病院)	発症者(死亡)	備　考
1) 1976年1月	パキスタン	(ラワルピンジ)	一次 二次 三次 1(1)→6(3)→7(0)	羊飼い男性から→父親，手術チーム，担当医
2) 1979年9月	イラク	(バグダッド)	1(1)→2(2)	発症者は計10人で病院内では2名：手術医とナースいずれも死亡
3) 1979年11月	ドバイ	(Rashid病院)	1(1)→5(2)	40歳男性から5人の医療スタッフに感染発症
4) 1985年	南アフリカ	(Tygerberg病院)	1(1)→8(2)	二次：患者血液と接触6名，衣類，汚物と接触2名
5) 1994年	パキスタン	(Sibi→Quetta病院)	1(1)→3	51歳男性から病院スタッフ2名へ感染，経口リバビリン有効

に直接触れたりするときには発症までは短い．主症状は非特異的で発症は突発的である．発熱，悪寒，頭痛，筋肉痛，腹痛，関節痛が種々の程度にみられる．重症例では全身の出血，血管系虚脱が典型的症状としてみられる．特に死亡例ではショック，肝腎不全を伴い，消化管出血および上半身皮下に広範に出現する．致命率は15〜17%と推定され，感染者の発症率は約20%とされている．検査所見では異常な白血球減少，非典型的リンパ球増多症，血小板減少，出血時間の延長，フィブリノーゲン減少が著しい．肝機能障害が著しい，血清ビリルビン値の上昇，血清ビリルビン値の上昇，血清酸素値の上昇，LDH，γ-GTP値の上昇がみられる．

b. 実験室診断

確定診断は発症1週間以内に①血液からウイルスを分離すること，②血中にPCR法でCCHFウイルスゲノムを検出すること，③血清中にCCHFウイルス特異抗体(IgM，IgG)も検出すること(ペア血清で抗体の2管(×4)以上の上昇下降を認めること)．

ウイルス分離は最も重要であるが，最高度安全実験施設(BSL-4)が必要である．国立感染症研究所の村山分室には1981年3月キャビネットライン式P4施設が完成しているが，住民の反対で本来のレベル4の病原体のために使用されることなく現在に至っている．抗体反応については他のウイルス性出血熱に比べて遅れ気味ではあるが，発症20日までに抗体が検出できないとき，あるいは発症7日目までにウイルスが分離できない場合は，この疾患でない可能性が高い．抗体の検出については従来の培養感染細胞に加えて，国立感染症研究所の西條，森川らはCCHFウイルス核蛋白を組換えバキュロウイルスで作成しIgG-ELISA法および核蛋白を発現するHeha細胞系を作成し，それを用いて間接蛍光抗体法で患者血清中の抗体を検出できる系を確立した．またこの組換え系で作成した蛋白を用い，モノクローナル抗体を得，抗原検出ELISA系を開発した．数百pgの抗原を検出することが可能である．

3.6 治療

リバビリンが*in vitro*系でCCHFウイルスを抑制することはわかっていたが，近年ヒトでもこれが治療に有効であるとの報告が出されている．この薬剤はできるだけ発症早期に投与されることが重要である．その他，対症療法が主体である．

3.7 病理

剖検例でみると，病理学的には肉眼的に出血，大紫斑，注射部の大出血，消化管の大出血，副腎の出血壊死，充血および黄色斑点を伴った肝腫大などがみられる．組織学的には著しい変化が肝にある．種々の程度の出血を伴った幹細胞壊死がmid-zonalから小葉全域に及ぶことがある．好酸性壊死が主体で黄熱病の際に出現するカウンシルマン(Councilman)様小体が細胞質内に出現する．封入体はみられない．大量の胆汁栓塞や鉄色素の沈着がしばしばある．脾では脾洞の拡大，赤白脾髄の壊死，辺縁リンパ球の壊死と，全域のリンパ球減少がみられる．肺ではうっ血が著明で，肺胞内水腫，フィブリン沈着，小胞内出血がみられるが，炎症性細胞浸潤はみられない．腎では皮質尿細管と糸球体部，髄質部集合管の間質部の出血，凝固壊死，副腎では皮髄質全層に出血が著しい．腸管では，粘膜部深層部および粘膜下に出血がみられる．上記の病理所見の肝細胞壊死や脾のリンパ球減少は，ラッサ熱，マールブルグ病，エボラ出血熱などの出血熱に共通してみられる変化がある．CCHFウイルスはリンパ球系細胞に親和性があり，増殖するためと考えられている．このような感染の仕方はデング熱でみられている．実験的には系統的なものはないが，筆者らの成績について記す．コンゴウイルス(Martin株)を，生後3日目のBalb/c系乳飲みマウス脳内に接種し，感染5日後発症したところで^{60}Coで3時間(約250万rad)照射し，諸臓器を摘出しホルマリン固定した．この一連の作業はすべてCDC特殊病原体部(ウイルスリケッチア病部門)のBSL-4施設で実施した．CCHFウイルス抗原は脳，脾，肝，腎の毛細血管内皮，肝細胞，腎皮質間質にみ

られている．組織学的には脳，肝，消化管に小出血巣がみられ，肝では小空胞変性がみられている．全体的にヒトの所見に類似している．

以上，CCHFウイルスによる出血熱について概説した．ダニが媒介すること，世界にかなり広域に分布することから人獣共通感染症として最も注目される疾患の1つである．　〔倉田　毅〕

4. 重症急性呼吸器症候群(SARS)

重症急性呼吸器症候群(severe acute respiratory syndrome：SARS)は，世界的な流行をもたらした21世紀最初の新興感染症である．

4.1 病原体の性状[1]

SARSの病原体は新型コロナウイルス(SARS coronavirus：SARS-CoV)である．直径80～160 nmのエンベロープを有する一本鎖RNAウイルスで，表面から突出する特有のスパイクが電子顕微鏡で太陽のコロナのようにみえることからこの名前がついた．本ウイルスは抗原的にⅠ～Ⅲ群に分けられ，種々の哺乳類や鳥に感染症を起こすが，ヒトにおいては229E株(Ⅰ群)とOC43株(Ⅱ群)が冬に流行する普通感冒の病原体として知られていた．SARS-CoVはいずれの群にも属さず，ヒト以外の宿主由来のウイルスが何らかの原因でヒトへの感染力を獲得したものと推定され，中国で食用とされるハクビシンなどの野生動物が起源ではないかと考えられている．

4.2 国内外の流行状況

本疾患の流行は2002年11月，中国の広東省において始まった．翌年2月，広東省でSARS-CoVに感染した男性が香港のホテルに宿泊した際に10数名に感染させたことが世界への拡散のきっかけとなった[2]．この感染者らが香港，ベトナム，カナダ，シンガポールにウイルスを持ち帰り，各国の流行の発端となった．この流行に対し，WHOは世界に向けて緊急警報を発信するとともに感染多発地域への渡航の延期を勧告，各国は飛行場での発熱者スクリーニングや検疫，疑い患者の隔離などを実施，空前の世界規模の感染対策がなされた．このような努力の結果，同年7月流行は終息した．

WHOの報告[3]によると，この2002～2003年の流行では29の国と地域で8098人がSARSと診断され，774人が死亡した．感染者の大多数は中国で発生した．日本ではSARSの報告はなかった．なお，全患者のうち約20%が医療スタッフであった点は注目される．

SARSが再び流行する可能性も指摘されている．2004年1月の時点で中国広東省で数名の散発例が報告されており，今後の流行拡大を注意深く監視する必要がある．

4.3 臨床症状[4]

2～10日(平均6日)の潜伏期間を経て，通常38℃以上の発熱，悪寒，筋肉痛，倦怠感などのインフルエンザ様症状で発症する．発症2～7日後に乾性咳嗽，呼吸困難などの下気道症状が出現する．鼻汁，咽頭痛など上気道症状の頻度は比較的少ない．2週目以降に水様性下痢を呈することがある．

検査では，末梢血リンパ球数の減少，軽度の血小板減少，CPK，LDH，ALTの上昇，Na，Kなど電解質の低下が報告されているが，特異的なものはない．

胸部X線写真では，初診時60～70%の症例で何らかの異常がみられる．胸膜下，下肺野有意のスリガラス状陰影や限局性の実質性陰影を認めることが多く，約半数は多発性・両側性に進展する．胸部CTではより詳細な観察が可能で，BOOPに類似する多発斑状影が報告されている．縦隔肺門リンパ節腫大，空洞，胸水貯留は，まれである．

Peirisら[5]は，SARSの臨床経過を3期に分けている．1期(第1週目)はウイルス増殖に関連して発熱・筋肉痛などが出現する時期，2期(第2

週目)は胸部X線写真で陰影の増悪・移動のほか下痢や再発熱がみられる時期，3期は呼吸窮迫症候群を呈し人工呼吸管理が必要になる時期である．3期まで進展するものは約20%で，残りの80%は回復する．

なお，高齢者のSARSでは発熱がなく，食欲低下，不穏，転倒など不定症状しか示さない例があることが報告されている．

SARSの死亡率は10%弱[3]とされる．予後不良と強く関連する因子は年齢で，65歳以上の50%以上が死亡している．

4.4 典型的な症例

症例はハノイ(ベトナム)の27歳女性看護師．SARSと知らずに重症肺炎患者を入院させた病院で，特別な感染対策をとらずにSARS患者の看護したところ，10日目に発熱，乾性咳嗽，呼吸困難出現，13日目に入院となった．入院時チアノーゼと胸部聴診上ラ音を聴取，末梢血白血球数 $6.7 \times 10^3/\mu l$，分画ではリンパ球数4.7%と低下，赤血球数 $3.22 \times 10^6/\mu l$，ヘモグロビン8.8 g/dl，血小板 $188 \times 10^3/\mu l$ と軽度の貧血と血小板減少を認めた．胸部X線写真(図4.1)では両側多発性の浸潤影を認め，室内気で Pa_{O_2} 43 Torr と呼吸不全であったため，気管内挿管の上，人工呼吸が開始され，セフェピム＋ドキシサイクリンに加え，メチルプレドニゾロン80 mg/日が投与されたが効果なく死亡した．

4.5 診　　断

a. 臨床診断

流行期にはWHOが症例定義[6]を示した．その概略は，① 38℃以上の発熱，② 咳嗽，呼吸困難，③ 発症前10日以内にSARSへの曝露歴がある，という3つの基準を満たす場合が「疑い例(suspect case)」，疑い例の中でさらに胸部X線写真上肺炎像を伴う場合が「可能性例(probable case)」となる．曝露歴とは，SARS患者との濃厚な接触，流行地域への旅行歴・居住歴があることを指す．この基準は流行状況を参考にしているため，非流行時には無効である．現在WHOは，上記①，②ならびに胸部X線上肺炎像を伴う例で，ほかに病態を説明しうる診断がつかない場合はSARSの可能性も考慮すべきであるとしている[7]．

b. 病原診断

SARSの病原診断法としては，以下の3つがある．

第1は血清中の抗SARS-CoV抗体価測定法(ELISA, IFA)である．急性期に陰性で，回復期に陽性の場合は診断上有意義である．また，急性期と回復期の血清で4倍以上の抗体価上昇があれば診断できる．しかし抗体価上昇は発病後10日以降にみられるため，早期診断には役立たない．

第2はRT-PCR法を用いてウイルス遺伝子を検出する方法で，気道分泌物，便，尿などを検体とする．発病10〜14日目ごろに最も検出されやすい[6]．

第3はウイルス分離法である．各種検体をVeroE6細胞に接種，培養して細胞変性効果を観察し，RT-PCR法により同定する．SARS-CoVが分離されれば診断は確定するが，陰性であっても感染を否定はできない．また感染細胞の培養は厳重な安全管理が必要で，実施施設が限られる．

わが国ではすでに新規核酸増幅法(LAMP法)を用いた迅速診断法が実用化したが，その臨床的

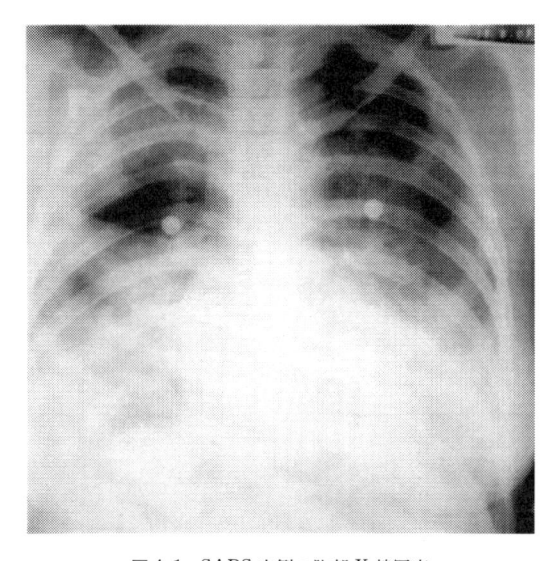

図4.1　SARS症例の胸部X線写真
両肺野に多発性の浸潤影を認める．

な有用性に期待がもたれる．

4.6 治　　療

本疾患に対して明確に有効性が証明された治療法はない．

WHOは，SARSが疑われる症例についても，まず市中肺炎として適切な抗菌薬によるエンピリックセラピーを実施すべきであるとしている．

抗ウイルス薬のリバビリンやステロイドが使用された報告が多いが，副作用も多く有用性に否定的な見解も多い．その他，インターフェロン，SARS患者回復期血清，グロブリン製剤，グリチルリチンなどさまざまな薬剤が試用されたが，いずれも有効性は未知である．

4.7 予　　防

SARSは院内感染で拡散することが多いので，医療施設ではできるだけ早く本疾患を識別して隔離し感染対策を開始する必要がある．このため患者のトリアージ（疑わしい症例のふるい分け）を実施する．また，日頃から咳嗽・発熱など急性呼吸器症状を呈する患者の診療に当たっては，患者にマスク着用をすすめ，医療スタッフもサージカルマスクを着けるといった配慮（レスピラトリーエチケット）を実践する[8]．適切なサーベイランスを実施し，院内での原因不明の呼吸器感染症の増加を監視することも有用である[7]．

SARSの主な感染経路は，気道由来の「飛沫」と汚染した手などを介した「接触」であるが，ジェットネブライザーや非侵襲的陽圧換気など，細かいエアロゾールを発生する処置により空気感染する可能性も指摘されている．したがってSARSの診療では「標準予防策」に加え，「飛沫」，「接触」，「空気」の各感染経路別予防策がすべて必要となる[8,9]．すなわち患者はドアつきの陰圧個室に収容し，病室に入るスタッフは個人防御用具すなわちN-95などの高性能マスク，手袋，ゴーグル，ディスポーザブルガウン，エプロン，消毒可能な履物を着用する．また，患者周囲の高頻度接触面を中心とした適切な環境消毒も必要である．

〔川名明彦〕

文　献

1) Holmes, K. V. : SARS-associated coronavirus. *N. Engl. J. Med.*, **348** : 1948-1951, 2003.
2) CDC : Update : Outbreak of Severe Acute Respiratory Syndrome ― Worldwide, 2003. *MMWR*, **52** : 241-248, 2003.
3) WHO : Summary of probable SARS cases with onset of illness from 1 November 2002 to 31 July 2003 (revised 26 September 2003). http://www.who.int/csr/sars/country/table2003 0923/en/
4) Peiris, J. S. M., Yuen, K. Y., Osterhaus, A. D. M. E. and Stoh, K. : The severe acute respiratory syndrome. *N. Engl. J. Med.*, **349** : 2431-2441, 2003.
5) Peiris, J. S. M., Chu, C. M., Cheng, V. C. C. *et al.* : Clinical progression and viral load in a community outbreak of coronavirus-associated SARS pneumonia : a prospective study. *Lancet*, **361** : 1767-1772, 2003.
6) WHO : Case definitions for surveillance of Severe Acute Respiratory Syndrome (SARS). http://www.who.int/csr/sars/casedefinition/en/
7) WHO : Alert, verification and public health management of SARS in the post-outbreak period. http://www.who.int/csr/sars/postoutbreak/en/
8) CDC : Public Health Guidance for Community-Level Preparedness and Response to Severe Acute Respiratory Syndrome (SARS) Version 2. http://www.cdc.gov/ncidod/sars/guidance/
9) WHO : Consensus document on the epidemiology of severe acute respiratory syndrome (SARS). http://www.who.int/csr/sars/en/WHOconsensus.pdf

5. 天然痘（痘瘡）

　天然痘（痘瘡：smallpox, variola）は紀元前より，感染力が非常に強く死に至る疫病として人々から恐れられていた．また，治癒した場合でも顔面に醜い瘢痕が残るため，江戸時代には「美目定めの病」といわれ，忌み嫌われていたとの記録がある．天然痘ワクチンの接種，すなわち種痘の普及によりその発生数は減少し，WHO は 1980 年 5 月天然痘の世界根絶宣言を行った．以降これまでに世界中で天然痘患者の発生はない．

5.1　病原体の性状

　天然痘ウイルス（Poxvirus variolae）は 200〜300 nm のエンベロープを有する DNA ウイルスで，牛痘ウイルス，ワクシニアウイルス，エクトロメリアウイルスなどとともに，オルソポックスウイルスに分類される．低温，乾燥に強く，エーテル耐性であるが，アルコール，ホルマリン，紫外線で容易に不活化される．

　臨床的には天然痘は致命率が高い（20〜50%）variola major と，致命率が低い（1%以下）variola minor に分けられるが，増殖温度を除きウイルス学的性状は区別できない．

5.2　国内外の流行状況

　天然痘の感染力，罹患率，致命率の高さは古くからよく知られていた．1663 年アメリカでは，人口およそ 4 万人の先住民部落で流行があり，数百人の生存者を残したのみであったこと，1770 年のインドの流行では 300 万人が死亡したなどの記録がある．Jenner による種痘が発表された当時（1796 年），イギリスでは 45000 人が天然痘のために死亡していたといわれる．

　わが国では明治年間に，2〜7 万人程度の患者数の流行（死亡者数 5000〜2 万人）が 6 回発生している．第二次大戦後の 1946（昭和 21）年には 18000 人ほどの患者数の流行がみられ，約 3000 人が死亡しているが，緊急接種などが行われて沈静化し，1956（昭和 31）年以降には国内での発生はみられていない．

　1958 年世界天然痘根絶計画が世界保健機関（WHO）総会で可決された．当時世界 33 か国に天然痘は常在し，発生数は約 2000 万人，死亡数は 400 万人と推計されていた．ワクチンの品質管理，接種量の確保，資金調達などが行われ，常在国での 100%接種が当初の戦略としてとられた．しかし，接種率のみを上げても発生数は思うように減少しなかったため，「患者を見つけ出し，患者周辺に種痘を行う」という，サーベイランスと封じ込め（surveillance and containment）に作戦が変更された．その効果は著しく，1977 年ソマリアにおける患者発生を最後に地球上から天然痘は消え去り，その後 2 年間の監視期間を経て，1980 年 5 月 WHO は天然痘の世界根絶宣言を行った．その後も現在までに患者の発生はなく，天然痘ウイルスはアメリカとロシアのバイオセイフティーレベル（BSL）4 の施設で厳重に保管されている．

5.3　臨床症状

　感染は飛沫感染および接触感染によるが，一部飛沫核感染の可能性を考えておく必要がある．

　感染後およそ 12 日間（7〜16 日）の潜伏期間を経て，急激に発熱することによって発症する．臨床症状は以下のようなステージに分けられる（図 5.1）．

　前駆期　急激な発熱（39℃前後），頭痛，四肢痛，腰痛などで始まり，発熱は 2〜3 日で 40℃以上に達する．小児では吐気・嘔吐，意識障害など

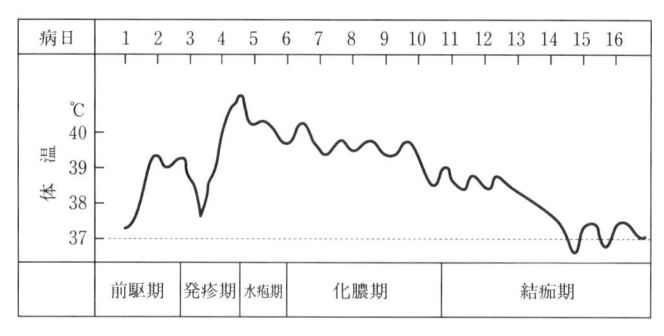

図 5.1　天然痘の臨床経過

もみられることがある．麻疹あるいは猩紅熱様の前駆疹を認めることもある．第3~4病日ごろには一時解熱傾向となる．

発疹期　発疹は，紅斑→丘疹→水疱→膿疱→結痂→落屑とほぼ規則正しく移行する．発疹は顔面，頭部に多いが，全身にみられる．水疱性の発疹は水痘の場合に類似しているが，水痘のように各時期の発疹が同時にみられるのではなく，その時期にみられる発疹はすべて同一であることが特徴である(図5.2)．

水疱に臍窩がみられるのも水痘との相違点であり，かつて「ヘソがあるのは天然痘，ヘソのないのは水ぼうそう」と伝えられた．第9病日ごろに膿疱となるが，このころには再び高熱となり，結痂するまで続く．また，疼痛や灼熱感が強い．痂皮形成後に熱は下降するが，疼痛は続き，嚥下困難，呼吸障害などもみられる．治癒する場合は2~3週間の経過であり，色素沈着や瘢痕を残す．

痂皮が完全に脱落するまでは感染の可能性があり，隔離が必要である．

致死率は variola major では 20~50%，variola minor では1%以下である．死亡原因は主にウイルス血症によるものであり，1週目後半~2週目にかけての時期に多い．その他の合併症として皮膚の二次感染，蜂窩織炎，敗血症，丹毒，気管支肺炎，脳炎，出血傾向などがある．出血性のものは予後不良となりやすい．

5.4　典型的な症例

図5.1, 5.2参照．

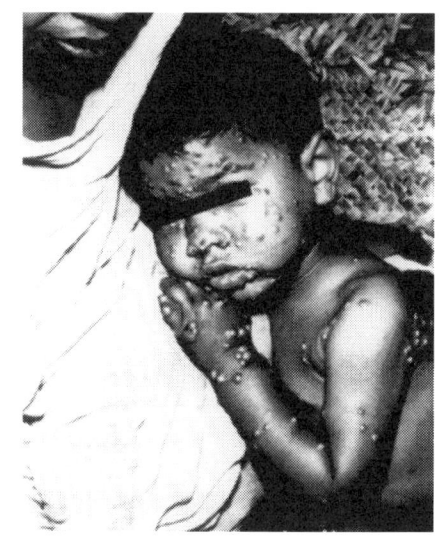

図 5.2　天然痘の典型的な発疹
（WHO 資料より）

5.5　診　　断

a．臨床診断

発熱を伴う水疱性疾患に対する注意が必要である．現在自然発生的な天然痘をみることはないが，残念ながら生物テロ（バイオテロ）に使用される可能性のある病原体のトップに位置づけられている．そのような状況下で，成人の水痘の多発などに接したときは，本症を疑う必要があろう．天然痘の水疱疹は，水痘に類似しているが，水痘のように各時期の発疹が同時にみられるのではなく，その時期にみられる発疹はすべて同一であることが特徴である(図5.2)．診断のためには経過をよく聞き，発疹の状態をよく観察することにつきる．

なお疑似例を含めた天然痘(痘瘡)患者は，診断または診断が疑われた場合には直ちに保健所への届出が必要であり，感染症法第一類感染症として第一種指定病院への入院，隔離，治療が原則として必要になる(平成15年11月改正感染症法)．

b. 病原診断

血液，唾液，水疱・膿疱内容物，痂皮などを検査材料としてウイルス分離，抗原検出を行う．光学顕微鏡による封入体基本小体の観察，電子顕微鏡によるウイルスの観察なども診断の手段となる．PCRはプライマーが用意されていれば可能である．しかし天然痘が疑われた場合には，迅速な病原診断が必要であり，検体の採取方法，搬送方法も含めて最寄りの地方衛生研究所もしくは国立感染症研究所ウイルス第一部あるいは同感染症情報センター(電話03-5285-1111)へご相談いただきたい．夜間でも緊急として担当者に連絡がとれることになっている．なお，ウイルスの増殖を伴う検査，実験は実験室安全レベル4クラス(BSL4クラス)高度安全実験室が必要であることが世界共通の取り決めとなっている．わが国ではBSL4の設備そのものは国立感染症研究所村山分室内に存在するもののその稼働は認可されないまま現在に至っており，ウイルス核酸診断で陽性所見が得られた場合は，その後の検査，調査はアメリカのCDCへ委ねざるをえない状況となっている．

5.6 治　　療

治療は対症療法が中心となる．

5.7 予　　防

予防法は痘苗を接種すること，すなわち種痘(図5.3)であるが，天然痘が根絶された現在，定期的に種痘を行っている国はない．しかしアメリカなどのように，バイオテロ対策として対象者を絞って種痘を再開した国もある．

種痘に関し，イギリスの開業医Edward Jennerが天然痘の予防法として種痘(vaccine)を発明したのは，1796年のことである．イギリスではそのころ乳牛にときどき牛痘(cow pox)が流行し，これに感染した乳搾りの女性は天然痘に感染しないことが知られていた．そこでJennerは，乳搾りの女性から牛痘の発疹内容液をとり，8歳の少年の腕に傷をつけてこれを接種したが，その6週後に天然痘の膿を接種しても何も反応がみられなかったことが，重大な発見のきっかけとなった．その後，この牛痘ワクチンはヒトからヒトへと植え継がれ，種痘は広がっていった．種痘が普及した国々ではしだいに天然痘の発生は治まっていったが，インド亜大陸，インドネシア，ブラジル，アフリカ中南部，エチオピアなどは常在地であった．

わが国にこの牛痘由来の痘苗がもたらされたのは，1848年のことである．1885(明治18)年には内務省告示として種痘施術心得書が出されている．1946(昭和21)年には18000人に近い数の流行がみられたが，緊急接種などが行われて沈静化し，1956(昭和31)年以降には国内での発生はみられていない．

種痘後には10～50万人接種あたり1人の割合で脳炎が発生し，その致死率は40%と高い．そのほかにも全身性種痘疹，湿疹性種痘疹，接触性種痘疹などの副反応が知られていた．1976年わが国では，それまで使用されていたリスター株を

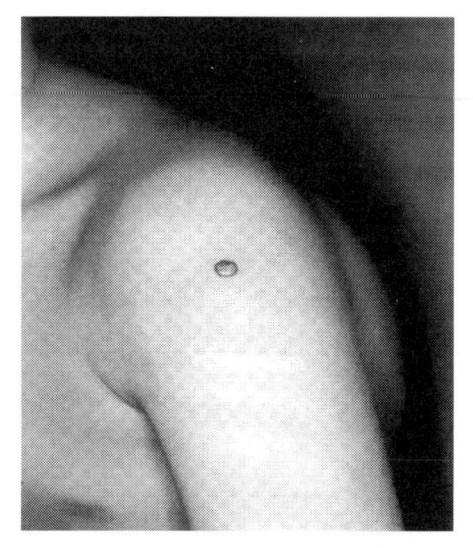

図5.3 種痘部位の反応(LC 16 m 8)
接種の跡がはっきりとついて免疫が獲得されたことを示し，これを善感という．

改良したLC16m8株が開発され(千葉県血清研究所),弱毒痘苗として採用されたが,同年わが国では定期接種としての種痘を事実上中止したため,実用には至らなかった.さらに,WHOによる天然痘根絶宣言により,1980(昭和55)年には法律的にも種痘は廃止され,現在に至っているが,わが国においてもバイオテロに対する備えとして天然痘ワクチンの再生産が行われ,国家備蓄が行われている.

〔岡部信彦〕

文　献

1) 岡部信彦:天然痘.感染症週報(*IDWR*).http://idsc.nih.go.jp/index-j.html
2) Henderson, D. A. and Moss, B. : Small pox and vaccinia. Vaciines (Plotkin, S. A. and Orlenstein, W. A. eds.), 3rd ed., pp. 74–97, W. A. Saunders, 1999.

6. ペスト

ペストは，腸内細菌科に属するグラム陰性桿菌 *Yersinia pestis*（ペスト菌の電子顕微鏡写真：図6.1参照）の感染によって引き起こされる全身性疾患である．

6.1 感染経路

自然界においては，ペスト菌は，主に野ネズミあるいは野生げっ歯類小動物の間でそれらに吸着する主にネズミノミ *Xenopsylla cheopis* をベクターとして感染を繰り返している．このサイクルの中にヒトが偶然入り込むことによってヒトペストが成立する．CDCにおける報告によると，1970年以降のペストに関してヒトへの感染経路は，病原体保有ノミ刺咬による感染 (78%)，およびペットなどを含む感染小動物の体液から傷口への感染 (20%) がほとんどである[1]．全世界的にみても，ペスト患者の発生はノミの活動期に集中していることから，病原体保有ノミ刺咬による感染に最も注意すべきである．

6.2 世界における発生状況

わが国においては，幸い昭和元 (1926) 年以来，ペスト患者の報告はない．しかし，世界においては以下の5つの地域においてペストの感染が野生げっ歯類間で持続的に起こっている．①南アフリカ地方およびマダガスカル，②ヒマラヤ山脈周辺からインド地方，③中国の雲南地方からモンゴル地方，④北アメリカ南西部ロッキー山脈地方，⑤南西北西部アンデス山脈地方．1985～1999年の15年間にWHOに報告された世界のペスト患者は，24か国で33998人で，そのうち死亡者は2652人となっている[2]．1997年に過去10年間で最も多い患者数 (5419人) を記録している (図6.2)．1990年代初めからペスト患者数の増加傾向がみられてきており，特にアフリカ地域で顕著である．その理由として，自然界における動物間でのペストの増加と，アフリカ諸国がWHOへ正確に報告するようになってきた背景が考えられている．ヒトペストの地域別・国別の発生状況をみると，過去10年以上にわたり，患者の76%，死亡者の82%がアフリカから報告されてきており，その中でもマダガスカルとタンザニア共和国の2か国で，アフリカにおけるペストの62.2%を占めている．また，過去15年間以上にわたり，南北アメリカの患者数の85%がブラジルとペルーから報告されている．アジアでは，ベトナムからの報告が多く，アジア患者の63%を占めている．

6.3 ヒトペストの臨床所見

臨床的特徴としては，リンパ節炎，敗血症などを起こし，重症例では高熱，意識障害などを伴い，

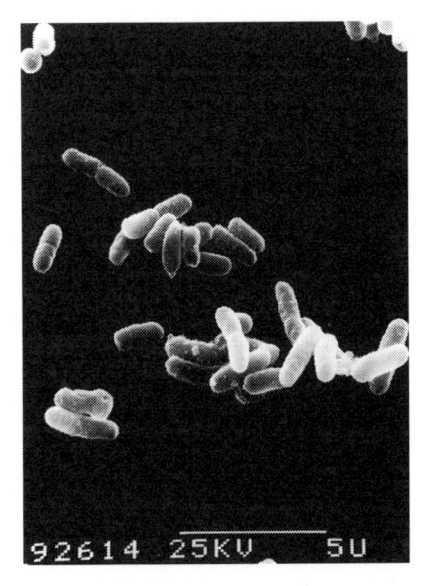

図6.1 ペスト菌の電子顕微鏡写真（×2500, 棒線：5μm）

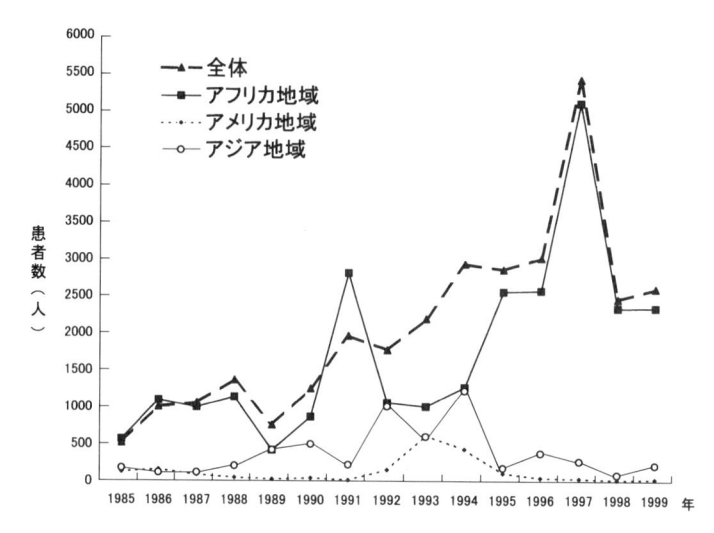

図 6.2 世界のペスト患者の推移(データは WHO の集計による)

死に至ることも多い．臨床的所見により，主に以下の3種に分けられている．

1) 腺ペスト（ヒトペストの80～90%を占める）　感染は，主にペスト菌感染ネズミなどに吸着しているノミに刺されたとき，あるいはまれに，患者，感染動物（げっ歯類）およびその糞などへの接触により，傷口などから菌が侵入した場合に起こる．発症までの潜伏期は2～7日である．急激な発熱（38℃以上の高熱），頭痛，悪寒，倦怠感，不快感，食欲不振，嘔吐，筋肉痛，疲労衰弱などの強い全身性の症状，さらに鼠径部，腋窩，頸部などのリンパ節腫脹および膿瘍を形成する．適切な治療が施されないと，1週間ぐらいで死亡する．

2) 敗血症ペスト（ヒトペストの約10%を占める）　腺ペストから敗血症に移行するのが普通であるが，時に局所症状がないまま敗血症症状が先行する場合がある．急激なショックおよびDIC症状（昏睡，手足の壊死，紫斑など．全身が黒色となるので黒死病と呼ばれる）を起こす．

3) 肺ペスト　腺ペストの末期や敗血症ペストの経過中に肺ペストを起こす．肺ペスト患者から排出されたペスト菌エアロゾールを吸い込んだヒトが二次的に肺ペストを起こし，それがさらなる感染源となることがある．強烈な頭痛，嘔吐，39～41℃の弛張熱，急激な呼吸困難，鮮紅色の泡立った血痰を伴う重篤な肺炎像を示し，2～3日で死亡する．

6.4 検査・診断

ペストは「感染症法」では1類感染症に当たるので，患者，疑似患者，無症状病原体保菌者を発見した場合には保健所への届出とともに第1種感染症指定病院への入院措置が必要である．

(1) 診断のための基準として以下の点があげられている．

① 診断した医師の判断により，臨床症状や所見から当該疾患が疑われ，かついずれかの方法により病原体診断がなされたもの．臨床材料（血液，リンパ節腫吸引物，痰，組織など）から，

・病原体の検出：ペスト菌の分離・同定（染色後の塗抹標本の検鏡も参考になる）

・抗原の検出：エンベロープ抗原（Fraction I 抗原）に対する蛍光抗体法など

・病原体の遺伝子の検出：ペスト菌に特異的な遺伝子のPCR法による検出など

② 当該疾患を疑う症状や所見はないが，病原体か抗原が検出されたもの（病原体や抗原は検出されず，遺伝子のみ検出されたものは，法律による報告の対象とはしないが，保健所に相談することが必要）．

③ 疑似症の診断．臨床所見，ペスト流行地へ

の渡航歴，げっ歯類に寄生しているノミによる咬傷の有無を参考に診断する．そのときは，別項の疾患との鑑別診断が必要である．

④ 血清抗体価を診断の参考に用いることができる（患者血清中の Fraction I 抗体価が passive haemagglutination test (PHA) で10倍以上を示した場合）．

(2) 病原体分離： ペスト菌の培養には通常ヒツジ血液寒天培地が使われる．37℃，48時間培養後，灰白色の粘稠性（Fraction I 抗原によるエンベロープのため）を帯びた集落を形成する．塗抹標本をギムザあるいはウェイソン染色後に鏡検するとペスト菌の両端に暗青色の極小体をもつ安全ピン様の特徴ある細胞として観察される（図6.3）．種々の生化学的試験でエルシニアであることを確認する．性状が *Y. pseudotuberculosis* に類似するが，ペスト菌は運動性がない，ラムノースおよびアドニトールを発酵しないという点により他と鑑別できる．

(3) 病原体の遺伝子の検出： *Y. pestis* に特異的な病原遺伝子を PCR で検出する[3]．たとえば，Fraction I 抗原，fibrinolysin (plasminogen activating factor)，*virF* (70〜75 kb の病原性エルシニアに共通に存在するプラスミド上の遺伝子で遺伝子発現に関与する)，*inv* (細胞侵入性に関与する遺伝子で病原性エルシニアに共通に存在するが，*Y. enterocolitica* だけに反応しないようなプライマーを設計) の4種の遺伝子群を対象としたプライマーの混合液を用い，PCR 反応を行う．ペスト菌のみ4種のプライマーに対して陽性反応を示し，相当する長さの DNA 断片が増幅される．PCR 反応においては，DNA のキャリーオーバーによる擬陽性に注意を払う必要がある．

(4) 鑑別診断： ペストと似た症状を呈する疾患がいくつかあり，鑑別診断を要する．

① 野兎病：ダニ，ウマバエなどをベクターとして感染する疾患で，原因菌は *Francisella tularensis* で，げっ歯類を中心に起こっている．腺ペストに類似した症状を呈するが，ペスト菌と異なり体内で多量に増殖しないため，血液から検出されることはまれである．この起炎菌は，ペスト菌の莢膜抗原と交差を示す抗原決定基をもつので，血清学的診断を行うときには注意を要する．

② 類鼻疽：土壌細菌である *Burkholderia pseudomallei* によって起こる病気で，傷口から入ったり，砂ぼこりを吸引して感染する．肺ペストに似た初期症状を呈するが，どちらかといえば結核に似た症状である．ペスト菌に特徴とされる「極小体」染色像を示す．

③ レプトスピラ症：感染ネズミの尿に出る *Leptospira interrogans* serovar *autumnalis* Type A，B などが傷口から侵入した場合に感染する病気で，高熱と黄疸症状を伴う全身性症状を特徴とするが，初期症状がペストと似ている場合がある．抗原性がペスト菌と交差を示すことがあるので，血清診断時には注意を要する．

6.5 ペスト菌の病原因子

Y. pestis, *Y. pseudotuberculosis*, *Y. enterocolitica* の3種が，エルシニア属の中でヒトに病原性を示す．*Y. pestis* は主にノミ刺咬によりヒトの皮下に感染し，その患者は腺ペスト，肺ペストなどの重篤な症状を示し，治療を行わない場合には非常に高い致死率を示す．一方，*Y. pseudotuberculosis*, *Y. enterocolitica* は経口的に感染し，腸上皮細胞，特に M 細胞から体内に侵入する．その臨床症状は発熱，腹痛，嘔吐，下痢などを主訴とし，致死率もペストと比較してきわめて低い．また，*Y. pseudotuberculosis* は猩紅熱様の所

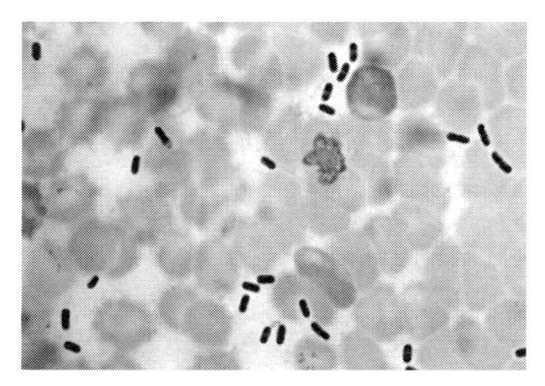

図6.3 血液中のペスト菌のギムザ染色像
ペスト菌は両端に暗青色の極小体をもつ安全ピン様の桿菌としてみえる．

見を示す泉熱の原因菌と考えられている.

ペストの発症には，ペスト菌の多くの病原因子およびそれに反応する多くの宿主因子が複雑に関与している. 病原因子は Y. pestis の染色体DNAおよび3種類のプラスミド (70～75 kb, 110 kb, 9.5 kb) 上にコードされている[4]. このうち，2種類 (110 kb, 9.5 kb) のプラスミドは，他の病原性エルシニア属細菌においては存在せず，ペスト菌に特有である. 110 kb のプラスミド上にはペスト菌に特異的な Fraction I 抗原がコードされており，病原性との関連性が示されている. また 9.5 kb プラスミド上にあるプロテアーゼである plasminogen activating factor は，組織プラスミンを活性化させ，侵襲性を促進させたり，また凝固系の異常を起こさせ DIC 誘発への関与が示唆されている. Y. enterocolitica, Y. pseudotuberculosis は腸管上皮細胞への侵入性に関与する YadA, Inv 遺伝子産物を発現しているが，Y. pestis はそれらの遺伝子に変異があり活性をもたないため，腸管上皮細胞から侵入できないと考えられている.

そのほかに病原性エルシニアに共通の病原因子として種々の Yop 蛋白質が存在する. それらの Yop 蛋白質はペスト菌だけに特異的ではなく，病原性エルシニアが共通に保持している. エルシニアは，宿主細胞，特に白血球に接触したときに，タイプⅢ分泌装置を使い白血球の中にYop蛋白質を送り込み，宿主機能分子に作用することにより白血球の貪食能を阻害し，自らが食菌されるのを防ぐ働きをしている[5]. エルシニアがもつひとつの生き残り作戦である. たとえば，YopE は宿主細胞のアクチン形成を阻害し，宿主の貪食能を阻害する. YopH はチロシンホスファターゼ (tyrosine phosphatase) 活性をもち，宿主細胞のシグナル伝達を阻害し，殺菌能を低下させる.

6.6 治療および予防法

a. 治　療

抗菌薬による治療が奏功する. アメリカのCDC (Center for Disease Control and Prevention) およびWHOが提唱している抗ペスト薬の種類と投与方法のガイドラインを示す. 治療に有効な抗菌薬として，ストレプトマイシン，テトラサイクリン，ドキシサイクリン，クロラムフェニコールが用いられてきた. クロラムフェニコールは，髄液移行がよいのでペストによる髄膜炎に有用である. テトラサイクリンは妊婦および小児には使用不適である. これらに対してエリスロマイシンなどのマクロライド系抗菌薬は効果が弱い.

(1) ストレプトマイシン: すべての型のペストに最も効果があるが，副作用があるので過度の使用に注意すること. 用量は大人は 1～2 g/日で 12 時間ごと，子どもは 15～30 mg/kg/日で 8～12 時間ごとに症状が改善するまで筋注.

(2) テトラサイクリン: 腺ペストおよび肺ペストに効果がある. 大人は 1 g/日で 6 時間ごとに経口投与，子どもは 30 mg/kg/日で 6 時間ごとに経口投与.

(3) ドキシサイクリン: テトラサイクリンと同様な効果がある. 大人は 100 mg を 1 日 2 回静注，その後 100 mg を 1 日 2 回内服，子どもは 2 mg/kg を 1 日 2 回静注，その後同量を内服.

(4) クロラムフェニコール: ペストによる髄膜炎を起こしているときに効果がある. 用量は 1 回 0.5～1 g, 1 日 2 回静注.

(5) 新薬のペストに対する効果がマウスを用いて検討された[6]. その結果によると，ニューキノロン系のレボフロキサシン，スパルフロキサシンは経口投与にもかかわらず，注射薬であるストレプトマイシン，ゲンタマイシンと同等かそれ以上の効力がある. また，テトラサイクリンよりも同系統のドキシサイクリン，ミノサイクリンの方が高い効果が認められた. 近年，マダガスカルで多剤耐性を示すペスト菌が分離されている. 治療に際しては，耐性菌のことも考慮に入れる必要がある.

b. 予　防

1) **抗生物質による予防的治療**　　腺ペスト，ペスト性敗血症患者と直接接触した場合，肺ペスト患者に接近した場合，検査室内での事故でペスト菌に汚染された場合など，発病する可能性の高いヒトに対しては抗生物質による予防的治療がす

すめられる.

2) ペストワクチンによる予防　ホルマリン固定の不活化全菌体ワクチンが世界的に使用されている.しかしながら,ワクチンの感染防御効果が低いこと,全菌体ワクチンであるがために副作用がみられること,追加免疫が必要なことから,ハイリスク集団(ペスト菌に感染する危険性が高い地域に一時的,あるいは永続的に立ち入る場合,野生動物やペットなどから感染する機会がある場合など)に限定した,ワクチンの使用が推奨されている.検疫所に連絡すれば手に入る.

〔渡辺治雄〕

文　献

1) Centers for Disease Control and Prevention (CDC): Prevention of plague. *MMWR*, **45**: RR-14, 1996.
2) Human plaque in 1998 and 1999. *WHO/WER.*, **42**: 337-344, 2000.
3) Tsukano, H., Itoh, K., Suzuki, S. and Watanabe, H.: Detection and identification of *Yersinia pestis* by polymerase chain reaction (PCR) using multiplex primers. *Microbiol. Immunol.*, **40**: 773-775, 1996.
4) Salyers, A. A. and Whitt, D. D.: *Yersinia* infections. Bacterial Pathogenesis, A Molecular Approach, pp. 213-228, ASM Press, 1994.
5) Cornelis, G. R. and Wolf-Watz, H.: The *Yersinia* Yop virulon: a bacterial system for subverting eukaryotic cells. *Mol. Microbiol.*, **23**: 861-867, 1997.
6) Goto, S., Tsuji, A., Murai, T., Nishida, M., Tsukano, H. and Watanabe, H.: Therapeutic effect of antimicrobial drugs against experimental infections due to *Yersinia pestis* in mice. *J. Infect. Chemother.*, **4**: 16-19, 1998.

7. マールブルグ病

　1967年8月，旧西ドイツのマールブルグ市および近くのフランクフルト，ユーゴスラビアのベオグラードの3か所で突如この熱性疾患が発生した．2番目のウイルス性出血熱の登場である．1番目は1945年に登場（旧ソ連クリミア地方）したクリミア・コンゴ出血熱である．続いて1969年ナイジェリアのジョスの病院でラッサ熱，1976年にスーダン（6月）とザイール（8月）で相次いでエボラ出血熱が発生した．マールブルグ病（Marburg disease）はこの疾患が最初に発生したマールブルグの町の名前にちなんでつけられた．クリミア・コンゴ出血熱のクリミアは，1944～1945年，この疾患が陸軍兵士の間で大量に発生した旧ソ連クリミア半島の名前と，その後1956年に当時のコンゴ（後のザイール）で発生した出血熱の病原体が同一であることに由来する．ラッサ熱のラッサは最初の患者の出たジョスの病院近隣の村の名前である．エボラ出血熱のエボラは1976年8月のヤンブク病院で発生した最初の患者（ヤンブク教会学校の仏語の男性教師）の出身村を流れるザイール河（現コンゴ河）上流のモンガラ河の一支流の名前に由来する．ちなみに腎症候性出血熱のウイルス病の名のハンタ（Hanta）は最初にウイルスが分離された患者の出身村を流れる川の名前ハンターン（Hantaan：原株名）に由来する．

　マールブルグ病の初発生のエピソードは西ドイツとユーゴスラビアでポリオワクチン製造のためアフリカ中央部のウガンダから輸入されたアフリカミドリザル Cercopithecus aethiops (African green monkey) の腎臓などの組織に接触したり培養に携わった人々25名に激しい熱病が発生した[1]というものである．死亡者は7名（23%）で，二次感染は患者に直接接触した医療関係患者など6名でみられたが，死亡者はなかった．病名の由来は前述のとおりである．この病気はまたの名でミドリザル出血熱（vervet monkey hemorrhagic disease）とも呼ばれる．アフリミドリザルがこの疾患に関与したとされるのはこの件のみで，アフリカで発生した他の発生では知られていない．また自然界におけるこの原因ウイルスの宿主も，媒介動物も全く不明である．実験室での結果として，ウイルスは血管内皮細胞，マクロファージ，および重篤な出血を結果する他の細胞系を障害することがわかっている．有効な治療法は現在はない．現在までのヒトの発生例は表7.1のようになる．

7.1　ウイルスの性状と感染経路

　形態学的にはエボラウイルスと同様で全く区別はできない．フィロウイルス科（Filoviridae）に

表7.1　マールブルグ病の発生例

年	場　所	症例数（死亡）	ヒトへの感染の状況
1967	旧西ドイツ，ユーゴスラビア	31（7/一次感染）	ウガンダから輸入されたサルの腎の初代培養の作業の際にサルと接触したヒトが感染した．二次感染は6名，三次感染はなかった．
1975	ジンバブエ，南アフリカ	3（1）	ジンバブエからの旅行者が南アフリカのヨハネスバーグで死亡した．同行者1名とナースが感染．
1980	ケニア	2（1）	ケニア西部で感染した患者がナイロビの病院で死亡，担当医師が二次感染．
1987	ケニア	1（1）	ケニア西部地域（キスム）を旅行中感染．
1990	ロシア	1（0）	実験室感染．
1999～2000	コンゴ民主共和国	?	ワツァ（Watsa）（?）．

属する．抗原性はエボラウイルスとは交差しない．エンベロープを有し，桿菌状を示す．平均長径 790 nm である．時に 1500〜2300 nm に達することもある．短径は 80〜90 nm である．横断面は球形状が多い．ウイルス粒子は大部分非対称性を示す．この多形性が細胞内での増殖過程で自然にみられるものか，固定その他の操作により生ずるものかはよくわからない．少なくとも電顕用に固定した細胞をみる限りは桿状である．細胞培養系で，培地中で得られる virim は頭はひも状，ぜんまい状を示し，多形である．培養感染細胞表面には繊維状構造物（出芽過程）がみられる．virion はヌクレオカプシドが細胞膜から出芽する際にエンベロープをかぶって完成する．遺伝子組成は，核酸として一本鎖 RNA（一鎖）を有する．分子量は約 1.6×10^6 Da である．NP, VP35, VP40, GP, VP30, PV24, ポリメラーゼ（L）の 7 個の遺伝子を有する．それらにコードされる蛋白は PNP コンプレクスを形成するものとして，核蛋白（NP），VP30，ポリメラーゼ（L）VP 35，膜に結合したビリオン蛋白として GP（糖蛋白），VP 40，VP 24 でほかに非構造蛋白をもつ．マールブルグウイルスの抗原性は他の種々のウイルスに対しても交差性はみられてはいない．過去に分離されたフィロウイルス科のウイルスの phylogeny tree（GP をコードしている部分のヌクレオチドシーケンス）からみると，マールブルグウイルスはエボラウイルスグループとは明らかに異なったクラスターに属する．このウイルスは Vero 細胞，BHK 21 細胞などで細胞変性効果を示す．

実験的にはミドリザル，アカゲザル，モルモット，ハムスター，マウスなどで 100％ 感染を起こしうる．

マールブルグウイルスの感染経路については，自然界における宿主，ヒトへの媒介動物など全く不明である．ヒトからヒトへの二次感染は，血液，体液，分泌物，排泄物などの汚染物との濃厚接触による．そもそもマールブルグ，フランクフルト，ベオグラードの 3 か所での最初の発生において，感染者はアフリカミドリザルの血液や組織と直接接触しているが，あらかじめ感染を防ぐための処置（方策）は，前もっては手袋，マスク，ガウンなどを含めて全く行ってはいなかった．性的接触による感染もみられている．これはラッサ熱でもみられる．また発症 2 か月以上して精液中にウイルスが見つかった例もある[2]．急性発症後 2 か月して発病したブドウ膜炎の患者の前房からウイルスが分離されている[3]．このウイルスの潜伏あるいは接続感染についてはわずかな事例のみで解明されているわけではない．

7.2 その後の発生と疫学

マールブルグとベオグラード以後，この疾患はしばらくの間知られてはいなかった．1975 年 2 月 15 日，21 歳のオーストラリアの白人男性が女性の友人と旧ローデシア（現ジンバブエ）からヒッチハイクで南アフリカに入り，ヨハネスバーグ総合病院を訪れた．彼は 12 日以来筋肉痛，嘔気，発熱などの症状があり，入院 3 日後の 18 日に出血傾向で死亡した．DIC と肝不全であった．19 日同行者の女性が発症，続いて両者を看護していた南アフリカのナース（21 歳女性）が 26 日から発症したが，2 名は幸いに回復した．3 名とも同様の臨床症状を呈した．ヨハネスバーグの国立ウイルス研究所で 3 月に入り電子顕微鏡でウイルス粒子が，また免疫蛍光法によりマールブルグウイルス抗体が検出された．他の回復した 2 例でもウイルスが確認された．

これらの 3 例の発生に伴い，3 月と 6 月に自然界の宿主を見つけるべく，患者がジンバブエから南アフリカへヒッチハイクした道に沿い，ヒト，動物，昆虫などの血清を集めて検査がなされた．オーストラリアの 2 名の旅行者は旅の過程で全くサル類や動物などには直接接触してはいなかったが，一定の離れた距離にコウモリ，サル，野鳥などは存在していたという．それらからのエアロゾールは否定できない状況にはあった．蚊などの節足動物には旅行中咬まれていたらしい．この調査で，ヒト，ウマのハエ，コウモリ，サソリ，サル，イス，ネコ，仔ウシ，野ネズミなどの組織，血液などを用いウイルス分離，抗体検査が行われたが，すべて陰性に終わった．3 度目の発生は東

アフリカのケニアで起こった．ケニア西部の砂糖工場で働いていた56歳フランス人技師が1980年1月8日突然熱性疾患に陥った．筋肉痛，頭痛，全身倦怠感を主症状とし，3日目から下痢，嘔吐が始まった．15日にナイロビの病院へ移送されたが，搬送中吐血を繰り返していた．黄疸が強く大量の下血が続き，虚脱状態にあり，病院到着後6時間で死亡した．このとき治療を担当した医師は9日後の24日に発症し，典型的症状（高熱，頭痛，背部痛，咽頭痛，下痢）で経過したが，幸い一命をとりとめた．このときのペア血清（1月30日，2月6日）で，アメリカCDCの特殊病原体部で抗体を調べ，マールブルグウイルスに対して1：4～1：256のseroconversionが認められた．この血清をVero細胞に植え，1月30日分からマールブルグウイルスが分離された．電顕で，ホルマリン固定腎組織でウイルス粒子が確認され，かつ免疫蛍光法によりウイルス抗原も検出された．

ケニアの例（1980年）では，滞在6か月のフランス人技師で，砂糖工場は新しい建物で，野生動物，ネズミ，コウモリ，サソリなどが患者の住居，工場に生息していた証拠はない．発症の2週間前にElgon山国立公園に出かけ，大量のコウモリの巣があるElgon洞窟へ入っている．近くの森に入り動物や鳥に餌をやっているなど，感染の機会としてあげられるがはっきりした証拠はない．

1987年のケニアの例は，ケニア西方の公園を訪れた少年が感染し死亡した．二次感染はみられなかった．1980年のフランス人患者が感染したかもしれないと考えられる場所の近くである．マールブルグ病ウイルスの地理的分布はよくわからないが，中央および東アフリカ地域に局所的汚染域があると思われる．表7.1下端の1999～2000年にかけてのコンゴでの発生はマールブルグ病らしいということで確定に至ってはいない．

サル類（非人類霊長類）の東アフリカ地域における抗体は検査では，アフリカミドリザルで，マールブルグ4/136，リフトバレー2/136，バブーンでマールブルグ1/184，エボラ3/184，リフトバレー3/184で抗体陽性となっている．またこれらの動物に日常接している，あるいはその近くにいる研究所の人々にも全く抗体はみられてはいない．シエラレオネ由来のチンパンジーにも抗体は少数であるが検出されており，上記以外にもアフリカ各地に感染源がある可能性は否定できない．西アフリカ象牙海岸のエボラの例（1994年）でみられたように．

実験的には種々のサル類で，感染経路やウイルス量にかかわらず，不顕性感染を含み，感染が成立するところから，サル類はヒトと同様に終末宿主の可能性が強い．

7.3 診　　　断

a. 臨　　床

感染者総数に対する発症者の比率はよくわからないが，初感染ではかなり高いのではと推定されている．潜伏期間は3～10日である．一次感染では3～7日で，症状はエボラ出血熱に似ている．発症は突発的である．発熱，頭痛，筋肉痛，背部痛，皮膚粘膜発疹，咽頭結膜炎などが初期症状としてみられる．熱は40℃に達する．嘔気に続き激しい嘔吐が繰り返される．1～2日して水様性の下痢が現れる．重症化すると下痢症状も激しくなる．発熱は急性期（1週）を過ぎると下降傾向になる．

臨床診断上信頼に足る症状として皮疹がある．発症5～7日に軀幹，臀部，上肢外側などに境界明瞭な留針大の曙赤色丘疹が毛根周辺に出現する．24時間すると全身に広がる．重症例では散在性の曙赤色紅斑が顔面，軀幹，四肢にみられる．その他扁桃腺やリンパ節の腫大がみられる．心筋炎，睾丸炎がみられることもある．臨床検査では発症初日でも白血球減少が著しく，4～5日で最低の$1000/mm^3$にもなる．左方移動も著明である．全患者で血小板減少が特に6～12日にかけ著しい．死亡例で1万以下になったものもある．これに伴い激しい出血傾向，鼻および口腔内出血，消化管出血，吐血，下血（メレナ）を示す．凝固障害が著しい．血漿蛋白が減少する．全例で血清トランスアミラーゼ値（SGOT, SGPT）の上

昇がある．

b. 実験室におけるウイルス診断

他のウイルス疾患同様に，① ウイルスを分離する．VeroE6 細胞を用い，血液や咽頭ぬぐい液，体液，臓器からウイルスを分離培養する，② 迅速診断には，(イ) 免疫蛍光法，ELISA，酵素抗体法などにより IgM あるいは IgG 抗体を検出する，(ロ) PCR 法によりマールブルグウイルス遺伝子を検出する，③ 電顕でウイルス粒子の確認をする．virion は大きく，特異な形なので見分けやすい．ただし形態のみではエボラウイルスとの区別はできない．

7.4 治療

特異的有効治療法はない．対症療法のみ．

7.5 病理

肉眼的に全身に出血傾向が著明である．皮膚粘膜，軟部組織，消化管および他の内臓諸器官にみられる．巣状出血壊死が肝，リンパ組織，睾丸，卵巣などにみられる．病理組織学的に，肝での病理所見はエボラのそれによく似ている．肝小葉の特定部分を侵す型ではなく壊死巣から拡大していく像がみられる．カウンシルマン様小体や好塩基性の強い核破壊もしばしばみられている．肝生検では，生存者では肝細胞の急速な再生像が血清トランスアミラーゼの改善とともにみられる．腎では尿細管の壊死が著明である．糸球体には多発性に，DIC に特徴的な巣状フィブリン血栓が毛細血管にみられることがある．肺では非特異的に浮腫，肺胞内へのマクロファージの出現がみられる．リンパ組織では壊死巣がリンパ小節，赤脾髄，髄質部にみられ，血栓状の細胞崩壊物がみられることもある．実験的にもアカゲザル，アフリカミドリザルでヒトと同様の病理病態像をつくることは容易にできる．同様の病理変化がみられる．

〔倉田　毅〕

文献

1) Martini, G. A. and Siegert, R. eds.: Marburg Virus Disease, Springer-Verlag, 1971.
2) Klenk, H-D. ed.: Marburg and Ebola Viruses, Springer-Verlag, 1999.
3) Kiley, M. P., Bowen, E. T. W., Eddy, G. A. et al.: Filoviridae: a taxonomic home for Marburg and Ebola viruses? *Intervirology*, **18**: 24-32, 1982.
4) Regnery, R. L., Johnson, K. M. and Kiley, M. P.: Marburg and Ebola Viruses: Possible members of a new group of negative strand viruses. The Replication of Negative Strand Viruses (Bishop, D. H. L. and Compans, R. W. eds.), pp. 971-977, Elsevier North Holland, 1981.
5) Gear, J. S. S., Cassel, G. A., Gear, A. J. et al.: Outbreak of Marburg virus disease in Johannesburg. *Br. Med. J.*, **4**: 489-493, 1975.
6) Conrad, J. V., Isaacson, M., Smith, E. B. et al.: Epidemiologic investigation of Marburg virus disease, Southern Africa, 1975. *Am. J. Trop. Med. Hyg.*, **27**: 1210-1215, 1978.
7) Smith, D. H., Johnson, B. K., Isaacson, M. et al.: Marburg disease in Kenya. *Lancet*, **i**: 816-820, 1982.
8) Johnson, B. K., Ocheng, D., Gitau, L. G. et al.: Viral hemorrhagic fever surveillance in Kenya, 1980-1981. *Trop. Geogr. Med.*, **35**: 43-47, 1983.
9) Johnson, B. K., Gitau, L. G., Gichogo, A. et al.: Marburg, Ebola and Rift Valley fever virus antibodies in East African primates. *Trans. Roy. Soc. Trop. Med. Hyg.*, **76**: 307-310, 1982.
10) Murphy, F. A., Simpson, D. I. H., Whitfield, S. G. et al.: Marburg virus infection in monkeys. Ultrastructural studies. *Med. Chir. Dig.*, **1**: 325-332, 1972.
11) Wulff, H., Slenczka, W. and Gear, J. H. S.: Early detection of antigen and estimation of virus yield in specimens from patients with Marburg virus disease. *Bull. WHO*, **56**: 633-639, 1978.
12) CDC: Management of patients with suspected viral hemorrhagic fever. *MMWR*, **37** (suppl. 3): 1-15, 1988.
13) Sanchez, A., Peters, C. J., Zaki, S. R. and Rollin, P. E.: Filovirus infections, 1240-1252. Tropical Infectious Diseases (Guerrant, R. L., Walker, D. H. and Weller, P. F. eds.), Churchill Livingstone, 1999.

8. ラッサ熱

8.1 歴　　史

　ラッサ熱 (Lassa fever) は，西アフリカのナイジェリアからシエラレオネ地方に風土病的に発生するウイルス性出血熱である．1969年初め，ナイジェリア東北部のラッサ村とその近くのジョスにあるカトリック系の病院のナース3名が原因不明の熱病に感染し，2名が死亡した．罹患したナースの血液や胸水をアメリカのエール大学に送って病原体の検索を行ったが，研究員とテクニシャンが実験室内感染を起こしてテクニシャンが死亡したため，実験が一時中止される事態が発生した．しかし患者血清，胸水，尿などを接種したVero細胞やマウスから，原因ウイルスの分離に成功している．この辺の経緯は1974年のフラーの『熱病 (Fever)』に詳しい．ラッサ熱が発見された翌1970年にはジョスで28人発症して13人の死亡が，その後数年の間にリベリア，ギニア，シエラレオネ一帯で58人発症して23人の死亡が確認された．

　フラーの『熱病』はナースを次々襲う原因不明の熱病，病原体を突き止めようと必死の研究室のスタッフ，実験室内感染の発生でアフリカでの唯一の生存者のナースから採取した回復期血清の投与，犠牲者を乗り越えてついに新しいウイルスを発見したというストーリーは推理小説以上の迫力がある．これが刊行されると，ラッサ熱は感染力が強く，罹ればほとんどが助からない恐怖の熱病として受け取られ，国際伝染病に位置づけられた．日本の場合，伝染病予防法では指定伝染病として法定伝染病なみの扱いとなり，強い感染力を恐れてラッサ熱の検査はP4施設で行うこと，また都立荏原病院にはラッサ熱やエボラ出血熱患者を収容する特別な高度安全病棟が設置されて，そこに入室する医療関係者は下着まで交換した上で宇宙服のような特殊な予防着を着用することになった．またラッサ熱患者に濃厚に接触した人は，入院の必要はないまでも3週間は監視下に置かれることが決められた．（註：この原稿を執筆しているときは伝染病予防法の時代であったが，その後，伝染病予防法が廃止になり，新たに施行された「感染症の予防及び感染症の患者に対する医療に関する法律」ではラッサ熱はエボラ出血熱などとともに一類感染症に位置づけられ，陰圧制御などの設備をもつ第一種感染症指定医療機関に収容することになった．）

　1976年以降はアメリカのCDCがシエラレオネに実験室を設置して疫学，臨床，感染実験などの広範な研究に着手し，ラッサ熱の実像が漸次明らかにされてきた．その結果，流行地の住民の間には不顕性感染者が多く，げっ歯類のマストミスが媒介動物であることが判明し，疫学的に空気感染は否定され，血液や尿を介して伝染することが判明した．

8.2　ウイルスと感染経路

　ラッサウイルスは一本鎖のRNAウイルスでアレナウイルス科に属する．アレナ (arena) は闘技場とか土俵の意味であるが，元来は「砂を入れたところ」の意に由来し，電顕で砂粒状にみえる．同じ科のウイルスにボリビア出血熱のマチュポ (Machupo) ウイルス，アルゼンチン出血熱のフニン (Junin) ウイルス，リンパ球性脈絡髄膜炎ウイルス (lymphocytic choriomeningitis virus) がある．ラッサウイルスの自然界の宿主のマストミスはネズミの一種で，サハラ砂漠以南の林やサバンナ，あるいは農家に棲息している．シエラレオネ農村では場所により全ネズミの10〜90%がマ

ストミスであり，ネズミ捕りを仕掛けると1軒あたり平均1~4匹捕獲されるという[1]．マストミスはラッサウイルスを保有していても発病せず，終生ウイルスを尿や唾液に排泄し続けるが，ウイルス保有率は0~81%と報告されている．マストミスから人への感染はマストミスの尿と直接接触することによる．人から人への感染は患者の血液や排泄物との直接接触か性的接触によるもので，空気感染例はない．また西アフリカのCDCの支所では，患者検体を扱う部屋に扇風機が用いられているが感染した人はなく，そこで患者と接触している医師，ナース，テクニシャンに抗体陽性者は発生していない．筆者の東大医科研時代，西アフリカから帰国した原因不明の発熱患者が受診したので，個室に収容，法定伝染病に準じた感染防御と排泄物などの消毒を行っていて，4週間後にラッサ熱の診断が確定したが，患者に接触した職員への二次感染はなかったし，診断が確定したときの患者の血液や排泄物中のラッサウイルスは陰性であった．したがって針刺し事故と患者血液や排泄物の管理を厳重にして個室隔離とガウンテクニックで対処すれば，通常の接触や医療行為，看護では感染は起こらないと考えてよい．

8.3 疫　　学

ラッサウイルスに感染しても多くは不顕性感染で，発病率は感染例の10~25%程度とされている．シエラレオネのいくつかの村での抗体保有率調査で，約5000人のうち8~52%が陽性であった．また抗体陰性者は1年以内にその5~20%が陽転しているが，陽転時に発熱を伴った例は10%に満たない．5年間にわたる抗体価変動の追跡で，抗体陽性者の6%前後が再感染していると推定されるが，抗体陽性者からの発症例はなく，重症例は初感染例と考えられる．

このような疫学調査からナイジェリア，シエラレオネ，リベリア，ギニア，中央アフリカ共和国などサハラ砂漠以南の西アフリカ一帯にラッサウイルスをもっているマストミスや抗体保有者が存在し，その地域はラッサ熱のエンデミーの状態にあるといえる．この地帯の熱性疾患の5~14%が

ラッサ熱で，そのうちの5~10%が入院するようであるし，年間を通じてラッサ熱患者が入院しているのは茶飯事となっているようである．入院者，死亡者などを含めた疫学調査を総合すると，西アフリカ一帯では毎年20~30万人が感染し，約5000人が死亡していることになる．ラッサ熱の死亡率は院内感染で発症した場合30~50%と高く，病院外での感染発症で入院するような重症例の死亡率は15%程度であるが，全体とすれば数%程度と推定される．1989年のナイジェリアの3か所での発生はいずれも院内感染で，死亡率は70%に達している．アフリカの病院の衛生管理がどの程度かは判然としないが，病院では注射器や注射針の再利用が行われ，滅菌消毒も不完全だったようであるし，感染源となりうる汚物処理もどのように行われていたのであろうか．この発生中，家族を見舞いにアメリカから帰国し，再びアメリカに戻った人が発病，死亡している．

8.4 臨　　床

潜伏期は1週~18日程度で，発症は緩徐である．倦怠感，頭痛と発熱で始まり，39~40℃に達するようになる．発病初期にはマラリアや腸チフスなど熱帯帰りの熱性疾患と間違われる．2~3日のうちに関節痛や腰痛，咽頭痛，乾性の咳などが，2週目前後には心窩部痛，腹痛，頻回の嘔吐，下痢，耳鳴などもみられる．この時期の理学的所見としては顔面や頸部の浮腫腫脹が特徴的で，頸部リンパ節腫脹，咽頭発赤，結膜の充血・出血などのほかに胸膜炎，心膜炎，腹水貯留など多彩な症状を呈し，心膜炎では心膜摩擦音が聴取される．また脳症を起こせば意識障害が出現する．黄疸，皮疹，出血斑などはないが，重症例では歯齦出血や鼻出血，消化管出血，性器出血などがみられる．

ラッサウイルスで微小血管の内皮細胞が傷害を受けるため，内皮細胞のプロスタサイクリン生成の低下がみられるほか，血小板の濃染顆粒からのATP放出の抑制因子が重症患者の血清中に証明されており，これらが予後重篤なラッサ熱患者の出血傾向に関係している可能性がある．ラッサ熱

ではDICはほとんど起こっていないと考えてよい．血小板数の顕著な低下はなく，血小板，フィブリノーゲンのターンオーバーは正常で，フィブリン分解産物の増加もみられない．

心電図は正常か，ウイルス性心筋炎を起こせばST-Tの上昇がみられる．収縮期血圧は低下傾向を示し，重症例ではショックに陥る．蛋白尿が高頻度に認められる．末梢血の白血球数は3000～6000が多くリンパ球の相対的増加を伴うが，白血球が3万をこえるような例もある．

予後は血中のラッサウイルス量と血清GOT値によく相関する．発熱時の血中ウイルス量が105 TCID 50 (tissue culture infective dose)/mlをこえていれば50%以上死亡するし，逆に103 TCID 50/ml以下なら85%近くが生存する．またGOTが>150 IU/Lなら50%以上が死亡する．死亡は2週目に多く，この時期を乗り切ると解熱，回復してくる．発病から解熱までの期間は7～31日，平均15日程度とされている．回復期は遷延して疲労感が長く持続する．

ほぼ1/4に第8脳神経麻痺による聴力障害が発生し，回復しない．

図8.1，8.2に示した自験例[2]はシエラレオネの村落に出張し感染，帰国後の3月中旬に発病し，5月末には治癒と判定されたが，7月に呼吸困難を訴え，心拡大がみられた．心嚢穿刺で血性の液体貯留が認められた．ラッサウイルスは血液，心嚢液から培養されず，心嚢液中に高タイターの抗ラッサウイルス抗体が証明された．この例は最後は心膜切除術を受けた．このときは血性の心嚢液貯留がラッサ熱に関係あるかどうかわからなかったが，後に同様な症例の報告があったので，ラッサ熱の経過の1つと考えている．

8.5 病　　理

重症例の多彩な臨床経過と対照的に，特徴的な病理解剖所見は乏しいとされている．全身のうっ血，軟部組織の浮腫，胸水，腹水，腎の腫脹，消化管出血などであり，主な所見は肝炎で肝細胞壊死(好酸性壊死)を伴うが，ほかの肝炎に比べると強い変化ではない．腎には尿細肝壊死が，肺には肺臓炎がみられる．

8.6 診　　断

流行地以外では持ち込み感染であるから，西アフリカからの帰国者の発熱，特に1～2週前にナ

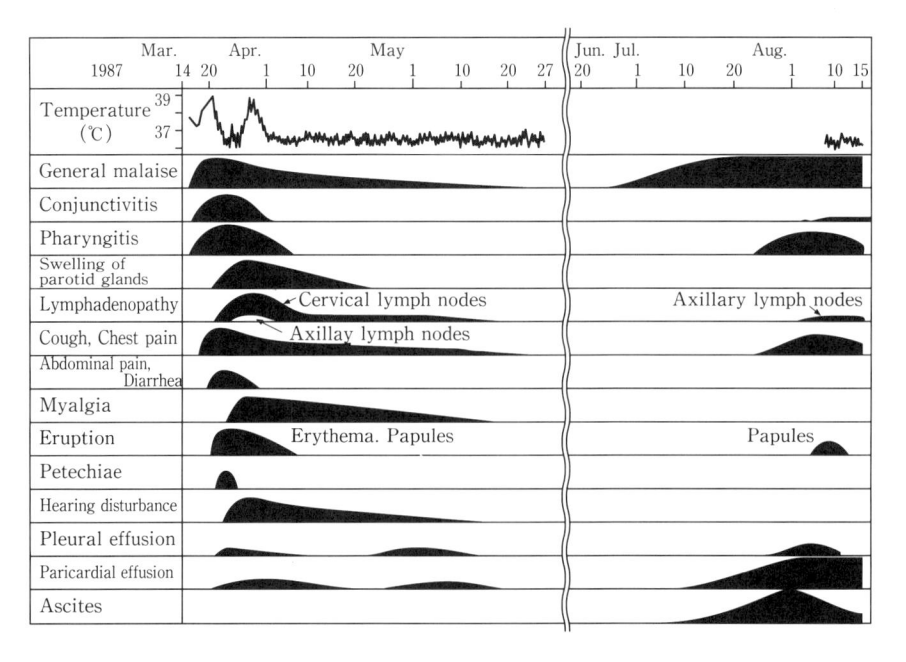

図8.1 ラッサ熱の臨床症状（自験例）[2]

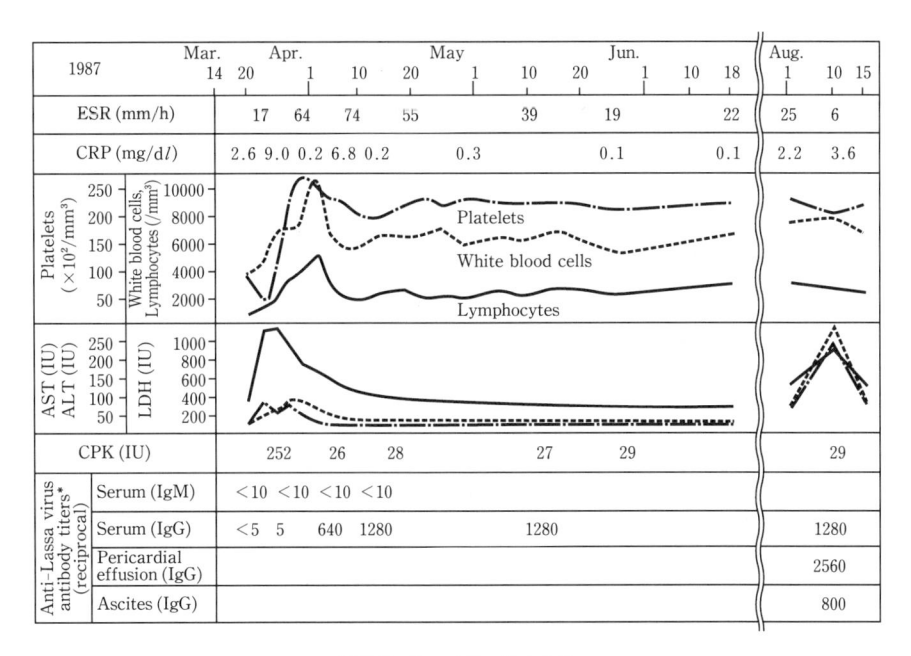

1987	Mar. 14	20	Apr. 1	10	20	May 1	10	20	Jun. 1	10	18	Aug. 1	10	15
ESR (mm/h)		17	64	74	55		39		19		22	25	6	
CRP (mg/dl)		2.6	9.0	0.2	6.8 0.2		0.3		0.1		0.1	2.2	3.6	
Platelets (×10^2/mm³) / White blood cells, Lymphocytes (/mm³)														
AST (IU) / ALT (IU) / LDH (IU)														
CPK (IU)		252		26	28			27		29			29	
Anti-Lassa virus antibody titers* (reciprocal) — Serum (IgM)		<10	<10	<10	<10									
Anti-Lassa virus antibody titers* — Serum (IgG)		<5	5	640	1280			1280					1280	
Pericardial effusion (IgG)													2560	
Ascites (IgG)													800	

図 8.2 ラッサ熱の検査成績

イジェリア，シエラレオネ，リビア，ギニアなどの流行地帯に滞在歴のある帰国者の発熱にはラッサ熱の可能性も念頭に置く必要がある．臨床に役立つ迅速診断法は，免疫蛍光法によるIgM抗体の検出だけである．発症15日ごろまでにはIgMが検出されるようになるので，15病日以降にIgM抗体が陰性ならラッサ熱は否定できる．また有熱期と回復期のペア血清でIgG抗体の4倍以上の上昇を認めれば，後追いではあるが診断が確定する．ウイルス分離は発病7〜10日くらいまでの血液，尿，咽頭ぬぐい液などをVero細胞に接種して行うが，P4レベルの実験室に限られる．最近はRT-PCRの遺伝子診断も可能である．

8.7 治 療

抗ウイルス薬のリバビリンが有効である．リバビリンはrespiratory syncytial virus感染症への有効性が確認され，インフルエンザにも抗ウイルス作用をもつ薬剤であるが，ラッサ熱の有熱期に投与すると死亡率が優位に低下することが確認されている．早期に使用するほど効果が高い．経口的にも静注でも使用できるが，日本では発売されていない．回復期患者の血清を注射しても臨床的に効果がないとされている． 〔島田 馨〕

文 献

本稿は文献[1]の論文によるところが多い．
1) 倉田 毅：ウイルス性出血熱（I）．モダンメディア，**36**：557–567, 1990.
2) Hirabayasi, Y. *et al.*: An imported case of Lassa fever with late appearance of polyserositis. *J. Infect. Dis.*, **158**: 872–875, 1988.

2 類感染症

9. 急性灰白髄炎（ポリオ）

9.1 病原体の性状

a. ポリオウイルス

ポリオウイルスはエンテロウイルス属に属し，カルジオウイルス，ライノウイルス，アフトウイルスとともにピコルナウイルス科に分類される．現在までに知られているヒトエンテロウイルスは，ポリオウイルス1，2，3，コクサッキーウイルスA1～22，A24，コクサッキーウイルスB1～6，エコーウイルス1～7，9，11～27，29～33，エンテロウイルス68～71の計66である．ゲノムRNAを包んで4種類のカプシド蛋白（VP1～4）が60のサブユニットを形成し，直径24～30 nmの正二十面体の球状粒子をつくり上げている．粒子にはエンベロープがないので，クロロホルムやエーテルに耐性である．－70℃では何年も保存され，－20℃でも数年，4℃では数週間，室温では数日間感染性を失わない．低pHに対しても安定であるが，乾燥やUV照射によって不活化される．消毒にはホルムアルデヒド（0.3％）や塩素（0.3～0.5 ppm）が適する[1]．

b. ウイルスのゲノムの構造と機能

ポリオウイルスのゲノムは約7500塩基の一本鎖RNAである．5′末端には塩基性蛋白VPgが結合している．一方3′末端側には約60塩基のポリ（A）がついている．P1領域はウイルスの粒子を形成するカプシド蛋白をコードし，P2およびP3領域から産生されるウイルス蛋白は，プロテアーゼやポリメラーゼなどウイルスの増殖に必須なものである．ウイルスの蛋白はいったん大きな前駆体ポリプロテインとして産生された後，ウイルスのプロテアーゼ3Cとプロテアーゼ2Aにより，P1，P2，P3蛋白が切断，生成される．次いでP1はVP0，VP3（26 kDa），VP1（34 kDa）と

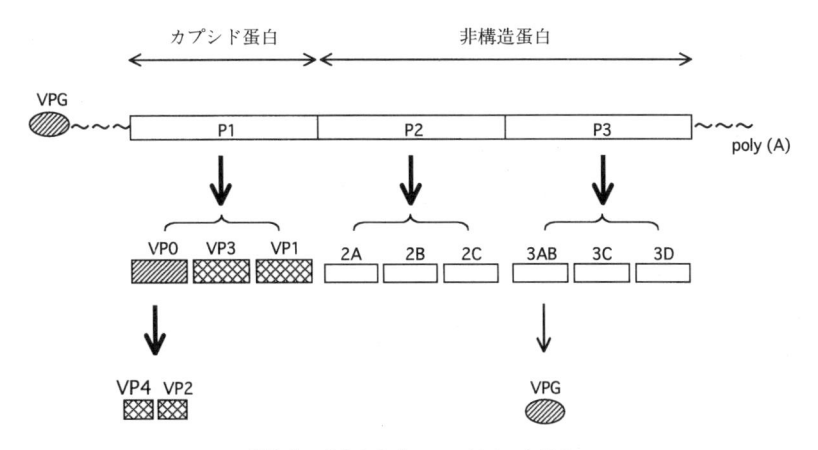

図9.1 ポリオウイルスのゲノムと蛋白

切断された後, VP0 はさらに VP4 (7 kDa) および VP2 (30 kDa) へと切断され, この4種類のカプシド蛋白が粒子形成にあずかる.

一方, 非構造蛋白の前駆体 P2, P3 も各々プロテアーゼにより3種類の蛋白へと切断される. 2A および 3C は前駆体蛋白のプロセシングにかかわるプロテアーゼ活性をもつ. また 3AB はゲノム複製の開始に必要な VPg の前駆体であり, 3D は RNA ポリメラーゼである. 2B および 2C の機能は未だわかっていない (図 9.1)[2].

9.2 国内の状況

日本でのポリオは明治の後期から大小の流行がみられているが, 北海道に始まる1960年の流行は日本の感染症流行史上最悪のもので, 5000人をこえる患者が出た. 1961年には生ワクチン (OPV) が緊急輸入され, 全国の12歳までの小児1300万人に一斉投与された. 1962年, 1963年と一斉投与は続けられ, 流行は完全に阻止された. そして1964年には国産生ワクチンによる定期接種が開始され, ポリオコントロール体制は確立した (図 9.2). また OPV の投与開始を契機として, 1962年に厚生省伝染病流行予測調査 (現在は厚生労働省感染症流行予測調査) が開始され, 地方衛生研究所によって健康者のポリオ抗体調査 (感受性調査) と, OPV 非投与時期の健康児の便からのウイルス分離 (感染源調査) が実施され, ポリオウイルスおよび他のエンテロウイルスの動向が全国レベルで調査されている.

野生株によるポリオ患者は1962年以降, 1968年 I 型 (北海道), 1971年 II 型 (秋田), 1980年 I 型 (長野) の3例だけである. 長野の例から分離されたウイルスは, 当時パキスタンで分離された野生株と類似性が高く, その伝播経路は明らかでないが輸入例と考えられている. 少なくとも日本固有の株とは考えられない. また秋田の例も Sabin ワクチン株と抗原性が異なった株ということまでしか判明していない. 実際のところ, 日本における真の土着野生株は, 1970年ごろにはすでに消滅されていると考えられる.

表 9.1 に, 1970年以降麻痺を起こした患者か

表 9.1 日本のポリオ患者 (1970〜2002年)

年	年齢	性別	ワクチン歴	型
1970	2歳 1月	女	無	P2
	7月	男	有(1)	P3
	11月	女	有(1)	P2
1971	31歳	男	無	P2
1972	1歳 3月	男	有(1)	P2+P3
	9月	男	無	P2
1973	8月	男	有(1)	P2
	5月	男	無	P2
	3歳 3月	男	無	P2
	1歳 6月	男	無	P3
	7月	男	有(1)	P2
1974	3歳 11月	男	無	P2
	1歳 2月	男	無	P2
1975	10月	男	有(1)	P1+P2+P3
1977	1歳 3月	男	有(1)	P2
	2歳 10月	男	有(2)	P2
1978	10月	男	有(1)	P2+P3
1979	1歳 2月	女	有(2)	P2+P3
1980	8歳 8月	女	無	P2
	5月	男	無	P2+P3
	8月	男	有(1)	P2+P3
1981	8月	男	有(1)	P2
	9月	男	有(1)	P2+P3
1983	1歳 1月	男	有(1)	P2
1985	5月	男	無	P2
1986	10月	男	有(1)	P3
1991	9月	男	有(1) 無	P2+P3
1992	8月	男	有(1)	P3
	4月	男	有(1)	P2
1993	19歳	男	無	P3
	9月	男	無	P2
	1歳 6月	男	無	P2
1994	6月	男	有(1)	P1
1998	36歳	男	無	P1
	2歳 1月	男	有(2)	P3
2000	37歳	男	無	P3

( ) はワクチンの回数を示す.

らポリオウイルスが分離され, ポリオと確定した例を示す. 分離されたウイルスはすべて Sabin ワクチン株であり, これらの例はワクチン関連麻痺症例 (VAPP) とされる. この30年間 (1970〜2002年) で36例である. このうち実際のワクチン接種者は20例 (56%) で, 残りはワクチン歴がないか不明の人々である. 日本のポリオワクチン

表9.2 OPVとIPVの特徴

IPV	OPV
血中抗体できる	血中抗体できる
腸管免疫生じない	腸管免疫できる
腸管でのウイルス増殖を抑えない	腸管でのウイルス増殖を抑える
血中抗体価の低下速い	免疫，終生
追加接種必要	毒力復帰の問題
免疫不全者にも使える	
他の不活化ワクチンと一緒に使える	
ウイルス排出しない	ウイルス排出する
ワクチン接種皮下注射	ワクチン接種経口投与
生ワクチンより高価	大規模投与に向いている

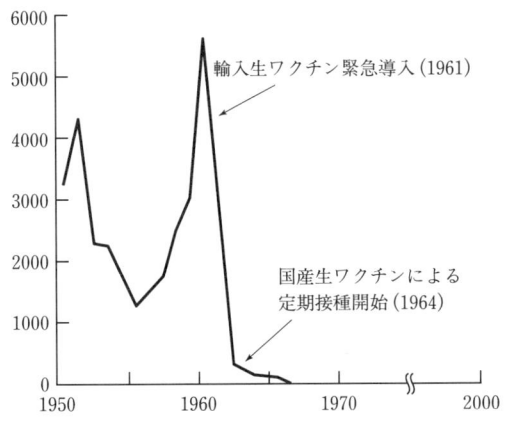

図9.2 日本のポリオ患者数

接種率は非常に高く保たれているが，VAPP例では直接ワクチンを服用していない例が多い．またVAPPに関連して分離されるのはII型あるいはIII型のポリオウイルスが多く，I型は非常に少ない．2例の免疫不全児を除いて，ワクチン接種者からVAPPが出たのはほとんど1回目の接種後である．また，VAPP患者のほとんどは男性であるのも大きな特徴である．

日本では1961年にOPVが緊急輸入される以前，不活化ソークワクチン（IPV）が一部用いられたが，それ以降は一貫してOPVが用いられている．しかし世界レベルでは先進国ではむしろIPVが主流となってきている．北ヨーロッパの国々のように一貫してIPVを貫いてきた国もあるし，アメリカやイタリア，ドイツのように，最近IPVに変換した国もある．OPVとIPVとの比較を表9.2に示すが，ワクチンの有効性という点からすれば，断然OPVが優れている．また，地球レベルでのワクチン計画はOPV以外には考えられない．問題は400万回に1回はどうしても避けがたいVAPPをどう考えるかである．VAPP患者を発症せしめたのはワクチンに由来する病原性復帰株であり，このような復帰株は健常なワクチン服用者の糞便からも排泄され，下水や河川などからも回収される．しかし，こういう復帰株が原因となったVAPP例から新たなポリオの流行が起こったという例は，わが国では1例もない．わが国ではOPVによる強力な個人レベル，社会レベルの免疫効果（実際わが国では，近年野生株ウイルスが侵入したとみられる例はあるが，それにより発症したり流行したことはない），周囲の国々では未だ野生株による患者が発生していることなどから，一貫してOPVの接種を続けて今日に至っている．

9.3 世界のポリオ根絶計画の状況

1988年から世界保健機構（WHO）は世界ポリオ根絶計画を開始した．その作戦の根本は，ポリオの主症状である急性弛緩性麻痺（AFP：表9.3）を示す患者を徹底的に検出し，その中から臨床的，ウイルス学的に確定した野生株ウイルスによる真のポリオ患者を絞り込み，その数を0にしようというものである．地域的には南北アメリカではすでに1991年に達成されている．そしてわが国が属する西太平洋地域では2000年3月，ヨーロッパ地域では2002年6月に各地域の「根絶」宣言がなされた．2002年現在，図9.3に示すように，今や野生株ポリオによる患者発生は世界で7か国（インド，パキスタン，ナイジェリア，アフ

ガニスタン, ニジェール, ソマリア, エジプト)に絞られた. 計画がスタートした1988年には35000人以上もいた患者数も1918人となった. しかもこの数は, すべてウイルス学的に確定診断さ

表9.3 急性弛緩性麻痺をきたす疾患

1. ポリオ
   野生株によるもの(真性ポリオ)
   ワクチン関連麻痺
2. ギラン-バレー症候群
   炎症性脱髄型(定型的)
   急性炎症性軸索型多発ニューロパチー
3. 非ポリオ性急性脊髄炎
   非ポリオウイルス性急性脊髄炎(腸管系ウイルス, その他のウイルス)
   急性横断性脊髄炎
4. 急性散在性脳脊髄炎
5. 急性小児片麻痺(ウイルス性脳血管炎による梗塞)
6. 痙攣後麻痺(Todd麻痺)
7. 急性ウイルス性筋炎(インフルエンザ, 流行性耳下腺炎など)
8. 注射麻痺(坐骨神経麻痺)
9. 脊髄圧迫性病変(周期性四肢麻痺, 脊髄腫瘍, 結核性・細菌性硬膜外膿瘍, 脊髄管腫)
10. ボツリヌス中毒
11. 心因性麻痺

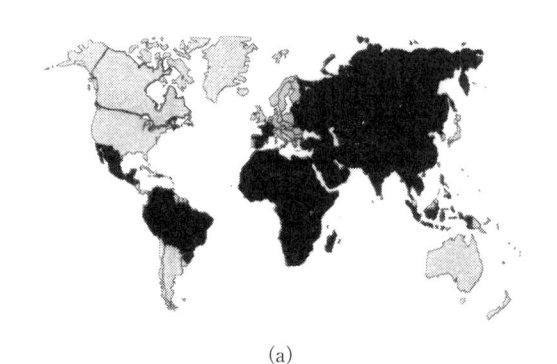

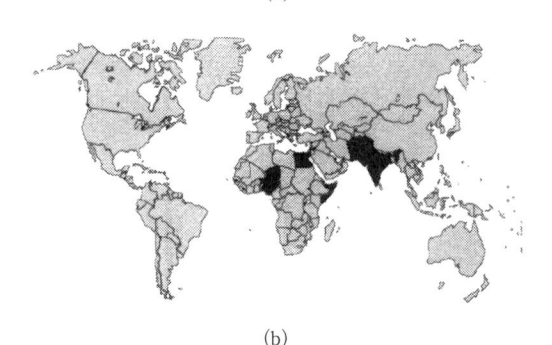

図9.3 世界のポリオ
(a) 1988年, (b) 2002年.

れたものである. 問題は2002年にむしろインド, ナイジェリアでは患者数が増加したこと, 特にインドでは前年の268人から1600人へと激増した. 原因は依然として不十分なワクチン接種率と, それに伴う感受性者の蓄積である. 計画の最終段階のもう1つの難題は, 変異したワクチン株によるポリオの流行がみられたことである. 中米のハイチ, ドミニカやフィリピン, マダガスカルなどで発見されている. 1980年代のエジプトの流行も変異ワクチン株によるものであった. 世界レベルの根絶も真近ということが, 一部の地域では逆にワクチン接種率の低下を招いている. 世界ポリオ根絶計画は, いまや胸突き八丁といってよい.

9.4 病態と臨床症状

a. 感染経路とウイルスの伝達

感染者(患者とは限らない)の糞便または咽頭分泌液に排泄されたウイルスは, 接触者に経口的に感染する. ウイルスはまず咽頭や腸管粘膜細胞で増殖を開始し, さらに咽頭扁桃, 頸部リンパ節, 回腸のパイエル板などの消化管リンパ節で増殖する. ウイルスが強毒株の場合, あるいは宿主側の条件によってはウイルス血症を起こす. ポリオウイルス血症が起こり, なおかつ脳-血液関門に障害があったとき, ウイルスは中枢神経系に入る. ポリオウイルスは神経細胞, 中でも脊髄前角の運動神経細胞に親和性があり, そこでよく増殖し, 細胞を破壊する. 結果として四肢の麻痺を生じることになる. 呼吸筋をつかさどる運動神経が犯されたとき, 延髄の呼吸中枢が破壊されたときは, 重篤で致死的である. 以上が主要なウイルスの伝達経路であるが, 一部腸管細胞で増殖したポリオウイルスが直接末梢神経から神経線維を伝わり, 逆行性に直接中枢神経系に入る軸索伝播もあるとされている.

b. 臨床症状

ポリオの最大の特徴は, 感染しても90%以上が全く無症状であることである. これらの感染者の腸管でもウイルスは増殖し, 糞便中に排泄される. 約1週間の潜伏期を経て軽度の発熱, 不快感, 頭痛, 眠気, 咽喉の痛みなどの「不全型」ポ

リオ，あるいはこれらの感冒様症状がもう少し重くなり，吐き気や嘔吐，頸部硬直や四肢の筋肉痛などの髄膜炎症状の加わる場合があるが，これらは感染者の4〜8％といわれている．

感染者の0.1〜1％が麻痺を起こす．中等度以上の発熱の最中あるいは数日の有熱期の後に急速に起こる弛緩性麻痺である．髄膜刺激症状もしばしば伴う．麻痺肢に痛みを訴える場合も多い．犯された運動神経細胞により，運動麻痺を起こす筋肉が異なる．腰髄前角が犯されれば下肢，頸髄の前角ならば上肢の麻痺が起こる．1950〜1960年代のアメリカや日本では，年長児が発症して呼吸筋の麻痺による死亡例があった．

9.5 診　　断

a. 臨床診断

ポリオはあくまで急性弛緩性麻痺を起こす一連の疾患の1つである．鑑別すべき疾患として表9.3に示すような感染症，非感染症がある．ポリオの四肢の麻痺は弛緩性であり，両側性にも起こりうるが，必ず左右非対称性である．また，発熱の最中か直後に麻痺が起こる．麻痺は残存し筋の萎縮を伴うが，感覚障害はない[3]．

b. 病原体検査

血液からウイルス分離をすることは，麻痺が出てからでは不可能である．糞便中には長期間排泄されるので，ポリオの確定診断は糞便からのウイルス分離・同定が必須となる．そのためには麻痺が出現してから速やか（2週間以内）に，適切な糞便を採取して検査しなければならない．脳脊髄液からポリオウイルスを分離することはまれにしかできないが，他のエンテロウイルスによる髄膜炎と鑑別するために，検査をすることは重要である．血中の中和抗体の測定は，発症直後の血清とペア血清が得られれば診断に有用である．中和抗体は発病後1か月ごろに最高になるが，以後は長期間持続する．脳脊髄液中に中和抗体が検出されればポリオの確定に役立つ．

ウイルス分離には組織培養細胞が用いられる．一般的にはRD細胞とHep2細胞が用いられる．この2つの細胞を用いるとほとんどのエンテロウイルスをカバーできるので，これらの細胞で特異的なCPEの出現をみて，型特異的な血清を用いて型を同定する．ヒトのポリオウイルスレセプター遺伝子を恒常的に発現しているマウスL細胞（Lα細胞，L20B細胞）はポリオウイルスのみを増殖させることができるので，ポリオウイルスの分離にきわめて有用である．

分離し型の同定がなされたポリオウイルスは，ワクチン株由来か非ワクチン株かを決めなければならない．これを型内鑑別試験という．Sabinワクチン株は本質的に温度感受性変異株であるので，温度感受性マーカー試験を行って，分離ウイルスが39.5〜40℃の高温でプラークを形成するか否かをみればよいが，一般的には人体を通ったSabinの株はすでにその温度感受性に変化をきたしていることが多い．究極的には分離されたウイルスをサルの脳内に接種し，その神経毒力をみることとなるが，現実的ではない．現在，ポリオウイルスの型内鑑別試験として有用なのは，Sabin型別特異モノクローナル抗体を用いたELISAや中和試験と，ウイルスRNAをcDNAに変換しPCR法で増幅させた後，制限酵素の切断パターンを比較する方法とがある．特に後者は，その後塩基配列を決めてSabin株のそれと比較することができるので，その情報は決定的である．特にポリオウイルスI, II, III型については，それぞれの病原性を決定する塩基の位置がすでに決められているので，その部位の塩基配列の変化をみることにより，分離株の病原性の復帰を知ることができる[4]．

9.6 治　　療

ポリオの麻痺による筋力低下と萎縮は永続的に後遺症として残る．これに対する治療法は理学療法によるケアが唯一のものである．ウイルスのポリメラーゼやプロテアーゼをターゲットとしたウイルス増殖阻害剤が特異的治療薬として期待されるが，実用化には至っていない．

9.7 予　　防

ワクチンの徹底である．ポリオのワクチンには

OPVとIPVがあり，前述したようにOPVの効果はポリオのコントロールに絶大であった．頻度は少ないながらもOPVに伴うVAPPは避けることができない．かつては野生株ポリオによる患者が多く，周囲にも野生株が多かった．またOPVを使う限り，弱毒株由来の変異株が社会に排泄されることになる．真のポリオの根絶とはワクチンを世界中で一斉にやめることができることを意味する．それが達成される日まで，それぞれの国でベストな選択をする必要があり，わが国ではSabinワクチン株を原材料としたIPVが検討されており，実用化が待たれる．〔宮村達男〕

文 献

1) Melnick, J. L. : Enteroviruses : polioviruses, coxsackieviruses, echoviruses, and newer enteroviruses. Fields Virology (Fields, B. N., Knipe, D. M. and Howley, P. M. eds.), pp. 655-712, Lippincott-Raven Publishers, 1996.
2) 野本明男：ピコルナウイルス．ウイルス学（畑中正一編），pp. 286-294, 朝倉書店，1997.
3) 山本悌司，本間真理，清水さおり，千葉靖男，米山徹夫，宮村達男：ポリオ臨床診断マニュアル．臨床とウイルス，**28**(3)：116-128, 2000.
4) 米山徹夫：ポリオウイルス感染症の診断．日本臨床，**57**：76-80, 1999.

10. コレラ

10.1 病原体の性状

小腸性分泌性下痢をきたすコレラ毒素 (cholera toxin) を産生する O1 型コレラ菌 (*Vibrio cholerae* O1)、および O139 型 (Bengal 型) コレラ菌による急性感染性下痢症である。

コレラ菌はグラム陰性、極単毛の鞭毛をもつコンマ状の桿菌である。生化学的、生物学的性状が *V. cholerae* に一致し、菌体 O 抗原が O1 以外の抗原をもつものを非 O1 コレラ菌 (non-agglutinable Vibrio：NAG ビブリオ) といい、O1 型コレラ菌と区別されている。コレラ菌は 2 つの生物型 (biotype) としてアジア (古典：classical) 型とエルトール (El Tor) 型に、血清型には 3 つ (小川、稲葉、彦島) に分類される。

コレラは輸液療法が開発されていない時代は致死率の高い病気であり、日本でも「ころり」として恐れられていた。しかし、日本のように医療施設が行き渡っているところでは、高齢者、乳幼児、あるいは胃切除患者以外は、適切な治療によりコレラで死亡することはまれになったが、熱帯や亜熱帯の発展途上国では乳幼児の死因として、また国際保健上 WHO 指定の検疫伝染病として、わが国の感染症予防・医療法では 2 類感染症として分類される。

10.2 変遷

コレラの世界的流行は 1817 年から始まり、1961 年から第 7 回の世界流行が東南アジアから始まり、アフリカ、ヨーロッパ、さらには 1991 年には南アメリカまで広がった。第 6 回までのコレラ菌は古典的コレラ菌 (classical *V. cholerae*) であり、第 7 回からは El Tor 型である。これらはともに血清型は O1 型であるが、1992 年インドのベンガルから従来の O1 型血清では凝集しない、かつコレラ毒素を産生する新しい株 O139 型菌 (Bengal) が出現した。これを第 8 回の世界的流行とする研究者もいる[1]。その他、地域的にコレラ毒素は産生しないが、弱い下痢作用がある非 O1・非 O139 のコレラ菌も多数報告されている。このように世界的に流行するのは、人の行き来がグローバルになり、かつ上水・下水が完備していないことによる。コレラ菌は一般に人に感染しても 2 週間くらいで腸から排除されるが、時には長期に保菌する例もある。多くは海水中のプランクトンや魚介類のキチンに結合している。貝類よりカニやエビなどについているコレラ菌や汚染された飲食物を食して感染する。コレラ患者の下痢便から 1 g あたり $10^7 \sim 10^8$ 個の菌体が排泄されるが、健康成人ではコレラ症状を呈するには、おおよそ 10^{11} 個を飲む必要がある。しかし、食事や胃酸を中和する薬物を服用していると、10^6 程度でもコレラ症状を呈するようになる。したがって、胃切除者、胃潰瘍・十二指腸潰瘍・逆流性食道炎でヒスタミン H_2 レセプター拮抗剤やプロトンポンプ阻害剤を服用している人は、より感染しやすく、また重症になるので、流行地に行く場合は注意が必要である。

10.3 下痢の機序

コレラの下痢はコレラ菌が産生する外毒素 (エンテロトキシン) による。しかし、その後コレラ菌はこのエンテロトキシンのみならず、後述するように El Tor 型溶血毒、副コレラ毒素 (accessory cholera toxin：Ace)、zonula occludens toxin (ZOT) など、さまざまな毒素を産生する。コレラ菌は TCP (toxin coregulated pili) を介して小腸粘膜に付着・定着する。エンテロトキシン

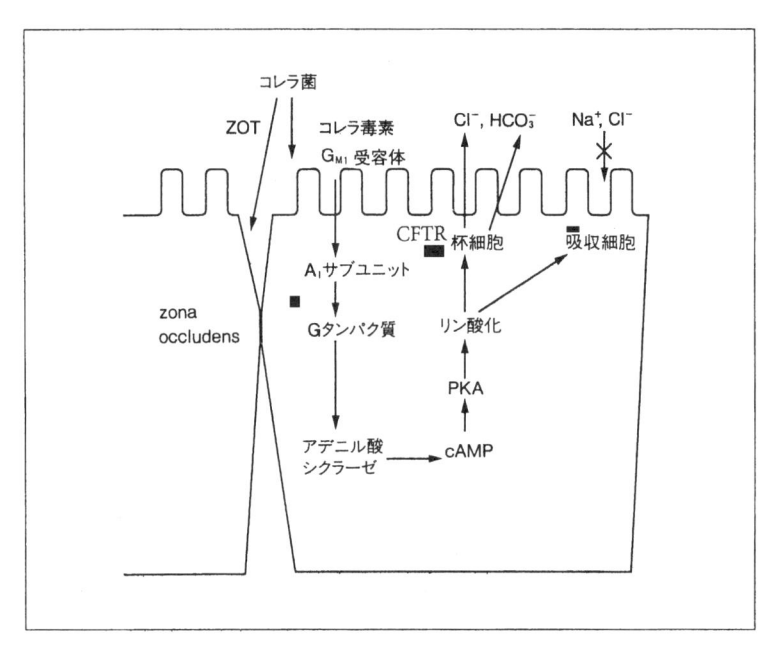

図10.1 コレラの分泌性下痢の機序

はAとBのサブユニットからなり，分子量は85.6 kDaであるが，さらにAサブユニットは21.8 kDaのA_1ペプチドと5.4 kDaのA_2ペプチドからなり，Bサブユニットは11.6 kDaが5個合わさったものからできていて，腸粘膜上皮細胞上のレセプターであるG_{M1}ガングリオシドに結合する．この際，コレラ菌が産生するneuraminidaseはこの結合性を増強する．レセプターに結合したAペプチドは細胞内に進入し，NADの存在下にadenylate cyclaseのGsa成分をADPリボシル化し，GsaのGTAase活性を失わせ，adenylate cyclaseを不可逆的に活性化させ，ATPをcyclic AMPに転換させ，さらにcyclic AMP-dependent protein kinaseを活性化させ，未知の蛋白をリン酸化させて，杯細胞からCl^-を分泌させ，一方吸収上皮細胞ではNa^+とCl^-の吸収を阻害して，分泌性下痢をきたすと考えられている[2]（図10.1）．この際，腸性alkaline phosphataseも著明に産生される[3]．杯細胞からのCl^-分泌に関しては，cystic fibrosis transmembrane conductance regulator (CFTR)が関与している．CFTR mRNAの発現は小腸腺窩細胞から絨毛の先端にいくに従って低くなる．adenylate cyclaseは細胞膜の側基底膜上に存在しているので，エンテロトキシンのサブユニットが細胞内にendocytosisで取り込まれてadenylate cyclaseが活性化されるまで，約15～60分かかる．しかし，コレラの下痢は，これだけでは十分には説明がつけられない．すなわち，コレラ毒素は腸上皮細胞膜のphospholipaseを活性化させプロスタグランジンE_2の産生を促し，またエンテロクロマフィン細胞に結合して，下痢惹起物質であるvasoactive intestinal peptide (VIP)やセロトニンを放出させて下痢が起こると考えられるようになった．これはコレラの下痢だけではなく，Clostridium difficileによる下痢もneurotransmitterの阻害剤で軽減するという報告もある．

コレラ菌は，コレラ毒素のほか，上皮細胞間のtight junctionを障害して小腸粘膜透過性を増加させる毒素ZOT，Ca^{2+}の膜輸送やクロルイオンチャンネルに関係するAce毒素，ヒツジ赤血球の溶血作用があり，ウサギの結紮腸管ループに分泌を起こさせるhemolysin/cytolysinなどがある．筆者はZOT毒素が発見される以前にコレラ患者の腸生検を行い，光学顕微鏡的に，電子顕微鏡的に腸粘膜を検討したが，小腸粘膜上皮細胞間

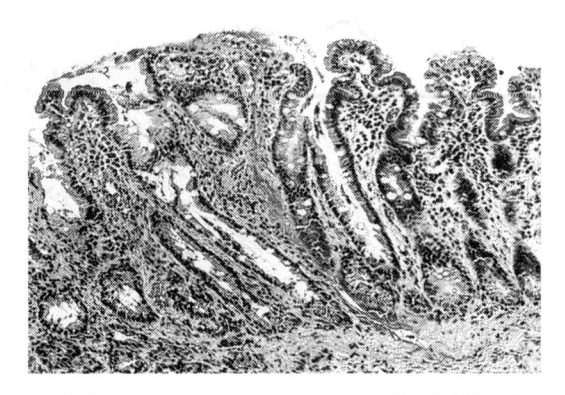

図10.2 コレラ患者空腸生検粘膜の光学顕微鏡像（HE染色）
上皮細胞列が波状になり，一部びらんがみられる．

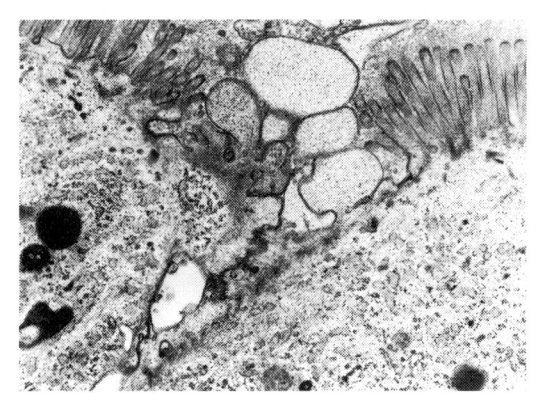

図10.3 コレラ患者空腸生検粘膜の電子顕微鏡像
上皮細胞間隙は拡大し，絨毛は変形して細胞質突起（偽足様）がみられる．

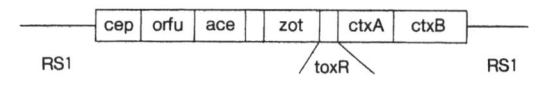

| cep | orfu | ace | zot | ctxA | ctxB |

RS1　　　　　　　　　　　toxR　　　　　　　RS1

Vibrio cholerae core region（エルトール菌）
cep：core-encoded pilus（colonization factor）
orfu：open reading frame of unknown function
ace：accessory cholera enterotoxin
zot：zonula occludens toxin
ctxA,B：genes encoding cholera toxin A,B
RS：repetitive sequence

図10.4 コレラに関する毒素遺伝子

の結合は疎になり，著明に拡大しているとともに，腸上皮細胞が偽足様突起を出すことを報告した（図10.2, 10.3）[4,5]．したがって，この上皮細胞間隙を介しても水分が腸管内に出ている機序も考えられるようになった[6]．最近，コレラ毒素を産生しないコレラ菌が，著明ではないが下痢を惹起させることもわかってきた．大腸上皮細胞株にコレラ毒素を添加すると，ケモカインのIL-8が産生されるので，腸生検粘膜に炎症像がみられてもよいと思われる．

腸内細菌が小腸粘膜に定着するにはcolonization因子が必要で，コレラ菌ではpilus colonization factorであるTCPが報告されている．これは以下に述べるバクテリオファージのレセプターにもなる．また，腸粘膜粘液内を運動するのに鞭毛が必要で，数分から2～3時間かかって粘液内に入って腸粘膜細胞膜に至る．

これらの毒素をコードする遺伝子の塩基配列が明らかにされてきた[7]（図10.4）．特に重要なのがコレラ毒素産生に関与するTox R regulonである．これがctxAB geneの転写を増加させてコレラ毒素を産生するだけではなく，TCP遺伝子の発現にも関与している．ところで，非O1型コレラ菌O139株がどうして発生したかについては，Mekalanosグループは，コレラ毒素産生に関与する遺伝子ctx geneは溶原性バクテリオファージ遺伝子そのものであり，このctxΦ（phi）小体がコレラ菌体外に放出され，ctx geneをもたないビブリオ菌の染色体に組み込まれることを明らかにした[8]．

10.4 国内外の流行状況

日本におけるコレラ患者の発生数は毎年100人程度で，多くの患者は東南アジアやインド，バングラデシュからの海外感染例である．しかし，時に海外渡航歴がない人にも患者が出ることより，冷凍魚介類を介して感染する事例（有田コレラ，池之端コレラ）があると思われる．日本で検出される菌はEl Tor型，小川である（表10.1）[9]．

コレラは東南アジア，インド，バングラデシュ，アフリカ，ペルー，散発例では南ヨーロッパ，北アメリカなど世界71か国にみられる．特に，アフリカの内乱地域での致死率は4.3～20％にのぼっているところもある[10]．

10.5 臨床症状

コレラの症状は，分泌性下痢による脱水症状で

表10.1 コレラ発生状況（文献[9]より引用）

発生年	患者数			
	総数	真性	保菌	擬似
昭和63 (1988)	38(31)	33 (30)	—(—)	5(1)
平成元 (1989)	102(38)	95 (35)	3(—)	4(3)
2 (1990)	79(65)	73 (59)	—(—)	6(6)
3 (1991)	102(71)	90 (65)	3(1)	9(5)
4 (1992)	52(49)	48 (45)	2(2)	2(2)
5 (1993)	105(101)	92 (89)	—(—)	13(12)
6 (1994)	117(90)	90 (71)	1(1)	26(18)
7 (1995)	376(345)	306 (281)	19(18)	51(46)
8 (1996)	62(49)	40 (29)	—(—)	22(20)
9 (1997)	101(65)	86 (54)	2(—)	13(11)

( )は輸入例の再掲.
資料：厚生省保健医療局結核感染症課調べ.

表10.2 脱水とその徴候（文献[12]より引用）

徴候	脱水の程度		
	なし，軽度	中程度	高度
精神状況	覚醒	不穏，無気力	嗜眠，昏睡
口渇	あり	あり	著明
橈骨動脈脈拍	正常	頻脈	頻脈，微弱，触知不能
呼吸	正常	多呼吸	多呼吸，努力呼吸
トルゴール	直ちに改善	ゆっくり改善	改善緩徐（2秒以上）
眼所見	正常	陥没	劇的に陥没
尿量	正常	乏尿，褐色	乏尿，無尿
血液比重	<1.027	1.028～1.034	>1.034
体液喪失量 (m*l*/kg体重)	20～50	51～90	91～120
補液法	経口補液も可 (4～6時間で) 経静脈補液*	（経口補液） 経静脈補液*	経静脈補液 初期30～60分で2L 残り3～4時間で

*日本では経静脈補液が望ましいので，一部改定.
備考：血液比重測定は大勢の患者が発生したときに，安価で迅速に脱水量が判定できる.

ある[10]．コレラ菌に汚染された水や食べ物を摂取して数時間～5日の潜伏期で発症する．摂取した菌量のほか，患者の発病前の健康状態，栄養状態，胃酸の分泌状態で左右される．発症は急激で，はじめは褐色の水様便，さらに精液臭のある典型的な米のとぎ汁様になる．下痢便の性状は，Na^+ 130 mmol/L，Cl^- 100 mmol/L，K^+ 20 mmol/L，HCO_3^- 44 mmol/L であり，これに腸粘膜から分泌された粘液が混入し白濁する（rice watery diarrhea）．コレラの症状は classical 型でも，El Tor 型でも，O139 Bengal 型でも変わらないが，classical 型では，不顕性感染59%，軽度15%，中程度15%，重症11%であるのに対して，El Tor 型では，不顕性感染75%，軽度18%，中等症5%，重症2%で El Tor 型はやや軽症である[11]．食欲不振，腹痛はないが腹部不快感，嘔吐をきたす．重症になると，頻脈，血圧の低下，脈拍の触知困難，皮膚弾力の低下，眼球の落ち窪み，手がしわだらけになる「洗濯婦の手」，発声障害，低カリウム血症やアシドーシスのためによる有痛性の筋肉痙攣，乏尿などがみられる．微熱は20%以下にみられ，意識障害はないが，重症例では無欲様になる．子どもでは昏睡や痙攣をきたすことがある．脱水状態の程度をみる臨床上の徴候を表10.2に示す[12]．

10.6 典型的な症例

下痢量は1日数L～10数Lに及び，眼球は陥没し，皮膚はトルゴール（弾力）がなくなり，指でつまむことができる（図10.5）．腹痛はないか軽度で，腹部膨満感を訴える．嘔吐は時に噴出状に吐くことがある．時に，下肢の突っ張る感じを訴える．

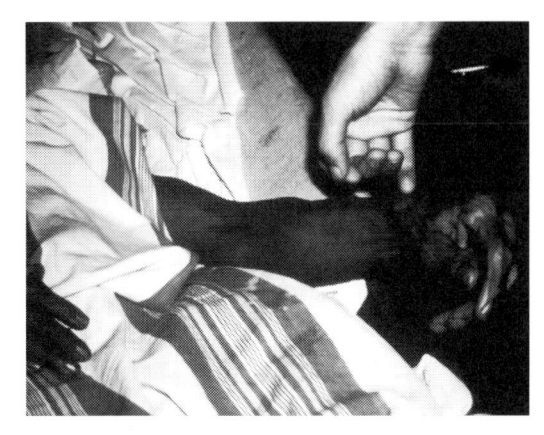

図10.5 skin-pinch sign
トルゴールが失われ，皮膚をつまむと，そのままの状態が続く（東南アジア某病院にて）．

10.7 診断

コレラの診断は，便培養によるコレラ菌の同定，血清反応による菌種の同定（O-1, O-139），およびコレラ毒素産生の確認が必須である．コレラ菌の分離は，thiosulfate citrate bile salts sucrose (TCBS)培地で発育する黄色コロニーについて，O-1またはO-139特異的抗血清による凝集反応を行うことによる．コレラ毒素の検出は，O1型毒素Bサブユニット抗体による逆受身ラテックス凝集法，bead-ELISA法，迅速にはDNAプローブ法またはPCR法による菌やコレラ毒素遺伝子の同定がある．

血液検査では，発病前栄養状態が通常であれば，血清総蛋白濃度，ヘマトクリット値，血液比重は増加する[13]．また，血清カリウム値は低下し，重炭酸イオンHCO_3^-の分泌性下痢による喪失で代謝性アシドーシスに傾く．特に，高齢者では若い人に比べ代謝性アシドーシスになりやすいといわれている．脱水により腎血流量が低下すると，尿量は減少し，特に重症例では血清クレアチニン値やBUN値が増加し，患者の1％ぐらいは急性腎不全になる．子どもでは血糖値が低下する．

鑑別診断は，腸管毒素原性大腸菌（LT易熱性毒素，ST耐熱性毒素），腸炎ビブリオによる下痢との鑑別が必要である．腸炎ビブリオでは腹痛が著明である．

10.8 治療

著明な脱水に対する治療が基本で，水分，電解質，代謝性アシドーシスの是正を経静脈的，または経口的に行う[14,15]．小腸では著明な分泌性下痢が起こってはいるが，水の吸収は妨げられてはいないので，軽症患者では場合によっては経口的治療も適応になる．しかし，中等症以上では，可及的速やかに経静脈的に水分，電解質，代謝性アシドーシスの是正を行わなくてはならない．一般に用いられているのは乳酸加リンゲル液で，これは下痢の電解質性状に近く，かつ乳酸の緩徐な代謝でアシドーシスが是正できるからである．さらに，子どもでは2～5％のブドウ糖の添加がすすめられている（表10.3）．また，経口的治療ではグルタミンの添加が水や電解質の吸収を促進させる．

輸液の量と速さは，最初の4時間以内に，すでに起こっている脱水分を補充して，その後は下痢によって起こるであろう脱水を補う維持療法を行う．最初の急速補充療法では，肺水腫に注意しながら乳酸加リンゲル液を50～100 ml/kg/hの速度で補充する．特に，子どもや高齢者では，眼瞼の浮腫や胸部の聴診などを行い，患者を十分に観察しながら行う．中程度の脱水では，1500 ml/h程度でもよい．治療による脱水の改善は，皮膚トルゴールの程度，脈拍の緊張度，尿量の増加などで総合的に判定する．特に，尿量では0.5 ml/kg/hまたは30～40 ml/kgを目安にする．

抗生物質の投与は，下痢の期間を短縮し，また下痢の量を減少させるので，一般にテトラサイクリンを2000 mg，3日間投与する[16]．しかし，流

表10.3 コレラ下痢便と補液の電解質

	Na$^+$	Cl$^-$	K$^+$	HCO$_3^-$	ブドウ糖
コレラ下痢便					
成人	130	100	20	44	
子ども	100	90	33	30	
補液					
乳酸加リンゲル	130	109	4	28	0
生食	154	154	0	0	0
ペルー液	90	80	20	30	111
WHO経口液	90	80	20	30	111

数値：mmol/L.
WHO：世界保健機関.

行地ではテトラサイクリン耐性株も出現しているので，感受性を調べておく必要がある．その他，成人ではニューキノロン剤(Norfloxacin, Ciprofloxacin)が有効である．

10.9 予　防

水や飲食物を介しての感染であるので，ワクチンの開発が望まれている．一般的には，一度感染すると，長期間は維持できないが再感染に対してある程度の感染防御は成り立つといわれている．フェノール死菌の経皮的ワクチンは，接種した人の60％に3月程度感染防御能がみられている．しかし，長期にわたる有効性のあるワクチンの開発が待たれる．コレラ毒素のBサブユニットは産生するが，Aサブユニットを産生しない株 *V. cholerae* Texas Star-SR，コレラBサブユニットとホルマリン処理コレラ菌(BS-WC)ワクチン，稲葉569B株からctxA geneの550bpを除去した株 *V. cholerae* CVD103-HgR など下痢を起こさないで腸管経口免疫能を高めるレコンビナントのワクチンが開発されようとしているが，その効果は El Tor 菌で60％，classical 菌で90％で，しかも長くて3年ほどしか有効でないので，長期間有効なワクチンの開発が待たれる[12,17,18]．

〔朝倉　均〕

文　献

1) Colwell, R. R.: Global climate and infectious disease: the cholera paradigm. *Science*, **274**: 2025-2031, 1996.
2) Raufman, J. P.: Cholera. *Am. J. Med.*, **104**: 386-394, 1997.
3) Hamada, Y., Asakura, H., Yoshioka, Y. *et al.*: Electron microscopic and immunohistochemical study on intestinal alkaline phosphatase after the administration of cholera toxin in rats. Advances in Research on Cholera and Related Diarrheas 4 (Kuwahara, S. and Pierce, N. F. eds.), pp. 161-166, KTK Scientific Publishers, 1988.
4) Asakura, H., Morita, A., Morishita, T. *et al.*: Pathologic findings from intestinal biopsy specimens in human cholera. *Am. J. Dig. Dis.*, **18**: 271-278, 1973.
5) Asakura, H., Tsuchiya, M., Watanabe, Y. *et al.*: Electron microscopic study on the jejunal mucosa in human cholera. *Gut*, **15**: 531-544, 1974.
6) Asakura, H. and Yoshioka, M.: Cholera toxin and diarrhea. *J. Gastroent. Hepatol.*, **9**: 186-193, 1994.
7) Mekalanos, J. J., Rubin, E. J. and Waldor, M. K.: Cholera: molecular basis for emergence and pathogenesis. *FEMS Immunol. Med. Microbiol.*, **18**: 241-248, 1997.
8) Faruque, S. M., Asadulghani Abdulalim, A. R. M. *et al.*: Induction of the lysogenic phage encoding cholera toxin in naturally occurring strains of toxigenic *Vibrio cholerae* O1 and O139. *Infect. Immun.*, **66**: 3752-3757, 1998.
9) 厚生省: 感染症, コレラ. 厚生の指標, 国民衛生の動向 45巻, pp. 142-143, 厚生統計協会, 1998.
10) WHO: Cholera in 1997. *Wkly. Epidemiol. Rec.*, **73**: 201-208, 1998.
11) Gangarosa, E. J. and Mosley, W. H.: Epidemiology and surveilance of cholera. Cholera (Barua, D. and Burrows, W. eds.), pp. 381-403, W. B. Saunders, 1974.
12) Sanchez, J. and Taylor, D. N.: Cholera. *Lancet*, **349**: 1825-1830, 1997.
13) Asakura, H., Morita, A., Morishita, T. *et al.*: Immunoglobulins in plasma and small intestinal

fluid of cholera patients. *Gastroenterol. Jpn.*, **8**: 1-8, 1973.
14) Seas, C., DuPont, H. L., Valdez, L. M. *et al.*: Practical guidelines for the treatment of cholera. *Drugs*, **51**: 966-973, 1996.
15) 朝倉 均, 板倉 勝 : コレラ. 治療, **56** : 639-644, 1974.
16) Rabbani, G. : Mechanism and treatment of diarrhea due to *Vibrio cholerae* and *Escherichia coli* : roles of drugs and prostaglandins. *Dan. Med. Bull.*, **43** : 173-185, 1996.
17) Finkelstein, R. : Why do we not yet have a suitable vaccine against cholera? Advances in Mucosal Immunology (Mestecky, J. *et al.* eds.), pp. 1633-1640, Plenum Press, 1995.
18) Svennerholm, A. M. and Holmgren, J. : Oral vaccines against cholera and enterotoxigenic *Escherichia coli* diarrhea. Advances in Mucosal Immunology (Mestecky, J. *et al.* eds.), pp. 1623-1623, Plenum Press, 1995.

11. 細菌性赤痢

11.1 病原体の性状

　細菌性赤痢は赤痢菌の感染によって起こる急性の腸管感染症である．赤痢菌は1897年に志賀 潔によって発見された，腸内細菌科に属するShigella属のグラム陰性桿菌で，大腸菌と近縁関係にあり，大きさは0.4～0.6×1～3μmである．赤痢菌はS. dysenteriae, S. flexneri, S. boydii, S. sonneiの4つの亜群に分けられ，それぞれA亜群赤痢菌，B亜群赤痢菌，C亜群赤痢菌，D亜群赤痢菌と呼ぶこともある．S. sonnei以外の3種の赤痢菌はさらにいくつかの血清型に分けられている．なお，S. dysenteriae 1型は志賀毒素を産生することはよく知られているが，この毒素は腸管出血性大腸菌が産生するVero毒素と同一かあるいは非常によく似ている．赤痢菌は主として患者や保菌者の排泄物（主に便）で汚染された飲食物を経口的に摂取することで感染する．菌を摂取してから発症するまでの期間である潜伏期は1～5日で，1～2日が多い．サルにも感染し，輸入したサルから感染したと思われる事例もある[1]．

　経口的に摂取された赤痢菌は空腸内で増殖しつつ大腸へ至り，大腸の粘膜上皮細胞内へ侵入する．この侵入機序に関しては，孤立リンパ濾胞のM細胞とマクロファージを経て上皮細胞の基底部側から，あるいは好中球によってつくられた細胞間隙を通して上皮細胞の基底部から赤痢菌が上皮細胞へ侵入するとの考えが有力である[2]．赤痢菌は当初上皮細胞のファゴソームの中に存在するが，直ちに上皮細胞の細胞質へ脱出し細胞質内で増殖する．赤痢菌は鞭毛がなく運動性はないとされているが，上皮細胞の細胞質内では運動性を示す．その後，当初感染した上皮細胞に隣接する上皮細胞へ側面から侵入して増殖する現象を繰り返す．その結果上皮細胞の変性さらに剥離が起こり，粘膜のびらん，さらには潰瘍を形成し典型例では粘血便を生じる．しかし，水様便の出現などを含めて細菌性赤痢の病態生理や症状の発現機序の大部分は不明である．S. dysenteriae 1型の感染では他の赤痢菌感染に比べて重症化することがあり，志賀毒素の関与が推測されているが詳細は不明である．赤痢菌は感染力が強く，少量の菌でも感染し発病する．そのため，家族内感染を起こしやすい．

11.2 国内外の流行状況

　細菌性赤痢は世界的に存在する感染症である．特に熱帯や亜熱帯の発展途上国ではきわめてありふれた疾患で，流行地では小児の疾患としての面が強い．わが国でも国内で感染した患者に遭遇することが珍しくないが，海外旅行で感染した症例が多く，その場合患者の7～8割は青壮年である．感染性腸炎研究会の調査によれば，1999年に都市立の感染症病院へ入院した細菌性赤痢患者は138人で56.5%がS. sonnei，36.2%がS. flexneriで，58.0%が海外での感染であった[3]．なお，1998年には48.3%，1997年には83.2%が海外感染であった[3]．特に旅行者数の多い東南アジアや南アジア諸国で感染する症例が大半を占めている．また，日本国内でも時に保育園，幼稚園，養護施設などでの集団発生例や家族内の感染に出合うことがある．しかし，職場での成人の二次感染の危険はほとんどない．前述したように，総患者数に占める症例数はS. sonneiによるものが多く，次いでS. flexneriによるものが多い．発展途上国では水系感染により患者が多発しているが，わが国でも水系感染が発生することがある[4]．

　かつて，突然の高熱，意識障害，循環障害，消

化器症状を主徴とし，赤痢菌の感染との関連性が考えられたが，その本質は不明の疫痢と称される小児の疾患があった．1970年以後は疫痢の発生はないとされていたが，1998年にその症例が報告され，疫痢に対する注意も必要である[5]．

11.3 臨床症状

赤痢菌の感染部位は大腸で，患者の100%が直腸からS状結腸に，55%が下行結腸に，42%が横行結腸の肛側に，27%が横行結腸の口側に，15%が上行結腸に病変が存在するとの報告がある[6]．細菌性赤痢の症状は下痢，発熱，粘血便，下腹部痛，腹部不快感，悪心，嘔吐などである．典型例では倦怠感，発熱，水様下痢があり，続いて腹痛，しぶり腹，粘血便や膿粘血便となる．しかし，これらがすべてそろう症例はそれほど多いものではない．圧痛は左下腹部に認める場合が多い．下痢の性状は水様便から軟便までさまざまで，血液，膿や粘液の混入を認めることもあるが，それらを認めない症例も珍しくない．最近の赤痢では発熱が出現しても1～2日で解熱し，発熱とほぼ時期を同じくしてあるいは解熱直後から下痢となる症例が多い．感染性腸炎研究会の集計によれば，都市立の感染症病院に1999年に入院した細菌性赤痢患者の症状を分析したところ，*S. flexneri*と*S. sonnei*の感染例で経過中の最高体温が38℃以上の症例は国内感染でそれぞれ87%と100%，海外感染例でそれぞれ77.8%と61.0%，最高排便回数が1日10回以上の症例が国内感染でそれぞれ79.0%と42.9%，海外感染例でそれぞれ80.0%と42.2%，血便を呈した症例は国内感染でそれぞれ79.0%と31.3%，海外感染例でそれぞれ60.0%と8.7%，水様便を呈した症例は国内感染でそれぞれ100%と80.1%，海外感染例でそれぞれ90.0%と84.5%であった[2]．最近は下痢回数の減少や血便を認める症例数の減少，血便があってもその回数の減少など症状の軽減傾向が認められるが，*S. sonnei*による症例が多いことと関連しているとされている．なお，細菌性赤痢は無症候性の保菌者も多く，感染源として注意する必要がある．

11.4 症例

症例(1) 毒素原性大腸菌感染を合併した海外感染の細菌性赤痢： 31歳日本人男性．主訴は下痢，発熱．4月30日に出国し，インドを観光旅行して5月7日に帰国した．その夜から水様便となり，39℃台の発熱が出現した．下痢が頻回となったため深夜に救急車を要請し，都立墨東病院感染症科へ入院した．悪心，嘔吐，腹痛はなかった．入院前に抗菌薬は服用していない．入院時身体異常所見としては，体温39.8℃，脈拍114/分，下肢に虫刺痕を多数認める以外に特記所見なし．入院時一般臨床検査異常値としては，血算でWBC 17200/mm³，血液生化学検査でCRP 0.4 mg/dlであった．感染性腸炎を考え，細菌検査用に便および血液を採取した後に1日450 mgのトスフロキサシン（TFLX）の経口投与を開始した．5月8日には最高体温が40℃で1日15回前後の水様便であった．9日には解熱したが，1日15回前後の水様便であった．10日には排便回数は1日2回以下となった．入院時に採取した便から*S. sonnei*および毒素原性大腸菌（ETEC O159）を検出したことが10日に確認されたため，毒素原性大腸菌の感染を合併した細菌性赤痢と診断し直ちに保健所へ届け出た．経過順調で11日に退院した．退院後は感染症科外来で便の病原細菌検査を行い，TFLX服用終了後の*S. sonnei*とETECの陰性を確認した．なお，TFLXは5日間連日経口投与した．

症例(2) 国内で感染した薬剤耐性赤痢菌による症例： 86歳日本人女性．主訴は下痢．海外旅行歴はない．5月21日から1日10回前後の水様便となった．翌日には37℃台の体温となり，排便回数が増加した．近医の往診を受けTFLX，ミノサイクリン，および数種の止痢剤を経口投与されたが，改善しないため27日に他院へ入院し，ホスホマイシン（FOM）の点滴投与を受け，31日からレボフロキサシンの経口投与を受けていた．同院の入院時の便から*S. flexneri* 2aが検出されたため，6月1日に都立墨東病院感染症科へ転院した．腹痛，悪心，嘔吐はなかった．転院時，腸

雑音の亢進を認める以外に特記すべき身体異常所見はなく，一般臨床検査異常値として，血液生化学検査でTP 4.7 g/dl，Alb 1.8 g/dl，CRP 10 mg/dl以上であった．細菌性赤痢と診断し，入院時から1日450 mgのTFLXを5日間経口投与した．また，低アルブミン血症に対しアルブミンを3日間点滴投与した．S. flexneri 2aが6月1日と2日の便から検出されたが，3日には検出されなくなった．しかし，水様～泥状便が転院時から持続し，6日には再度 S. flexneri 2aが便から検出されたため，ニューキノロン薬耐性赤痢菌を疑い9日から1日2000 mgのFOMを7日間経口投与した．15日から排便回数は1日2回以下となり，有形軟便となった．また，FOM投与開始後の9日からは便から病原細菌は検出されなかった．さらに，同居中の娘もS. flexneri 2aによる細菌性赤痢を発症し，3日に都立墨東病院感染症科へ入院した．本患者および娘から分離されたS. flexneri 2aはFOMに感受性があり，ニューキノロン薬に耐性を示した．これらの赤痢菌ではニューキノロン薬の標的酵素であるDNAジャイレースサブユニットA遺伝子（$gyrA$）のSer(TCG)-83がLeu(TTG)に，Asp(GAC)-87がGly(GGC)に変異しており，ニューキノロン薬耐性の機序として$gyrA$の二重変異によるものが考えられ，さらに能動的排出機構も存在することが考えられた[7]．

11.5 診　　断

a．臨床診断

臨床症状のみでは腸管の他の疾患と区別することは困難である．特に最近の赤痢はS. sonneiによる症例が多く軽症例が多いため，臨床症状からは他の細菌による感染性の腸炎とは区別ができない．診断には便の細菌培養検査が必須である．

b．病原体検査

原因菌である赤痢菌を便から検出することで確定診断する．重要なことは，抗菌薬投与前に培養に供する便を採取することである．症例(1)に示したように他の細菌との混合感染があり，国内よりも海外で感染した症例でその頻度が高い．以前に比べて軽症例が多いため，患者が医療機関を受診しても便の細菌培養検査が行われず，細菌性赤痢であっても見逃されている症例は多いものと推測される．

11.6 治　　療

抗菌薬を投与する．in vitroで優れた抗菌力を示し，腸管粘膜組織へ良好な移行性がある抗菌薬がよい．さらに，腸内の常在細菌叢に影響を与えない薬剤が理想的である．細菌性赤痢の抗菌薬として，当初はサルファ剤が使用されていた．その後多くの抗菌薬が開発され一般的に使用されるようになるにつれ，本症にもこれらの薬剤が投与されるようになった．中でもカナマイシン，クロラムフェニコール，テトラサイクリン，アンピシリン，ナリジクス酸が広く使用されていた．しかし，これらの薬剤が多用されるにつれ，これらに耐性を示す赤痢菌が出現しその割合が増加するようになった．1999年には抗菌薬に耐性を示す赤痢菌はカナマイシンで27.6％，クロラムフェニコールで29.7％，テトラサイクリンで96.4％，アンピシリンで56.9％，ナリジクス酸で44.4％，ホスホマイシンで20.0％，ST合剤で85.1％と報告されている[3]．1980年代前半にニューキノロン薬が開発されると，良好な臨床経過と細菌学的効果から本症にも使用されるようになった．現在，わが国で細菌性赤痢に最も多く使用される薬剤はニューキノロン薬である．しかし，症例(2)のようにニューキノロン薬に耐性を示す赤痢菌が出現しており，注意が必要である．現時点では成人でニューキノロン薬が，6歳未満の小児でホスホマイシンが，6歳以上の小児でホスホマイシンやニューキノロン薬のノルフロキサシンが使用されることが多い．なお，セフェム系薬はin vitroでの抗菌力は優れているが，臨床的には効果が不十分な場合が多く第1選択薬とは考えられていない．また，ニューキノロン薬に比較して効果は劣るがカナマイシンは成人，小児ともに安全に経口投与できる．感受性があれば抗菌薬を投与すると赤痢菌は早期に便から検出されなくなる．しかし，薬剤耐性菌の症例では投与中にもかかわら

表11.1 細菌性赤痢に対する筆者の抗菌薬投与法

使用抗菌薬	投与量/日	投与期間
成人(1または2)		
1.ニューキノロン薬(下記から1つ選択)		
ノルフロキサシン	600 mg/日(分3)	5日間
シプロフロキサシン	600 mg/日(分3)	5日間
トスフロキサシン	450 mg/日(分3)	5日間
レボフロキサシン	300 mg/日(分3または分1)	5日間
2.ホスホマイシン	2000 mg/日(分4)	5日間
6歳未満の小児		
ホスホマイシン	40〜120 mg/kg/日(分3)	5日間
6歳以上の小児(1または2)		
1.ホスホマイシン	40〜120 mg/kg/日(分3)	5日間
2.ニューキノロン薬		
ノルフロキサシン	6〜12 mg/kg/日(分3)	5日間

ず,あるいは投与終了後早期に赤痢菌が検出される.表11.1に細菌性赤痢に対する筆者の抗菌薬投与法を示した.細菌性赤痢の予後は良好である.止痢剤は腸の内容物を停滞させ除菌を遅らせるため,使用しない方がよいとされている.乳酸菌製剤などのいわゆる整腸剤の投与も試みる価値がある.また,発熱があっても解熱剤の投与は不要である.

抗菌薬投与終了後48時間以後に24時間以上の間隔で2回以上便培養検査を行い,2回連続陰性であれば,赤痢菌を保有していないと見なされる.

11.7 予　　防

赤痢菌の主な感染源はヒトで,感染経路は患者や無症候性保菌者の糞便やそれに汚染された飲食物あるいは手指を介した経口感染である.感染源対策として患者や保菌者の治療が行われるが,感染経路対策が伝播の阻止に重要である.具体的には患者,保菌者の排泄物に接触した場合にはよく手を洗うことが必要である.また,そのようなものに接触するときには手袋を使用するようにする.食品を扱う人には普段から手洗いの習慣を身につけさせ,下痢を訴える人は食品の取扱いから除外する.熱帯,亜熱帯諸国を旅行する場合には生や加熱不十分な肉類や魚介類は摂取しないように,また,生野菜も摂取しないようにすることをすすめる.さらに,調理された食品はできるだけ早く摂取するようにもすすめる.予防のためのワクチンは実用化されていない.

11.8 届出と入院

細菌性赤痢は2類感染症に指定されており,診断した医師は直ちに保健所へ届け出なければならない(医師から保健所長を経由して都道府県知事に届け出ることとなる).届出の基準は,症状や所見から細菌性赤痢が疑われ,かつ便などから赤痢菌を分離,同定した場合や,臨床所見,赤痢流行地への渡航歴,集団発生の状況などから赤痢擬似症と診断した場合である.なお,無症状病原体保菌者も届け出る.

患者所在地の保健所は,蔓延の防止のため必要と認められる場合などには入院勧告を行い,患者を指定医療機関に移送し入院させる.この場合は特定感染症指定医療機関,第1種感染症指定医療機関または第2種感染症指定医療機関に入院する.勧告入院の期間は最大72時間であり,さらに勧告入院を延長させる場合には感染症の審査に関する協議会(感染症審査協議会)の承認を必要とする.この場合延長期間は最大10日間である.勧告の延長が不要と判断された場合には勧告入院は終了する.勧告入院にかかわる医療費は,患者または保護者からの申請を居住地保健所が受理し,居住地保健所から送付された申請書を勧告にかかわる都道府県や特別区が受理し支払い手続きを行う.2類感染症では,病原体の消失が確認さ

れたとき，または症状の消失が確認されたときには勧告入院は終了する．勧告入院の必要がない場合は，やはり患者所在地の保健所は医療機関の受診を推奨したり医療機関を紹介したりする．なお，無症状病原体保菌者は入院の必要性はないが就業制限はある． 〔大西健児〕

文献

1) 松島章吾：ペット用サルに起因したと思われる赤痢の発生について．病原微生物検出情報，**15**：1, 1994.
2) 本田武司：赤痢菌と細菌性赤痢．標準微生物学，第7版（平松啓一，山西弘一編），pp. 175-178, 医学書院，1999.
3) 感染性腸炎研究会総会 1999 年度資料.
4) 長崎市保健環境試験所：大学および附属高校で発生した Shigella sonnei による赤痢集団感染事例—長崎市．病原微生物検出情報，**20**：60, 1999.
5) 田中藤樹，酒井好幸，安保 亘，川村千鶴子，中村敏彦，金城 学，対馬徳武：赤痢菌感染症により疫痢症候群を呈した1例．臨床小児医学，**46**：225-227, 1998.
6) Speelman, P., Kabir, I. and Islam, M.: Distribution and spread of colonic lesions in shigellosis: a colonoscopic study. J. Infect. Dis., **150**: 899-903, 1984.
7) 大仲賢二，福山正文，田中眞由美，佐藤謙一，大西健児，安島 勇，村田三紗子：ニューキノロン耐性赤痢菌の耐性機序の解明．感染症学雑誌，**72**：365-370, 1998.

12. ジフテリア

　ジフテリアは Corynebacterium diphtheriae によって引き起こされる予防可能な急性疾患である．今日先進国ではまれな疾患となっているので鑑別診断からは度外視できる．しかしながら発展途上国にはいまだ発病がみられ，さらにこの10年間でもスウェーデン，ロシアの各地に流行がみられ，輸入感染症も考えると今後も忘れてはならない疾患である．

12.1　概　　念

　ジフテリア菌は人類が唯一の感染媒体である．感染者の鼻，咽頭，目，皮膚などの分泌液から感染する．人が密集する発展途上地域に流行がみられる．1990年来，旧ソ連から独立したロシア，ウクライナ，中央アジアに流行がみられた．1995年までに4万8000例が報告された．死亡率は3～23％であった．感染したほとんどは適切なトキソイドを接種されていなかった者であった．ジフテリアは多くは秋～冬に発生するが皮膚ジフテリアのみられる温湿地帯では夏にも発生する．

12.2　病態・症状

　2～4日の潜伏期がある．いくつかの病態に分類できる．(1)鼻ジフテリア，(2)扁桃ジフテリア，(3)咽頭ジフテリア，(4)喉頭ジフテリア，喉頭気管支ジフテリア，(5)非呼吸器ジフテリア（皮膚，結膜，陰部ジフテリア）などである．

　1) 鼻ジフテリア　　病初期は感冒と区別がつかない．熱はあっても微熱である．鼻汁は次第に血液を混じ，粘液膿性となり，鼻孔，上唇はびらんする．無治療ではこの症状は数週間続き感染源となる．抗菌剤投与により直ちに改善する．

　2) 扁桃，咽頭ジフテリア　　扁桃ジフテリアは倦怠感，食欲不振，咽頭痛，微熱などを症状に徐々に始まる．24時間後には扁桃，咽頭などに白い膜が形成される．これを剥がそうとすると出血する．頸部のリンパ節炎は特徴で大きく腫れるといわゆる"bull neck"と呼ばれる状態になる．症状は毒素血症の程度によって異なり10日ほどで治癒する軽症例から，死亡に至るまでさまざまである．

　3) 喉頭ジフテリア　　多くは咽頭ジフテリアから進行したものである．発熱，咳，嗄声，犬吠様の咳が特徴である．気道に膜が形成されるため呼吸困難が生じる．膜形成は下降し声門，気管支に至る．重症例では気道閉塞によって死亡に至る．

12.3　診断・鑑別診断

　早期の診断などが必要である．抗血清の投与で重大な危険を防ぐことができるからである．正確な診断は局所の材料からジフテリア菌を同定することである．治療が早期に開始されるべきところから，臨床的な判断がきわめて重要である．疑わしい患者を診察した場合は，母子手帳などによりジフテリアに対する予防接種歴の確認をしておくこと，また以前にジフテリアにかかったことの有無，抗毒素血清使用の有無についても聞いておくことが大切である．

　鑑別診断：　鼻腔内異物，感冒による鼻汁，レンサ球菌による偽膜性扁桃腺炎；伝染性単核球症；非細菌性偽膜性扁桃腺炎；単純性ヘルペス扁桃腺炎；カンジダ性口内炎；感染性クループ；喉頭異物など．

12.4　合　併　症

　抗菌剤の進歩により二次性細菌性合併症は著しく減少した．ペニシリンによるジフテリア菌の排

除は二次的なレンサ球菌感染症の発生を予防する．最も普遍的で，重大な合併症は，心臓や中枢神経における毒素による症状である．

1) **心筋炎**　重症ジフテリアの合併症として最も頻度が高いが，中等度症においてもみられる．より広い病局所，抗血清療法がより遅れたものほど心筋炎を起こしやすい．多くは病期の2週目ごろに発生する．時として1週目や6週目に発生することもある．ジフテリアの経過中心第1音の微弱化，不整脈の出現は心筋障害の出現を示唆する．心電図の異常，STの上昇，PR間隔の延長，心ブロックの存在は心筋炎の存在を示す．心筋炎は心不全を引き起こす．

2) **神経炎**　神経炎も重症ジフテリアの一般的な合併症である．この症状はさまざまな潜伏期の後に出現する．また知覚神経よりも左右の運動神経が犯されることが特徴で，一般には完全に治癒する．

・軟口蓋の麻痺：　最もよくみられる神経症害である．病期の3週目ごろに多く，嗄声，鼻水の逆流がみられる．1~2週で消失する．

・眼症状：　5病週ごろにみられる．眼筋の麻痺のため視力が落ち，眼がかすむ．またしばしば斜視がみられる．

・横隔膜の麻痺：　5~7病週にみられ，補助呼吸を行わなければ死に至る．

・手足の麻痺：　6~10病週に多くみられる．深部腱反射の消失，左右対称の麻痺，髄液の蛋白の上昇がギラン-バレー症候群との鑑別点となる．

12.5　予　　後

古くはジフテリアの死亡率は高く，30~50%であった．1894年来の抗血清療法の開始，1922年来のワクチン接種以来死亡率は劇的に低下し5%以下となった．死亡率は激減したもののジフテリアの予後は注意を要する．予期せぬ気道の閉鎖，心筋炎による心不全，呼吸麻痺などが起こるからである．一般に予後はよいが，一生涯の心筋障害を負う場合もある．

12.6　予防・免疫

母親からの受動免疫は生後6か月以内で消失するし，抗血清接種後も2~3週で効果はなくなる．最もよい方法はジフテリアトキソイドによる能動免疫を得ることである．完全に予防接種すればジフテリア毒素に対しては十分免疫が得られる．しかし，ジフテリア菌に対する免疫ではないのでジフテリア菌のキャリアになったり軽いジフテリアにかかることはありうる．

12.7　治　　療

合理的な治療はジフテリア菌の産生する毒素が体内諸組織に結合してしまう前に抗毒素により中和してしまうことである．さらに毒素を産生する菌を適切な抗菌剤で消失させることである．抗毒素療法は毒素がまだ血中などに遊離の状態で存在しているか組織細胞と緩く結合している場合に有効なので速やかに治療を開始することが必要である．抗血清は馬血清なのでアナフィラキシーの既往がある者はアナフィラキシーに注意し，ノルアドレナリン，抗ヒスタミン，ステロイドなどを準備し，減感作を行いつつ接種する．すなわち，生食水で100倍に希釈した抗毒素を0.1 ml皮内注射，20分後判定し直径が1 cm以上発赤腫脹のあるときは陽性とする．または生食水で10倍に希釈した抗毒素を一側眼に点眼し，結膜炎症状，流涙を認めたときは陽性とする．これらの試験が陰性の場合は直ちに抗毒素療法を開始する．抗毒素を生食水で20倍に希釈し，1分間に1 mlをこえない程度でゆっくり静注する．軽症では4万単位，中症では8万単位，重症では10万単位静注する．抗毒素感受性テストが陽性の場合，次の要領で20分間隔で徐々に投与量を増加し減感作しながら治療する．まず生食水で20倍に希釈した抗毒素を0.1 ml皮下注射，10倍に希釈して同様に，次に抗毒素原液を0.1 ml皮下注射，次に0.3 ml，そして0.5 mlと増量し，異常反応が出なければ予定の残量をすべて筋注する．抗毒素療法と並行して抗生物質療法を行う．抗菌剤はエリスロマイシンが第1選択で，procaine penicillin

Gを30万～60万単位筋注する．ペニシリンアレルギーの者はerythromycin 40 mg/kg, 2gまでを原則的に14日間投与し，3回培養が陰性になることを確認するまで投与する．〔加藤達夫〕

文　献

1) Krugmann, S. *et al.*: Infectious Diseases of Children, 10th ed., pp. 57-67, Mosby Year Book, 1998.
2) 1997 Red Book Report of the Committee on Infectious Diseases, 24th ed., pp. 191-195, American Academy of Pediatrics.
3) 加藤達夫：ジフテリア．日本臨床, **624**, 643-645, 1991．

13. 腸チフス・パラチフス

13.1 病原体の性状

腸チフス（typhoid fever）の病原体はグラム陰性桿菌であるチフス菌 Salmonella choleraesuis subsp. choleraesuis serovar Typhi（Salmonella Typhi）であり，菌名の記載方法として Salmonella typhi も従来から用いられており，さらに菌種名として Salmonella enterica が提唱され，その学名に関してホットな論議が展開されている[1]．

パラチフス（paratyphoid fever）の原因微生物として，従来の伝染病予防法時代には法定伝染病の対象疾患としてのパラチフスとしてパラチフス菌BとCによる症例をも含んでいたが，これら症例の多くは下痢を主体とする急性腸炎であり，一般サルモネラによる症例と臨床的に区別が困難である．そのため，1985年にこれらを伝染病予防法の適応から除外し，以後，わが国のパラチフスはパラチフスA菌 Salmonella choleraesuis subsp. choleraesuis serovar Paratyphi A（Salmonella Paratyphi A，Salmonella paratyphi A）を検出する症例だけを示すことになった．

1999年4月に施行された「感染症の予防及び感染症の患者の医療に関する法律」では腸チフスとパラチフスは2類感染症に分類され，蔓延を予防すべき疾患とされた．

13.2 国内外の流行状況

腸チフス，パラチフスともに発展途上国を中心に全世界的に蔓延しており，死亡率は約10%で1年間の死亡者数は2万5000人程度と推定されている[2]．

わが国における腸チフス，パラチフス患者数は，日本が第二次世界大戦に敗戦し，国内が混乱の最中にあった昭和20（1945）年に各々年間5万7933人，1万59人（伝染病統計）と流行した．しかし，その後は戦後の混乱期にあってもこれら両疾患は着実に減少した．腸チフスは1948年に1万人の大台を割り，1962年に1000人以下となった．他方，パラチフスは1946年以後1万人をこえることはなく急激に症例数が減少し，1954年に1000人以下となり，その後は200〜500人の数値を保つようになる．

図13.1に法定伝染病（1999年3月廃止）として報告された1970年以降の日本の腸チフス，パラチフス症例数の変遷を示す．衛生環境が整備されたこの時代にあっても腸チフス患者数は200人前後の国内発生が報告されていたが，1974年ご

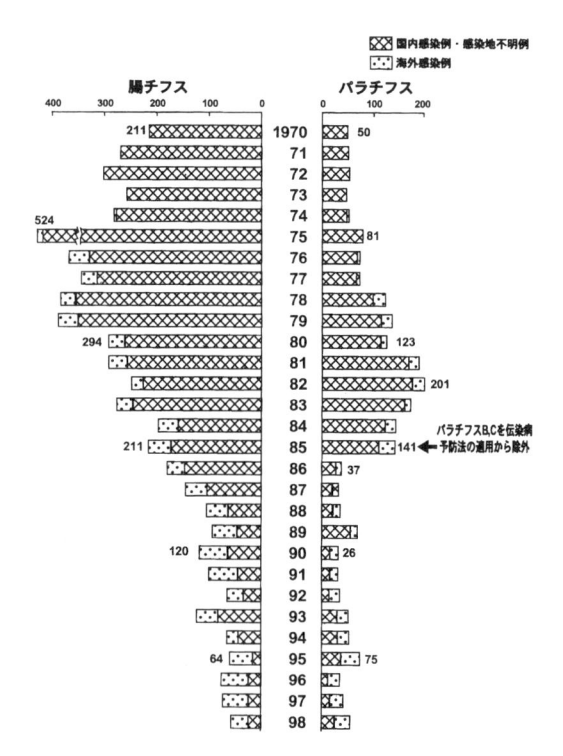

図13.1 日本の腸チフス，パラチフス患者
（伝染病統計（厚生統計協会）から編集）

ろから海外からの輸入症例が目立つようになり，さらに1980年代後半からは症例数全体が減少し，今日では年間報告数100以下となり，その過半数が輸入症例である．

一方，パラチフス患者数は1970年代にあっても100例前後と少なかった．すでに述べたように，従来はパラチフスB，C菌による症例もパラチフスとして予防法の対象疾患としていたが，1985年11月14日よりこれらを予防法の対象から除外した．図13.1に示される1986年以後の症例数の著しい減少はこの時点から報告症例がパラチフスAのみとなったことがその理由と考えられる．この疾患にあっても腸チフスと同様に輸入例の増加が指摘され，今日では過半数が輸入症例である．

13.3 臨床症状

細菌性赤痢やコレラなどの腸管感染症が下痢を主症状とした急性腸炎の臨床像を示すのに比し，腸チフスとパラチフスは腸管感染症であってもその経過中に菌血相を有するため持続する発熱が前景に立つ．感染は汚染飲食物の経口摂取によって成立し，潜伏期は10日～2週間（～4週間）である．教科書的には次第に上昇する階段状の発熱で発病すると記載してあるが，突然出現する38℃以上の発熱で発病する症例も少なくない．

表13.1に腸チフスとパラチフスの臨床症状・徴候を感染性腸炎研究会資料からまとめた成績（1984～1998年）を示す．対象となったのは同研究会に参加する全国政令都市立伝染病院に収容された症例であり，その患者ケースカードを集計したものである．この間の症例数は腸チフス507例，パラチフス204例であり，集計では保菌者を除外して有症状者のみを対象とした．なお，所見陽性と記載されていないものは陰性として算定してあるため，その数値は現実よりもやや低値である可能性が残されるが，これら2疾患の大まかな全体像を表すと考える．

すなわち，両疾患ともほぼ全例（表中では97.2％と98.0％．最高体温不明例や37℃台の発熱例が少数記録されたため100％にならない）で38℃以上の発熱が記録される．これに比しその他の症状の出現率はあまり高くない．すなわち，比較的徐脈は約半数，バラ疹は平均20％，肝・脾腫は平均30％の発現率であった．下痢は必発ではない．激しい下痢を伴う症例も存在したが，その多くは軽度であり，回数も少なかった．

重篤な合併症として腸出血，腸穿孔，意識障害などがあげられるが，パラチフスに比べ腸チフスでの発現頻度がより高く，腸チフスが重症化する傾向がうかがえる．このほかに難聴や急性腎不全などの合併も報告される．なお，腸チフス，パラチフスでは菌血症が証明される時期にあっても血圧低下やショックの発現はまれである．

以上に示したように，これら2疾患は発熱を主症状とし，下痢や腹痛などが前面に立つ急性腸炎

表13.1 腸チフス，パラチフスの臨床症状・徴候*(1984～1998年)(感染性腸炎研究会資料より)

疾患 症状・徴候	腸チフス (n=507)(%)	パラチフス (n=204)(%)
発熱≧38℃	493 (97.2)	200 (98.0)
比較的徐脈	270 (53.3)	109 (53.4)
バラ疹	116 (22.9)	44 (21.6)
肝腫	152 (30.0)	67 (32.8)
脾腫	147 (29.0)	68 (33.3)
鼓腸	106 (20.9)	27 (13.2)
下痢（第1病週）	285 (56.2)	102 (50.0)
下痢（第2病週以後）	203 (40.0)	66 (32.4)
便秘	102 (20.1)	40 (19.6)
腸出血	57 (11.2)	6 (2.9)
腸穿孔	5 (1.0)	0 (0)
意識障害	26 (5.1)	9 (4.4)

*保菌者例を除く．

の臨床像とは明らかに異なるため enteric fever (腸性発熱)として理解される．したがって，鑑別診断の対象としてはインフルエンザ，肺炎，腎盂腎炎，髄膜炎，粟粒結核，敗血症，ウイルス性肝炎などのほかマラリア，デング熱，リケッチア症(ツツガムシ病やQ熱など)，回帰熱，ブルセラ症，ウイルス性出血熱など多くの輸入感染症，さらに感染症以外の疾患として膠原病，血液疾患や悪性リンパ腫などが列挙される．

13.4 症　例

23歳女性．1990年3月に約2週間インド亜大陸を旅行した．旅行中は発熱，下痢などを認めなかった．帰国12日目に悪寒を伴い38.9℃の発熱が出現し，以後も高熱が続いた．第7病日に某病院に入院しマクロライド系抗生物質を投与されたが解熱せず，第11病日に原因不明の発熱としてコルチコステロイド(プレドニゾロン30 mg/日)投与が開始された．しかし，同病院に入院した日の血液培養から S. Typhi が検出されたため第14病日に都立駒込病院に転院となった．

転院後の経過(図13.2)：転院時体温38.9℃，比較的徐脈あり(脈拍数80/分)，脾1横指触知，肝触知せず．上腹部皮膚面に直径2〜3 mmのバラ疹を数個認めた．水様下痢便4回/日．WBC 4100/μl，Hb 11.5 g/dl，血小板23.5万/μl，GOT 279 IU/L，GPT 394 IU/L．ステロイド剤は中止とし，クロラムフェニコール(CP) 2 g/日を開始した．しかし，転院当日の血液培養から検出されたS. Typhi の薬剤感受性試験から分離菌株がCPだけでなくアンピシリン，ST合剤に対しても耐性であることが報告されたためオフロキサシン(OFLX) 800 mg/日に変更した．OFLX投与第8日目から解熱し，腸管出血などの合併症も伴わず順調な臨床経過を示したため，OFLXは3週間で終了とした．胆石の合併も画像上否定され，その後の再排菌もみられないため退院となった．

ここでは，伝染病予防法時代の腸チフス症例を提示した．当時の本疾患の管理はきわめて厳重に

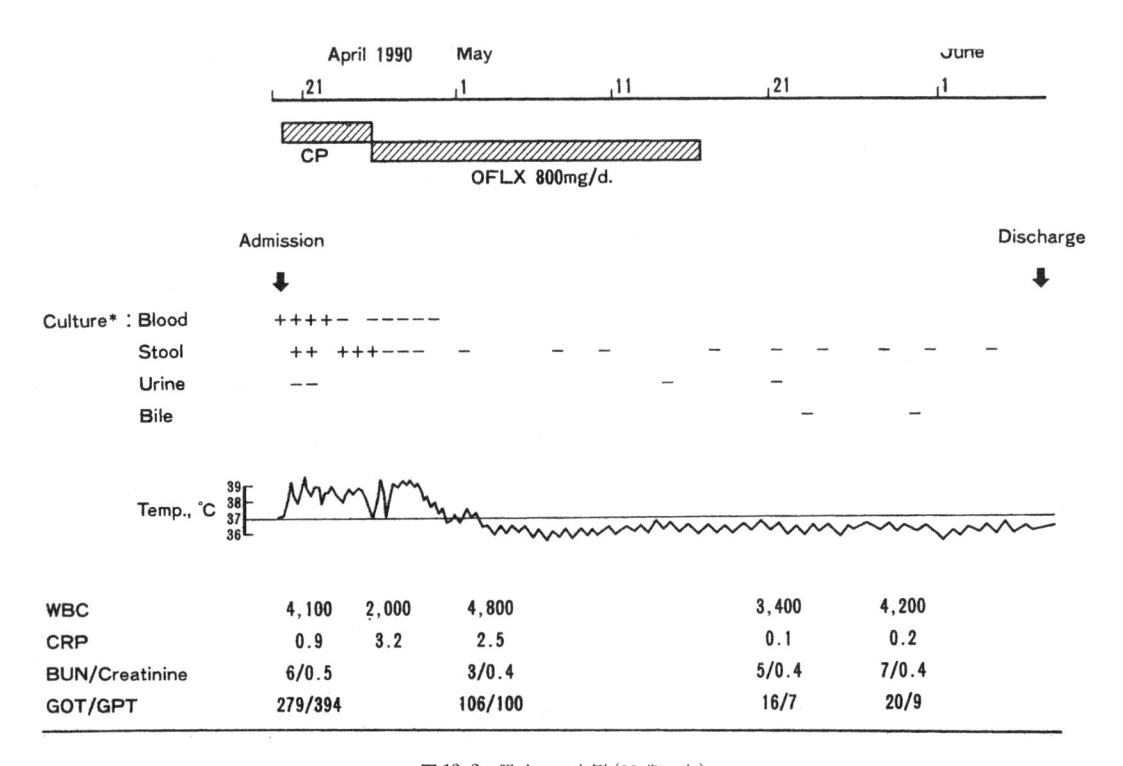

図13.2　腸チフス症例(23歳，女)
*Salmonella Typhi：CP, R；ABPC, R；ST, R；NA, S；OFLX, S.

行われていたため，治療終了後も再排菌のないことを確認してから退院としていた．そのため，本症例の入院期間は50日と長期化した．予防法が廃止され，「感染症の予防及び感染症の患者に対する医療に関する法律」が施行された1999年4月以降は患者の入院期間は大幅に短縮されている．今日では臨床症状が消失し，さらに医学的に腸出血や腸穿孔の危険性が消失したと見なされれば退院としているため，現実にはその入院期間は2～3週間程度となっている．なお，今回例は1990年の症例であり，当時はチフス性疾患に対する第1選択薬剤がCPであり，その投与期間も3週間であったため，腸チフスであることが細菌学的に確定した時点でCPを開始した．しかし，CPを含む多剤耐性菌株であることが判明した時点でフルオロキノロン製剤の1つであるOFLXに変更し良好な成績を得た．この時点では従来のCPと同様に3週間投与としたが，今日では2週間投与として満足すべき成績が得られている．

13.5 診 断

a. 臨床診断

持続する発熱が主症状であるため多くの発熱性疾患との鑑別が必要である．腸チフス，パラチフスの治療は一般細菌感染症と異なる点が多く，特に腸管出血や腸管穿孔を合併する危険性，抗菌製剤の投与期間，他個体への感染性などを考えると臨床症状のみで診断し治療を開始するべきではない．

b. 病原体検査

S. Typhi と S. Paratyphi A ともに発病第1週の有熱期に血液や骨髄液から，第2週以後は胆汁，糞便や尿から分離されるようになる．血液中の菌数は通常「数 CFU/ml」と少ないため，特に抗菌物質が投与されているような症例では培養による菌検出が困難である．しかし，このような症例にあってもサルモネラ検出の努力は重要であり，可能であれば抗菌製剤を中止し，血液や糞便の培養を繰り返す必要がある．

なお，病原体の間接証明法としての血清抗体価の上昇を証明する Widal 反応は現在でも発展途上国を中心に用いられているが，わが国での現行の試薬は陽性率が低いためほとんど利用されていない．

13.6 治 療

治療の基本は患者の状況に応じた安静と食餌制限である．発病第2週以後になると腸出血や腸穿孔などの重篤な合併症を伴う症例が散見されるようになる．腸出血に対しては安静に加え，禁食に近い食事制限，点滴による全身管理が必要になる．下血量が多かったり下痢を伴う症例に対しては阿片チンキを用いて腸蠕動を抑制する試みも行われる．腸チフス症例が突然激しい腹痛を訴え，白血球数が増加した場合には腸穿孔の可能性を考えるべきであり，腸穿孔は緊急手術の適応となる．

抗生物質が臨床的に用いられる以前のアメリカでのチフスの死亡率は約13%と報告されていた[3]．しかし，抗菌物質が用いられるようになった今日では彼我ともにその死亡率は0に近い[4,5]．腸チフスとパラチフスに対する選択薬剤としてはABPC，CP，さらにST合剤などがあげられ，さらに近年ではグラム陰性菌に対してきわめて強い抗菌力をもつセフェム系製剤などが選択される．1980年代末までのわが国ではCPやABPCがその治療の中心であったが，今回提示したような多剤耐性菌による症例が臨床的に問題となり，さらに従来の薬剤の副作用（CPによる骨髄障害など）と必要投与期間の長さから，1990年以降次第にフルオロキノロン製剤が多用されるようになった．表13.2に都立駒込病院で1982～1999年に診療した腸チフス症例から分離された54株のS. Typhi に対する20種の抗菌物質の抗菌力 MIC（最小発育阻止濃度）を示す．MIC 値が小さい（表中では左側寄り）ほど薬剤に対する感受性が高いことを示し，臨床的にも有効性が期待できる．すなわち，従来から繁用されてきたABPC，CP，TMP（STの主要有効成分）と比べても，多くのβラクタム系製剤とフルオロキノロン剤は低いMIC 値を有し，その臨床的有用性が示唆される．なお，表中にABPC，CPとTMPに対する耐性

表13.2 チフス菌54株に対する20抗菌製剤の抗菌力(1982〜1999年分離株)

antimicrobial agent	MIC (μg/ml)														
	0.008	0.016	0.03	0.06	0.13	0.25	0.5	1	2	4	8	16	32	64	128	>128
ABPC						27	17	5								5
CEX									27	27						
CET							1	11	29	8	5					
CPZ					2	45	2	1	4							
CTX		2	31	21												
LMOX			25	19		8	2									
AZT	7	35	2		10											
IPM			2	49	3											
CFIX		4	20	20		10										
CETB		1	31	12		1	9									
CDTR				5	36	13										
CFPN				3	40	11										
AMK									4	48	2					
CP									8	41						5
MINO						7	40	1				2	4			
NA									50	1				2		1
NFLX		5	38	2	6		3									
OFLX		11	40		2	1										
TFLX		50	1		3											
TMP			4	21	23	1										5

菌 (MIC > 128 μg/ml) が 5 株証明されるが,この中に今回提示した症例からの多剤耐性菌株が 1 株含まれている.さらに,この表には NA に対し高 MIC 値を有する菌株が 3 株 (>128 μg/ml が 1 株,64 μg/ml が 2 株) 証明されるが,これら 3 株はフルオロキノロン剤 (NFLX, OFLX, TFLX) にも低感受性で,臨床的にもキノロン投与に抵抗性であった.S. Typhi にあってはこのようなフルオロキノロン低感受性株が出現しており[6],腸チフスの治療をさらに複雑なものとしている.また,S. Paratyphi A に関してもキノロン耐性菌の出現が報告されているため,チフス性疾患では原因菌の分離による確定診断と薬剤感受性試験は必須事項である.

13.7 予 防

経口感染であるため生食(特に生カキなど)を避けることが感染予防上重要であるが,日本人が魚介類をはじめとした生食を好むこと,さらに今日のわが国の年間患者数が腸チフス,パラチフスを合計しても 100 例前後ときわめて少ないことを考えると,日常生活での生食の回避は実際的ではない.しかし,チフス性疾患は発展途上国への旅行での輸入感染症としての側面が指摘されるため,発展途上国への海外旅行にあっては他の経口的に感染する疾患(旅行者下痢症,ウイルス性肝炎など)の予防をも兼ねた生食および生水摂取の回避を指導する必要がある.

なお,現在のわが国では実用化されていないが,腸チフスに対しては有効性の高いワクチンが 2, 3 開発されており,将来的にはチフス流行地への旅行にあって利用できるようになることが望ましい.

〔増田剛太〕

文 献

1) 江崎孝行:医学細菌の分類・命名の情報.2. ICSB

の仕組み，裁定委員会の役割．感染症学雑誌, **74**：945-948, 2000.
2) CDC：Recommendations of the International Task Force for Disease Eradication. *MMWR*, **42**(RR-16)：1-38, 1993.
3) Stuart, B. M. and Pullen, R. L.：Typhoid. *Arch. Intern. Med.*, **78**：629-661, 1946.
4) Mermin, H. M., Townes, J. M., Gerber, M. *et al.*：Typhoid fever in the United States, 1985-1994. *Arch. Intern. Med.*, **158**：633-638, 1998.
5) Hoshino, Y., Masuda, G., Negishi, M. *et al.*：Clinical and bacteriological profiles of patients with typhoid fever treated during 1975-1998 in the Tokyo Metropolitan Komagome Hospital. *Microbiol. Immunol.*, **44**：577-583, 2000.
6) Parry, C., Wain, J., Chinh, N. T. *et al.*：Quinolone-resistant *Salmonella typhi* in Vietnam. *Lancet*, **351**：1289, 1998.

14. ボツリヌス症

14.1 病原体の性状

ボツリヌス症の原因となる病原体はボツリヌス菌 Clostridium botulinum である．本菌は，クロストリジウム属に属する 0.5〜2.0×2〜10 μm 大の偏性嫌気性菌グラム陽性桿菌で，亜端在性に楕円状の芽胞を形成する．本菌は芽胞の形で土壌中に存在しており，土壌を介して食品を汚染する．嫌気的な条件下で芽胞は発芽・増殖し，神経毒であるボツリヌス毒素 (botulinum toxin) が産生される．その毒素蛋白の抗原性の違いから A〜G 型に分類されるが，これらのうちヒトにボツリヌス症を引き起こすのは A, B, E, F 型菌である．また菌の性状の差異からは I〜IV 群に分類される．

本菌の産生するボツリヌス毒素は，易熱性の蛋白で，分子量 15 万の毒性成分 1 分子と分子量 15 万，35 万，75 万の無毒成分 1 分子との複合体の形で産生されるため，実際には分子量 30 万 (M 毒素)，50 万 (L 毒素)，90 万 (LL 毒素) の 3 種類が存在する．消化管から吸収されると血行性に神経筋接合部や自律神経節およびその末端に到達し，この部からのアセチルコリン放出を阻害し，筋麻痺を引き起こす．

14.2 ボツリヌス症の分類 (表 14.1)

食餌性ボツリヌス症 (foodborne botulism)，乳児ボツリヌス症 (infant botulism)，創傷性ボツリヌス症 (wound botulism) の 3 種類の病型が知られている．

食餌性ボツリヌス症では食品中で本菌の増殖と毒素産生が起こった後，ヒトにより摂食された毒素により起こる食中毒である．

乳児ボツリヌス症は，経口摂取された芽胞が乳児の消化管 (大腸) 内で発芽・増殖し，その際に産生される毒素により発症する．

創傷性ボツリヌス症は，創傷部から侵入した芽胞が局所で発芽・増殖し，毒素産生が起こって発症する．わが国ではほとんどみられないが，欧米では近年，薬物中毒患者における静脈注射による感染・発症が増加している．

14.3 国内外の流行状況

乳児ボツリヌス症は，1976 年にアメリカで最初に報告され[1]，その後アメリカを中心に各国で

表 14.1 ボツリヌス症の分類 (文献[9] より引用改変)

分類	発生原因	罹患年齢	症状	主な毒素型	原因食品	治療
食餌性ボツリヌス中毒	食品内で産生されたボツリヌス毒素の摂取	全年齢層 (主に成人)	複視，眼瞼下垂，口渇，嚥下困難，呼吸困難，便秘，運動神経麻痺などの神経症状 (致命率約 20%)	A, B, E, F	A 型毒素：自家製野菜瓶詰めなど B 型毒素：肉製品，自家製野菜瓶詰めなど E 型毒素：魚，魚加工品	血清療法 (抗毒素血清)
乳児ボツリヌス症	経口摂取した芽胞の消化管内 (大腸内) での発芽・増殖による毒素産生	3 週〜8 か月 (90% は 6 か月以内)	便秘，元気がない，哺乳力低下，筋弛緩，啼泣減弱，呼吸困難，乳児突然死症候群 (致命率約 3%)	A, B, F	蜂蜜 環境要因 (塵埃など)	対症療法 (経管栄養，呼吸管理，生菌剤の投与)，抗毒素血清 (重症例のみ)
創傷性ボツリヌス症	創傷部から侵入した芽胞の組織内での発芽・増殖による毒素産生	全年齢層 (成人男子，薬物中毒患者)	食餌性ボツリヌス中毒と同様の神経症状	A, B		血清療法 (抗毒素血清)

表 14.2　日本における乳児ボツリヌス症の発生状況（IASR, 21 (3), 2000 より引用改変）

症例	場所	発症年月	発症日齢	性別	毒素型	糞便中毒素検出	糞便中菌検出	血清中毒素検出	蜂蜜の摂取歴	蜂蜜からの菌検出	人工呼吸管理期間	入院期間	備考
1	千葉	1986.5	83	M	A	+	+	−	+	+	3日	68日	IASR, **7** (9/11), 1986
2	京都	1987.7	40	F	A	+	+	+	+	−	102日	146日以上	Jpn. J. Med. Sci. Biol., **43**: 233-237, 1990
3	大阪	1987.7	49	F	?	−	−	−	+	−	?	?	未発表
4	石川	1987.7	62	F	A	+	+	+	+	+	8か月	8か月以上	IASR, **9** (3), 1988
5	大阪	1987.8	38	M	A	−	+	−	+	+	66日	137日	小児科診療, **52**: 2799-2804, 1989
6	京都	1987.8	93	M	?	?	?	?	+	?	?	約30日	未発表
7	愛媛	1987.9	146	M	?	?	?	?	+	?	?	?	未発表
8	愛媛	1987.10	135	M	A	+	+	−	+	+	なし	90日以上	IASR, **9** (3), 1988
9	神奈川	1987.10	132	M	A	−	+	−	+	−	?	?	治療学, **25**: 207-209, 1991
10	岐阜	1987.10	99	M	A	+	+	−	+	+	1か月	35日以上	小児科臨床, **41**: 551-554, 1988
11	神奈川	1989.2	122	M	A	+	+	−	+	+	3か月	6か月	Acta Paediatr. Jpn., **33**: 394-397, 1991
12*	岡山	1989.10	54	M	A	+	+	−	+	+	?	?	第22回小児感染症学会
13*	北海道	1990.2	171	F	C	+	+	−	−	NT	?	?	Lancet, **336**: 1449-1450, 1990
14	大阪	1992.9	66	F	A	+	+	−	−	NT	11日	20日	感染症学雑誌, **68**: 259-262, 1994
15	石川	1995.3	183	F	B	+	+	−	−	NT	2週	42日	Acta Paediatr. Jpn., **38**: 541-543, 1996
16**	東京	1996.4	91	F	A	+	+	−	−	NT	なし	81日	IASR, **17** (10), 1996
17	広島	1999.3	212	M	A	+	+	−	−	NT	?	?	IASR, **20** (12), 1999

*乳児突然死症候群のニアミス例，**自家製野菜スープが原因食品と推定された症例．?：不明，NT：検査せず．

多数の報告がある．日本においては，1986年に蜂蜜が原因となった症例が報告[2]されたのが最初で，その後現在まで少なくとも17例が確認されている（表14.2）．患者発生には地域特異性，季節性，男女差はみられていない．1987年には9例が報告され，蜂蜜の摂取が原因と考えられる毒素型A型の症例が多かったが，厚生省（現 厚生労働省）が1987年10月に乳児に蜂蜜を与えないこと，検査体制を整備することなどを通知し，その後の本症患者の報告は少なくなっている．1990年以後は蜂蜜摂取歴が全くない例が報告され，汚染された野菜を材料として調理したと推定される自家製野菜スープが原因食と判明した症例も報告されている[3]（表14.2の症例16）．症例12，13は乳児突然死症候群（sudden infant death syndrome : SIDS）のニアミス例と考えられる症例である．

乳児ボツリヌス症におけるボツリヌス芽胞の感染経路としては，蜂蜜などの乳児食，塵埃，土壌であることが明らかにされており[4,5]．1986年に実施された市販されている蜂蜜の汚染調査では，検査した512検体中27検体（5.3%）で本菌が陽性であり，国産の蜂蜜でも131検体中6検体（4.6%）から本菌が検出された[6]．

14.4　臨床症状[5]

乳児ボツリヌス症は生後3週〜6か月の乳児に発症し，通常8か月以降の乳児では認められない．好発年齢が限定されている理由としては，腸内細菌叢の未熟性などから，拮抗する腸内細菌が少ないため，この時期の乳児の腸内環境が，本菌の発育に適していることが推定されている．

ボツリヌス菌に感染すると，通常に発育していた乳児が，便秘，元気がない，哺乳力減退，長時間眠り続けるなどの症状を呈し，引き続いて，嚥下困難，よだれの増加，首のすわりが悪くなったり手足が動かないなどの全身の筋力低下などの症状が出現する．重症の場合は呼吸筋麻痺による呼吸困難，呼吸停止をきたす．一般に肺炎などの合併症がなければ発熱は認められない．時に前駆症状が全くなしに突然呼吸停止を起こすことのあることが知られており，乳児突然死症候群の一部は本症によるものと考えられている[7,8]．

乳児ボツリヌス症の場合，菌が主として大腸で増殖するため毒素の吸収量が比較的少なく，致死率は約3%と食餌性ボツリヌス症の約20%に比

べて低い．

14.5 典型的な症例

門間らが1997年に報告した，自家製野菜スープが原因となった乳児ボツリヌス症の症例[3,9]の臨床経過を図14.1に示す．この症例では，患者の糞便，材料の野菜を入手した自営する青果店の野菜くず，塵埃から遺伝子学的解析で同一株とされるA型ボツリヌス菌が検出されたことから，自家製の野菜スープが原因食品であると推定されている．便秘に引き続いて運動障害，嚥下障害が出現し，糞便からA型ボツリヌス菌およびボツリヌス毒素が，血清中からボツリヌス毒素がそれぞれ検出された．経管栄養，乳酸菌製剤などによる治療により，81日間の入院治療後軽快した．

14.6 診　　断

a. 臨床診断

前述した臨床症状，蜂蜜などの摂取歴などから診断するが，臨床症状のみから本症を診断することは困難である．鑑別診断としては，ポリオ，重症筋無力症，ギラン-バレー症候群，先天代謝異常などの筋力低下や運動麻痺をきたす疾患があげられる．

一般に，血液生化学検査，尿検査，髄液検査，頭部画像検査では異常は認められない場合が多いが，筋電図の異常（短振幅，低電位の活動電位の頻発）が認められる．

b. 病原体検査

血清，糞便，吐物，原因食からのボツリヌス毒素の検出，および糞便，原因食からのボツリヌス菌の分離により，確定診断を行う．

毒素の検出は，マウス腹腔内注射によりマウス致死性を確認することにより行う．毒素の型別判定には，抗毒素血清による中和試験，受身赤血球凝集反応，酵素免疫吸着測定法などが用いられるが，中和試験が一般的である．

菌の分離・培養には，サイクロセリン，スルファメトキサゾール，トリメトプリムを添加した卵黄加寒天培地（CBI培地）を用いて，30℃，4～7日間嫌気培養を行う．

14.7 治　　療[5,9]

対症療法が主体となる．すなわち経口摂取不能時，哺乳力低下時には経管栄養，消化管の麻痺が認められる場合には中心静脈栄養，呼吸筋の麻痺による呼吸障害に対しては人工呼吸管理をそれぞれ行いつつ，症状の改善を待つ．また，腸内細菌叢のバランスを保ち，ボツリヌス菌の異常増殖を抑制する目的で，ビフィズス菌製剤などの生菌剤を投与するのは悪いことではないと思われる．

原因療法としては，抗毒素血清（ウマ血清）の投与があげられるが，血清病やアナフィラキシーのリスクがあること，乳児ボツリヌス症は比較的致死率が低く，自然治癒が十分に期待できることなどから，ウマ血清に対する過敏症のないことを確認した上で，重症例に限って使用を検討するべきである．抗毒素血清の入手に関しては各都道府県の衛生部に問い合わせるとよい．

基本的には毒素による疾患なので抗菌薬は不要

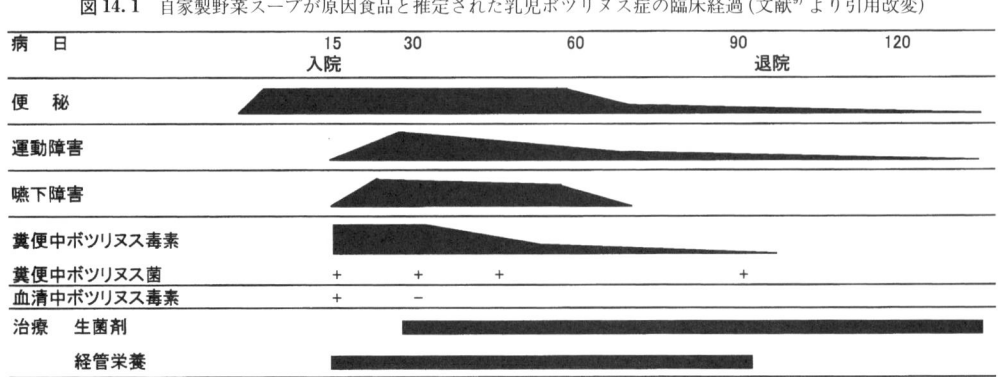

図14.1　自家製野菜スープが原因食品と推定された乳児ボツリヌス症の臨床経過（文献[9]より引用改変）

であるが，合併症として呼吸器感染症などを起こした場合には抗菌薬による治療を行う．この場合，アミノ配糖体系薬はそれ自体に神経筋ブロック作用があるため，ボツリヌス症による神経筋症状を増悪させるおそれがあるため使用を避けるのが望ましい[10]．

14.8 予　　防

乳児に対して，蜂蜜などのボツリヌス菌の芽胞が混入している可能性のある食品を与えないことが最も重要な予防法である．適切な疫学情報を得るためにも，確認された場合に確実に報告することが重要である．

ワクチンに関しては，欧米で開発の段階にある．
〔岩田　敏〕

文　献

1) Pickett, J. et al. : Syndrome of botulism infancy : clinical and electrophysiologic study. *N. Engl. J. Med.*, **295** : 770-772, 1976.
2) Noda, H. et al. : Infant botulism in Asia. *Am. J. Dis. Child.*, **142** : 125-126, 1988.
3) 門間千枝ほか：自家製野菜スープが原因と推定される乳児ボツリヌス症．感染症誌，**71** : 814, 1997.
4) Arnon, S. S., et al. : Honey and other environmental risk factor for infant botulism. *J. Pediatr.*, **94** : 331-336, 1979.
5) Arnon, S. S. : Infant botulism. Textbook of Pediatric Infectious Diseases (Feigin, R. D. and Cherry, J. D. eds), 4th ed., pp. 1703-1731, W. B. Saunders, 1998.
6) 阪口玄二：蜂蜜による乳児ボツリヌス症．モダンメディア，**34** : 123-132, 1988.
7) Arnon, S. S. et al. : Infant botulism : Epidemiology and relation to sudden infant death syndrome. *Epidemiol. Rev.*, **3** : 45-66, 1981.
8) Sonnabend, O. A. R. et al. : Continuous microbiological and pathological study of 70 sudden and unexpected infant death : Toxigenic intestinal *Clostridium botulinum* infection in 9 cases of sudden infant death syndrome. *Lancet*, **1**(8423) : 237-241, 1985.
9) 門間千枝ほか：乳児ボツリヌス症．感染症症候群III（諏訪庸夫編），pp. 115-119, 日本臨牀社，1999.
10) L'Hommedieu, C. et al. : Potenciation of neuromuscular weakness in infant botulism by aminoglycosides. *J. Pediatr.*, **95** : 1065-1070, 1979.

3 類感染症

15. 腸管出血性大腸菌感染症

15.1 病原体の性状

ヒトに下痢を起こす大腸菌は下痢原性大腸菌（または病原大腸菌）と呼ばれるが，その中で志賀毒素群（Shiga toxin family：Stxs）を産生するものは志賀毒素産生性大腸菌（Shiga toxin producing E. coli：STEC），そのうち出血性大腸炎（図15.1）の原因となるものは腸管出血性大腸菌（enterohemorrhagic E. coli：EHEC）と分類される[1]。EHEC感染は，溶血性尿毒症症候群（hemolytic uremic syndrome：HUS）を合併しやすいことで知られている。現在STECとされているものは数多いが，欧米や日本で最も多く検出され合併症を起こしやすいのはO157：H7で，その他わが国ではO4：H-，O26：H-，O26：H11，O45：H2，O103：H2，O111：H-，O118：H2，O119：H19，O121：H19，O128：H2，O145：H-，O157：H-も検出されている。

EHECは基本的には腸管病原性大腸菌（enteropathogenic E. coli：EPEC）の特性をもち，さらにStxsを産生することが特徴である。Stxsは志賀赤痢菌およびEHECによって産生される蛋白合成阻害因子で，志賀赤痢菌に産生されるものをStx，EHECによって産生されるものをStx1またはStx2と呼ぶ。E. coli O157：H7の多くはStx1とStx2の両方を産生するが，EHECの中にはStx1またはStx2のいずれかを産生する株もあり，Stx2産生性のものによる感染の方が重症化しやすい。Stxsはそれに対するレセプターであるglobotriaosyl ceramide（Gb3）をもつ血管内皮細胞，尿細管上皮細胞，腸管上皮細胞などに結合し細胞死をもたらし，出血性大腸炎やHUSなどさまざまな症状を惹起する[2]。EHECのうちO157：H7は感染に必要な菌量が50～100個程度と感染力が強く，集団感染の場合ヒトからヒトへの二次感染は10%以下の範囲でみられる。耐酸性が強いことも感染力が強い1つの要因であるらしい。

EHEC感染の重症合併症であるHUSや脳症の発症には，腸管に感染したEHECの産生したStxsあるいはそのlipopolysaccharide（LPS）がびらんした粘膜を通って，あるいはその他の経路で，血流へ流入し，血管内皮細胞など各種細胞を刺激，種々のサイトカインの関与のもとに標的臓器を傷害する結果HUSを発症させるというステップを踏むものと考えられている。Stxsに対する細胞の感受性はその細胞が発現しているGb3の量と関係していて，感受性のある細胞の多い器官が合併症の中心となるということがわ

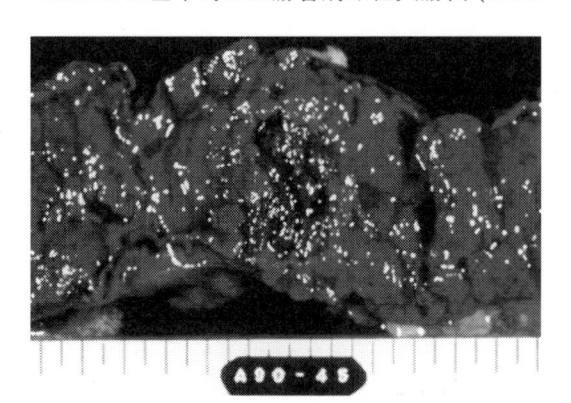

図15.1 出血性大腸炎の大腸粘膜面

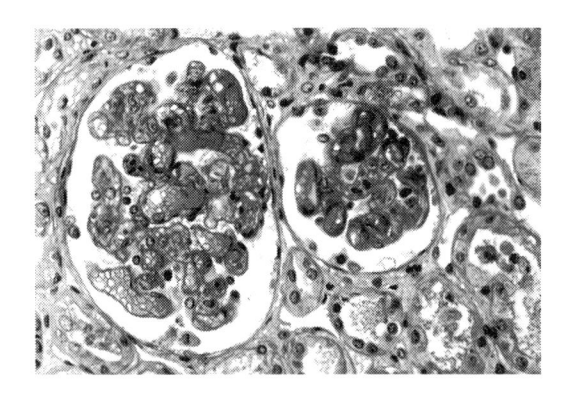

図15.2 腸管出血性大腸菌感染によるHUSにおける腎糸球体組織像

かっており，本症における合併症が腎，ことに糸球体が中心となるのは，腎組織においてGb3がより多く表現されているためと説明されている．

HUSにおける急性腎不全は，主として糸球体の血管内皮細胞やメサンギウムの膨化とフィブリン血栓による血管内腔の閉塞または狭小化により（図15.2），これに尿細管細胞の傷害を伴う．HUSの発症とほぼ同じころにみられる脳症はHUSの結果として起こるというより，HUSと同じ機序で同時に進行し，より重症な例で起こるものと考えられる．

15.2 国内外の流行状況

1982年にアメリカで初めて E. coli O157：H7の集団感染[3]が発生し注目されて以来，アメリカ，カナダ，オーストラリア，ヨーロッパ，スコットランドなど主として先進工業国で集団発生が相次いでいる．E. coli O157：H7は世界的に最も多く検出され重症化することが多いので重要な菌型であるが，オーストラリアではO111：H-が主で，アルゼンチンでもO157は必ずしも主ではない．今後O157以外のEHEC感染症の動向が注目される．

一般に，ある国で初めて本症の集団発生があった場合，5～10年の間隔をおいて集団発生の急増があり，その後徐々に発生数は減少していくという経過をたどる．わが国では1986年に松山市の保育施設でE. coli O111：H-による集団感染が，1996年には浦和市（現 さいたま市）の幼稚園でE. coli O157：H7の集団感染[4]が初めて発生し，それぞれ死亡例が出ている．その後小規模の集団感染が散発していたが，1996年になりE. coli O157：H7の集団感染が急増し始め，ついには7月の堺市における大集団感染となり社会問題となった．それ以降は集団感染の件数は減少しているとはいえ，散発例は相変わらずみられ，油断すればいつでも集団感染は発生しかねない状況にある．

15.3 臨床症状[4,5]

EHECの感染を受けたもののうち出血性大腸炎となるものは約半数で，残りの半数は無症状あるいは下痢のみでおさまる．出血性大腸炎の典型的なものは，感染から3～5日後に下痢が始まりまもなく頻回の水様便（10～20回/日）に移行，強い腹痛と血便を伴うようになる．血便はしばしば血液のみというような激しいものである．10～30％は下痢の発症後5～7日の消化器症状が軽減し始めるころHUSを併発し，重症のものは痙攣，意識障害など脳症の症状を伴う．致死率は0.5～1％である．合併症は一般に，激しい腹痛，著しい血便を示す典型的な出血性大腸炎症状を呈する患者ほど起こしやすいと考えてよい．EHEC感染では持続した発熱をみることはないので，経過中に高熱を示した場合重症合併症の前駆症状と考え注意が必要である．

HUSは急性腎不全，血小板減少，細血管障害性溶血性貧血を3主徴とし，臨床的には，元気がない，顔色不良，浮腫，乏尿といった症状で気づかれるが，尿蛋白，尿潜血など尿所見の異常は簡単でより早く知ることができ，重症化の予兆として有用である．白血球数，CRPの急増もやはり下痢発症の3日目前後と早期にHUS，脳症に先駆けて認められ，重症化の予兆とみられる．血小板減少，ハプトグロビンの低下，血清LDH，血清ビリルビンの増加はそれに引き続き急速に進行し，ヘモグロビンの減少，血清BUN，クレアチニンの増加はやや遅れてみられる．

脳症はHUSの発症とほぼ同時期に発症するが，経過が急激であるためHUSに先立って診断

されることも多い．そのときは頭痛，傾眠，不眠，不穏，多弁，幻覚など種々の中枢神経症状が前兆としてみられ，まもなく痙攣，昏迷，昏睡に陥る．意識状態の微妙な変化は察知しにくいので，患者と普段から接している家族の観察を参考にするのがよい．

15.4　典型的な症例[4]

図15.3は1996年の浦和市におけるE. coli O157：H7による集団下痢の際に経験した本症の典型的な症例である．下痢，腹痛，血便に引き続き腎不全，意識障害，血小板減少，貧血が急速に進み，腹膜灌流と強力な抗痙攣療法により約1か月の経過で明らかな後遺症を残すことなく軽快した．軽快後の腎生検では約20%の糸球体が硬化，萎縮していたが腎不全には至っていない．

15.5　診　　　断

a.　臨床診断

疾患が典型的な経過をたどる場合，特徴的な出血性大腸炎を呈するので必ずしも診断は難しくない．持続する発熱がないのが赤痢，サルモネラ腸炎，カンピロバクター腸炎などと異なるところで，強い腹痛と血便を呈している患者で発熱がないか一過性である場合は本症が疑わしい．各種検査所見は合併症の発症前では軽度の炎症反応がみられるのみで特異的なものはない．腹部超音波検査で大腸壁の明らかな肥厚がみられた場合，本症が疑われる．経過中に高熱がみられたとき，好中球数，CRPが急増したときは合併症発症の可能性があるので注意が必要である．

b.　病原体検査

EHECの診断には便より培養された大腸菌のO抗原とH抗原を抗血清で決定し，さらにそのStxs産生性を確認して最終的に同定する．E. coli O157：H7はソルビトール非分解または遅分解であるので，マッコンキー・ソルビトール寒天培地など分離培地を用い非分解性のコロニーとして推定することができる．ただこの方法は時間を要するため，迅速性が要求されるベッドサイドでは便中より直接O157抗原またはStxsを短時間で検出できる診断キットが用いられる．PCR

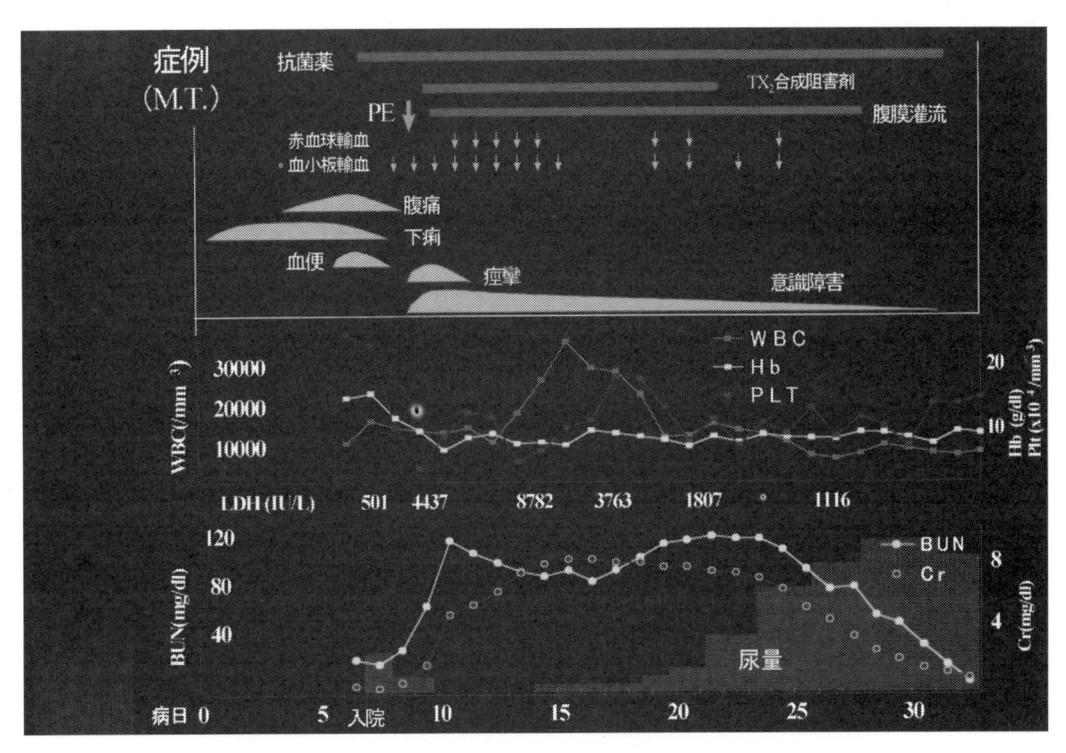

図15.3　腸管出血性大腸菌感染症の典型例における臨床経過

(polymerase chain reaction：ポリメラーゼ連鎖反応)法を用いて便中よりStxs産生遺伝子を検出する方法はStxs産生菌の診断には迅速性,確実性で優れており臨床上きわめて有用であるが,菌の同定はできないので便培養と並行して行う必要がある．これらの方法で陰性であっても血清にO157などEHECのO抗原に対する抗体の上昇を証明することで間接的に感染を診断することもできる．

15.6 治　療

本症に対する治療の目的は,消化器症状の軽減と重症合併症発症の予防,合併症発症の早期発見とその対応にある．

a. 生菌製剤

生菌製剤が *E. coli* O157：H7の増殖を抑えることは実験的に知られているが,臨床的には有効性は必ずしも証明されていない．用いる場合は感染の可能性があるが発症していないもの,発症後症状は消失したが排菌だけが残るもの,抗菌薬とともにその抗菌薬に耐性の生菌剤を投与する場合などが対象となろう．

b. 抗菌薬

本症の性質から考えれば抗菌薬が根本的な治療法となるとは考えにくいが,感染を最小限に抑え合併症発現の予防に役立つ可能性は考えられる．わが国では1996年以来の経験より,下痢発症後早期のホスホマイシンの使用は合併症発症をある程度抑え,少なくとも有害ではないと考えるものが多いのに対し[6],欧米では,一般に抗菌薬の使用は効果が期待できないだけでなく,場合によっては合併症の発症を促進するので使用すべきでないとしている[7]のは周知のとおりである．

抗菌薬はこのような事情を踏まえて使用する必要がある．種類としては現在のところホスホマイシン,ノルフロキサシン,カナマイシンの経口投与がすすめられているが,ホスホマイシンの使用経験が最も多い．使用は発症後3日以内から3〜5日間程度とし,長期間使用しない．ただ,ホスホマイシンも菌からのStxs遊離作用があるので,必ずしもどの時期にも用いうる最良の薬剤とはいえない．ノルフロキサシン,カナマイシンあるいはその他の薬剤についてはさらに経験の蓄積が必要である．菌が耐性を示す抗菌薬の使用は感染・発症を助長する可能性があるので,感受性のある薬剤を用いるよう常に留意し,使用後は便中の菌の消失を確認しておく．ST合剤は合併症を誘発する可能性があるという報告があるので使用しない．

出血性大腸炎の症状が最盛期のときに抗菌薬が有用か弊害はないかを判断する上での客観的な事実はない．この時期に抗菌薬を用いるとすると,より静菌的な抗菌作用をもつカナマイシンまたはミノサイクリンの経口投与が適当であろう．腹痛,嘔吐が強く経口投与が難しく経静脈投与が必要な例では腎排泄性,殺菌性のものより胆汁排泄性,静菌性のミノサイクリンが適当と思われる．

c. 経口Stxs吸着剤

Stxs吸着剤はEHECによって産生されたStxsを腸管内で吸着し血流への流入を防ぐことによって合併症の発症を予防しようというものである．Synsorb PkはStxsのレセプターであるGb3をけい藻土に結合させたもので,病初期にこれを経口摂取することによりHUSの発症率を減少できると期待されたが市販には至らなかった．最近ではGb3を細胞表面に多量に発現した細菌を吸着剤として用いる方法も開発されており,より良好な効果が期待できる．合併症発症にはStxs以外にLPSの血流への流入が重要とされるが,薬用炭末はStxsとLPS両方を非常に強力に吸着するので,投与法を工夫すれば効果が期待できる[9]．ただ,いずれの方法も効果は抗菌薬と同じようにいかに早期に用いることができるかにかかっている．

d. その他

血漿交換は,血中に入った毒素または異常に増加したサイトカインを除去したり,プロスタサイクリンを補充する目的でこれまでわが国でも用いられ,中枢神経合併症の予防または軽減にある程度の効果はあるかと期待されたが,著明な効果はみられていない．むしろ安易な施行は微妙な状態にある患者の水・電解質バランスの破綻をきたす

可能性があり，施行には慎重でなければならない．大量γグロブリン静注，副腎皮質ホルモンも合併症予防に用いられているがその効果は明らかでない．

e. 合併症の治療

発症してしまった合併症には，綿密に水・電解質バランスをとり，必要なら人工透析，強力な抗痙攣療法，人工換気，必要最低限の血小板輸血を行い，保存療法にて急性期をしのぐのが現在のところ最善である．

15.7 予　防

EHECの汚染は今や全国に及んでおり，いつでも集団感染は起こりうる状況である．主たる汚染源は畜牛の糞便で，これで汚染された食品や水が感染の原因となる（図15.4）[9]．これまで集団発生の感染源となったものは，ハンバーガー，サンドイッチ，リンゴサイダー，レタス，サラミソーセージ，未殺菌の牛乳，マヨネーズ，チーズ，井戸水，湖水，水道水，カイワレダイコン，おかかサラダ，ポテトサラダ，牛生レバー，生鹿肉，イクラなど多彩である．

予防対策には潜在的な危険箇所，たとえば学校，保育園，老人施設の給食施設，畜産施設周辺の川・井戸，食肉生産施設，その他の食品加工施設の衛生を常にチェックしておく．食材や食品の生産者や一般の消費者も普段から，(1) 食材は十分流水で洗うなどして汚染を最小限にする，(2) 食品を暖かいところに放置しない，(3) できるだけ加熱をする，という食中毒防止の3原則を知っている必要がある．

医療の面からは，感染が疑われる者に対する発症予防，二次感染の予防，感染源特定による感染拡大防止のための協力を行わなければならない．

無症状保菌者，菌の暴露を受けたばかりの者あるいはその疑いの強い者に対して除菌，発症予防にホスホマイシン，ノルフロキサシン，カナマイシンの経口投与は有用と考えられるが，流行中の菌に感受性があることを確認しておく必要がある．

感染が流行中の集団にいて発症していない者に，集団より隔離し再暴露の可能性をなくした上で抗菌薬を用いることは意味がある．菌への暴露の可能性が続く者には抗菌薬の投与で感染予防することはせず，生菌製剤の投与などで経過をみる方がよい．

患者の家族は，患者も含め同居の家族に同じ期間抗菌薬を用いるのは有用と思われるが，このと

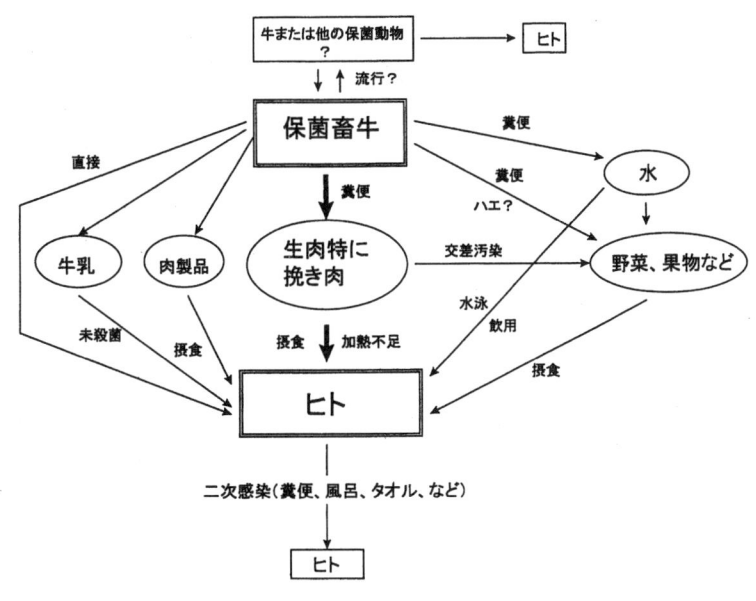

図 15.4　*E. coli* O157：H7 汚染経路

きも手指，風呂，タオル，下着などに注意し菌の再暴露を受けないようにしておく．

〔城　宏輔〕

文献

1) Karmali, M. A.: Infection by verotoxin producing *Escherichia coli. Clin. Microbiol. Rev.*, **2**: 15-38, 1989.
2) Karmali, M. A. *et al.*: The association between idiopathic hemolytic uremic syndrome and infection by verotoxin-producing *Escherichia coli. J. Infect. Dis.*, **151**: 775-782, 1985.
3) Riley, L. W. *et al.*: Hemorrhagic colitis associated with a rare *Escherichia coli* serotype. *N. Engl. J. Med.*, **308**: 681-685, 1983.
4) 城　宏輔：埼玉県某幼稚園で流行した *Escherichia coli* O157：H7による出血性大腸炎．臨床と微生物，**23**：869-878, 1996．
5) Boyce, T. G., Swerdlow, D. L. and Griffin, A. M.: *Escherichia coli* O157：H7 and the hemolytic-uremic syndrome. *N. Engl. J. Med.*, **333**: 364-368, 1995.
6) Takeda, T. *et al.*: Early use of fosfomycin for Shiga toxin-producing *Escherichia coli* O157 infection reduces the risk of hemolytic-uremic syndrome. *Escherichia coli* O157：H7 and Other Shiga Toxin-Producing *E. coli* Strain (Kaper, J. B. and O'Brien, A. D. eds.), pp. 385-387, American Society for Microbiology, 1998.
7) Wong, C. S. *et al.*: The risk of the hemolytic-uremic syndrome after antibiotic treatment of *Escherichia coli* O157：H7 infections. *N. Engl. J. Med.*, **342**: 1930-1936, 2000.
8) 藤井紀行ほか：Vero毒素吸着剤としての薬用炭評価に関する研究．埼玉小児医療センター医学誌，**16**：16-21, 1999．
9) 城　宏輔：腸管出血性大腸菌O157：H7の疫学．小児科臨床，**50**：1807-1814, 1997．

4 類感染症

16. ウエストナイル熱（西ナイル熱）

　ウエストナイルウイルスは，約65年前に初めて分離され，その存在が明らかとなったウイルスである．このウイルスは，ヒトにおいてはウエストナイル熱，時に脳炎を起こすことが知られており，アフリカ，ヨーロッパ，西アジアにおいて流行が報告されていた．日本においてはウエストナイルウイルスの侵入や，輸入患者の報告もなかったため，あまり話題とならなかったウイルスであった．しかし1999年，アメリカのニューヨーク市周辺での流行が報告され，その後同国のほぼ全域に侵淫地域が拡大し，多数の患者発生が報告されたことから，大きな注目を集めるようになった．日本においてはこれまで感染例は認められていないが，今後輸入感染症としての注意が必要であるし，またウイルスの日本国内への侵入についても対策を考えておくべき感染症である．

16.1 病原体の性状[1,2]

　ウエストナイルウイルスは，フラビウイルス科のフラビウイルス属に属する．直径約50 nmでエンベロープを有する球形のウイルスである．エンベロープは糖蛋白（E蛋白）と膜蛋白（M蛋白）の2種類の蛋白質を有する．内部にはコア蛋白よりなるカプシドを有する．ゲノムは約11 kbの一本鎖の＋鎖RNAである．1つの翻訳可能領域を含み，5′末端側からの翻訳で大きなポリ蛋白をつくる．このポリ蛋白は宿主細胞のシグナルペプチダーゼ，あるいはウイルス蛋白自身のプロテアーゼ作用により切断され，3つの構造蛋白であるコア（C），PrM，エンベロープ（E）蛋白と7つの非構造蛋白NS1，NS2A，NS2B，NS3，NS4A，NS4B，NS5ができる．PrM蛋白はウイルス成熟の過程で切断されM蛋白となる．したがって，成熟したウイルス粒子はC蛋白，M蛋白，E蛋白からなっている．

16.2 国内外の流行状況

　ウエストナイルウイルスは従来アフリカ，ヨーロッパ，中東，中央アジア，西アジアなど東半球の広い地域に分布していることが知られていた．なお，オーストラリアに存在するクンジンウイルスはウエストナイルウイルスのサブタイプであると考えられている．1990年以前，ウエストナイル熱の流行は小規模なものであったが，1994年以降世界各地で比較的大きなウエストナイル熱・脳炎の流行が起こっていた．たとえばルーマニア（1996～1997年），ロシア（1999年），イスラエル（2000年）においては数百人規模のウエストナイル熱，脳炎の患者発生が報告されている．1999年アメリカのニューヨーク市において，西半球では初めて62人の患者発生，次いで2000年21人，2001年66人の患者が報告された．2002年にはウイルス侵淫地域はさらに拡大し，患者4156人，死亡者284人が報告された．2003年にはハワイ州，アラスカ州，ワシントン州，オレゴン州を除く全州において計9006人の患者，うち202人の死亡が報告されている．9006人の患者のうち68％はウエストナイル熱，30％は重篤な症状である脳炎，髄膜炎であった．2001年にはカナダへのウエストナイルウイルスの侵入が報告された．

2002年は329人の患者発生，うち20人の死亡が，2003年には1220人の患者，うち10人の死亡が報告されている．さらに，すでにカリブ海の諸島，メキシコへの侵入も報告されており，北アメリカ大陸のより広い地域に侵淫したと考えられる．1999年以降北アメリカで流行しているウイルスは，イスラエルあるいはその周辺に存在していたウエストナイルウイルスがアメリカ合衆国に侵入したものと考えられている．侵入した経路は明らかにされていない．

16.3 感染経路

ウエストナイルウイルスは，自然界においては鳥と蚊の間で維持されている．ヒトは感染蚊の吸血によりウエストナイルウイルスに感染する．ヒトは終末宿主であり，感染したとしても低レベルのウイルス血症が認められるのみである．したがって，通常感染したヒトを蚊が吸血しても蚊の感染が起こることはなく，ヒトが感染源となることはないと考えられている．

感染蚊の吸血による通常の感染経路とは異なる経路での感染として，① 輸血によって感染した例(3)，② 臓器移植によって感染した例(4)，③ 母乳によってウエストナイルウイルスに感染した例(5)，④ 経胎盤感染が疑われる例(6)，⑤ 患者検体や死亡鳥を検査していた研究者が指を刺して感染した例が報告されている．

16.4 臨床症状[7,8]

ウエストナイルウイルス感染者の80%以上は不顕性感染であると報告されている．ウエストナイルウイルス感染により症状を示す場合，その多くは急性熱性疾患（ウエストナイル熱，西ナイル熱）となる（図16.1）．潜伏期間は2～14日（多くは2～6日）であり，通常39℃以上の発熱で発症する．ほかに頭痛，背部の痛み，筋肉痛，食欲不振，吐気などの症状を有するが，これらの急性症状は3～6日で消失する．アメリカの患者では約20%に胸部，背，上肢に発疹が認められる．リンパ節腫脹も通常認められる．一方，感染者の150人に1人が脳炎（ウエストナイル脳炎，西ナイル脳炎），髄膜脳炎，髄膜炎を発症する．アメリカでは神経症状を呈した患者の約60%が脳炎（髄膜脳炎）であり，約40%が髄膜炎であった．脳炎（髄膜脳炎）は頭痛，高熱，方向感覚の欠如，麻痺，昏睡，ふるえ，痙攣などの症状を示す．脳炎は高齢者に多く，死亡率は重症患者の約10%である．アメリカにおける脳炎患者においては，筋力低下や弛緩性麻痺がみられ比較的特徴的な症状として報告されている[3,4]．

16.5 診 断

a. 臨床診断

現時点でウエストナイルウイルスの日本への侵入は起こっていない．したがって，臨床診断においては，急性熱性疾患としての症状，あるいは脳炎，髄膜炎症状を有すること，またウエストナイルウイルス侵淫地域を2週以内に訪問した経歴があること，あるいはこの地域からの訪問者であることなどの確認が重要である．ウエストナイル熱・ウエストナイル脳炎のみに特徴的に認められ，他のウイルス疾患には認められない症状はない．鑑別診断として，ウエストナイル熱はデング熱など他のウイルス性急性熱性疾患，ウエストナイル脳炎は特に他のアルボウイルスまたその他の科に属するウイルスによるウイルス脳炎との鑑別が必要となる．

b. 血清，病原体検査（図16.1，表16.1）

ウエストナイル熱・脳炎の確定診断には血清，病原体検査が必須である．病原体診断としては，

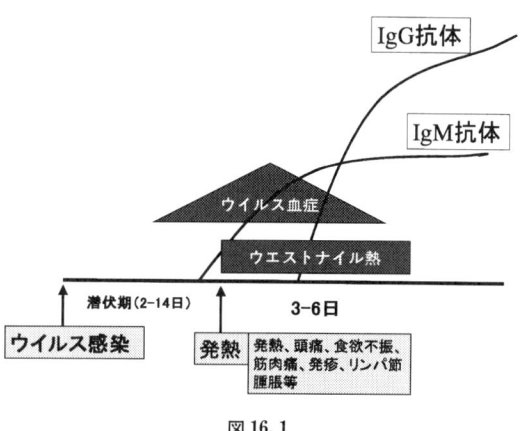

図16.1

表16.1 ウエストナイル熱の病原体・血清検査

実験室診断として以下のいずれか
- ウエストナイルウイルスが血液あるいは脳脊髄液から分離される.
- ウエストナイルウイルス遺伝子が血液あるいは脳脊髄液中に検出される.
- ウエストナイルウイルス特異的IgMが血液あるいは脳脊髄液中に検出される.
- ウエストナイルウイルス特異的IgG(中和法で確認する)が血液中に検出され,ペア血清において上昇が確認される.

注意
- なお,特異的IgM,中和抗体とも日本脳炎ウイルスと交差するので,日本脳炎ウイルスに対するよりも高値であることを確認する必要がある.
- IgMにおいてもペア血清で上昇を確認することが望ましい.

血清や脳脊髄液から培養細胞を用いたウイルス分離が行われる.しかし,ウイルス分離は設備の問題,また時間がかかることから,多くの施設においては実用的な検査法とはいえない.近年は,むしろRT-PCR法によるウイルス遺伝子の検出が実用的といえる.なお最近では,より迅速,高感度にウイルス遺伝子を検出可能なReal Time RT-PCRも確立されている.ウイルス分離やウイルス遺伝子の検出は,発症早期の血液または脳脊髄液において可能である.PCR法を用いた診断法は血清診断法に比べ迅速,高感度,特異的であるが,ウイルスが排除される回復期以降は検出できない.

血清診断法としては,IgM捕捉ELISA法,IgG-ELISA法,中和試験,赤血球凝集抑制(HI)試験による特異抗体の検出が行われる.IgM捕捉ELISA法による特異的IgMの検出は比較的早期に陽性となることから血清診断法として有用である.一般的には特異的IgMの検出によって,1検体によってもウエストナイルウイルス感染を診断できるとされている.しかし,IgM抗体はヒトによっては数か月以上持続することが知られているので,確認のためにはIgM抗体の検出においても,急性期と回復期を比較し,回復期における抗体値の上昇を認める必要がある.血清学的診断法としてIgG-ELISA法,中和試験,HI試験による場合には,急性期と回復期を比較し,回復期におけるIgG抗体値の上昇を確認する必要がある.

血清学的診断において注意すべきこととして,ウエストナイルウイルスと日本脳炎血清型群に属する日本脳炎ウイルス,セントルイス脳炎ウイルス,マレー渓谷脳炎ウイルスなどとの血清反応における交差性である.抗体の交差性の程度はどの検査法によって抗体を測定するかによって異なるが,IgG-ELISA法,HI試験では交差性が高い.ウイルス特異性が高いとされるIgM捕捉ELISA法や中和試験では,交差反応は特異的抗体反応に比べ低いため,日本脳炎ウイルスとウエストナイルウイルス両抗原を並列して用いることにより鑑別が可能である.

16.6 治療

ウエストナイルウイルス熱に対する特異的な治療法はない.他のほとんどのウイルス性急性熱性疾患と同様,対処療法を行う.また,ウエストナイル脳炎の場合にも他のウイルス性脳炎に対する治療と同様に脳浮腫や痙攣に対する対処を適切に行う.その他,急性脳炎に対する通常の対処療法を行う.

16.7 予防

予防として,ウエストナイル熱発生地域においては蚊との接触を極力防ぐことが重要である.具体的には長袖,長ズボンを着用し肌を露出しないこと,蚊よけのネットを使用すること,蚊の吸血時間を考慮した行動をとること,N,N-diethyl-3-methylbenzamide(DEET)を含む忌避剤を使用することなどである.脳炎患者の多くが高齢者であることから,特に高齢者は注意を要する.現在ウエストナイルウイルスに対するヒト用ワクチンは実用化されていない.日本脳炎ワクチンのウエストナイルウイルスに対する防御免疫誘導能については,動物実験において防御効果を示す報告がなされている.しかし,ヒトにおける防御効果を示す報告はなく,現段階においては,日本脳炎ワクチンはあくまで日本脳炎に対するものと理解すべきである.

〔倉根一郎〕

文　献

1) Monath, T. P. and Tsai, T. F.: Flaviviruses. *In* Clinical Virology (Richman, D. D., Whitley, R. J. and Hayden, F. G. eds.), pp. 1097-1151, ASM Press, Washington, D. C., 2002.
2) Campbell, G. L., Marfin, A. A., Lanciotti, R. S. *et al*.: West Nile Virus. *Lancet Infect. Dis*., **2**: 519-529, 2002.
3) FDA: Guidance for industry. Revised recommendation: the assessment of donor suitability and blood product safety in case of known or suspected West Nile virus infection. http://www.fda.gov/cber/gdlns/wnvguid.htm
4) Iwamoto, M., Jernigan, D. B., Guasch, A. *et al*.: Transmission of West Nile virus from an organ donor to four transplant recipients. *N. Engl. J. Med*., **248**: 2196-2203, 2003.
5) CDC: Possible West Nile virus transmission to an infant through breast feeding — Michigan, 2002. *MMWR*, **51**: 877-878, 2002.
6) CDC: Intrauterine West Nile virus infection — New York, 2002. *MMWR*, **51**: 1135-1136, 2002.
7) Petersen, L. R. and Marfin, A. A.: West Nile Virus: a primer for clinician. *Ann. Internal. Med*., **137**: 173-179, 2002.
8) Weiss, D., Carr, D., Kellachan, J. *et al*.: Clinical findings of West Nile virus infection in hospitalized patients, New York and New Jersey, 2000. *Emerg. Infect. Dis*., **7**: 654-658, 2001.

17. エキノコックス症

17.1 病原体の性状

　エキノコックス属 *Echinococcus* は扁形動物門，条虫綱，円葉目，テニア科に属し，成虫の体長が5mm前後の微小なサナダムシ（条虫）である．エキノコックス属の条虫は現在4種に整理されており，いずれも人獣共通寄生虫であるが，北方圏諸国を中心にして汚染が拡大している多包条虫 *E. multilocularis* と世界的に分布する単包条虫 *E. garanulosus* の2種が，公衆衛生上，特に重要である．

　エキノコックスは捕食者（終宿主）と被食者（中間宿主）の動物間で伝播する寄生虫である．多包条虫の場合，終宿主は主にキツネとイヌで，中間宿主は野ネズミである．すなわち，多包条虫の幼虫（包虫＝多包虫）保有の野ネズミを終宿主が食べて感染し，これが終宿主の小腸で発育し，片節のつながった成虫となる．成虫は虫卵を産生し，宿主の糞便とともに虫卵を外界に排泄する．外界にばらまかれた虫卵を野ネズミが経口的に摂取し，肝臓に移行した幼虫が次の終宿主に感染可能となる段階（原頭節形成）まで発育し，終宿主に食べられるのを待つ．この中間宿主体内で無性増殖し肝臓だけでなく，他の臓器などにも転移し，強い病原性を示す．

　条虫症コントロールのためには，通常終宿主と中間宿主の両者に対して対策を立てる必要がある．多包条虫の終宿主および中間宿主はともに野生動物であり，人への感染は偶発的な出来事と考えられる．しかしながら，野生動物を人為的にコントロールすることは容易ではなく，多包条虫症をコントロールすることも困難である．世界的には多包虫症患者は10万～30万人と見積もられ，治療しない場合10～15年で死亡率95%の非常に病原性の強い寄生虫である[1]．寄生虫病の中でもとりわけ病原性が強い．人への病原性の強さから，感染源対策が望まれている．ヨーロッパでは狂犬病キャンペーン（野生動物へのワクチン散布）の成功に伴い，キツネの数が急増したとの説がある．今後，人の多包虫症の危険性増加が危惧され感染源対策を重視すると考えられる．

17.2 国内外の流行状況

　多包条虫は北半球に分布し，特にヨーロッパで分布が拡大していることが示されている．

　中部ヨーロッパの流行地ではキツネでの感染率は30%以上と高いが，患者の年間発生率は10万人あたり1以下である．北海道の人の累計では2002年度末まで424例が認定患者として報告され，毎年20名前後の新たな発生が報告されている．これをもとに計算すると年間患者発生率は10万人あたり0.09～0.33となり，ヨーロッパの流行地とほぼ同様である．

　例外的に人の感染率の高い地域として，中国のある流行地域では10万人あたり毎年410例，アラスカのセントローレンス島では65例，旧ソ連の高度流行地では170例の発生がみられる．中国およびアラスカの高度流行地共通点はイヌの感染率が高いことで，イヌが人の感染源として重要と考えられている．

　北海道では1937年に礼文島出身者から初めて患者が報告され，最終的に人口約8200人の島で患者総数131人となった．1948～1955年の礼文島の動物の調査ではキツネも多包条虫もほぼ絶滅寸前の状態であった．同島では野犬対策とイヌの飼育禁止により，多包条虫が根絶された．これは多包条虫の根絶成功例である．その後，1966年に根室において7歳の女児の症例が見つけられ，

道東における新たな流行地の存在が明らかとなった．それ以来17年間は感染野生動物の発生が根室・釧路地域に集中していたことから，多包条虫は道東にのみ限局しているものと考えられてきたが，1983年にブタの食肉検査およびその他の動物の調査から道内各地において流行していることが判明し，現在では全道的に多包条虫の分布が確認されている．

北海道の対策計画を立てる上で，今後の年間発生患者数の推定が基礎となる．土井[2]は1つの試算として今後15～20年のうちに約1000名の新規患者の発生を推定している．なお，多包虫症患者は北海道だけでなく本州からも約70例報告され，特に青森では22例知られている．本州の症例の中には来道経験のない人も含まれており，本州の原発患者の感染経路は全く不明である．すでに多包条虫が本州で定着しているのかもしれないが，その後の動物の調査では多包条虫はまだ検出されていない．

通常，野生動物での感染状況は，数年～10数年経て患者数に反映すると考えられていることから，現在の北海道における野生動物における多包条虫分布拡大は，本州への分布拡大も含めて今後の患者数増加を予想させ，より深刻な事態となる可能性を示唆している．

17.3 臨床症状

人への感染はキツネやイヌなどから排泄された虫卵に汚染された水，食物，埃などを経口摂取したときに起こる．多包虫病巣の拡大はゆっくりで，肝臓の腫大，腹痛，黄疸，貧血，発熱や腹水貯留などの初期症状が現れるまで，成人では通常10年以上を要するが，子どもの場合はより早期進行する．通常以下の3期に分けられる．

(1) 無症状期： 成人で10年間ほどで，多包虫に感染していても症状の出ない時期．

(2) 進行期： 無症状期の後の10年間以内で，病気の進行につれて，幼虫組織(多包虫)が大きくなり周囲の肝臓内の胆管および血管を塞ぐために肝臓の機能が低下する．

(3) 末期： 通常6か月以内で，重度の肝臓機能不全となり，黄疸・腹水・浮腫を合併，門脈圧亢進症状を伴い，さまざまな臓器にも多包虫が転移し，予後不良である．

主として肝臓に限局性の病巣がみられる．進行例ではその他の臓器へ転移するので，肝悪性腫瘍に酷似する．症状が現れてから診断される症例では，すでに高度に進行した状態で，肝肺瘻，消化管・胆道穿孔，胆道感染症，門脈圧亢進症などを併発していて，予後不良である．これらの症状は多包虫の寄生部位により異なるが，肝臓の次に肺が多く，その他脳，腹腔諸臓器，骨髄にも多包虫が転移増殖する[7]．

17.4 典型的な症例[8]

52歳男性，心窩部および左上腹部の激痛で受診，肝腫大を指摘される．その後，症状は消失していたが，3か月後，再度，左上腹部の激痛が出現した．

入院時の諸検査：全身状態は良好で貧血や黄疸は認めない．心窩部に凹凸不整で硬い肝を7横指触知．血液検査では特別な異常を認めず，腫瘍マーカーで多包虫症に対する免疫血清学的検査(ELISA)は陽性を示した．超音波検査で不規則な厚い壁で囲まれた直径12 cmの巨大な嚢胞状病変が認められ，CTでは病変部の石灰化が明瞭にみられた．腹腔鏡検査では，肝左葉表面に黄白色の腫瘍状の典型的な多包虫病変を認めた．直視下肝生検の標本中にはクチクラ層で囲まれた小嚢胞を認めたため多包虫症と確定した．血管造影では固有肝動脈の不整狭窄や門脈の圧排・壁不整像を認めた．検査結果から，本症例は切除不能な肝多包虫症と診断された．

患者は，対症療法は行ったものの，病変の増大・浸潤に基づく胆道系の合併症を繰り返し，診断から3年半後に，胆道感染のために次第に衰弱，病変部からの出血などにより死亡した．

17.5 診断

通常免疫診断およびその他の理学的方法が用いられている．北海道ではエキノコックス症の一次検診としてELISA法の血清診断，二次検診とし

てウエスタンブロット法による抗体陽性確認と，問診，腹部の触診，超音波診断，腹部X線撮影などの併用が行われている．さらに治療目的も含めてより精密な超音波診断，CTスキャン，腹腔鏡検査，肝動脈造影などもある．

17.6 治　　療

現在の最も有効な多包虫症の治療法は外科手術による多包虫の摘出である．多包虫は周囲の組織に浸潤しているため，周囲の健康な組織ごと摘出する．摘出できなかった包虫組織は発育を続け，転移を引き起こす．駆虫薬のアルベンダゾールやメベンダゾールは治療のために用いられるが，著効を示す例は多くなく，寄生虫の発育を抑える程度の例が多い．より有効な駆虫薬の開発が必要である．早期に診断された患者の術後の治癒率は高いが，自覚症状が現れた後に多包虫症と診断された症例では，多包虫組織が増大し，現在の治療技術でも治癒率は低い．

17.7 予　　防

現在までの対策として，北海道においてはエキノコックス症対策協議会が設けられ，行政によるキツネの捕獲の推進，水道設備の普及，住民へのエキノコックスについての啓蒙，集団検診，さらに動物感染状況調査などを行ってきたが，前述したように北海道における多包条虫の流行状況は明らかに悪化している[9]．

（1）イヌ，ネコの対策：　北海道では狂犬病対策としてイヌにワクチン接種を実施しているが，多包条虫感染源動物についての対策はなされていない．飼い主には狂犬病対策と関連したイヌの係留義務がある．野ネズミを食べる機会の多い農村部や市街地周辺部のイヌの多包条虫の感染状況を調査する必要がある．イヌは野外で野ネズミを食べる機会が十分あると考えられる．このことから野犬の捕獲は必要と考えられる．また，放逐されたイヌを飼育する場合は検査・駆虫が必要である．野犬収容所などでは捕獲した野犬の管理時，職員への感染の可能性があり，職員の定期的な健康診断，収容施設の改善などを行う必要がある．

飼いイヌのエキノコックス予防として野ネズミを食べさせないことが重要である．野ネズミを食べるイヌの場合は駆虫薬（プラジクアンテル）を投与して予防するという方法もある．感染ネズミを食べてから短いものでは25日くらいで虫卵を排泄するようになるので，ほぼ20日間隔で駆虫すれば安心である．感染ネズミを食べる頻度が少ない場合はもっと間隔をあけてもよい．

飼いネコについては係留していないので，郊外や農村部のネコは野ネズミを食べる機会が多いと推測できる．現在行える対策としては，駆虫薬の定期的な投与である．まれに虫卵を排泄することがあり，無視はできない．今後，免疫抑制状態のネコにおける多包条虫の発育に関する研究が必要である．

以上のようなイヌ，ネコに対する対策は，飼い主や周囲の住民の健康のためのもので，この対策でエキノコックスをその地域からコントロールできるわけではない．次にその地域から本寄生虫をコントロールする方法について述べる．

（2）キツネ対策：　自然界ではキツネが主たる終宿主である．宿主がいなくなれば当然寄生虫もなくなるわけである．かつてはキツネの狩猟が有効であるという論文もあったが[10]，北海道で年間1万頭ほどのキツネが狩猟されても，実際には多包条虫は道東から全道に広がった．ドイツでは2.2頭$/km^2/$年でキツネを射殺してもエキノコックス感染率は変化しないことが示されている．捕殺は，キツネ個体群の若齢化と，新たなキツネの空いたテリトリーへの侵入およびキツネの移動を促進し，逆に地域のキツネ感染率を上げる可能性がある．

このように，積極的に北海道全体からエキノコックスを減らす試みができない現状では，人里にキツネを近づけない方法があれば，ヒトへの感染予防という意味ではある程度有効な対策になると考えられる．キツネは雑食性でその状況で得やすい餌を食べる．したがって，ヒトの活動から生み出される生ゴミや農水産廃棄物などの餌も利用し，餌が安定供給されるような人里をしばしば訪

れるようになる．これは，北海道の住民の抗体調査で養鶏，養豚，酪農従事者に抗体陽性者（少なくとも一部は感染者）が多かったことと関連しているように思われる．この対策は一部の農家だけ実施しても効果はなく，地域全体で実施し，その地域にキツネを寄せつけない必要がある．

次に感染キツネを減らす試みが行われている．すなわち，キツネへの駆虫薬入りベイト散布法である．多包条虫流行地の南ドイツでは566 km^{2}の地域において14か月間に6回の駆虫薬入りのベイト（プラジクアンテル50 mg/個）を1 km^{2}あたり15～20個飛行機で散布し，キツネにおける多包条虫感染率（剖検調査）を下げた．北海道でもキツネのファミリー（繁殖巣）単位に調査し，営巣地周辺に駆虫薬入りベイトを1年間毎月散布し，キツネの多包条虫感染率（糞便調査）を下げた[11]．このようにキツネへの駆虫薬入りのベイト散布の効果が示されている．今後の大規模なキツネへのベイト散布を実施するか否かの判断は現在の患者数ではなく，今後の推定患者発生数をもとに討議する必要がある．また，人的被害のみならず，地域産業，すなわち農業，観光業などへ与える経済損失も考慮する必要がある．BSE対応にみられたように，十分なリスク（感染源）対策が遅れた場合の経済損失は計り知れない．本州に侵入した場合，流行地域が拡大しないうちに，集中的に駆虫薬入りベイトを散布すると効果的と予想されるので，環境修復技術の確立は急務である．北海道における分布拡大・感染率の増加した経験を教訓にすべきである．

上述したように北海道における本寄生虫の流行状態は危惧すべき状況で，今後とも本州側に新たな流行地形成の可能性がある．出火元である北海道での高い感染レベルを下げることが重要である．リスクが広がる前，あるいは被害が発生する前に検疫や感染源除去対策を実施することが重要である．エキノコックス問題は医師はヒト，獣医師はイヌの周辺にのみとどまれば解決にはならない．どうしても感染レベルの高い野生動物，キツネ対策に踏み込まざるをえない．現在，流行地に適用可能な技術開発に成功している．〔キツネ用ベイト＋散布法＋効果判定法（診断法）〕で構成される「環境修復メニュー」を実施することにより利益を受ける（＝被害を免れる）地域住民，農業や観光業の団体などと地域の役所や研究機関との組織的な協力で速やかに実施する必要がある．

〔神谷正男〕

文 献

1) Craig, P. S., Rogan, M. T. and Allan, J. C.: *Adv. Parasitol.*, **38**: 169-250, 1996.
2) 土井陸雄：日本公衆衛生雑誌, **42**: 63-68, 1995.
3) Yagi, Y., Ito, T. and Ishige, M.: Alveolar Echinococcosis (Uchino, J. and Sato, N. eds.), pp. 97-99, Fujishoin, 1996.
4) 神谷正男, 酒井博史：動生協会会報, **29**: 1-16, 1996.
5) Rausch, R. L., Wilson, J. F. and Schantz, P. M.: *Ann. Trop. Med. Parasitol.*, **84**: 239-250, 1990.
6) Schelling, U., Frank, W., Will, R., Romig, T. and Lucius, R.: *Ann. Trop. Med. Parasitol.*, **91**: 179-186, 1997.
7) 佐藤直樹, 内野純一：日本における寄生虫学の研究7, III（大鶴正満, 亀谷 了, 林 滋生監修）, pp. 297-309, 目黒寄生虫館, 1999.
8) 石川祐司, 矢崎康幸, 関谷千尋, 並木正義：*Clinic. Parasitol.*, **2**: 102-105, 1991.
9) 皆川知紀：北海道医学, **72**: 569-581, 1997.
10) 長谷川恩：北海道立衛生研究所報, **24**: 23-28, 1974.
11) Tsukada, H., Hamazaki, K., Ganzorig, S. *et al.*: *Parasitology*, **125**: 119-129, 2002.

18. 黄　　　　熱

18.1　病原体の性状

　黄熱ウイルスは，デングウイルス，日本脳炎ウイルスとともにフラビウイルス科を代表するウイルスである．フラビウイルス科には70種類以上のウイルスが含まれるが，この科の名前は黄熱ウイルスに由来している．ちなみに，ラテン語のflavoとはyellowという意味である．

　黄熱ウイルスは，直径50〜55 nmの小型の球状ウイルスで，エンベロープに囲まれた内部には一本鎖の＋鎖RNAが存在する．17D株(ワクチン株)のウイルスRNAの塩基数は10862で，これから3種類の構造蛋白質(C：カプシド蛋白，E：エンベロープ蛋白，M：膜蛋白)と，最大で12種類の非構造蛋白質が翻訳される．E蛋白は各種動物の赤血球を凝集する機能を有し，E蛋白に対する抗体は，赤血球凝集阻止活性や中和活性を有する．これらの活性を指標として，黄熱の血清診断が行われている．

　黄熱ウイルスには2種類の伝播サイクル，森林型と都市型がある．森林型では，何種類かの蚊とサルの間で伝播サイクルが形成され，ヒトが感染するのは偶発的である．潜伏期間中に流行地域から都市部に帰ってきた感染者をきっかけとして，都市型の流行が始まる．このときのベクターはネッタイシマカ *Aedes aegypti* で，ヒト-蚊-ヒトのサイクルで黄熱ウイルスが伝播され大流行が起こる．

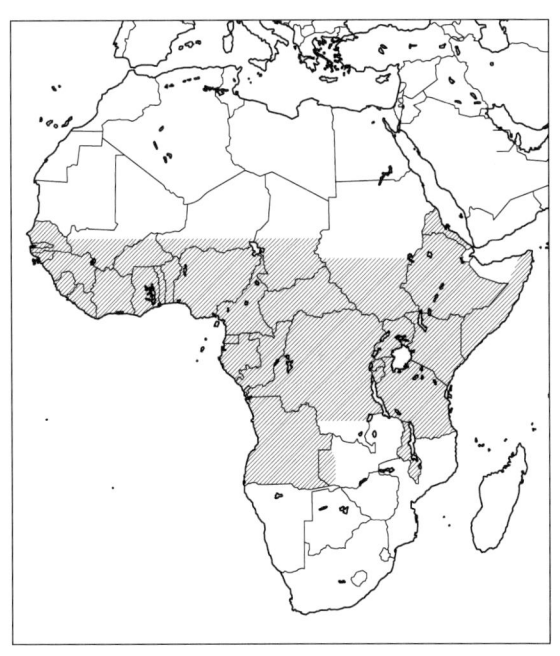

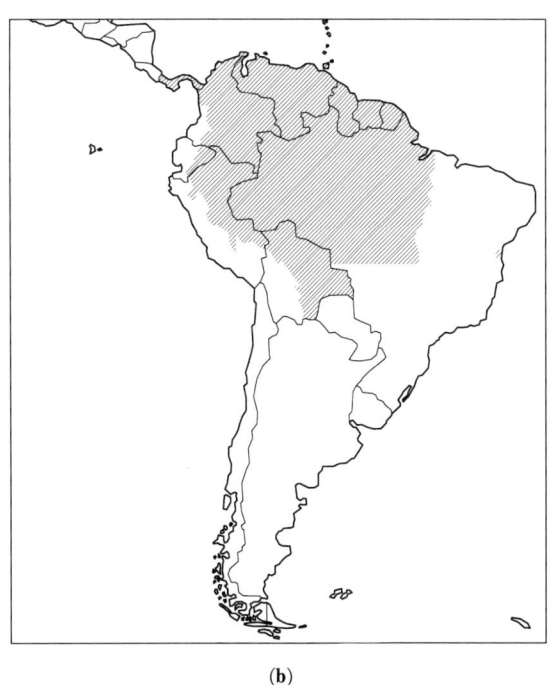

(a)　(b)

図18.1　黄熱の流行地域(斜線部)
(a) アフリカ，(b) 南アメリカ．

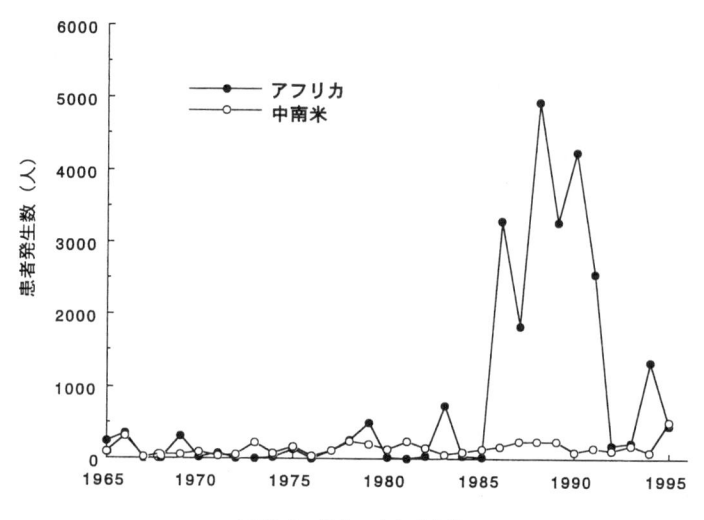

図18.2 黄熱の患者発生数

18.2 流行状況

黄熱の流行地域は，熱帯アフリカと中南米である（図18.1）．アフリカでは北緯15°と南緯10°の間，南アメリカでは北緯10°と南緯15°の間で風土病的に流行が起こっている．

1948年以降，WHOに報告された黄熱の患者発生数の推移を図18.2に示す．一時減少したかにみえた黄熱患者は，最近になり急激に増加し，再興感染症として注目されている[1]．患者報告の大部分はアフリカからであるが，実際の患者数は，報告数よりも10～500倍も多いものと推測されている．

アフリカでは，森林型と都市型の両方の流行が起こる．赤道を中心に，33の国々で黄熱の発生があるが，最も大きな流行があったのはナイジェリアで，1984～1993年の10年間に2万人の患者と4000人の死亡者が報告された．しかし，実際の患者数はこれよりもはるかに多く，10年間に100万人が罹患したものと推測されている[1,2]．

南アメリカでは，森林型が大部分を占める．1985～1994年の間に，ボリビア，ブラジル，コロンビア，エクアドル，ペルーで患者発生があった．この10年間の平均の患者数は154人（88～237人の範囲）であった．1995年にはペルーで森林型の流行があり，440人の患者と38％の致命率が報告された[3]．これは，1950年以降の南アメリカにおける最大の流行であった．南アメリカの黄熱患者の約80％は，森林で働いている成人男性であると報告されている．都市型黄熱は1954年以降，発生していない．

18.3 臨床症状

ヒトが蚊に刺されてから発症するまでの潜伏期間は，通常3～6日である．感染しても多くのヒトは軽症で，発熱と倦怠感が数日間続くだけである．感染したヒトの約15％が重症化する．急性期は約3日間続き，突然の発熱，頭痛，筋肉痛，嘔気，嘔吐が現れる．一時軽快するが，24時間以内に再び症状が悪化する．黄疸，吐血，下血が起こり，昏睡から最後には死に至る．検査所見では，白血球数減少，蛋白尿，肝機能異常，プロトロンビン時間の延長が認められる．典型例では，症状が現れてから死亡するまで約2週間である．

18.4 典型的な症例[4]

1999年の9月16日～25日にかけて，アメリカの48歳の健康な男性がベネズエラ南部のアマゾン地域を旅行した．彼は旅行中に何度か蚊に刺された．帰国直後（9月26日）に熱発（38.9℃）し，悪寒，頭痛，羞明，広範囲の筋肉痛，関節痛，嘔気，嘔吐，便秘，上腹部の不快感，全身衰弱が現

れ，28日に入院した．入院時の臨床所見で，強膜の黄疸，上腹部の圧痛を認めたが，肝脾腫やリンパ節腫脹は顕著でなかった．検査所見では，血清ビリルビンと肝酵素の著しい上昇，白血球数減少，血小板数減少，急性腎不全の兆候を認めた．10月1日に患者は全身発作と上気道の閉塞を起こした．人口呼吸器が装着され，ICUに移された．重篤な凝固障害と不整脈が現れ，全身症状が急激に悪化し，4日に死亡した．患者は黄熱ワクチンを接種していなかった．

肝臓の病理組織学的な検査では，劇症の黄熱肝炎に一致した所見を示した．肝臓の免疫組織化学的検査で黄熱ウイルスの抗原が，またPCRで黄熱ウイルス特異的な遺伝子が検出された．9月28日の血清では，蛍光抗体法で黄熱ウイルスに対する抗体は検出されなかった．しかし，10月1日の血清からは1：128のIgGと1：80以上のIgMが証明された．

18.5 診　　　断

a. 臨床診断

黄熱の臨床症状は，症例によって重症度に大きな差があり，診断は必ずしも容易でない．黄疸が出現しない例も多く，発熱，頭痛，嘔吐，背部痛だけの症状では黄熱と診断できない．黄熱と鑑別診断が必要な疾患として，マラリア，レプトスピラ症，ウイルス性肝炎，チフス，デング熱，エボラ出血熱などのウイルス性出血熱がある．急性期にこれら疾患を鑑別することは困難で，ウイルス学的確定診断が必須となる．

b. ウイルス学的検査

発症4日以内の患者血液，あるいは死亡したヒトの検査材料よりウイルス分離を行えば診断は確実である．検査材料をマウス脳内や培養細胞に接種し，増殖したウイルスを特異抗血清で同定する．

血清学的検査では，中和試験，赤血球凝集阻止試験，ELISAなどが行われる．他のフラビウイルスとの間には強い交差反応性があるので，非特異反応には注意しなければならない．ELISAによるIgM捕捉法は，黄熱ウイルスに特異的な抗体が検出できる方法で，確定診断に有用である．

18.6 治　　　療

特異的な治療法はなく，発症すると対症療法で対応するしかない．

18.7 予　　　防

都市部における黄熱の流行を阻止するために，媒介蚊の駆除は重要である．また，蚊に刺されないような工夫も必要である．家の窓に網戸を取り付ける，寝るときに蚊帳を吊るす，忌避剤や蚊取り線香を用いるなどである．しかし，最も確実な予防法は黄熱ワクチンによる予防接種である．

黄熱ワクチンは17Dワクチンと称せられ，世界中で使用されている[5]．孵化鶏卵にシードウイルスを接種し，増殖してきたウイルスを採取してから精製した生ワクチンである．凍結乾燥品として市販されており，接種時に溶かして0.5 mlを皮下接種する．被接種者の大部分が接種15日目までに中和抗体を有し，ワクチンを接種された者が黄熱に罹患することはほとんどない．強い副反応を示すことはまれであるが，卵アレルギーのある者には禁忌である．

黄熱ワクチンの効果は絶大であり，ワクチン接種率の高い国では，黄熱の流行は起こっていない．しかし，アフリカの多くの国では経済的理由からワクチン接種率が低く，今でも多くの患者発生がある．また，旅行者が黄熱の汚染地へ入国するときは，必ず黄熱ワクチンを接種しなければならない．接種証明書がないと入国を許されない国があるため，旅行前に調べておくことが必要である．証明書は，接種後10日目から10年間有効である．わが国では，黄熱ワクチンの接種は検疫所でしか行っていない．

〔奥野良信〕

文　献

1) Robertson, S. E., Hull, B. P., Tomori, O., Bele, O., Leduc, J. W. and Esteves, K. : Yellow fever, a decade of reemergence. *JAMA*, **276** : 1157-1162, 1996.
2) World Health Organization : Yellow fever in 1992 and 1993. *Wkly. Epidemiol. Rec.*, **70** : 65-70, 1995.

3) World Health Organization : Yellow fever, Peru. *Wkly. Epidemiol. Rec.*, **70** : 235, 1995.
4) Schwartz, F., Drach, F., Guray, M. E., San Rafael, Olson, J., Rabban, J., Sanchez, H., Ascher, M. S., Glaser, C. A., Werner, S. B. and Vugia, D. J. : Fetal yellow fever in a traveler returning from Venezuela, 1999. *MMWR*, **49** : 303-305, 2000.
5) Freestone, D. S. : Yellow fever vaccine. Vaccine (Plotkin, S. A. and Mortimer, E. A. eds.), 2nd ed., pp. 741-779, W. B. Saunders, 1994.

19. オウム病

19.1 病原体の性状

　クラミジアはDNAとRNAを有し，細菌に属するが，特異な性質を有する偏性細胞内寄生性グラム小球菌である．人工培地では増殖できず，細胞に感染して封入体をつくり，その中で細胞からエネルギーを得て特異な形態変化をしながら増殖する．感染性をもつ基本小体と増殖型の網様体，中間体などの複雑な形態をとりながら，二分裂を繰り返した後，再び基本小体に変換される．感染細胞の中の封入体は巨大化し，やがて封入体膜の破壊とそれに引き続き起こる細胞膜の破壊で，クラミジア粒子が排出される（図19.1）．オウム病クラミジア Chlamydia psittaci では，他の種に比べ増殖が速く，約48時間で封入体の破壊に至る．基本小体は新しい細胞に再び感染し，増殖を繰り返す．

19.2 分類について

　クラミジアは分類学的には1989年以前は1目1科1属とされ，C. trachomatis，C. psittaci の2種に分類されていたが，1989年に C. pneumoniae が，また1992年に C. pecorum が追加され4種となった．その後，1999年にはEverettらによって Chlamydia の分類についての新たな提案がなされた．この新分類は16Sおよび23S rRNA遺伝子，さらに染色体DNAの相同性などに基づいて分類されているが，従来の属は Chlamydia と Chlamydophila の2つの属に分けられ，また新たな科や属も追加された．C. trachomatis は従来どおり Chlamydia にとどまるが，一方 C. pneumoniae は従来の C. psittaci，C. pecorum に新たに加わった3種とともに Chlamydophila 属に含まれることになった．ただ

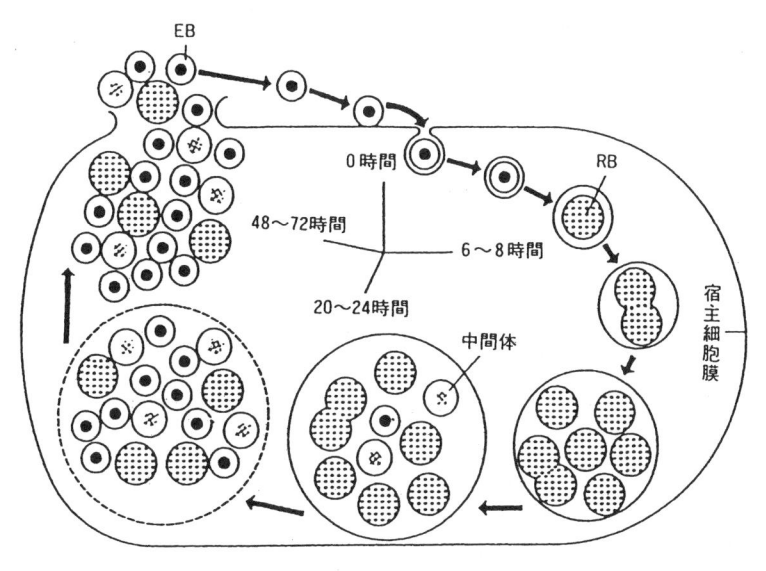

図19.1 クラミジアの増殖サイクルの模式図（松本氏原図）
EB（基本小体）の取込みを0時間とした．RB：網様体．

し，この新分類には多数のクラミジア研究者が異論を唱え，現時点でも議論が継続中であり，いまだに定着していない．今後のゲノム情報でさらなる再編もありうるため，しばらく動向を見守る必要がある．ここでは，便宜上，従来の分類による表記を用いた．

19.3 感染様式と病態

オウム病は C. psittaci による人獣共通感染症である．宿主としてほとんどの鳥は C. psittaci に感受性をもち，また多数の哺乳類にも分布している．鳥では保菌していてもほとんどは外見上健常である．不定期に便中に排泄するが弱ったときやヒナを育てる期間などでストレスが加わったときや，他の感染症を合併したときなどには，より多く排菌しヒトへの感染源となる．C. psittaci は比較的乾燥に強く，感染様式としては，乾燥した病鳥の排泄物からの C. psittaci を吸入する飛沫感染が主体である．病鳥では唾液にも排泄されるので口移しの給餌や，噛まれて感染することもまれにある(図19.2)．ヒト-ヒト感染は，肺炎例の看護者が感染した事例が報告されており，起こりうるが，非常にまれである．

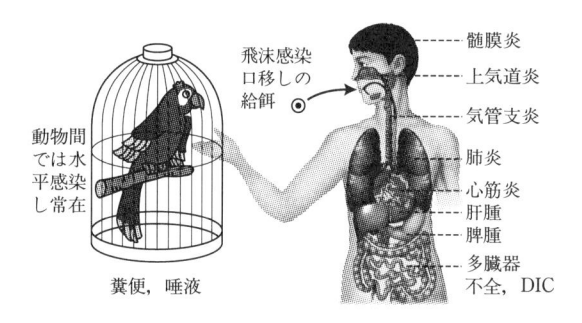

19.4 疫学とサーベイランス

近年のペットブームで推定約300万世帯が鳥を飼育しているとされる．愛玩鳥などの輸入鳥の検疫は現在行われていないが，輸入鳥の調査で保菌率の高さが指摘されている．またセキセイインコなど国内生産される鳥においても汚染がみられ，さらに，自然界の鳥にも侵淫している．ドバトの保菌率は20%程度と高いとの報告がある．疫学的なオウム病の実態としては，1999年の感染症法施行以前は，異型肺炎の中に含まれ，実態は不明であった．感染症法施行以後は4類全数把握の疾患となり，2002年8月までに122例の報告がある．年間報告数は1999年23例，2000年18例，2001年36例であり，2002年は8月28日までの報告ですでに45例にのぼっているが，これは後述する集団発生事例による増加と考えられる．都道府県別オウム病患者報告数では，2001年の島根県の集団発生10例を除いて特定の地方に集中する傾向は特にみられていない．オウム病患者月別報告数は図19.3に示すように，2002年は集団発生の影響が大きく季節変動は不明瞭であるが，散発例では5〜6月の鳥の繁殖期に多い傾向がみられている．オウム病患者の年齢と性別は，小児

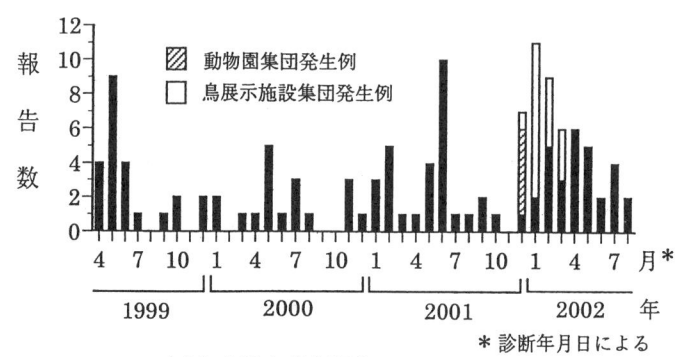

図19.2 オウム病の感染様式と病態
鳥類：セキセイインコ，オウム，フィンチ類，ハト，ニワトリ，野生の鳥類．哺乳類：ネコ，イヌ，ヒツジなど．

(感染症発生動向調査：2002年8月28日現在報告数)

図19.3 オウム病患者月別発生状況(1999年4月〜2002年8月)

よりは成人，特に40～70歳が多い傾向があり，女性に多くみられている．オウム病の感染源となった鳥類はインコ類が多く，鳥種の推定がなされた事例の約7割を占めている．

19.5 国内外の流行状況

オウム病は，ほとんどは散発例で，時に家族内発生がみられる．オウム病の集団発生は欧米でのシチメンチョウやガチョウの食肉加工場での報告がみられるがまれである．しかし2001年に国内で鳥獣展示施設で相次いで発生している．

2001年12月，島根県内の鳥展示施設においてオウム病集団発生があり，職員と来園者で16例の肺炎と1例の気管支炎，計17例の発症が確認されている．

また，まれに哺乳動物からの伝播もありうる．2001年6月，神奈川県の動物園で飼育しているヘラジカの分娩介助をした5名の職員が，肺炎1例を含む発熱，呼吸器疾患を発症した．原因はヘラジカの胎盤に感染していた C. psittaci の吸引あるいは経口感染によるオウム病集団発生であった．人獣共通感染症としてのクラミジア感染の広がりを考慮する必要性が示唆される．

今後，全国の鳥獣飼育施設におけるオウム病集団発生予防対策が必要と思われ，一般の飼育者や業者，医師に対する啓発も活発に行うことが望まれる．

19.6 臨床症状

オウム病の病型には，インフルエンザ様の症状を呈する異型肺炎あるいは肺臓炎の型と，肺炎症状が顕著ではない敗血症様症状を呈する型とがある．感染後1～2週間の潜伏期の後，高熱で突然発症する例が多く，頭痛，全身倦怠感，筋肉痛，関節痛などがみられる．比較的徐脈，肝障害を示すことが多い．呼吸器症状としては，乾性あるいは湿性咳嗽がみられ，血痰，チアノーゼを認める重症例もある．病態は上気道炎や気管支炎程度の軽症例から肺炎までさまざまであるが，特に初期治療が不適切でARDSや重症肺炎に至った場合，髄膜炎，多臓器障害，DIC（血管内播種性血小板凝固症候群），さらにショック症状を呈し致死的な経過をとることもある．

胸部理学所見は病変の程度によりさまざまであり，胸部X線所見もマイコプラズマ肺炎に類似し，オウム病に特有な所見はないとされる．検査所見では白血球数は正常で，CRPや赤沈は亢進する．中等度の肝機能異常をきたすことが多い．

表19.1に国内症例の臨床像のまとめを示した．

19.7 症例提示

86歳男性，1993年2月上旬より発熱と胸痛，不穏状態を認め，狭心症疑いにて循環器内科を受診入院となる（図19.4）．胸部X線写真（図19.5）で右下肺野に肺炎を認めた．問診で，ペットショップで購入し飼育していたセキセイインコが直前に死亡していたことからオウム病を疑った．入院時の検査所見は白血球数 10100/mm^3，CRP 14.8 mg/dl，赤沈 58 mm/h，抗 C. psittaci IgG 1024倍，ペア血清でさらに4096倍を示し

表19.1 オウム病の臨床所見と検査成績の特徴（自験例と国内報告例 計78例）

症状および症候	症例数（％）	検査成績	症例数（％）
発熱（℃）	74（94.9）	赤沈値の亢進（n=74）	70（94.6）
40≦	20（25.6）	CRP 陽性（r 70）	66（94.3）
39～40	33（42.3）	白血球増加	20（25.6）
38～39	17（21.8）	1万/mm^3	5（ 6.4）
37～38	4（ 5.1）	8000～1万/mm^3	15（19.2）
咳嗽	58（74.4）	GOT の上昇（n=75）	37（49.3）
頭痛	37（47.4）	GPT の上昇（n=76）	38（50.0）
比較的徐脈（n=25）	16（64.0）		
関節痛	13（16.7）		
ラ音聴取	33（42.3）		
肝脾腫触知（n=42）	4（ 9.5）		

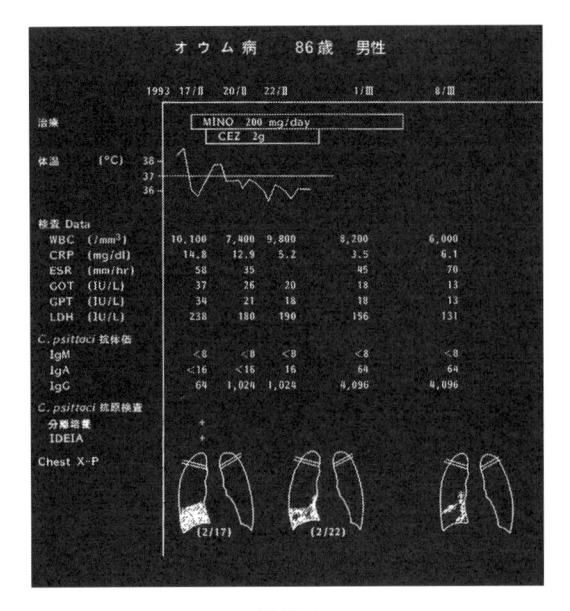

図 19.4

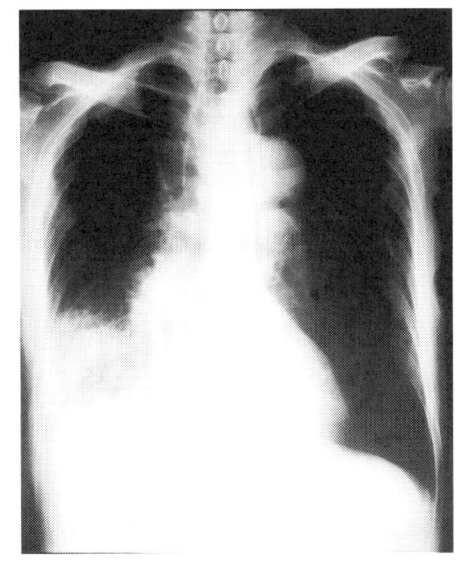

図 19.5

た．患者咽頭スワブと飼育していた他のセキセイインコから C. psittaci が分離された．ミノサイクリン 200 mg/日の点滴を 2 週間行い，全身症状ならびに肺炎陰影，検査値は正常化した．

19.8 診　　断

a. 臨床診断

前述した臨床症状は，異型肺炎，敗血症様症状

などで特徴的な症状とはいえないが，鳥との接触歴，飼育歴があればかなり強く疑ってよい．オウム病の診断には，何よりも詳細な問診が重要である．飼育鳥が死んでいる場合は特に疑いが濃い．飼っていなくても，ペットショップに立ち寄ったり，公園でハトと接触したなどの接触歴がある場合が多い．

b. 病原体検査

感染症発生動向調査では報告の基準を，①病原体の検出：痰，血液，剖検例では諸臓器などからの病原体の分離など，②病原体の遺伝子の検出：PCR 法，PCR-RFLP 法など，③病原体に対する抗体の検出：間接蛍光抗体(IF)法で抗体価が 4 倍以上(精製クラミジア粒子あるいは感染細胞を用いた場合は，種の同定ができる)などとしている．患者咽頭材料や鳥からの C. psittaci 分離は可能であるが，細胞培養を必要とすることや，実験室内感染防止の観点から，実施できる施設は限られている．PCR での遺伝子検出もまだ普及していない．報告例の診断方法をみると，その大半が補体結合反応(オウム病 CF 法)による血清診断でなされている．より正確なオウム病の診断と実態把握のため，CF 法で陽性となった場合は，micro-IF 法での C. psittaci 特異抗体測定などによる確定診断を地方衛生研究所や国立感染症研究所などに依頼することが望ましい．

1) 病原体検出法　人からの検体は咽頭スワブや痰が主に利用され，分離培養，抗原検出法，遺伝検出法などの種々の検出法によって行われる．

鳥からは生きたままであれば総排泄腔スワブや糞便，死亡個体からは肝臓，脾臓，肺，腸管などが用いられる．まず分離培養は感染性の有無を確定できる方法であるが，実施に特別な施設や経験を要すること，またバイオハザードの観点からも習熟した施設以外で行うことは困難である．抗原検出法として直接蛍光抗体(DFA)法による染色があり，クラミジア属特異性のモノクローナル抗体が市販されている．しかし蛍光顕微鏡による判定に経験を要し，特に咽頭材料や糞便は夾雑物が多く判定が困難である．遺伝子検出法は PCR 法

などが行われる.

2) 血清診断法

(1) オウム病CF法: 従来から用いられている方法で,診断基準として急性感染はペアで4倍の上昇か,単一では32倍以上とされていたが,クラミジア属抗原を用いるため *C. trachomatis* や *C. pneumoniae* など他のクラミジア感染既往による偽陽性があり, *C. psittaci* 感染を特定するには問題がある.できる限りmicro-IF法を使用する.

(2) micro-IF法 (micro-immunofluorescence test): *C. psittaci* 特異抗体測定には標準法とされるmicro-IF法を用いる.オウム病の診断では,種特異抗体の判定が可能であれば特に問題ないので3種の抗原を用いる簡便法で十分である.ペア血清でIgGの4倍の上昇か,シングル血清でもIgMの16倍以上の上昇を認め,他のクラミジア種に対する抗体と比較して有意に高ければ急性感染と診断する.市販キットがないことや判定に熟練を要することが利用しづらい点である.

19.9 治療

血清診断の結果は通常治療開始時には出ていないので,明らかに鳥との接触歴がある場合は,オウム病による肺炎を第1に考えて直ちに治療を開始する.クラミジアに対しては,細胞壁合成阻害剤であるペニシリン系薬やセフェム系薬などのβラクタム薬は無効である.また,アミノ配糖体も効果はない.オウム病に対してはテトラサイクリン系薬が第1選択薬である.マクロライド系,ニューキノロン系薬がこれに次ぐ.

中等症以上での処方例: ミノサイクリン(100 mg)1日2回点滴静注.入院治療を行う.投与期間は10～14日であるが,軽快後は内服に切換えも可能である.軽症での処方例の場合は,(1)ミノサイクリン(100 mg)2錠・分2・朝夕,(2)クラリスロマイシン(200 mg)2錠・分2・朝夕のいずれかを用いる.

幼小児や妊婦では,テトラサイクリン系薬の歯牙や骨への沈着を考慮して,エリスロマイシンの点滴静注やニューマクロライド薬の内服などを行う.

投与期間については,一般的な市中感染の細菌性肺炎では7～10日程度のことが多いが,クラミジアに対しては除菌を考慮し,約2週間と長めの投与がよい.全身状態の改善が良好であれば,経口剤に切り換えてもよい.胸部X線像や赤沈の改善が完全でなくても,他の所見が明らかに改善していれば,特に元気な若い人の場合などには,治療を終了しても通常問題はない.

全身症状によっては補助療法を行う.肺炎が両側に広がり低酸素血症をきたした場合には,酸素投与や呼吸管理を行い,またステロイドを使用する.DICへの対応が必要になることもある.

19.10 予防

一般の飼育者のオウム病発生予防としては,乾燥糞を吸わないようにしたり,口移しの給餌など過度な濃厚接触を避ける.鳥が弱ったときや排菌が疑われる場合には,獣医の診察を受けたり,テトラサイクリン入りの餌を1週間程度与えたりする.死亡鳥の取扱いに注意するなど知識の普及啓発を行う必要がある.動物取扱い業者に対する指導や,オウム病の迅速診断のためには,医師・獣医師のオウム病に対する認識を高める必要がある.

またオウム病集団発生予防のためには,全国の鳥獣飼育施設で鳥類の検疫,飼育・展示方法の改善,鳥の健康モニタリングなどの適切な衛生管理体制を確立することが望まれる.抗菌薬による発症鳥類の治療についてはいくつかの処方が実施されており[1],不顕性感染鳥に抗菌薬を投与し除菌する試みも行われている[2].しかし,オウム病の予防対策として,鳥類から完全に *C. psittaci* を除菌することは現実的ではない. 〔岸本寿男〕

文献

1) CDC: *MMWR*, No. 49 (RR-8), 2000.
2) *IASR*, **23** (10), 2002.

20. 回帰熱

20.1 病原体の性状

　ボレリア属はトレポネーマ属とともにスピロヘータ科に属し，体長8～30 μm，幅0.2～0.5 μm の3～10個の回転をもったらせん形を呈している．可動性であり横分裂により増殖する．アニリン，酸性色素によって強固に染色されるが形態から種を分類することはできない．グラム染色は陰性を示す．紫外線，乾燥，消毒剤により速やかに死滅するが，低温下では，数か月にわたり生存する．

　回帰熱は，ダニが媒介するダニ媒介回帰熱と，シラミが媒介するシラミ媒介回帰熱とに大別され，臨床像，感染様式が異なる．

　シラミ媒介回帰熱は，ヒトを唯一の宿主とする *Borreria recurrentis* を病原体とし，ヒトシラミによって媒介される．感染ヒト血液をシラミが吸引した後，ボレリアはシラミの腸管より速やかに吸収され，血液，リンパ球に存在し増殖する．シラミの唾液腺にはボレリアは存在しないため唾液を介した感染はなく，シラミの外殻が破られ，体液中のボレリアが刺し口より侵入することでヒトに感染する．

　ダニ媒介回帰熱は，感染したダニの唾液中にスピロヘータが存在し，ダニ刺咬により感染する．主に *Ornithodoros* 属のダニが媒介し，ボレリアの種によって媒介するダニの種類が決定している．これまでに10種類以上のボレリアが本症の原因菌であることが確認されている．自然宿主は，ヒトのみを宿主とする *B. duttonii* を除き，主に小げっ歯類の動物であるが，そのほかにフクロウなどの小動物が宿主として知られている．ダニ媒介回帰熱の場合，シラミ媒介スピロヘータと異なり，ダニ体内で腸管壁を通過し，卵巣，唾液腺をはじめとする各臓器に散布される．また，ダニの生存期間は長く，垂直（経卵巣）感染による次世代への伝播も認められるため，同一地域での流行が持続しやすい．

20.2 国内外の流行状況

　日本国内での感染の報告はなく，日本には存在しないと考えられる．世界的には，太平洋南西部の一部を除く各地で認められている．シラミ媒介回帰熱の流行は，地域の経済的，環境的な要素に大きく依存し，戦争，災害などに伴って出現し，近年では第二次世界大戦後に地中海，北アフリカ，中近東に流行がみられ死亡者は数万人に及んだ．現在ではアフリカを中心に発生がみられている．

　地方病的性格のあるダニ媒介回帰熱は，南北アメリカ，アフリカ，ヨーロッパ，アジアの各地域に分布している．運ばれるボレリアの種類は，媒介するダニの生物学的特徴によって決定される．ダニ媒介回帰熱の多くは，数名単位の散発的な発生が多いが，数十名単位の発症例も報告されている．

20.3 臨床症状

　約1週間の潜伏期の後，突然の高熱で発症し，最初の発熱期間が3～6日持続した後に突然終息し，その7～10日後に再発し以後無熱期と有熱期を繰り返す．また再発した場合に発熱を伴わず頭痛，背部痛などの症状が繰り返される症例も認められる．一般的にシラミ媒介回帰熱は，初回に比べ2回目以降の症状は軽度であり再発回数は少なく，有熱期が1回のみの場合もある．ダニ媒介回帰熱は再発回数が多く，再発を繰り返しながら症状が軽減していくことが多い．両者とも発熱に加

え，急激な悪寒，頭痛，筋肉痛，関節痛，咳，頻脈，頻呼吸などがみられる．初期の理学所見としては，眼球結膜の充血，皮下出血，圧痛を伴った肝脾腫などが高頻度でみられる．そのほかに肺雑音，リンパ節腫脹，黄疸などが認められることがある．ダニ媒介性回帰熱の3～4回目以降の発熱発作に虹彩炎，毛様体炎，脈絡膜炎，視神経炎などの眼合併症がみられることがあり，これらの1/3は両側性の病変を有する．眼症状は，急速に悪化しやすく重度の視力障害を残すことがある．神経症状は30％に及ぶとされ，昏睡，脳神経麻痺，片麻痺，髄膜炎，痙攣などがみられる．脳神経障害はダニ媒介回帰熱に多く，特に顔面神経が侵されることが多い．

主な死亡原因としては心筋炎，肺水腫，脳出血，肝不全などがあげられ，一般にシラミ媒介回帰熱がダニ媒介回帰熱に比べ死亡率が高い．妊婦が本症へ罹患した場合，経胎盤的感染により胎児の流産，死産を招くことがある．

20.4 典型的な症例

30歳女性，野外活動歴あり，40℃をこえる発熱とともに，頭痛，嘔吐，全身倦怠感，筋肉痛が出現．医療機関を受診しウイルス感染症と診断され消炎鎮痛剤を処方されたが，その後も7～8日の間隔をおいて2～3日持続する発熱を認めた．発熱を認めない期間は全く症状はなかった．来院時の理学所見として，軽度の肝脾腫大を認める．

来院時血液生化学検査では，白血球10000/μl，血沈(1時間値)60 mm，血小板90000/μl，肝機能，腎機能検査は正常範囲．細菌培養は陰性．胸部レントゲン像異常認めなかった．暗視野顕微鏡にて末梢血を観察したところスピロヘータを確認．入院後エリスロマイシンの経口投与を開始．初回投与後1時間で体温上昇し，その後血圧低下もみられたが，24時間後にはこれらの症状は改善した．4時間後の末梢血にはスピロヘータは確認されず，以後も末梢血中にスピロヘータは確認されなかった(図20.1)．

20.5 診　　断

a. 臨床診断

本症の流行状況を考慮し，繰り返す発熱，頭痛，全身倦怠感などの臨床症状および菌体の確認によって診断される．血液生化学検査にて，白血球増多，血小板減少，血沈亢進などが認められる．肝機能検査，凝固系検査にて異常を認める場合もある．中枢神経症状を呈する症例では，髄液中に多核球増加，蛋白濃度上昇を伴い髄圧亢進が認められる．髄液中の糖濃度は正常範囲である．鑑別すべき疾患として，マラリア，腸チフス，肝炎，レプトスピラ，デング熱，肺炎などがあげられ，これらの疾患と回帰熱との混合感染も念頭に置く必要がある．

すでに長期の経過となっている回帰熱の場合，神経系，心血管系，呼吸器系の合併症を伴い，慢性のライム病の臨床像と類似することがあり，特にライム病の流行地域においては，診断に難渋する場合がある．

b. 病原体検査

有熱期の末梢血中に菌体を証明することが確定診断に最も重要である．ギムザ染色，ライト染色，メイ・グリュンワルト染色などの染色法，または暗視野顕微鏡を用いて70％の症例で菌体の証明が可能である．また，アクリジンオレンジ法を用いることによりスピロヘータの検出率が高くなったとの報告もある．スピロヘータを認めない場合であっても，臨床的に回帰熱を疑わせる場合には，ボレリアに感受性を有する実験動物(ラットなど)に患者血液を接種し，感染動物の血液中

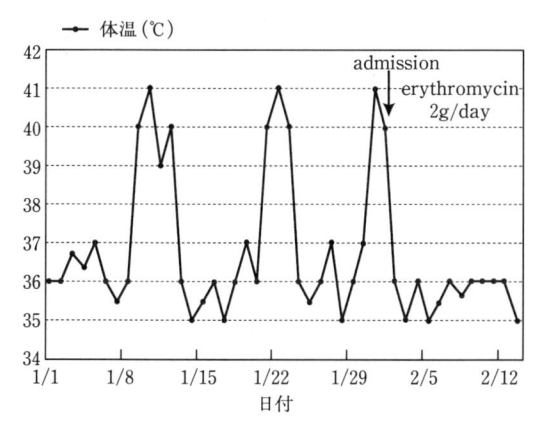

図20.1

にスピロヘータを確認することが推奨されているが，臨床的に行われることは少ない．現時点においても感染ヒト血液からの回帰熱ボレリアを分離培養することは困難である．有熱期に繰り返し末梢血中ボレリアが認められるのは，ヒト組織中に残存したボレリアがヒトの免疫応答を認識し抗原性を変化させることで，再度増殖するためである．無熱期に，末梢血中に菌体が観察されることはまれである．凝集反応，補体結合反応などの血清学的検査が診断の確認に用いられることがあるが，回帰熱の原因となる多くのボレリアが人工的な培養で分離・維持ができず，一般的には普及していない．またこれらの検査は，梅毒，レプトスピラなどの既往がある場合に陽性反応を示すことがあり，特異性が低く診断的価値には限界がある．また，回帰熱患者がライム病，梅毒などの血清学的検査に陽性となることも報告されている．ボレリア感染症による中枢神経症状が疑われる場合，髄液中にスピロヘータを直接証明する，患者髄液をボレリアに感受性のある実験動物に接種して証明することなどが，確定診断として知られているが，臨床的に実施されることは少ない．

20.6 治療

テトラサイクリン，クロラムフェニコール，ペニシリン，マクロライドが治療薬として選択される．シラミ媒介回帰熱の場合，テトラサイクリン，マクロライドの単回投与が有効とされているが，多剤併用，複数回投与を考慮すべきとの意見もみられる．

ダニ媒介回帰熱では，再発の可能性が高く，単回投与では不十分であり数日間～数週間投与を必要とする．髄膜炎，脳炎を合併した症例に対しては，ペニシリンG，セフォタキシム，セフトリアキソンなどを2週間以上投与する．治療が行われた症例の死亡率は5%未満であるのに対して，未治療のものは40%に達する．典型的な症例では治療開始2時間以内に，多量かつ急速なスピロヘータの破壊により悪寒，白血球減少，発熱，血圧低下をきたすJarisch-Herxheimer反応（J-H反応）がみられる．本反応は，すべてのボレリアに感受性のある抗生物質で認められ，通常治療開始後より，2時間以内に発生することが多い．本反応には，インターロイキン，TNFなどの種々のサイトカイン，補体の関与が示唆されている．J-H反応による死亡例は，低血圧に引き続き消化管出血，肺炎，昏睡，敗血症などを合併し重篤化するものが多い．そのため，治療を行うに当たっては，慎重な経過観察と，全身管理が可能な体制が必要である．ペニシリン系抗生物質使用例では，テトラサイクリンなどに比べJ-H反応が少ないものの治療不成功例が多かったとの報告がある．副腎皮質ステロイド，アセトアミノフェン投与はJ-H反応に影響を与えず，この合併症の治療には無効である．

20.7 予防

流行地では，シラミ，ダニの接触をなるべく避け，野外活動を行う際には肌の露出を最小限にする．必要に応じ，殺虫剤，昆虫忌避剤を使用する．世界的にDDTに対するシラミの耐性化が進んでおり，シラミの駆除の際には注意を要する．体および衣服に付着したシラミ，ダニを取り除く際には，むやみに指先でつぶさない．シラミ媒介回帰熱では，環境衛生の改善，個人衛生の教育・徹底が重要となる．日本から流行地へ向かう旅行者に対しては，流行地の状況・本疾患の概要や予防法などに関する情報を提供し注意を喚起する．ボレリア症に感染すると免疫は成立するものの，持続期間が短いため再感染がみられる．現在のところ本症に対して有効なワクチンは開発されていない．

〔菅沼明彦〕

文献

1) Salih, S. Y. and Mustafa, D. : Louse-borne relapsing fever : II. Combined penicillin and tetracycline therapy in 160 Sudanese patiens. *Trans. Roy. Soc. Trop. Med. Hyg.*, **71** : 49-51.
2) Diego, C. and Alan, G. B. : Neuroborreliosis during relapsing fever : Review of the clinical manifestations, pathology, and treatment of infections in humans and experimental animals. *Clin. Infect. Dis.*, **26** : 151-164, 1998.
3) Peter, L. Perine and Bayu, Teklu : Antibiotitic treatment of louse-borne relapsing fever in

Etiopia : A Report of 377 cases. *Am. J. Trop. Hyg.*, **32** (5) : 1096-1100, 1983.

4) Guilio Borgnolo, Belayneh Hailu, Alfonso Cliancarelli, Mauro Almaviva and Tisasu Woldemariam : Louse-borne relapsing fever. A clinical and an epidemiological study of 389 patients in Asella Hospital, Etiopia. *Tropicao Trop. Geogr.*, **45** (2) : 66-69, 1993.

5) Julie, A. Rawlings : An overview of tick-borne relapsing fever with emphasis on outbreaks in Texas. *Texas Med.*, **91** (5) : 56-59, 1995.

6) Dworkin, Mark S., Anderson, Donald E. Jr., Schwan, Tom G., Shoemaker, Phyllis C., Banerjee, Satyen N., Kassen, Barry O. and Burgodorfer, Willy : Tick-borne relapsing fever in the Northwestern United States and Southwestern Canada. *Clin. Infect. Dis.*, **26** : 122-131, 1999.

7) Warren, D. J. Jr. and Linnie, M. G. : Borrelia species. Pronciples and Practice of Infectious Diseases (Mandell, G. L. *et al.* eds.), 5th ed., pp. 2502-2504. Churchill Livingstone, 2000.

21. A 型 肝 炎

肝炎ウイルスは，B, A, D, E, C 型の順に発見された．最近になり，G 型肝炎ウイルス，TT ウイルスといった肝炎ウイルスの候補が発見されたが，現在のところ，これらは肝炎ウイルスとしては否定的なため，ここには記載しない．

21.1 病原体の性状

A 型肝炎ウイルス（HAV）は，ピコルナウイルス（Picornavirus）科，ヘパトウイルス（*Hepatovirus*）属に属するウイルスであり，その遺伝子は＋鎖線状一本鎖の RNA からなる．エンベロープはもたず，直径は約 27 nm である．

21.2 国内外の流行状況

わが国おける散発性急性肝炎の原因としては，42.2% と最も多い（1976～1995 年までの国立病院急性肝炎研究班調査結果）[1]．他のウイルス性肝炎と異なり季節発生性がある．11 月ごろより好発し，3 月ごろがピークである．1983 年と 1990 年に比較的大規模な患者発生があり，「7 年周期」とも考えられたが，1997 年にはさほど多くはなかった．近年，HAV に対する抗体陽性率の低下，抗体陽性者の高齢者へのシフトがみられ，高齢者の A 型肝炎の比率が従来に比べて増加してきている．このことは重症化・劇症化肝炎に占める A 型肝炎の割合の増加の原因ともなっている．ちなみに，1994 年における HA 抗体保有率 50% は 45 歳であり，1973 年の調査に比べて 20 歳上昇している．

アフリカ，東南アジア，中南米など熱帯・亜熱帯の国々は，A 型肝炎の高侵淫地区となっている．これらの国での HA 抗体陽性率は 80～100% である．

21.3 臨床症状

急性ウイルス肝炎は，典型例では肝炎ウイルスに感染して数週間～数か月の潜伏期の後に感冒様症状，消化器症状，発熱などで始まる前駆期が起こる．その後にトランスアミナーゼ上昇，ビリルビン高値となる黄疸期が続く．A, B, E 型では臨床症状に大きな違いはないが，A 型でやや発熱が多いようである．潜伏期は 20～45 日である．

肝合成能の指標として，プロトロンビン時間（PT）を用いて 40% 以下となるものは急性肝炎重症型と呼び，劇症化しないか注意深く観察する必要がある．PT 40% 以下に延長し，発症後 8 週間以内に肝性昏睡 II 度以上の脳症を呈する例を，劇症肝炎と定義している．劇症肝炎の病因の 10～20% が A 型肝炎である．このほか，A 型肝炎では約 2% に急性腎不全を合併する．一時的に透析の必要なこともあるが，自然に軽快するため保存的に治療する．また，A 型肝炎では胆汁うっ滞型が約 5% 存在する．

21.4 典型的な症例

典型的な A 型肝炎の 1 例をあげる（図 21.1）．
25 歳の男性．特に生カキなどの摂取歴はない．

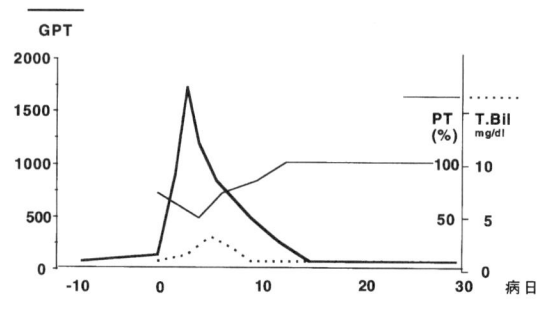

図 21.1 A 型肝炎の 1 例（本文参照）
25 歳男性，IgM 型 HA 抗体＋．

食欲不振，39℃をこえる発熱，嘔吐，著明な全身倦怠感で発症．発熱した時点でのトランスアミナーゼは70程度であった．その後トランスアミナーゼは1500以上に上昇，PT 50%まで低下するが，総ビリルビンは2.5 mg/d*l* まで上昇した．トランスアミナーゼの上昇は一峰性であり，そのまま軽快した．

21.5 診　　断

a. 臨床診断

全身倦怠感，食欲不振，発熱，黄疸などで血液生化学検査を受けてトランスアミナーゼ上昇を指摘されることが多い．一般にGOT，GPTの上昇がγ-GTPやALPなどの胆道系酵素の上昇に比べて優位なことが多い（肝細胞障害優位）が，A型肝炎の約5%は胆汁うっ滞型を示す．21.3節で述べたごとく，臨床症状からのウイルス肝炎相互の鑑別は難しいことが多い．

b. 検　　査

トランスアミナーゼの上昇で「肝障害」が診断されたら，肝炎ウイルスマーカーを検査して鑑別を行う．むろん，海外渡航歴，食品摂取歴（生カキなど），アルコール摂取歴，薬剤服用歴も詳細に聞かなくてはならない．

IgM型HA抗体が陽性であれば，A型肝炎と診断してよい．非常に特異性の高い検査である．逆に陰性であれば否定できる．以下の肝炎が鑑別にあがる．

1) B型肝炎　急性B型肝炎の診断はIgM型HBc抗体で行う．HBs抗原やHBc抗体の測定は補助的なものと考えるべきである．IgM型HBc抗体が陰性であれば急性B型肝炎は否定的であるが，抗体産生の悪い例もあるので，2～3週あけて再検が必要なこともある．

2) C型肝炎　HCV-RNA定性法（PCR法）を行う．HCV抗体は，現行の第三世代HCV抗体でも感染後2か月くらいは通常は陽性化しない（ウインドウ期）からである．

3) D型肝炎　HDV抗体であるが，急性かどうかの判断はできない．常にB型肝炎ウイルスとの重複感染である．

4) E型肝炎　HEV抗体の測定であるが，十分に感度の高いキットは残念ながらまだ市販されていない．2003年12月現在では，国立感染症研究所などへ相談した方がよい．他の型のウイルス肝炎が否定的で，流行地への渡航歴があれば疑ってみることが必要であり，海外渡航歴のない国内発症例も知られている．

21.6 治　　療

通常は保存的な治療を行う．すなわち，安静とし，食欲不振，嘔吐などの症状が強ければ適宜補液を行うが，食欲が回復すれば不要である．一般に，A型肝炎ではトランスアミナーゼの上昇は，一峰性かせいぜい二峰性であるので，トランスアミナーゼが順調に低下して100程度になれば，退院して差し支えない．A型肝炎においては，肝庇護薬の投与は不要である．また，強力ネオミノファーゲンCを投与すればトランスアミナーゼは下がるが，全体の経過は変えないので，投与は不要と考えてよい．

臨床症状のところで述べたように，劇症化には注意が必要である．PTが40%を切る例では，意識レベル，肝のサイズ（エコーで測定）に注意を払い，劇症化の兆候がみられたら，血漿交換などの処置を考える．ただし，判断は難しく緊急性を要することが多いので，PTが40%以下となり，黄疸が進行するようであれば直ちに専門医へ移送すべきである．

21.7 予　　防

A型肝炎では，海外流行地に行く（勤務する）前にワクチンの投与をすることで予防が可能である．このワクチンの抗体誘発性はきわめて良好であり，副作用も比較的少ない[2]．〔小池和彦〕

文　献

1) 矢野右人：散発性急性肝炎．肝胆膵，**39**：173-178, 1999.
2) Fujiyama, S., Iino, S., Odoh, K. *et al.*: Time course of hepatitis A virus antibody titer after active and passive immunization. *Hepatology*, **15**(6): 983-988, 1992.

22. E 型 肝 炎

　現在までに A, B, C, D, E 型の 5 種類の肝炎ウイルスが発見されて，診療の対象となっている．E 型肝炎ウイルス (HEV) は，B, A, D 型に次いで 4 番目に発見された．いわゆる非 A 非 B 型 (NANB) 肝炎のうちの「経口感染型」の肝炎の原因ウイルスとして，ウイルス粒子は 1983 年に電子顕微鏡によって観察されたが，最終的には 1988 年に同定された[1]．

22.1　病原体の性状

　HEV は，分類上既知のファミリーには属さず，HEV-like virus という属への分類が国際ウイルス分類学委員会によって推奨されている．直径 27〜34 nm で，エンベロープをもたず，塩化セシウム平衡密度勾配遠心法での精製ウイルス粒子の比重は 1.35 g/cm^3 である．

　遺伝子は 7.2 kb の＋鎖の一本鎖 RNA である．ゲノムの 5′ 末端にはキャップ構造が，3′ 末端にはポリアデニル酸が付加されている．HEV のゲノム上には 3 つのオープンリーディングフレームが 5′ 末端から一部重複しながら配列している．

　これまでミャンマーをはじめ，アジアで分離された株の大部分は，相互に塩基で 90% 以上，アミノ酸ではそれ以上のホモロジーを示し，1 つの遺伝学的な系統を形成し，遺伝子型 I と分類されている．一方，メキシコ株はアジア株とのホモロジーは 81〜82% であり，別の系統を形成しており，遺伝子型 II と呼ばれている．最近アメリカ合衆国で，過去 10 年間海外渡航歴がない E 型肝炎患者から US-1 株が分離されたが，アジア株，メキシコ株と塩基レベルで 78〜80% のホモロジーしかなく，その後ブタから分離された S1 株とともに遺伝子型 III 型と分類されている．また，中国では散発性の E 型肝炎患者から遺伝子型 IV と呼ばれる新しい株も分類された[2]．

22.2　国内外の流行状況

　HEV は，アジアにおける流行性肝炎の最も重要な原因ウイルスである．伝播は糞-口 (fecal-oral) によるが，大部分は水系感染である．インドのニューデリーで，1955 年に 29000 人に及ぶ E 型肝炎の流行があったが，これは糞便で汚染された飲用上水が原因であった．ネパール，北アフリカ，メキシコ，中国などで，これに似た水系を介した大流行が報告されており，これらの侵淫地域では注意が必要である．1992 年におけるわが国の調査では，非 A 非 B 非 C 急性肝炎 449 例中 5 例 (1.1%) と低頻度であって[3]，ほとんどが輸入感染症であると考えられていた．また，1990〜1999 年の期間に発生した非 ABC 型肝炎患者中の E 型肝炎例は 1.7% ときわめて少なく，やはりまれと考えられていたが，既往の感染と考えられるものが約 20% 存在したことから，かつてはわが国に常在し流行していた可能性が示唆されている．

　最近，海外旅行経験のない急性肝炎例の中に E 型肝炎例が存在すること，さらに，劇症肝炎例の中にも E 型肝炎の存在することが明らかとなり，にわかに注目を集めるようになっている[4]．また，国内でシカの生肉を食した家族が E 型肝炎を発症し，保存してあったシカ肉に HEV が存在し，かつ患者から分離された HEV と遺伝子の塩基配列が一致することも示され，E 型肝炎は人獣共通感染症であり，非加熱の肉などからの感染の危険性が警告されることとなった．ブタにも HEV が存在することが判明しているが，ブタからの感染事例は知られていない．

22.3 臨床症状

E型肝炎の潜伏期は，15〜50日，平均4週間とされている．A型肝炎の潜伏期に比べて若干長い．通常の急性ウイルス肝炎と同様に，典型例では肝炎ウイルスに感染して数週間〜数か月の潜伏期の後に感冒様症状，悪心，食欲不振などの消化器症状，発熱などで始まる前駆期が起こる．その後にトランスアミナーゼ上昇，ビリルビン高値となる黄疸期が続く．A, B, E型では臨床症状に大きな違いはないが，A型でやや発熱が多いようである．E型肝炎では黄疸の強い例が多いとされる．

通常，発症から約1か月を経て完治する．黄疸に先立ってウイルス血症が出現し，ウイルスは糞便中へも排泄される．E型肝炎は慢性化しないが，中にはIgM型HEV抗体が長期間持続したり，糞便中にHEVを長期間排出し続けたりする例がまれに存在するといわれている．また，外国のデータではあるが，E型肝炎は妊婦では劇症化しやすく，妊婦での死亡率は20％とされる．劇症肝炎の病因の20〜30％が非ABC型とされているが，これらの中にE型肝炎による劇症肝炎が一定数存在していると推測される．

22.4 典型的な症例

図22.1に典型的なE型肝炎の症例を示す．52歳男性であるが，仕事で上海を中心とする地域に10日間ほど出張していた．帰国後2週間ほどで，食欲不振，倦怠感を訴え，会社の診療所を受診した．本人は，ウイルス肝炎を警戒し，生ものや生水は摂取しなかったそうであるが，当地で販売されている「ミネラルウォーター」を買って飲用していたそうである．

入院後，A, B, C型が否定され，薬剤性肝障害も否定的なため，国立感染症研究所ウイルス第二部にE型肝炎の抗体測定を依頼したところ，IgM, IgG型ともに強陽性を示し，E型肝炎の診断が確定した．やはり，A型肝炎に比べて黄疸が強い傾向がみられたが，順調に回復し完治した．

22.5 診　　断

a. 臨床診断

全身倦怠感，食欲不振，発熱，黄疸などで血液生化学検査を受けて，トランスアミナーゼ上昇を指摘されることが多い．一般にGOT, GPTの上昇がγ-GTPやALPなどの胆道系酵素の上昇に比べて優位なことが多い（肝細胞障害優位）．他の急性ウイルス肝炎に比して黄疸の強い例が多いとされる．

b. 検　　査

トランスアミナーゼの上昇で「肝障害」が診断されたら，肝炎ウイルスマーカーを検査して鑑別を行う．むろん，海外渡航歴，最近の食事摂取歴（生肉，生カキなど），アルコール摂取歴，薬剤服用歴も詳細に聞かなくてはならない．

HEV抗体の測定については，十分に感度の高いキットは残念ながらまだ市販されていない．現時点（2003年12月）では，国立感染症研究所などへ相談した方がよい[2]．他の型のウイルス肝炎が否定的で，流行地への渡航歴があれば疑ってみることが必要である．最近の精度の高い測定系によるサーベイでは，たとえば，中国では新疆ウイグル自治区だけでなく，全土でE型肝炎の発生を認めるので，生水は飲まないことを徹底すべきである．以下の肝炎が鑑別診断にあがる．

1) **A型肝炎**　IgM型HA抗体が陰性であれば否定できる．

2) **B型肝炎**　急性B型肝炎の診断は，HBs抗原ではなくIgM型HBc抗体で行う．IgM型HBc抗体が陰性であれば，急性B型肝

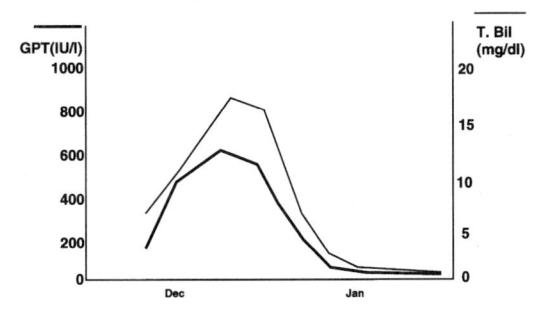

図22.1 E型肝炎の1例（本文参照）
52歳男性．

炎は否定される．ただし，抗体産生の遅い例もあり，場合によっては1週間程度置いて再測定が必要なこともある．

3) C型肝炎 HCV-RNA定性法（PCR法）を行う．HCV抗体は，現行の第3世代HCV抗体でも感染後2か月くらいは通常は陽性化しない（ウインドウ期）からである．

4) D型肝炎 HDV抗体で診断するが，D型肝炎は常にB型肝炎ウイルスとの重複感染であることを念頭に置いて，検査の適応を決める．

22.6 治療

通常は保存的な治療を行う．すなわち，安静とし，食欲不振，嘔吐などの症状が強ければ，適宜補液を行う．食欲が回復すれば不要である．一般に，E型肝炎ではトランスアミナーゼの上昇は，一峰性かせいぜい二峰性であるので，トランスアミナーゼが順調に低下して100程度になれば，退院して差し支えない．急性肝炎においては，肝庇護薬の投与は不要である．また，強力ネオミノファーゲンCを投与すればトランスアミナーゼは下がるが，全体の経過は変えないので，投与は不要と考えてよい．

劇症化には注意が必要である．PTが40%を切る例では，意識レベル，肝のサイズ（エコーで測定）に注意を払い，劇症化の兆候がみられた場合は，直ちに専門医へ移送すべきである．

22.7 予防

E型肝炎は，A型肝炎に準じて海外渡航の際に生水を飲まないように徹底する．ワクチンについては，HEV抗原を産生する遺伝子導入ジャガイモなどの興味深い研究が続けられており，動物実験では抗体の産生を得ているが，人への応用にはもう少し期間を要するようである．

〔小池和彦〕

文献

1) Bradley, D. *et al*.: Aetiological agent of enterically transmitted non-A, non-B hepatitis. *J. Gen. Virol*., **69**: 731-738, 1988.
2) 李天成，武田直和，宮村達男：E型肝炎ウイルス粒子と抗体検出系．化学療法の領域，**19**: 383-389, 2003.
3) 矢野右人ほか：厚生省非A非B型肝炎研究班 平成4年度報告書, p. 97, 1992.
4) Takahashi, K. *et al*.: Genetic heterogeneity of hepatitis E virus recovered from Japanese patients with acute sporadic hepatitis. *J. Infect. Dis*., **185**: 1342-1435, 2002.

23. Q 熱

23.1 病原体の性状

　Q熱とはリケッチアに近い偏性細胞内寄生体 *Coxiella burnetii* の感染に起因する人畜共通感染症である．本菌は大きさ0.2～0.4×1.0μmの多型性を伴う小桿菌様の形態を示し，宿主の食細胞中の phagolysosome 内においてよく増殖する．本菌の感染宿主域は非常に広範であり，さまざまな野生動物，家畜，イヌやネコなどペット類，あるいは鳥類などが本病原体の宿主となりうる．日本国内における保菌動物調査においても，イヌ，ネコ，ウシ，ヒツジ，ヤギ，クマ，シカ，サル，キツネ，ウサギ，ハト，カラスなどさまざまな動物においてコクシエラの保菌あるいは抗体陽性が報告されている[1,2]．これら感染動物はほとんどの場合無症状であるが，一方では保菌に伴う周囲環境への排菌は長期間持続する．そしてこれら宿主動物からの分泌物や排泄物，獣皮成分などのエアロゾール吸入がヒトへの主要な感染経路となる．特にコクシエラは宿主動物の胎盤でよく増殖するため，宿主動物の出産時には高濃度の暴露が成立する危険性が高い．また経気道伝播のほかには主として未滅菌の乳製品や肉類の摂取を介しての経口感染も報告されている．すなわちコクシエラの場合は他のリケッチア属とは違ってヒトへの感染成立のためにダニなどの節足動物のベクターを必要としない．これは本菌の感染力が非常に強いこと，そして乾燥，紫外線，熱，消毒剤などへの抵抗性が高く生体外部環境でも長期間生存できることなどに起因するものと考えられる．

23.2 国内外の流行状況

　Q熱は1935年にオーストラリアで初めて報告されたが，その後の調査では世界中に分布することが明らかになった．本症は欧米においては特殊な人畜共通感染症というよりもむしろ市中肺炎の数％を占める common disease の1つとして認識されており，疫学的解析なども積極的に進められている．Q熱はヒトからヒトへの感染が基本的には起こらないためインフルエンザのような大規模な流行はきたさないが，保菌動物の周囲における小規模な集団発症はしばしば報告されている．またQ熱においてはその発症頻度や病型がサーベイランスを行う国や地域によってさまざまに異なるという点も1つの疫学的な特徴といえる．これはその地域における宿主動物や生活習慣（暴露経路），菌株の virulence などの相違に起因するものと思われる．

　一方の日本国内においては，Q熱の存在は1980年代までは疑問視されてきたが，近年の鹿児島大学の小田，岐阜大学の平井らの報告[3～5]を契機として国内におけるQ熱の存在や広がりが徐々に明らかになってきた．ただしこれまでの国内報告例は散発例や小児の集団発症例などが中心であり，疫学的な情報の集積はまだ十分とはいえない．筆者らが市中発症型の呼吸器感染症を対象としたプロスペクティブなQ熱サーベイランスを試みたところでは，Q熱の確診例および疑診例は冬期よりは夏期～秋期に多く見出され，確診例の頻度としては全体で2％弱，夏期～秋期発症で動物との接触歴がある肺炎症例に限定すれば8％強という結果が得られた．発症は農村部よりもむしろ都市部に多く，接触動物はイヌやネコが多数を占めていた．一部の動物に関してはPCRが陽性であることも確認できた．すなわち日本国内でも潜在的には欧米同様に多数のQ熱症例が普通の気管支炎や肺炎として発症している可能性が高いが，全体像を把握するためには今後解明すべき

課題も数多く残されているのが現状といえる．

23.3 臨床症状

急性のQ熱は通常2週間前後の潜伏期に続いて発症し，多様な病型をとりうるが，その代表的なものはインフルエンザ様上気道炎，肺炎，急性肝炎，不明熱などである．各病型の頻度に関しては上述したように地域差が大きく，ある地方では肺炎型が多いのに別の地域では肝炎型の発症が主体といった現象も生じうる．また不顕性感染例もまれではない．肺炎の場合の自覚症状は高熱と乾性咳嗽，全身倦怠感，筋肉痛などが中心であり，急性期にはしばしば一時的な肝機能障害を伴う．急性Q熱は基本的には予後良好な一過性の熱性疾患であるが，まれには脳脊髄膜炎，心筋炎，急性腎不全などの併発による重症例や死亡例も報告されている．

このような急性型感染のほかに，本症においては心内膜炎や骨髄炎，リンパ節炎，血管炎などの病型をとる慢性型感染の存在が知られている．慢性Q熱は治療抵抗性で致命率の高い特殊な病態であり，急性Q熱症例の一部が慢性Q熱に移行するものと考えられているが，その発症背景にある菌株の病原性や宿主側の因子に関してはいまだに不明の点も多い．

23.4 典型的な症例

上述したQ熱サーベイランスにおいて見出された急性Q熱確診例の経過を提示する．

42歳男性，主訴は38℃台の発熱，頭痛，関節痛(喀痰，咳嗽は乏しい)．実家にイヌとネコがおり，時々いっしょに遊んでいる．1999年10月に上記症状出現して近医を受診．胸部レ線写真にて右下肺野の淡い胸部陰影を指摘され肺炎として紹介入院．入院時WBC 9300，CRP 11.4，軽度の肝機能障害を併発．喀痰培養にて有意菌なし，マイコプラズマ抗体価上昇なし．βラクタム薬の投与にて経過を追ったところ，緩やかに病状は改善．凍結保存血清を用いて後日コクシエラⅡ相菌に対するIgG抗体価を計測したところ，初回の10倍からペア採血時に80倍，後日の追跡調査時には160倍と有意の上昇が確認され急性Q熱と診断した．経過中および追跡調査時において重篤な合併症や後遺症は認められなかった．

23.5 診　　断

a. 臨床診断

病歴聴取上は動物との接触機会の有無が重要なポイントとなるが，保菌動物周囲には感染力の強い菌がエアロゾールとして広く拡散するため，その風下においては集団発症などがしばしば報告される．すなわちQ熱の感染成立に際しては，動物と寝食を共にするような濃厚な接触は必ずしも必要ではなく，近所に動物がいてたまに接する程度の状況であっても十分な契機となりうる点には注意が必要である．

自覚症状は高熱，全身倦怠感や関節痛，乾性咳嗽などインフルエンザ様症状が主体であり，無治療時の有熱期間には5～57日とかなりの幅があることが報告されている．検査所見上は炎症反応の亢進のほか急性期にはしばしば一過性肝障害を併発し，CPKの上昇や血小板減少を伴う症例も見受けられる．胸部写真では，Q熱肺炎は基本的に非定型肺炎像を示すとされるが，多発性の肺野斑状影を呈する例も多い．βラクタム薬が無効，テトラサイクリンやマクロライドが著効を示すような起炎菌不明の肺炎や不明熱症例ではQ熱も鑑別診断に入れるべきであろう(表23.1)．

b. 病原体検査

本症の標準的な診断法は血清抗体価であり，ペア血清で有意の抗体価上昇を観察できれば確定診断となる．急性Q熱ではコクシエラⅡ相菌に対する抗体価を間接蛍光抗体法(IFA)，ELISA，補体結合反応(CF)などを用いて測定するのが一般的である．ただし急性感染時のIgG抗体価の上昇には発症からかなりの期間(1～2か月以上)を要する場合があり，さらに一度上昇した抗体価は長期間高値が持続する傾向があるため，急性感染の可能性の高い症例では数か月後まで抗体価を追跡することが望ましい．急性期血清のみからの確立した診断規準はないが，IgG抗体価高値，あるいはIgM抗体の検出は1つの指標となる．

表 23.1 臨床的に Q 熱を疑うためのポイント

病歴の聴取	動物との接触機会の有無（感染経路不明の報告例もあり） 接触動物がある場合は，最近出産していないか 生の乳製品などを摂取する機会がなかったか 家族内や職場内集団感染の有無
自覚症状	高熱および関節痛，倦怠感などインフルエンザ様全身症状 無治療時の有熱期間には 4～57 日とかなりの幅がある 乾性咳嗽（呼吸器感染症例）
理学所見	特異性の高い所見はなし
検査所見	白血球増多は目立たない 一過性肝障害を併発する例が多い 時に CPK 上昇，血小板減少など
胸部レントゲン写真（肺炎症例）	非定型肺炎ないし多発性の肺野斑状影 胸水併発例あり（約 30％） 陰影の吸収には症状改善後さらに数週間を要する場合あり
経過	βラクタム薬は全般に無効（投与中に自然経過として病状が改善する可能性はあり） MINO や EM が有効 キノロン薬も一定の効果は期待できる

初回 IgG 抗体価高値のみの症例では既往感染との鑑別は厳密には困難だが，経過とともにさらに抗体価が上昇する例もあるため，やはり可能な限り経過を追って判断することが望ましい．また一方の慢性 Q 熱症例においては，急性 Q 熱でのコクシエラⅡ相菌とは菌体表面構造が異なるコクシエラⅠ相菌に対する抗体価の持続高値が観察される．なおこれらの Q 熱抗体価は現時点では国内で保険適用外であり，抗体価の測定が可能な施設も未だ数は限られている．

コクシエラの分離培養に関しては，まず本菌は感染危険度が高いレベル 3 の病原体であり，さらには分離培養には一定の技術と設備，時間，費用が要求されることから，一般臨床診断への導入は現実的とはいえない．

また近年では PCR 法による患者検体や組織標本からのコクシエラ遺伝子の検出も報告されており，日常臨床検査として活用する上での課題はまだ残されているが，今後の日常臨床への普及が期待される．筆者らが各種気道検体や血液を対象として検討した範囲では，急性期検体が PCR 陽性となった症例ではほとんどが追跡調査で抗体価の上昇を確認できた．また一般健康人 140 例の咽頭ぬぐい液を検体とした検討においては PCR 陽性例は 1 例も見出されなかった．

23.6 治療

急性 Q 熱の治療における第 1 選択薬は，他のリケッチア感染症と同様にテトラサイクリン系薬である．耐性株の存在も報告されてはいるが，標準的治療薬として推奨されており，最も安定した臨床効果が期待できる．またマクロライド薬も同様に有効であるが，重症例では効果が不十分であったとする報告もみられており，一定の注意が必要である．in vitro の抗菌力としてはキノロン薬やリファンピシンも優れており，時にこれらの薬剤も使用されるが，キノロン薬に関しては DNA ジャイレース変異による耐性株も報告されている．クロラムフェニコール，ST 合剤，リンコマイシンなどが有効性であったとする報告も見受けられる．βラクタム薬やアミノグリコシドは全般に無効である．急性 Q 熱は基本的に予後は良好であるが，時に重症例や死亡例も報告されており，可能性が高い症例では積極的な抗菌薬投与が試みられるべきである．本症では有効な抗菌薬が投与されれば数日以内に速やかな解熱が認められる場合が多いが，主な治療薬が静菌的薬剤であること，および慢性化の防止という観点からも症状改善後も一定期間（1～2 週間程度）の抗菌薬投与継続をすすめた報告もみられる．

対する慢性Q熱は死亡率が50％をこえる予後不良な病態である．抗菌薬への反応はあまり期待できないが，標準的処方としてはテトラサイクリン系薬とキノロン薬ないしリファンピシン，クロロキンの併用投与を長期にわたって継続することが推奨されている．

23.7 予　　防

欧米においては，牧畜業者などハイリスクグループを対象としたワクチン接種が一部で試みられているが，一般的なものではない．また，保菌動物が確認できた場合には抗菌薬投与による除菌が試みられる場合もある．

動物との接触歴や臨床像から本症が疑われる症例では，血清や気道検体を凍結保存して後日検査可能な施設に送付するなどの積極的な診断的アプローチをおすすめしたい．すなわちいまだ不明の点が多い日本におけるQ熱の全体像を把握するためには，実際の臨床例の積み重ねが非常に重要だからである．　　　　　〔髙橋　洋・渡辺　彰〕

文　献

1) Ejercito, C. L., Cai, L., Htwe, K, K. *et al.*: Serological evidence of *Coxiella burnetii* infection in wild animals in Japan. *J. Wildl. Dis.*, **29** (3) : 481-484, 1993.
2) Htwe, K. K., Amano, K., Sugiyama, Y. *et al.*: Seroepidemiology of *Coxiella burnetii* in domestic and companion animals in Japan. *Vet. Rec.*, **131** (21) : 490, 1992.
3) Yuasa, Y., Yoshiie, K., Takasaki, T. *et al.*: Retrospective survey of chronic Q fever in Japan by using PCR to detect *Coxiella burnetii* DNA in paraffin-embedded clinical samples. *J. Clin. Microbiol.*, **34** (4) : 824-827, 1996.
4) Nagaoka, H., Akiyama, M., Sugieda, M. *et al.*: Isolation of *Coxiella burnetii* from children with influenza-like symptoms in Japan. *Microbiol. Immunol.*, **40** (2) : 147-151, 1996.
5) To, H., Kako, N., Zhang, G. Q. *et al.*: Q fever pneumonia in children in Japan. *J. Clin. Microbiol.*, **34** (3) : 647-651, 1996.

24. 狂犬病

24.1 病原体の性状

RNA ウイルスである狂犬病ウイルスが主な原因であるが，これはラブドウイルス科リッサウイルス属に分類される．ほかにもヒトに疾患を起こす狂犬病関連ウイルスがあり，Lagos bat ウイルス，Mokola ウイルス，Duvenhage ウイルス，European bat lyssavirus type 1 (EBL1)，EBL2，Australian bat lyssavirus などが含まれる．ウイルスは神経親和性を有し，末梢神経から中枢神経へと侵入し病変を生ずる．神経細胞への感染で封入体を形成したものは，発見者にちなんで Negri 小体と呼ばれる．

通常は唾液中のウイルスが咬傷を介して，あるいは粘膜への直接的接触でヒトを含む他の動物に伝播される．全世界での狂犬病症例の95%はイヌの咬傷によるものであるが，保有動物としては多くの哺乳類が含まれ，キツネ，スカンク，ジャッカル，オオカミ，ネコ，サル，アライグマ，マングース，コウモリなど多岐にわたる[1]．

特殊な感染経路として角膜移植，実験室内やコウモリが生息する洞窟でのエアロゾール吸入による感染も知られている．

24.2 国内外の流行状況

わが国においては第二次世界大戦後の数年間に年間10～70例程度の発生がみられたが，狂犬病予防法が効果を上げるに従って減少し，伝染病統計によると，1970年にネパールで感染した輸入例以外には，1957年以降発生がみられていない．

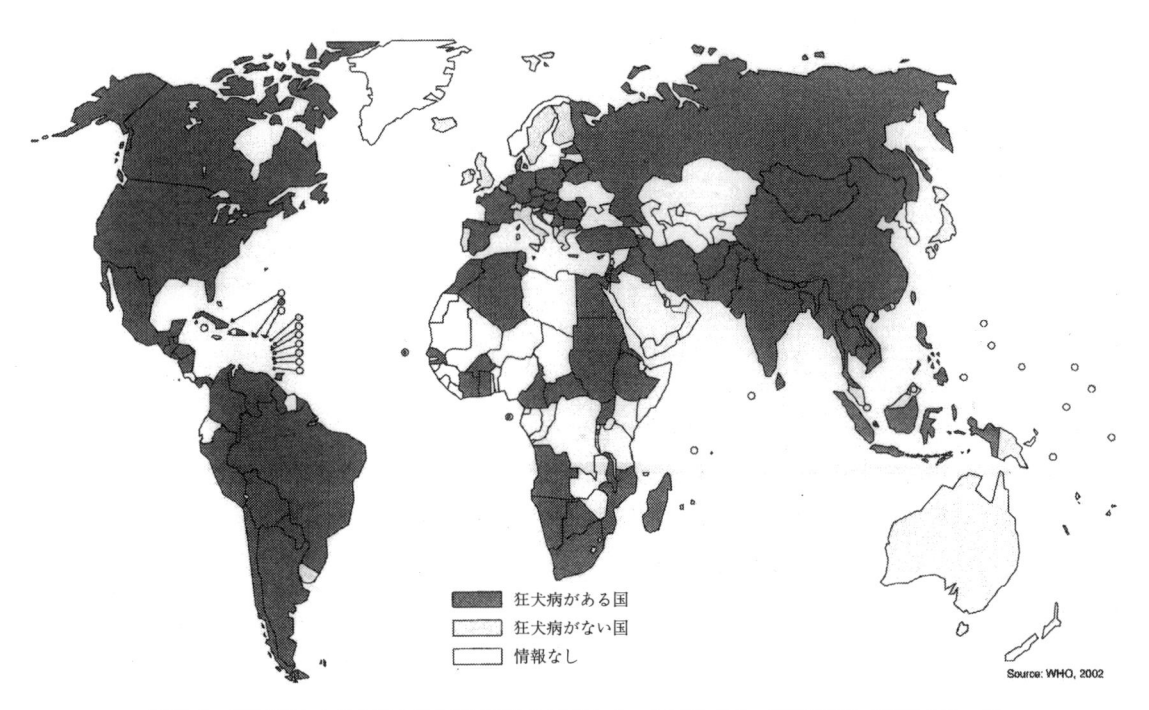

図24.1　世界各地における狂犬病の流行状況（狂犬病ウイルスのみに限る．WHO 2001年初期のデータ）

しかしながら海外に目を転じると，全世界で年間3万5000以上の症例があるとされており，その中ではインドの症例が圧倒的に多く，ほかにはタイなどの東南アジア諸国，アフリカ，東ヨーロッパ，アメリカ大陸などに多く発生している．タイでは野良イヌの0.7%が感染しているとのデータがある[1]．アメリカ，ヨーロッパ諸国においてはコウモリを介した症例もみられる．特にアメリカでは，1990～1997年ごろまでに国内で感染した症例21例のうち，19例がコウモリに関連するものであった[2]．ヨーロッパではキツネなどの間で感染が維持されており，特にロシア，ルーマニア，トルコなどでヒトの症例が多く発生している[3]．ヨーロッパでもスカンジナビア諸国では発生はないとされており，日本，太平洋地域などの島国でも発生の報告はない．イギリスでも発生がみられていなかったが，2002年にはコウモリを媒介としたEBL2による死亡者が出ている．狂犬病の流行状況に関する世界地図を図24.1に示すが，それらを把握して適切にワクチン接種などを行うようにすることが重要である．

旅行者の疾患としてはヨーロッパで1977～1996年に24例の輸入例が知られており，あなどれない疾患である．

24.3 臨床症状

潜伏期は通常の場合1～3か月であるが相当の幅があり，短い場合で4日，長い場合で19年に及ぶ症例が知られている．致命率は非常に高くほとんど100%であるが，集中治療の発達によりまれに救命できた例も報告されている．

病期は3段階に分かれる．はじめは前駆期であり，感冒症状に似て悪寒，頭痛，発熱，全身倦怠感などの非特異的な症状を示す．この時期に，咬傷部位に異常知覚を感じることもある．その後興奮期に移行するが，情緒不安定，落ち着きのなさ，易興奮性，錯乱などの症状を示す．水を飲もうとする，あるいは水をみたり水音を聞いただけで喉頭痙攣を生ずるようになるが，これは疾患特異的であり，恐水病と呼ばれるゆえんである．光や音に反応して興奮したり，喉頭痙攣を起こすこともある．最後が麻痺期であるが，興奮期を経ないでこれが出現する場合もある．患側肢からの麻痺で始まり，進行するにつれて対麻痺や四肢麻痺の形をとり，最後は昏睡，呼吸麻痺で死亡することがほとんどである．

24.4 典型的な症例

国内において狂犬病の発生がみられなくなって久しく，海外での流行地における長期の医療経験がなければ本症を経験できない．筆者もその例に漏れず，ベトナムでの短期滞在中に疑診例をみたのが唯一の経験であるので，今回はArguinらの論文[4]から引用する．

1991年12月19日，バングラデシュのチッタゴン近くに根拠を置く44歳の僧侶が，病気のイヌを手当てをしているときに親指を咬まれた．傷は小さいので狂犬病発病予防は必要ないといわれた．バングラデシュにくる前には暴露前狂犬病ワクチン接種をすすめられているが，本人が断っている．翌年4月12日に倦怠感が出現し，傷の部位に灼けるような感覚が生じ，親指全体の感覚鈍麻に進行した．15日には発熱，嚥下時の有痛性筋痙攣が生じ，ダッカの病院を受診し，狂犬病の疑いにてタイ・バンコクの病院へと移送された．移送時には攻撃的行動，易興奮性，混迷がみられ，その後にはおとなしい静かな時期が続いた．恐水病症状，恐気症状，中等度白血球増多がみられたが，髄液では特別の異常はなかった．翌日には唾液分泌過多，血圧低下，呼吸困難，昏睡となり，21日に死亡した．

24.5 診断

a. 臨床診断

発病初期にみられる咬傷部位の疼痛や知覚異常，後期にみられる恐水病の症状は疾患特異的である．鑑別疾患として種々の疾患があげられるが，破傷風では潜伏期が短く，筋剛直が絶えずみられ，髄液検査では正常である．中枢神経系に作用する薬物の中毒では狂犬病と紛らわしいことがある．咬傷後に狂犬病を心配してヒステリー的な反応がみられることもあるが，これは直後から出

現し，予後はよい．日本脳炎その他の種々ウイルス性脳炎，ギラン-バレー症候群，ポリオ，Bウイルス病，ワクチン接種後脳炎なども鑑別診断に含まれる．

血液検査では白血球増多，髄液検査にて圧の上昇，細胞数増多，蛋白増量などがみられるが，特異的な所見ではない．

b. 病原体検査

咬んだイヌでは屠殺して得た脳組織，ヒトの場合には唾液，髄液，角膜スワブ，脳生検組織，皮膚生検組織などの材料を用いて，マウス神経芽腫細胞を用いたウイルス分離，RT-PCR法，抗原検出法などが行われる．皮膚生検では項部の毛髪域が選ばれるが，中枢神経から末梢神経にウイルスが播種した結果，毛囊周囲の神経細胞内に蛍光抗体法などでウイルス抗原として検出される．

また，rapid fluorescent focus inhibition test や ELISA 法による抗体の測定が行われるが，暴露後ワクチン接種を受けていることが多く，髄液でかなり高い抗体価がみられるとき以外は，診断の参考とならないことが多い．

24.6 治　　療

患者からの二次感染はないとされてきたが，最近その可能性が危惧されており[3]，したがって，医療従事者のために厳格なバリアー処置が必要である．患者に対しては対症療法のみであるが，部屋を暗くし，音の発生を極力避け，さらには鎮静剤を投与する．呼吸不全には機械的人工呼吸法，不整脈にはペーシングなどでの管理を適切に行うことで，まれであるが延命可能な例もみられている．肺炎，気胸，脳浮腫，痙攣，尿崩症，ストレス潰瘍からの吐血などの発生を早期に発見し，迅速に適切な治療を開始するよう心掛ける．血清療法，リバビリンやインターフェロン α などの髄腔内注入は無効とされている．

ほとんど死亡するとはいえ，救命例が世界全体で4例ほど知られており，あきらめずに治療すべきである．

24.7 予　　防

地域ごとでのウイルス保有動物の分布を理解し，それらとの接触を避けることが最も重要である．咬傷のみならず，動物の体液が眼や口腔などの粘膜に接触する場合にも感染の危険がある．アメリカでのコウモリによるヒト狂犬病19例のうち，咬まれた例は1例のみであり，他の形の物理的接触が認められたのも5例のみであった[2]．部屋の中にコウモリが入っただけで感染した例もあり，直接接触以外でも危険があることを認識すべきである．予防は暴露後の発病予防と，暴露前のワクチン接種とに大別できる．前者を完璧に行っても発病した例が報告されており[5]，危険が予想される場合には後者を行っておくことがすすめられる．

暴露後の発病予防に関してはまず傷の適切な処置があげられる．石けんを用いて十分な水洗を行い，ポビドンヨードなどの殺ウイルス剤も用いる．縫合は可能な限り避け，不可避な場合には後述の抗狂犬病免疫グロブリンを傷周囲に浸潤させてから行う．さらに暴露後ワクチン接種を行い，入手可能であれば抗狂犬病免疫グロブリン投与も考慮する．ワクチンについては，日本では国産ワクチンを用いるが，暴露前ワクチン接種の経験がない例では 0, 3, 7, 14, 28, 90 日の合計6回の接種を行う．欧米の製品では最後の90日での接種を行わないものもある．抗狂犬病免疫グロブリン注射を行うのは，過去にワクチン接種歴がなく，しかもワクチン接種を開始して7日以内であることが条件となる．すべての場合に行うのが望ましいが，特に，咬んだイヌなどが狂犬病罹患動物であると判明した場合，顔面や上肢などの咬傷で発病する可能性が高い場合などに絶対的適応とされる．国内では市販されていないため入手は容易でないが，全量として 20 IU/kg を用い，その半量を傷の周囲に浸潤させ，残りの半量を筋注する．

以前に暴露前ワクチン接種を受けている場合，暴露後ワクチン接種の回数を減らすのが可能であるが，具体的な方法については明確でない点もある．国産の製品については，(1) 暴露後免疫を受

けてから6か月以内の場合には，接種の必要なし，(2)暴露前免疫を受けてから6か月以上経っている場合には，未接種の場合と同様に行うと記載されている．しかし，あるフランス製のワクチンでは，(1)ワクチン接種後1年以内の場合，0日の1回のみ，(2)1～3年の場合，0, 3, 7日の3回，(3)3年以上の場合，未接種者と同じコースとの指示がある．

暴露前ワクチン接種は狂犬病診断に従事する者，獣医師，洞窟探検家などにとって必須であり，トレッキングを行う者や，一般旅行者でも流行地で動物に接触する者，特に1か月以上の滞在者や1歳以上の小児などですすめられる[1,4]．国産ワクチンの場合，皮下注で0日，4週後，6～12か月後の3回接種する．しかし，海外のワクチンでは0, 7, 21あるいは28日の3回接種方式が主流になっており，国産ワクチンでもこのような期間短縮接種が可能であるかの検討が望まれる．また，海外で使われているヒト2倍体細胞ワクチン（HDCV）では$0.1 ml$の皮内注射も行われるが，抗マラリア薬であるクロロキンの服用を同時期に行うと抗体産生が抑制されることに注意する．基礎免疫終了後の追加接種の間隔については他のワクチンの場合よりも短く，2～3年ごとに1回ずつ行うとされているが，血清抗体の測定が可能であれば，その結果を参考にして決定する．

〔木村幹男・三浦聡之〕

文 献

1) Caumes, E. : Health & Travel, Pasteur Mérieux MSD, 1999.
2) Debbie, J. G. and Trimarchi, C. V. : Prophylaxis for suspected exposure to bat rabies. *Lancet*, **350** : 1790-1791, 1997.
3) Haupt, W. : Rabies : Epidemiological situation in the late 90s — risk of exposure for tourists. Morbility and Health : from Hominid Migration to Mass Tourism (Pasini, W. ed.), pp. 88-93, Tipolito La Pieve, 1999.
4) Arguin, P. M., Krebs, J. W., Mandel, E., Guzi, T. and Childs, E. : Survey of rabies preexposure and postexposure prophylaxis among missionary personnel stationed outside the United States. *J. Travel Med.*, **7** : 10-14, 2000.
5) Hemachudha, T., Mitrabhakdi, E., Wilde, H., Vejabhuti, A., Siripataravanit, S. and Kingnate, D. : Additional reports of failure to respond to treatment after rabies exposure in Thailand. *Clin. Infect. Dis.*, **28** : 143-144, 1999.

25. 高病原性トリ型インフルエンザ

25.1 病原体の性状

インフルエンザウイルスには，A型，B型，C型が存在する．通常ヒトに流行を起こすのは，A型とB型であり，また時に新型ウイルスが出現して，汎世界流行（パンデミック）を引き起こすのは，A型ウイルスである．この理由は，これらのウイルスの自然宿主と宿主域に関係している．B型とC型の主な宿主はヒトであって，まれにB型でアザラシ，C型でブタに感染するといわれているが，通常はヒトにしか感染せず，小変異（連続変異）を起こすのみで，大変異（不連続変異）を起こして新型が突然出現することはない．一方，A型ウイルスは，ヒトを含む哺乳類や鳥類に広く分布し，中でも水禽，特にカモが起源と考えられており，カモでは現在知られているすべてのA型インフルエンザウイルス，すなわち，HA亜型のH1からH15までとNA亜型のN1からN9までのすべてのウイルスを保有している．これらのウイルスが他の水禽や家禽，家畜，そしてヒトでのA型インフルエンザウイルスの供給源となっているわけである．

水禽では，通常インフルエンザウイルスは腸管に存在し，宿主自体に病原性を示すことはないが，自然宿主であるアジサシにおいて病原性を発揮したものも報告されている[1]．しかしながらほとんどは自然宿主では病原性は示さず，家禽に感染して初めて病原性を発揮することがある．病原性を示しても，大部分は病原性は低く（弱病原性），家禽を死に至らしめることはない．しかし，当初より強毒株であったか，あるいは感染伝播の過程でHA遺伝子に変異が起こって，強毒株となったものが，高病原性トリ型インフルエンザウイルス（highly pathogenic avian influenza: HPAI）である．分子遺伝学的なHPAIの定義としては，HA分子の開裂部位における塩基性アミノ酸の連続が存在することとされている[2]．1997年の香港におけるH5N1型のHPAIのヒトにおける集団発生においても，この塩基配列が存在したと報告されているが，国際獣疫事務局（OIE）は，高病原性の定義として，最低8羽の4〜8週齢のニワトリに感染させて，10日以内に75%以上の致死率を示した場合に高病原性を考慮するとしている[3]．

25.2 国内外の流行状況

1997年に香港でH5N1型のHPAIのヒトでの感染が確認されるまでは，本病原体は鳥でしか確認されていなかった．すなわち，上述のアジサシでのA/Tern/South Africa/61(H5N3)をはじめ，イギリスでのニワトリにおけるH5N1[4]，カナダにおけるシチメンチョウでのH5N9[5]，アメリカのペンシルバニア州におけるニワトリでのH5N2[6]，メキシコにおけるニワトリでのH5N2[7]，オーストラリアのビクトリア州におけるニワトリでのH7N7など，多くの家禽における感染例で確認されているが，ヒトへの感染伝播の証拠はなかった．また，すべてにおいて亜型はH5またはH7であった．

これまで，トリ型インフルエンザウイルスは，鳥から直接ヒトには感染せず，ブタにおいて，鳥とヒトとのインフルエンザウイルスが遺伝子再集合することによってできるインフルエンザウイルスがヒトに感染すると考えられていた．しかし，直接ヒトに感染することもありうるということを証明したのが，1997年に起こった香港におけるH5N1型のトリ型インフルエンザウイルスによるアウトブレイクである[8,9]．

最初の患者は1997年5月に，発熱，咽頭痛，腹痛で発症した3歳男児で，その後呼吸不全，多臓器不全，そしてライ症候群を起こして死亡した．気管支吸引液から非典型的なA型インフルエンザウイルスが検出され，その後，8月にオランダのレファレンスラボラトリーおよびアメリカの疾病対策予防センター (CDC) にてH5N1型のトリ型インフルエンザウイルスと確認された．調査の結果，香港北西部の養鶏場でトリ型インフルエンザのアウトブレイクが3～4月にかけて発生し，4000羽以上のニワトリがこのH5N1ウイルスによって死亡していたことが判明した．香港政府は即座に国際社会との協力体制を築き，国内でのヒトとニワトリにおけるH5N1サーベイランスと検査機能を強化した．

ところが，同年11月26日，ヒトでの2例目のH5N1感染が確認され，12月にニワトリの市場でH5N1ウイルスが確認され，その後12月28日に最後の症例が発症するまでに，合計18例の患者が発見された．男性8例，女性10例で，患者の年齢は1～60歳，9例は12歳以下の小児であった．全患者中の8例は急激に悪化して肺炎，急性呼吸窮迫症候群 (ARDS) に至り，6例が死亡した．12月28日には，H5N1ウイルスの感染が，依然として養鶏場，さらには卸売り市場でも広く認められることが判明し，29日より，養鶏場と市場のすべてのニワトリ，最終的に150万羽の処分が開始され，本アウトブレイクは終息した．

詳細な調査により，18例中7例ではニワトリに接触した可能性があったが，残りの症例では接触歴が確認できず，ケースコントロールスタディーでは，発症前1週間以内にニワトリの露天商を訪れたことが最大の危険因子であった．また，最初の患者の周辺の調査で検査された476例中H5N1に対する抗体が陽性だったのは5例 (1.1%) で，このうち1例は患者のみに接触，3例はニワトリのみに接触，そして1例は両方への接触歴があり，最終的には主な感染経路は，鳥からヒトへのルートであって，これはH5N1患者に接触した医療従事者での抗体保有率が3%であったことからも，ヒト-ヒト感染の効率は悪いと結論された．

また，このときに分離されたH5N1ウイルスの遺伝子はすべてトリ型のものであって，ヒト型ウイルスとの組換えは起こっていなかったことが報告されている．

1999年3月には，4歳と13か月のインフルエンザ様症状をきたした女児よりH9N2ウイルスが確認された[10]．いずれも特に合併症もなく回復し，その後の患者は発生しなかった．調査により，ニワトリの70%でこのウイルスに対する抗体が陽性であったことから，ニワトリからの感染が疑われたが，ヒト-ヒト感染の証拠は得られなかった．

時を同じくして，1999年3月にイタリア北東部の家禽農場が多くある地域で，シチメンチョウやニワトリでの発熱，呼吸器症状，消化器症状や食思不振を伴う疾患が発生した．致死率は1.7～9.5%で，起因病原体としてH7N1亜型の低病原性のトリ型インフルエンザウイルスが確認されたが，9か月後に，この低病原性ウイルスは高病原性へと変異して再び出現し，数日の間にシチメンチョウばかりか，若鶏や産卵鶏の間に広がり，致死率は80～100%に達した．この後3か月半の間に，100以上のアウトブレイクが報告されているが，このときにはヒトへの感染は報告されていない[11]．

2003年2月には，再び香港で，福建省への旅行から戻った33歳の男性とその9歳の息子でH5N1亜型のトリ型インフルエンザが確認された．2人はそれぞれ往路は違ったものの，2月9日に一緒に香港に戻っているが，父親は2月7日に，男児は9日に発症し，それぞれ11日と12日に入院し，父親は17日に死亡するも，男児は回復した．これらの患者からH5N1亜型のウイルスが分離され，遺伝子配列は非常に似通っていたものの，1997年のウイルスとは違ったものであった．感染経路は不明であった[12]．

これに引き続き，2月末よりオランダでニワトリにおけるH7N7型のHPAIのアウトブレイクが報告され，その後ベルギーとドイツでも鳥における感染が報告されていた．2003年4月25日，オランダのインフルエンザセンターから，2月末

にニワトリの間でH7N7のアウトブレイクが始まって以来，養鶏場の職員とその家族の間で83例のH7N7感染があることが報告された．このうち79例は結膜炎を呈し，このうち6例では同時にインフルエンザ様症状もあった．1例はインフルエンザ様症状だけで結膜炎はなく，2例はいずれともいえない程度の軽い症状であった．加えて，アウトブレイクのあった養鶏場の一つを訪れた57歳の獣医師がH7N7に感染し，ARDSで死亡した．また，オランダ当局は，2例の養鶏場職員から3人の家族へH7N7亜型のインフルエンザウイルスが感染した可能性のあることを報告した．これらの3人は結膜炎と1例ではインフルエンザ様症状を伴っていた．

2003年12月9日，再び香港において発熱，咳，鼻汁を呈する5歳の男児からH9N2ウイルスが検出されたが，完全に回復している．

25.3 臨床症状

感染した家禽あるいは野生鳥などから，飛沫感染あるいは体液・排泄物への接触によりヒトへ感染する．オランダでのH7N7によるアウトブレイクでは，ヒトからヒトへの感染も報告されている．潜伏期間は通常のインフルエンザと変わりなく，1～3日と考えられている（2004年3月時点ではベトナム，タイの状況からは2～4日とされている）．症状も通常のインフルエンザと大きな違いはなく，突然の高熱，咳などの呼吸器症状のほか，全身倦怠感，筋肉痛などの全身症状を伴う．症状は，原因となったウイルス株により違いがみられ，ほとんど症状名をつけられないほどの軽症例，通常のインフルエンザ様症状，そして重篤な肺炎，ARDS，ライ症候群様，肝障害，腎不全などにより，急激に悪化して死に至るものまでさまざまである．香港のH5N1の事例では，通常のインフルエンザ様症状で発症するものの，39℃以上の高熱の持続がH5N1感染を疑うサインの一つであったと述べられている．オランダでのH7N7では結膜炎を起こしているし，香港のH5N1でも結膜炎が数例でみられたと報告している．

25.4 典型的な症例

これまでの種々のヒトにおけるHPAI感染では，その亜型あるいは株により症状に違いがみられており，疾患特異的な症状というものを見出すことはできない．典型的なHPAIの場合には，通常のインフルエンザ様症状，すなわち高熱と全身症状および上気道症状で始まるが，高熱が遷延し，肺炎，ARDSなどを起こして呼吸不全を呈し，また肝障害，腎障害などをきたすものである．

25.5 診　　断

a. 臨床診断

本疾患は，臨床的には通常のインフルエンザと変わらないし，またすべてが重症化するとも限らないので，臨床的な診断は難しく，病原体診断が不可欠である．25.3節に記載したように，インフルエンザを疑わせる症状があり重症化傾向にある，そして，感染が疑われる家禽との接触歴があり，かつ，迅速診断法やウイルス分離においてA型インフルエンザウイルスが検出あるいは分離同定されるものの，分離されたウイルスがA/H1N1あるいはA/H3N2に対する抗血清に反応せず亜型判別不能の場合には，本疾患を疑うこととなる．

サーベイランス上の症例定義は，公衆衛生上の観点より，インフルエンザ様症状を呈し，現在ヒトで流行がみられているA/H1N1，A/H3N2亜型以外のA型インフルエンザウイルスによる感染症とする．しかし，すべてのインフルエンザ様疾患でウイルス学的検査を行うことは難しい．また，目的とする探知レベルは，世界での流行状況を勘案する必要がある．臨床的症例定義，すなわち検査を行う対象を絞り込む上でのHPAIを疑う段階での定義としては，疫学的リンク，すなわち野鳥や家禽あるいは病鳥もしくは実際にHPAIに感染している家禽への接触歴のある，インフルエンザ様症状を呈する症例，また，より重症例を探知する目的においては，対象をインフルエンザ感染が確認されている肺炎を含む重症

例，あるいは疫学的リンクを加えた重症インフルエンザ症例などを対象にすることもある．

b. 病原体検査

これまでの知見では，HPAIはA型ウイルスであるため，迅速抗原検出法にて探知ができることが判明している．しかし，これではヒト世界で流行中のA/H1N1やA/H3N2亜型と鑑別することは不可能であり，まだベトナムからは，感度に劣ると勧告されている．確定診断は，ウイルス分離において，A/H1N1，A/H3N2以外のA型インフルエンザウイルスを分離同定することである．また，PCRにて遺伝子断片を検出することも一部の実験室では可能となっている．一般の検査室においては，ウイルス分離において，A型インフルエンザウイルスが同定されるものの，A/H1N1，A/H3N2の抗血清に反応せず亜型判定不能である場合には，本疾患を疑って対応する必要がある．また，HPAIに対する抗体を証明することも診断の一助となるが，トリ型インフルエンザウイルスの場合には，インフルエンザウイルスに対して標準的に使用されている赤血球凝集抑制反応 (hemaggultination inhibition test : HI test) は感度が低いと考えられている．1997年の香港におけるH5N1のアウトブレイクの際には，microneutralization assayとELISAが使用され，いずれもHIより感度も特異度も高かったが，western blotを併用することにより，より良好な結果を得られたと報告されている[13]．

25.6 治療

基本は支持療法であるが，現在使用可能な抗インフルエンザ薬のneuraminidase inhibitorは，*in vitro* ではHPAIに活性があり，動物実験においての死亡率の減少効果が報告されている[14]．1997年の香港におけるアウトブレイクでは，amantadineが使用されたが，はっきりした効果は証明されていない．

25.7 予防

HPAIは，本来トリ型のウイルスである．通常はまず家禽におけるアウトブレイクが起こり，ヒトへの感染はそれに引き続いて起こることから，一般にはアウトブレイクのサイトや感染が疑われる家禽がいる場所に立ち入らないことである．鳥に限らず，動物は種々の病原体を保有していることがあり，また動物の病気がヒトに感染することもある．動物を飼う場合は，動物に触った後は手を洗うこと，糞尿は速やかに処理して動物のまわりを清潔にすることなどを心がけ，また，動物の健康状態に異常があった場合は獣医師に，飼い主が身体に不調を感じた場合は早めに医療機関を受診することも大切である．通常の生活をしている限り，市中で感染することは考えにくい．

しかしながら，鳥への感染が確認された場合のニワトリの処分などに従事する者は，医療用マスク，ゴーグル，使い捨て手袋，防護服，長靴を着用するなどの感染防御が必要であり，感染した鳥と接触した養鶏関係者については，健康状態の経過確認を行う必要がある．また，高病原性トリ型インフルエンザに感染した鳥と接触する者および感染が疑われている農場で曝露を受ける可能性のある者に対しては，その者の体内において高病原性トリ型インフルエンザウイルスと他のインフルエンザウイルスの遺伝子の再集合が起こるリスクがある．そのため，インフルエンザの予防接種を受けるとともに，抗インフルエンザウイルス薬の予防投与が勧奨される[15]．

〔谷口清州〕

文献

1) Becker, W. B. : The isolation and classification of tern virus : Influenza A-tern. *J. Hyg.*, **64** : 309-320, 1966.
2) Senne, D. A. *et al.* : Survey of the hemagglutinin (HA) cleavage site sequence of H5 and H7 avian influenza viruses; amino acid sequence at the HA cleavage site as a marker of pathogenicity potential. *Avian Dis.*, **40** : 425-437, 1996.
3) OIE : Manual of Standards for Diagnostic Tests and Vaccines, 4th ed., 2000.
4) Pereira, H. G. *et al.* : Avian influenza A viruses. *Bull. WHO*, **32** : 855-860, 1965.
5) Narayan, O. *et al.* : A new influenza A virus infection in Turkeys V. Pathology of the experimental disease by strain turkey/Ontario/7732/66. *Arch. Gesamte Virusforsch.*, **26** : 166-182, 1969.
6) Bean, W. J. *et al.* : Characterization of virulent and avirulent A/Chicken/Pennsylvania/83 influ-

enza A viruses: Potential role of defective interfering RNAs in nature. *J. Virol.*, **54**: 151-160, 1985.
7) Horimoto, T. *et al.*: Origin and molecular changes associated with emergence of a highly pathogenic H5N2 influenza virus in Mexico. *Virology*, **213**(1): 223-230, 1995.
8) Choi, S. and Tsang, T.: An update of influenza A (H5N1) in Hong Kong. *PHEB*, **7**(1), 1998.
9) Lee, S. Y., Mak, K. H. and Saw, T. A.: The avian flu (H5N1): one year on. *PHEB*, **8**(1), 1999.
10) Yeung, S. and Lee, M.: An update on the influenza A(H9N2) in the Hong Kong SAR. *PHEB*, **8**(4), 1999.
11) Zanella, A.: Avian influenza attributable to serovar H7N1 in light layers in Italy. *Avian Dis.*, **47** (suppl. 3): 1177-80, 2003.
12) Anonymous: Two cases of influenza A(H5N1) infection in 2003. *PHEB*, **12**(2), 2003.
13) Rowe, T. *et al.*: Detection of antibody to avian influenza A(H5N1) virus in human serum by using a combination of serologic assays. *J. Clin. Microbiol.*, **37**(4), 937-943, 1999.
14) Leneva, I. A. *et al.*: The neuraminidase inhibitor GS4104 (oseltamivir phosphate) is efficacious against A/HongKong/156/97(H5N1) and A/Hong Kong/1074/99(H9N2) influenza viruses. *Antiviral Res.*, **48**, 101-115, 2000.
15) CDC: Interim guidance for protection of persons involved in US avian Influenza outbreak disease control and eradication activities. CDC, Atlanta, USA, 17 Feb 2004 at http://www.cdc.gov/flu/avian/protectionguid.htm

26. コクシジオイデス症

　コクシジオイデス症とは *Coccidioides immitis*（以下 *C. immitis* と略す）を原因菌とする感染症で，本来わが国には存在しない真菌症（輸入真菌症）である．カリフォルニア，アリゾナ，ニューメキシコなどのアメリカ西南部各州，メキシコの太平洋側の半乾燥地帯，ベネズエラのコロ地方，アルゼンチンのパンパ地方などに発生する風土病で，特にカリフォルニア州のサンホアキン渓谷が有名である（渓谷熱：valley fever）．本菌は土壌中に生息しており，分節型分生子が強風や土木工事などにより空中に飛散した際，肺感染を起こす．致命率が高く，真菌症の中で最も危険性が高い．

26.1　病原体の性状

　C. immitis は二形性真菌で，通常の培地上では菌糸状発育をし，生体内では内生胞子（endospore）で充満した球状体（sperule）を形成する．発育は速く，27℃よりも37℃の方が発育が速い．集落表面ははじめは無毛で白色から灰色，培養が進むにつれ茶色に変わり綿毛状となるが，菌株により種々の形態を示す．感染性が非常に強いため，特殊な施設以外では培養しているプレートの蓋を開けるなどの操作は行ってはならない．培養10日以降になると，菌糸先端から次第に分節型分生子（arthroconidia）（図26.1）が形成される．分節型分生子は，一細胞性で，矩形～樽形（2.5～4～6μm）であり，細胞質が空になった解離細胞（disjunctor cell）と交互に連なっている．

　分節型分生子は，きわめて空気中に浮遊しやすく，吸入されると肺内で腫大し，約7日で細胞質

図26.2　*C. immitis* の球状体（×400）
内部に多数の内生胞子をもつ．

図26.1　*C. immitis* の分節型分生子

図26.3　*C. immitis* の寄生環（文献[2]より引用）

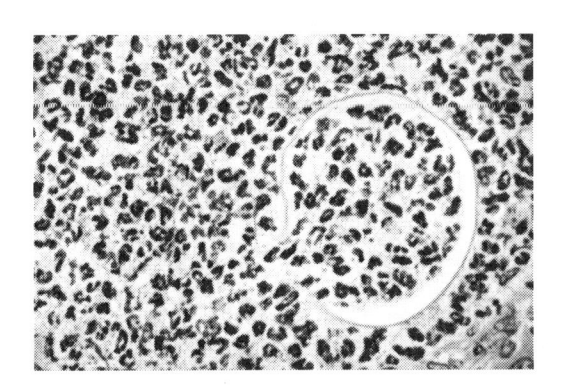

図 26.4 内生胞子の放出に伴って出現した著しい炎症反応（×400）

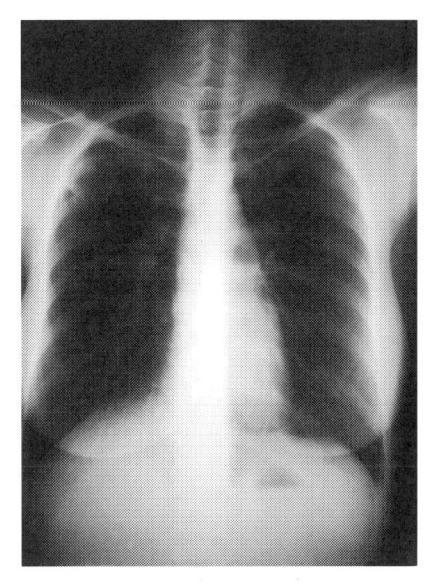

図 26.5 肺コクシジオイデス症の胸部 X 線写真
右上葉に空洞性病変を認める．

が細かく分割され，多数の内生胞子をもつ球状体となる（図 26.2）．やがて壁が破れ内生胞子は組織内に放出されるが，それぞれの内生胞子が球状体に成長するため，内生胞子の放出 → 球状体形成 → 内生胞子の放出といったサイクルを繰り返しつつ，急速に増殖する（図 26.3）．組織反応はこの菌の寄生形態に大きく左右される．球状体の壁が破れ，内生胞子が放出されていくときには激しい限局性の化膿性病巣が起こり，内生胞子が球状体へと成長していくにつれ肉芽腫性病巣へと変わっていく（図 26.4）．なおコクシジオイデス症はごく少数の分節型分生子の吸入により，感染が成立する．

26.2　国内外の流行状況

わが国では 1999 年までに 16 例が報告されている．年齢は 17〜55 歳で，性別は男性 14 例，女性 2 例である．感染地域（推測）の大部分はカリフォルニアを中心とする北アメリカであるが，海外渡航歴がなく感染地が不明であるものが 3 例ある．うち 1 例では *C. immitis* の付着した輸入綿花を取り扱う際に感染した疑いがもたれている．本菌感染症は感染したヒト体内では球状体となり，そのままでは新たに感染を起こす能力がないため，ヒトからヒトへの感染は起こらず，爆発的な流行の心配はない．しかし，本来はきわめて感染性の高い微生物であり，微生物検査室での感染事故例は多い．真菌症の中では最も致命率が高く，取扱いにはきわめて厳重な注意が必要である．

26.3　臨床症状

基礎疾患，吸入した分生子の量などによりさまざまな病型をとるが，約 50％は不顕性感染として経過する．潜伏期は 1〜3 週間程度である．

通常インフルエンザ様の症状（発熱，咳嗽，胸痛，関節痛など）を起こし，多くは自然治癒する．主に女性を中心に結節性紅斑などの非特異的皮膚病変を呈することが多い．胸部 X 線写真では，浸潤影，胸水，肺門リンパ節腫脹などを呈する．多くの場合陰影は徐々に消退していくが，中には①結節影となり（数％），さらに一部は空洞へと進展するもの（図 26.5），および②空洞を伴う線維化病変を形成するものなどがある．また，AIDS に合併した場合など重症例では，呼吸不全を伴い急速に致命的な経過をとる場合があり注意を要する．

播種性全身性感染（主に血行性）は約 0.5％の患者に発症し，うち約半数が死亡する．本菌の感染防御には細胞性免疫が深く関与しており，AIDS，免疫抑制剤投与などの患者では，重症の播種性コクシジオイデス症の発症率がきわめて高くなる．また，白人に比べ有色人種，特に黒人やフィリピン人，および妊婦では播種性全身性感染

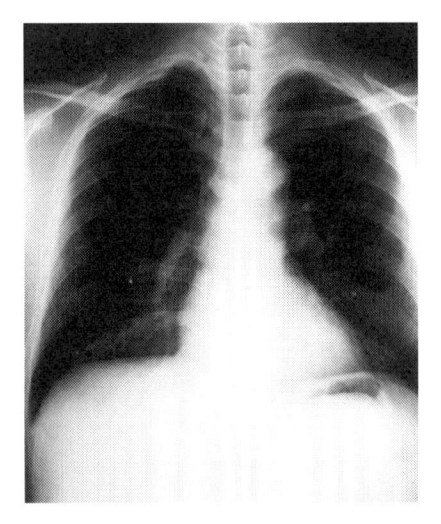

図 26.6 カリフォルニアにて感染した症例の胸部 X 線写真
右中肺野に結節性陰影を認める.

を起こしやすいことが知られている. 罹患臓器は髄膜, 骨, 関節, 皮膚など多彩である. 播種に伴う皮膚症状は特徴的であり, 結節, 潰瘍を繰り返し花キャベツ状となる.

26.4 典型的な症例

生来健康な 45 歳男性. カリフォルニアで地質調査に従事後, 激しい咳嗽と結節性紅斑が出現するも放置. 帰国後胸部 X 線写真にて右中肺野に空洞を伴う結節性陰影を指摘される(図 26.6). 他の臓器に病変は認められないが, 抗体価はいまだ上昇しておらず, 経過観察が必要である.

26.5 診　断

流行地への渡航歴が本症を疑う上できわめて重要である. 特に本症の場合, わずか数時間の滞在で感染した例もあり, 聴取は詳細に行う.

a. 臨床検査

確定診断には, 臨床検体からの本菌の検出(培養, 生検などによる)が必要であるが, 困難な場合は, 抗体検査などに臨床経過を加味して判断する. 抗体検査は血清, 髄液などを検体として行われ, 主に補体結合反応により行われる. 特異度は比較的高く, 16 倍陽性以上は播種性病変を示すと考えられるが, 感度は十分といえない. わが国のような非流行地域では, *C. immitis* の抗原を用いた皮内反応も, 診断的価値が高いが細胞性免疫の低下例では陰性となることがある. いずれも他の輸入真菌症(パラコクシジオイデス症, ヒストプラズマ症など)との交差反応に注意する. 特異抗原の検出や遺伝子の特異的配列を用いた PCR 法は開発途上にある.

胸部 X 線写真は, 病型により浸潤影, 結節影, 空洞, 胸水, 肺門(縦隔)リンパ節腫脹, 気胸と多彩である.

b. 病原体検査

同定のためには特殊な培養により球状体を証明する必要がある. 形態学に頼らない同定法として菌体外の抗原を検出する exoantigen test と, rRNA の特異的配列を応用した DNA プローブがあり, 後者は市販されている. いずれの場合も本菌の取扱いには危険を伴うため, 本菌が疑われる場合は専門機関に依頼する.

26.6 治　療

個々の症例により異なるので, 定型的に考えるのは危険である. 上記の high risk group 以外では, おおむね以下のように治療を行う.

(1) 軽症の肺コクシジオイデス症例における治療の必要性については必ずしも見解が統一されていないが, 一般にはアゾール系抗真菌剤(イトラコナゾール 300〜400 mg/日あるいはフルコナゾール 300〜400 mg/日)を 3〜6 か月使用するのがよい. 重症肺感染症例ではアンフォテリシン B (1.0〜1.5 mg/kg)を用い, 落ち着いたら上記のアゾール剤に変更する. 空洞は無症状であれば, 無治療で様子をみる. 増大する場合は 2〜3 年経過しても縮小, 消失しない場合あるいは胸膜直下で気胸の原因となる可能性が考えられる場合は切除を検討する. 症状がある場合はアゾールによる治療を試みるが, 反応が思わしくない場合は切除する.

(2) 線維性空洞性病変ではアゾール剤を投与するが, 再発が多く, 症状が安定した後でも半年間は投与を続ける.

(3) 全身性播種性病変では, 重症度に応じてアゾール剤あるいはアンフォテリシン B を投与

する.治療期間は線維性肺外病変に準じる.外科的治療(切除,排膿など)も適宜併用する.髄膜炎はフルコナゾール400 mg/日を投与するが,効果が不十分な場合はアンフォテリシンBあるいはミコナゾールの髄注を行う.合併する水頭症や脳内膿瘍に対しては外科的対応を行う.

high risk group,特に上記の細胞性免疫の低下している患者では,感染初期の肺感染症においても,原則的に全例治療を行う.特にAIDSに感染した場合は,きわめて危険であり,アンフォテリシンB 1.0～1.5 mg/kgを投与する.髄膜炎を合併しやすく,また重症化しやすいため,特に注意する.髄膜炎を合併した場合は,病状が安定した場合も再発の可能性が高いため,フルコナゾールの予防内服を終生続ける.

26.7 予 防

流行地域が限定されているので,これらの地域に立ち入らないことが第一である.やむをえず立ち入る場合には,極力屋外に出ないようにする.特に強風で砂塵が舞うような時期は危険であり,妊婦,AIDS患者など一度感染すると重症化しやすい基礎病態をもっている人は,流行地域への立入りを断念すべきである.ワクチンは確立されていない.

〔宮治　誠・亀井克彦〕

文　献

1) Fujio, J., Nishimura, K. and Miyaji, M.: Epidemiological survey of the imported mycoses in Japan. *Jpn. J. Med. Mycol.*, **40**: 103-109, 1999.
2) 宮治　誠:輸入真菌症.検査と技術, **25**: 506-511, 1997.
3) 宮治　誠,西村和子,宇野　潤編:病原真菌　同定法と感受性試験,廣川書店,1992.
4) Diaz, M., Puente, R., de Hoyos, L. and Cruz, S.: Itraconazole in the treatment of coccidioicomycosis. *Chest*, **100**: 682-684, 1991.
5) Ampel, N., Dols, C. and Galgiani, J.: Coccidioidomycosis during human immunodeficiency virus infection: results of a prospective study in a coccidioidal endemic area. *Am. J. Med.*, **94**: 235-240, 1993.

27. サル痘

27.1 病原体の性状

ポックスウイルス科のオルソポックスウイルス属に属するサル痘ウイルスが原因ウイルスである。オルソポックスウイルス属のウイルスの形態はレンガ状で，その長径は300 nmをこえる巨大なDNAウイルスで，形態的に他のオルソポックスウイルスと区別できない(図27.1)．感染性ウイルス粒子は，細胞内で形成される細胞内成熟ウイルスと，細胞内成熟ウイルスが感染細胞膜から出芽し細胞膜由来脂質膜をさらにかぶった細胞外外皮ウイルスからなる。両者の脂質膜上のウイルス糖蛋白は異なる。個体間の感染には細胞内成熟ウイルスが関与し，感染個体内での感染の拡大には主に細胞外外皮ウイルスが関与すると考えられている。オルソポックスウイルス属には，サル痘ウイルス以外に痘瘡ウイルス(天然痘ウイルス)，種痘に用いられるワクチニアウイルス，牛痘ウイルスなどが含まれる。

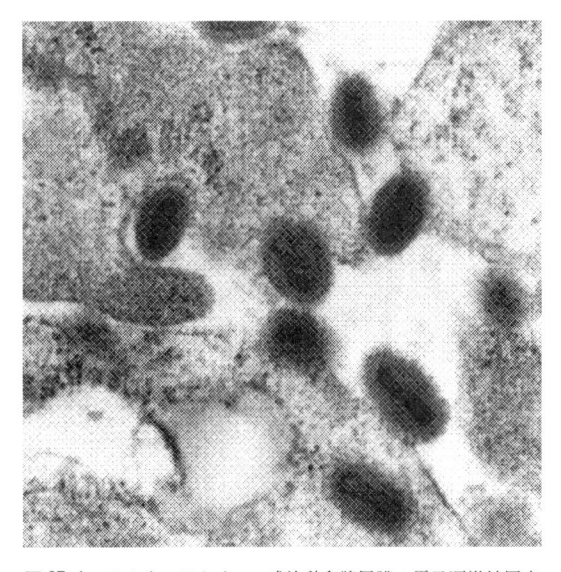

図27.1 ワクチニアウイルス感染鶏卵漿尿膜の電子顕微鏡写真

27.2 国内外の流行状況

サル痘は，1958年にポリオワクチン製造のために世界各国から霊長類が集められた施設でカニクイザルの天然痘様疾患として初めて報告された。その後，サル施設でサルにおけるサル痘の流行があり，その致死率は3～48%であった。当時は種痘(天然痘のワクチン接種)が行われていたため，ヒトの感染は報告されていない。ヒトのサル痘は，1970年ザイール(現コンゴ民主共和国)で初めて報告された。その後，ヒトのサル痘は中央・西アフリカの主に熱帯雨林で散発的に流行している。WHOの報告では，1981～1986年のヒトのサル痘患者数は338人である。1996～1997年にかけてコンゴ民主共和国で大流行し，511名の患者が発生している(表27.1)。流行地の動物の血清疫学的解析などから，サル痘ウイルスの自然宿主はアフリカのリスであることが明らかにされた。サルおよびヒトは終末宿主である。アフリカ大陸以外では，ヒトでのサル痘は報告されていなかったが，2003年にアフリカからの愛玩用に輸入されたげっ歯類を介してサル痘ウイルスがアメリカのテキサス州に持ち込まれ，動物業者で北米原産のプレーリードッグに感染し，これをペッ

表27.1 WHOに報告されたヒトのサル痘患者数

年	発生国	患者数
1970～1992	コンゴ民主共和国	391
	ガボン	8
	中央アフリカ共和国	6
	リベリア	4
	ナイジェリア	3
	カメルーン	3
	コートジボアール	2
	シエラレオネ	1
1996～1997	コンゴ民主共和国	511
2003	アメリカ合衆国	71

トとして購入したヒトへ感染することによる流行が起き，ウィスコンシン州39名，インディアナ州16名，イリノイ州12名，ミズーリ州2名，カンザス州およびオハイオ州各1名，計71名の患者が発生した．小児1名は，水痘との重感染で重症化したが，死亡例は報告されていない．

27.3 臨床症状

ヒトのサル痘の潜伏期間は7～21日（平均12日）で，その後発疹，発熱，発汗，頭痛，悪寒，咽頭痛，リンパ節腫脹が現れる．重症例では天然痘と臨床的に区別できない．致死率は，アフリカでの流行では数%～10%であるが，2003年のアメリカでの流行では，死亡例は報告されていない．アフリカでの致死率が高いのは，医療体制，栄養状態，HIV感染による免疫低下などが影響していると考えられている．動物では，サル，ウサギ，プレーリードッグなどが高感受性動物で，特にサルの感受性は高く，天然痘様の症状を呈し，致死率も高い．プレーリードッグは肺炎症状を呈する．

27.4 典型的な症例

アメリカの流行では，感染局所の発疹，38℃以上の発熱，発汗，寒気，咽頭炎，リンパ節腫脹，咳がみられた．アフリカでの重症例では，天然痘と区別できない（図27.2）．

27.5 臨床診断・病原体検査

臨床的には，発症初期には水痘との鑑別が難しい場合がある．オルソポックスウイルス属のウイルスは，抗原的に区別できないため，血清診断では，他のオルソポックスウイルス感染との鑑別診断はできない．また，種痘歴のある場合は，すで

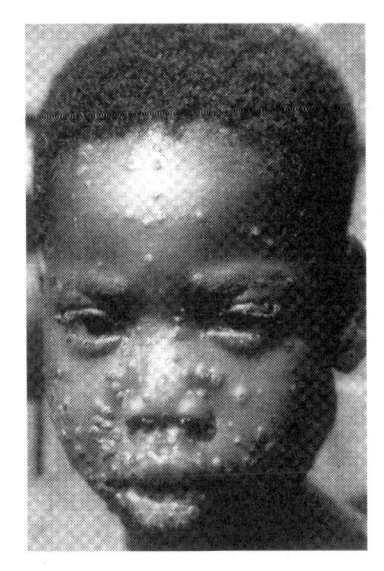

図27.2　サル痘患者（WHO提供）

に抗体があるため血清診断できない．発疹（丘疹→水疱→膿疱→痂皮へと進行する）部位にはウイルスが多量に含まれるため，直接電子顕微鏡でウイルス粒子が検出できる．特異的な実験室診断としては，病変部位からのウイルス分離やPCRによるサル痘ウイルス遺伝子検出が行われる．

27.6 治療

特異的治療法はないため，対症療法による．Cidofovirがサル痘ウイルスを含むオルソポックスウイルスに有効であることが実験的に明らかになっているが，サル痘患者への投与例はない．

27.7 予防

種痘はサル痘にも有効であるが，日本では1976年以降種痘は行われていない．

〔森川　茂〕

28. 腎症候性出血熱

28.1 病原体の性状

　腎症候性出血熱 (hemorrhagic fever with renal syndrome：HFRS) はブニヤウイルス科のハンタウイルス属に分類される血清型，ハンタン型，ドブラバ型，ソウル型およびプーマラ型のウイルスを原因としてげっ歯類によって媒介される人獣共通感染症である．後述のハンタウイルス肺症候群 (HPS) の原因ウイルス，シンノンブレ型ウイルスと合わせて，ハンタウイルスと総称される．ハンタウイルスは，直径 80〜120 nm，粒子中に長さの異なる 3 本の RNA (L, M, S セグメント) を保有し，それぞれ，RNA ポリメラーゼ，エンベロープ糖蛋白，核蛋白をコードする[1]．RNA の塩基配列に基づく分子系統樹解析から，ハンタウイルスの各血清型および遺伝子型それぞれに特有のげっ歯類が自然宿主となっている (図28.1)．ウイルス型間の RNA の変異の程度が宿主げっ歯類間の進化学的隔たりと一致するため，ハンタウイルスは数千万年以前に原始的なげっ歯類に感染し，以後，げっ歯類と共進化してきたと考えられている[2]．

28.2 国内外の流行状況

　HFRS は，中国と韓国ではハンタン型とソウル型によってそれぞれ合計数万人/年と数百人/

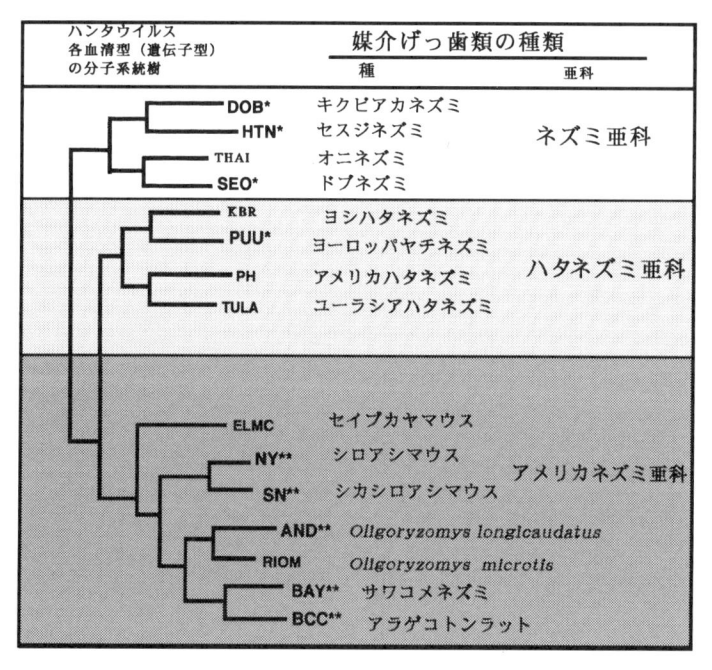

図 28.1　ハンタウイルスの血清型，遺伝子型と媒介げっ歯類の種類の関係
＊HFRS 原因ウイルス，＊＊HPS 原因ウイルス．DOB：ドブラバ，HTN：ハンタン，THAI：タイ，SEO：ソウル，KBR：ハバロフスク，PUU：プーマラ，PH：プロスペクトヒル，TULA：ツラ，ELMC：エルモロキャニオン，NY：ニューヨーク，SN：シンノンブレ，AND：アンデス，RIOM：リオマモレ，BAY：ベヨウ，BCC：ブラッククリークカナル．

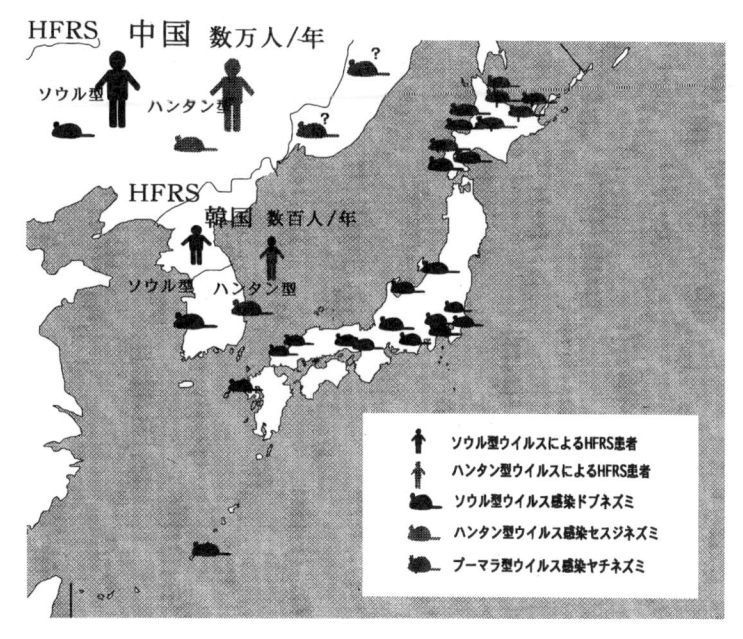

図 28.2 日本と近隣諸国におけるハンタウイルスの分布

年,ヨーロッパではプーマラ型(北ヨーロッパ)とドブラバ型(東ヨーロッパ)によって合計数千人/年の患者が報告されている[2]．HPS は後述のごとく北アメリカと南アメリカでのみ流行がみられるが,これは媒介げっ歯類の生息域と一致している(35章「ハンタウイルス肺症候群」参照)．わが国では,昭和40年代に大阪の梅田駅周辺地区でのドブネズミを感染源とする流行(梅田熱,119名,2名死亡)および昭和50年代の実験用ラットを感染源とする流行(126名,1名死亡)が報告されている．いずれもソウル型ウイルスによる．昭和56(1981)年,感染源となった実験用ラットから原因ウイルスが分離され,診断法,疫学的研究が進展し,以後,流行の再発は報告されていない[3]．しかし,全国10か所以上の地区で現在もソウル型やプーマラ型ウイルスに感染したドブネズミや野ネズミが発見されている[4,5]．さらに,わが国の近隣諸国には本疾患が存在している(図28.2)．これら,地理的また歴史的状況から,再発の可能性が憂慮されている．最近,原因不明のウイルス性肝炎患者中に有意に高い割合でハンタウイルス抗体が検出された例も認められ,原因不明の疾患の中にハンタウイルス感染が含まれている可能性も示唆されている[6]．このため,HFRS は HPS とともに,感染症法において,診断した医師の届出が義務づけられている四類感染症に分類され,国内での発生の有無に関する強い監視が望まれている．本症の概要については「感染症新法に基づく医師からの都道府県知事等への届出のための基準について」(平成11年3月30日,厚生省保健医療局結核感染症課長通知)も参照されたい．

28.3 臨床症状[7]

げっ歯類は無症状で持続感染し,糞尿や唾液中にウイルスを終生排泄する．それらの飛沫を感染源として呼吸器感染または咬まれることにより感染する．人から人への直接伝播は起こらないことがこれまでの疫学的成績から確認されている．突然の発熱と頭痛がほぼ全症例で認められるが,重篤度とウイルスの血清型に関連がある．ハンタン,ドブラバ型は重症型の(死亡率5～10%)またソウル型は中等度の(死亡率1～5%) HFRS を起こす．またプーマラ型では軽症(死亡率0.1～0.3%)例が多い．潜伏期は4～42日間で多くの場合2～3週間である．典型的症例では後述する

特徴的な臨床症状によって診断が可能であるが，いずれの型のウイルスにおいても不顕性から重症例までさまざまな症例が含まれるため，確定診断は血清診断による．主要な臨床症状は，発熱，皮膚の点状出血を含む出血傾向および腎機能障害である．消化器症状，心臓血管障害，神経症状，視覚障害もみられる．

28.4 典型的な症例[7]

ハンタン，ドブラバ，ソウル型ウイルスによる典型的なHFRSの症例では，臨床経過は臨床症状により，発熱期，低血圧期，乏尿期，多尿期，回復期に分けられる．発熱期では突然の発熱，頭痛，悪寒，脱力，めまい，背・腹痛，嘔吐が認められる．発熱は3～7日間稽留した後，突然，解熱する特有の熱型を示す．発熱とともに，顔面紅潮，点状出血，皮下出血，結膜充血などの出血傾向が認められる．同時に，蛋白尿が出現し，乏尿期中，持続する．30～40％の患者で，解熱の1～2日前，もしくは解熱直後に低血圧期が出現し，数時間～3日間持続する．低血圧を示す症例の約1/3でショック症状をきたす．この時期に約90％の症例において，白血球増加と血小板減少症，ならびに血清クレアチニン値，血中尿素窒素値の上昇が認められる．重症例の約20％では低血圧期にDICが出現する．第6～8病日に低血圧期から回復した後，乏尿期が出現する．低血圧期が認められない症例も含め，全体の約60％で乏尿期が出現し，3～5日間継続し，蛋白尿や尿毒症，また，血清電解質の異常を呈する．重症例では，同時に，強い背・腹痛，嘔吐，しゃっくりが続く．斑状出血，吐血，喀血，タール便，血尿が顕著となる．また，特に，乏尿期の末期に中枢神経系への出血，不眠，錯乱，ふるえ，痙攣，肺浮腫が出現する．注射針を刺した部位などに斑状の出血を示す．血中免疫複合体の出現やT4/T8比の低下が報告されている．第9～14病日に多尿期へ移行する．乏尿期が顕著ではない症例においても多尿期が出現する．一般に，多尿期の出現に伴って，臨床症状が回復に向かい，その後3～6週間の後，回復する．プーマラ型ウイルスでは一過性の発熱と軽度の蛋白尿がみられるのみで，まれに重症例がみられる．

28.5 診 断

a. 臨床診断

HFRSの重症例は典型的臨床像を呈するため，臨床診断が可能である．しかし，軽症例では臨床像がさまざまであるため，血清診断によらねばならない．表28.1に，わが国の実験用ラットを感染源とするソウル型ウイルスでの流行の症例に基づく，診断に特徴的な臨床症状を示した[8]．また，下記の4項目も診断に有用である[7]．

(1) 突然の高熱，悪寒，筋肉痛，悪心，嘔吐．3～7日間の高熱の稽留と突然解熱する特有の熱型．激しい眼痛，腹痛．

(2) 顔面，首，胸部の紅潮，咽頭，結膜の充血，腋窩，軟口蓋，結膜の点状出血．

(3) 実験室内診断： ①血液像（核左方移動を伴う白血球増加，血液濃縮，血小板減少，異型リンパ球），②尿所見（血尿，蛋白尿），③生化学所見（クレアチニン値，血中尿素窒素値の上昇，トランスアミナーゼ値の上昇，低アルブミン血症，コレステロール値の低下）．

(4) 疫学的成績： げっ歯類との接触や流行地への旅行の有無．

確定診断はELISAによる特異IgM抗体の検出，もしくは，蛍光抗体法，中和試験または凝集

表28.1 腎症候性出血熱の診断基準[8]

「診断に特徴的な臨床症状」	1. 突然の発熱，3～7日間の高熱の稽留とその後の突然の解熱
	2. 尿蛋白の出現（第6病日ごろをピーク）
	3. 白血球減少（発病早期，第3病日）の後増加（第6病日）
	4. 血清GOT，GPT，LDH，CPK値の上昇
	5. 点状出血の出現（上口蓋粘膜，躯幹部）
「確定診断」	抗体検出

反応法による4倍以上の抗体価の上昇がペア血清で認められた場合．わが国では人用の診断試薬は市販されていない．ツツガムシ病やレプトスピラ病との鑑別が必要．

b．病原体検査

発熱期の患者血液から培養細胞や哺乳マウスへの接種によってウイルス分離が可能である．また，PCRによってゲノム検出も可能である．しかし，本症では発熱後，1週間ころより抗体検出可能となり，また，その後抗体価が長期間（数年〜数十年）持続するため，診断の目的としては血清学的診断が適する．症状の類似性や疫学的状況から本症が疑われた場合，血清診断については四類感染症の診断手順に従い，国立感染症研究所へ照会されたい．

28.6 治療

対症療法による．リバビリンが有効との報告もあるが，いまだ確定していない．解熱に前後して出現する低血圧性ショックが主要な死亡原因であることから，発熱期での絶対安静やショックへの対応が重要．わが国でのソウル型ウイルスによる実験室型流行での詳細な報告がある[9]．

28.7 予防

中国や韓国では，不活化ワクチンが開発され，ハイリスクグループへ接種されているが，わが国では用いられていない．本症は感染げっ歯類が媒介することから，流行地では，げっ歯類との接触を避けるため，生息地域に入らない，また，げっ歯類の侵入を促すような不用意な食物の管理を行わないなどが必要である．アメリカのCDCのホームページ中のハンタウイルスのサイトも参考になる (http://www.cdc.gov/ncidod/diseases/hanta/hps/index.htm)． 〔有川二郎〕

文献

1) Schmaljohn, C. S. : Molecular biology of Hantaviruses. The Bunyaviridae (Elliot, R. ed.), pp. 63-90, Plenum Press, 1996.
2) Schmaljohn, C. S. and Hjelle, B. : Hantavirus : A global disease problem. *Emer. Infect. Dis.*, **3** : 95-104, 1997.
3) 有川二郎，橋本信夫：腎症候性出血熱．ウイルス，**36** : 233-251, 1986.
4) 内田幸憲：輸入侵入動物対応の現状および問題点に関する調査研究．厚生科学研究費「新興再興感染症事業，輸入動物及び媒介動物由来人獣共通感染症の防疫対策に関する総合的研究」平成9年度研究成果報告書(班長：吉川泰弘), pp. 21-60, 1998.
5) 苅和宏明：新しいハンタウイルス感染症．臨床と微生物，**24** : 557-565, 1997.
6) Kariwa, H., Yoshimatsu, K., Araki, K., Chayama, K., Kumada, H., Ogino, M., Ebihara, H., Murphy, M. E., Mizutani, T., Takashima, I. and Arikawa, J. : Detection of hantaviral antibodies among patients with hepatitis of unknown etiology in Japan. *Microbiol. Immunol.*, **44** : 357-362, 2000.
7) Lee, J. S., Lahdevirta, J., Koster, F. and Levy, H. : Clinical manifestations and treatment of HFRS and HPS. Manual of Hemorrhagic Fever with Renal Syndrome and Hantavirus Pulmonary Syndrome (Lee, H. W., Calisher, C. and Schmaljohn, C. eds.), pp. 17-38, WHO collaborating center for virus reference and research (Hantavirus), 1998.
8) 人獣共通感染症の検査体制に関する打ち合わせ会編：流行性出血熱(韓国型出血熱)診断の手引き，pp. 1-11, 1981.
9) KHF対策委員会：特集 1981年札幌医科大学に発生した流行性出血熱(韓国型出血熱)について．札幌医学雑誌，**51** (suppl.) : K1-K44, 1982.

29. 炭　　　疽

29.1 病原体の性状

　人畜共通感染症である炭疽は，元来は草食獣に重篤な症状を呈し，古くから酪農分野で恐れられてきた．炭疽は，土壌菌の1種，グラム陽性通性嫌気性桿菌である炭疽菌 *Bacillus anthracis* により起こる．炭疽菌は，1876年に Koch により最初に病原細菌として同定され，1881年 Pasteur により高温培養による弱毒ワクチンとして実用化に成功したことは細菌学史上特筆されることである．

　炭疽菌は，生体内では栄養型(vegetative form)として存在するが，栄養分が不足し増殖や分裂が起こりにくくなると，芽胞(spore)体となる．この変化には，温度，pH，酸素，Mg^{2+} などの陽イオンが関与する．芽胞体は外界の温度や消毒剤，紫外線などに抵抗性が強く，環境中で増殖せずに長期間生残する．炭疽菌はごく単純な組成の人工培地で容易に増殖するが，それら栄養型の菌は脆く死にやすい．炭疽菌は，生体内では菌体表層に莢膜形成を伴う単独もしくは短い連鎖状であるが，人工培地上では竹節状の長い連鎖となる(図29.1)．また，5〜20%の CO_2 存在下で培養すると，生体内に近い形状や性状を示すようになる[1,2]．

　芽胞体が生体内に侵入すると，発芽(germination)の後，栄養型となり炭疽が起こる[2]．芽胞体から栄養型への変化には温度8〜45℃，pH 5〜9，相対湿度95%以上，適当な栄養源が必要である．感染した動物の血液が土壌やその毛皮を汚染し，空気に触れると，栄養型は再び芽胞となり，野原に放出され，地表を汚染する．炭疽菌はこのような感染サイクルを繰り返し(図29.2)[4]，炭疽汚染地帯をつくる．感染の主役は芽胞であるが，栄養型が原因の経口感染も起こる．また，アブなどの昆虫が皮膚炭疽を起こすこともある．

　炭疽菌の主な病原因子は，3種類の異なる蛋白，防御抗原(protective antigen：PA)，致死因子(lethal factor：LF)，浮腫因子(edema factor：EF)からなる毒素産生能と，莢膜形成能で

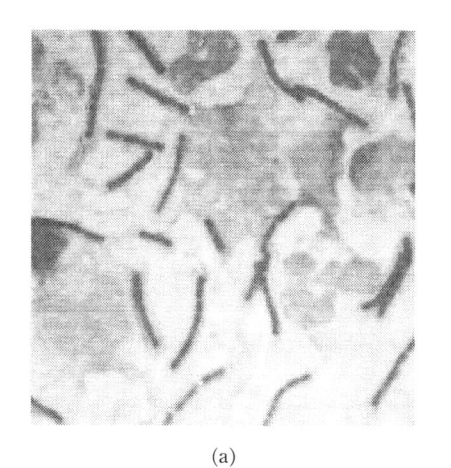

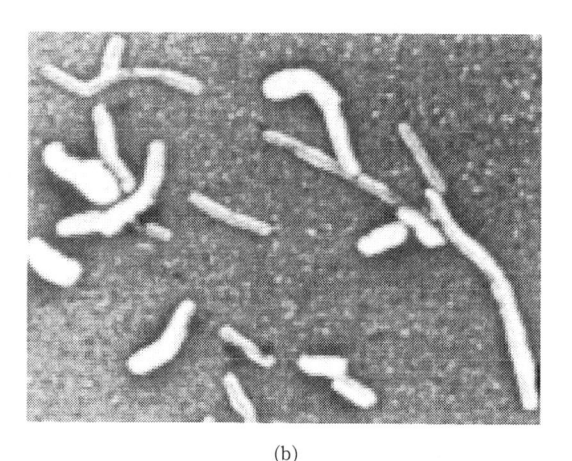

(a)　　　　　　　　　　　　　(b)

図 29.1　炭疽菌の染色像
(a) 単染色，(b) 墨汁染色．

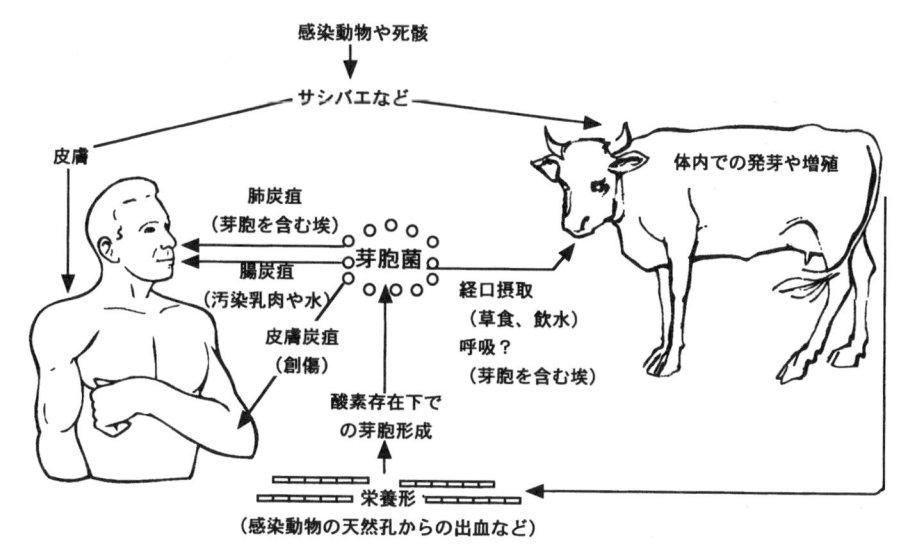

図 29.2 炭疽菌の感染サイクル（文献[1]を改変）

ある．LF と EF が毒素の本体であるが，それらの作用には，PA が必要である．また，莢膜は一般的には多糖体であるが，炭疽菌では D-glutamic acid の重合体である．両病原因子の遺伝子支配は，それぞれ強毒株のもつ 140 kb および 96 kb の大プラスミドにより，どちらかの脱落で毒力が減弱する．Pasteur の弱毒ワクチン株は，96 kb プラスミドの脱落変異株である．後述する現行のワクチン株は，Pasteur のつくった株と基本的には同一である．

29.2 国内外の流行状況

本病は世界各地で発生がみられる．厳格な畜産防疫のおかげで，先進国での発生は激減したが，発展途上国では依然として多い．日本では，昭和の初期まで 200〜300 頭前後の家畜が毎年発生していたが，2000 年 7 月に宮崎県で 9 年ぶりにウシの炭疽が発生した．ヒトの発生は，1994 年の宮城県での 63 歳の農夫の皮膚炭疽の発生が報告されている[5]．

一方，外国では家畜を中心に発生している．アメリカ大陸にはバッファローや家畜での地方病的な発生があり，ハイチなどの中央・南アメリカではヒトの炭疽も多い．ヨーロッパでは，ギリシア，アルバニア，イタリア南部，ルーマニアなどで発生している．アフリカにおいては，ヒト，家畜を問わず非常に深刻で，野生動物に日常的に発生している．アジアでは，トルコからパキスタンへの地域は炭疽ベルトと呼ばれ，発生が多い．インドやモンゴル，中国でも炭疽が毎年発生している．韓国では，2000 年にも死者が出たが，汚染牛肉による腸炭疽であった．

29.3 臨床症状

草食動物は炭疽菌に感受性が高いので，ヒトの発生の際には発生地域周辺の家畜に炭疽が発生していることが多いので，動物の炭疽の臨床症状も併記する．

a. 動物の炭疽

草食動物以外にも，炭疽で死亡した死骸をあさるイヌや肉食動物にも発生することがある．動物によって炭疽菌に対する感受性は大きく異なり，LD_{50} は，モルモットで 1 以下，カニクイザルで約 3 である．また芽胞体のエアロゾールでは，ヒツジでその MID (minimum infectious dose) は 35000 個程度であるが，インパラでは 100 個程度である．感受性が低いブタでは，10^7〜10^9 個の芽胞で発症する．

感受性の高いウマやウシでは典型的な症状を呈する場合が多く，急性では感染後 24 時間以内に

死亡する．発熱（41～42℃），皮温の上昇，発汗，眼結膜の充血，呼吸・脈拍の増数，不安状態がみられ（菌血症），さらに重症化すると，可視粘膜の浮腫，チアノーゼ，肺水腫による呼吸困難，心音の乱れ，時に血色素尿もみられる（敗血症）．患畜は茫然として佇立，歩行も蹌踉となり，虚脱状態で斃死する．抵抗性の高いブタでは，侵入部位は扁桃や咽喉頭部の粘膜で，近接のリンパ節などに慢性，炎性の浮腫と腫脹を起こし，しばしば下顎部から咽喉頭部にかけて触知される．一方，実験動物では，モルモット，ウサギ，ハツカネズミが接種動物として適している．菌体が皮膚または粘膜から侵入しさえすれば，どんな接種法でも発症する．皮下接種の数時間後，広範な浮腫をみる．30～48時間後に敗血症によって接種動物は死ぬ．解剖すると，ゼラチン状の浮腫，巨脾，黒ずんだ血液，全臓器のうっ血と大量の菌を認める．

b. ヒトの炭疽

人間への自然感染は，感染動物の骨，毛皮，皮革との接触で起こる．患者の多くは羊毛，皮，皮革，骨粉を扱う業者である．獣疫管理が不十分な国におけるヒトの炭疽の発生は多く，感染した動物に直接触れる家畜業者だけでなく，屠殺解体作業員，獣医，鞣革工らがよく罹患する．ヒトの炭疽は感染経路から皮膚炭疽，腸炭疽，肺炭疽の3種類に分類される．ヒトは炭疽に対して比較的抵抗力があり，発症に必要な芽胞数は，肺炭疽の場合LD_{50}は8000～10000個程度といわれている．

1）皮膚炭疽 ヒトの炭疽のほとんどがこのタイプである．傷口から菌体が侵入すると，2～3日後にニキビ様の小丘疹が出現し，その3～4日後にはリング状の水疱となり，悪性膿疱が出現する．これは冠状の黒色調の痂皮，炎症性の浮腫を取り囲むようにしてあり，無痛性で化膿しない．その中からは莢膜形成菌が検出される．皮膚の痛みはないが，痛みを伴う局所リンパ節炎を併発する．さらに5～7日で特徴的な痂ができ，治療をしないと浮腫は広がり，重症ではショック死する．火傷の初期病変，類丹毒，潰瘍，梅毒性下疳などとの類症鑑別が必要である．皮膚炭疽は比較的致死率は低いが，適切な治療をしないと10～20％くらいになることもある．

2）腸炭疽 経口感染により起こる腸炭疽は一般的に腸管に病変を起こすが，まれに咽頭部にも病変を起こす．腸管感染では吐き気，嘔吐，腹痛，吐血，血便，そして腹水の貯留などが起こり，適切な治療をしないとショックを起こし死亡することもある．食中毒や血便を伴う腸管感染症との類症鑑別が重要である．咽頭部感染の場合は，咽頭炎，嚥下障害，発熱，頸部のリンパ節炎が起こり，ショックにより死亡する．治療しても約50％の死亡率である．レンサ球菌による咽頭炎や咽頭の腫瘍などとの臨床鑑別が重要である．

3）肺炭疽 軽度な発熱，疲労感，倦怠感が数日続き，頭痛，筋肉痛，悪寒，発熱，そして胸部の軽度の疼痛が起こる．重症では，突然の呼吸困難，チアノーゼ，昏睡を伴う失見当識が起こる．治療が成功しない場合は感染後24時間以内に死亡する．

また，炭疽菌性髄膜炎が上記3種類の炭疽に引き続いて起こることがあるが，まれに初感染もある．この場合，死亡率は治療してもほぼ100％である．

29.4 典型的な症例

典型的な症例は皮膚炭疽のみである．

29.5 診断

a. 臨床診断

一般的に臨床症状から炭疽を診断することは困難である．暴露されやすい職業があることに注意して，診断へ方向づける．また，個体間での二次感染は起こりにくいので，人為的な異常事態が起こらない限り集団発生はまれである．炭疽発生の場合，周辺家畜の発生の把握も重要である．肺炭疽の初期症状はインフルエンザ様なので，X線画像診断も可能である．いずれにしても，できるだけ早く細菌検査を行うべきである．

b. 病原体検査

病原菌を悪性膿疱，痂皮，喀痰，リンパ節，腹

水または血液から検出すれば診断となる．感染後24時間以内に鼻腔や咽頭部のふき取り検体や呼吸器系の分泌液を用いた培養，蛍光抗体染色，PCR法などの検査が可能なことがある．臨床症状が現れる24時間以降では，炭疽菌に対する抗体価の上昇が検出でき，血液を用いた検査が可能である．さらに重症化すると，組織切片による確定診断が可能である．

1) 直接染色法　検体を単染色を行い，顕微鏡下でグラム陽性大桿菌が確認できれば，炭疽を十分疑うことができる．あらゆる検体に応用可能で，最も簡便な診断方法である．同時に，Rabiger's染色法による莢膜染色を併用すればさらに確実である．しかし，対比染色に墨汁を用いる染色法が簡単である（図29.1）．

2) 検体からの直接培養　検体を直接普通寒天や血液寒天平板に塗抹し，炭疽菌特有のラフなコロニーを確認する．炭疽菌の選択用としてPLET培地[1]があるが，臨床材料を直接塗抹するのには不向きであり，非選択培地での培養をはじめに行うべきである．

3) アスコリー式沈降反応　本法は沈降反応の1種である．死んだ動物の血液，脾臓などを生理食塩水により約10%乳剤とし，約20分間煮沸し，急冷する．ろ過や遠心後の透明な上清液を抗原とし，細いガラス管内で診断用血清と抗原を静かに重層し，15分以内で境界面に乳白色のリングが生じた場合を陽性とする．腐敗臓器でも使用できる．反応用抗血清は炭疽死菌でウマを免疫して得られた高度免疫血清で，動物衛生研究所で製造・販売されている．しかし，嫌気性菌や腐敗菌などとの類属反応に注意しなければならない．また，15分間以上反応させておくと沈降線が生じることもある．日本では一般的な検査法であるが，海外では炭疽菌特異抗体を用いた蛍光抗体法の方が一般的である．

4) パールテストとファージテスト　パールテストは，低濃度のpenicillinを含む培地上の炭疽菌体の真珠状への変形を鏡検する方法である．penicillin耐性株では変形しない．ファージテストは炭疽菌のみを溶菌するγファージを用い，炭疽菌を判定する方法である．

5) 動物接種　感染が疑われる材料を滅菌生理食塩水で乳剤にし，直接マウスやモルモットの腹腔内に注射する．菌数にもよるが，強毒株では翌日に死亡し，炭疽菌がすべての臓器から分離できる．最も確実な確定診断であるが，迅速性に欠ける．

6) PCR法　迅速性に優れ，種々の検体に応用されている．

29.6　治　　療

一般的に肺炭疽の場合症状が現れた後に治療してもほとんど効果が期待できない．感染後24時間以内に抗生剤を大量に用いる必要がある．200万単位のpenicillinを2時間ごと静脈内注射するが，tetracyclineやerythromycinも使える．耐性菌を考慮すると，ciprofloxacin（400 mgの8〜12時間ごと静注）やdexycycline（初回200 mg，その後12時間ごとに100 mg静注）がよい．ショックの回避や補液，酸素吸入などの対症療法も必要である．また，治療や検死中に使用した場所や器具などは，芽胞体の除染が必要である．ヨード剤や次亜塩素酸を殺菌濃度で使用するが，次亜塩素酸は有機物の存在で活性が低下する．

29.7　予　　防

炭疽の予防には，まず炭疽を発症した動物を的確に淘汰すること，汚染物の的確な廃棄や殺菌，動物へのワクチン接種，感染の可能性のあるヒトへのワクチン接種が効果がある．動物のワクチンは1937年にStern[6]により作出された毒素産生，莢膜非形成の34F2株の芽胞体の50%グリセリン加生理食塩水内にアジュバントとして0.5%サポニンが加えられたものが一般的に用いられている．しかし，この株はヒツジやラマなどの一部に毒力を示す．また，防御効果は約1年継続するが，発生地域では追加接種が必要である．一方ヒトのワクチンは，中国やロシアでは動物同様芽胞による生ワクチンが使用されているが，一般的には，莢膜非産生，毒素産生株の培養上清のミョウバン沈殿物や水酸化アルミニウム沈殿物が用いら

れている．しかしヒトへのワクチン投与は長期間を要し，副作用もあり，特別な場合を除き一般的には用いられない．アメリカでは，0.5 ml ワクチン液を2週間ごとに3回皮下注射し，その後，6，12，18か月後に計3回皮下接種，次に1年おきに追加免疫を行うよう決められている．このワクチン接種は，皮膚炭疽には効果が確認されているが，肺炭疽にはアカゲザルでしか効果が確認されていない．副作用は，18歳以下や65歳以上のヒトでの過剰反応，6%くらいのヒトでの72時間以内に起こる紅斑，圧痛，浮腫，かゆみなど，そして1%くらいの1〜2日間ほど続く腕の痺れなどである．また，妊娠中や熱性感染症，ステロイド投与のヒトには禁忌である．炭疽常在地では，動物へのワクチン接種が基本である．より有効なヒト用ワクチンの開発も試みられている．炭疽が発生した場合，その周辺で予防的に抗生物質とワクチン接種の併用が推奨される．ciprofloxacin（そのつど500 mgの経口投与）やdexycycline（同じく100 mg）などの連続4週間投与とワクチン接種である．以前にワクチン接種を受けたヒトには，追加免疫で十分である． 〔牧野壯一〕

文 献

1) Hanna, P. C. and Ireland, J. A. W. : Understanding *Bacillus anthracis* pathogenesis. *Trend. Microbiol.*, **7** : 180-182, 1999.
2) Koehler, T. M., Dai, Z. and Kaufman-Yarbray, M. : Regulation of the *Bacillus anthracis* protective antigen gene : CO_2 and a trans-acting element activate transcription from one of two promoters. *J. Bacteriol.*, **176** : 586-595, 1994.
3) Makino, S-I., Sasakawa, C., Uchida, I., Terakado, N. and Yoshikawa, M. : Cloning and CO_2-dependent expression of the genetic region for encapsulation from *Bacillus anthracis*. *Mol. Microbiol.*, **2** : 371-376, 1988.
4) Guidelines for the Surveillance and Control of Anthrax in Humans and Animals, World Health Organization, 1998.
5) Natori, N. : A case of cutaneous anthrax. *Tohoku J. Exp. Med.*, **176** : 187-90, 1995.
6) Sterne, M. : Variation in *Bacillus anthracis* Onderstepoort. *J. Vet. Sci. Anim. Ind.*, **8** : 279-349, 1937.

30. ツツガムシ病

30.1 病原体の性状

リケッチアの1種である *Orientia tsutsugamushi* の感染による急性熱性疾患である．この菌は，最近まで *Rickettsia tsutsugamushi* と呼ばれていたが，細胞壁の性状や，16S rRNA 塩基配列の解析結果から，リケッチア属とは異なる性状をもっていることがわかり，新たにオリエンチア属を設けてここに所属させることになった[1]．しかし，基本的な性状はリケッチア属と共通している点が多く，広い意味ではリケッチアと呼ぶことができる．人工培地では増殖できず，生きた動物細胞の中でのみ増殖する．細胞外での抵抗力はきわめて弱く，細胞外に出た菌は培養液中でも30分間で約50%が不活化される．

自然界では，ダニの1種であるツツガムシがこのリケッチアを保有している（図30.1）．ツツガムシは一生の大半を地中で過ごすが，卵から孵化した後の幼虫時代に数日間だけ地上に出て哺乳動物に吸着し，その組織液を吸う時期がある．このときにたまたまヒトが吸着を受けると，ツツガムシの唾液腺に存在するリケッチアがヒトに感染し，5～14日の潜伏期を経て発症する．したがって，ツツガムシ病の発生は幼虫の活動期に限られる．

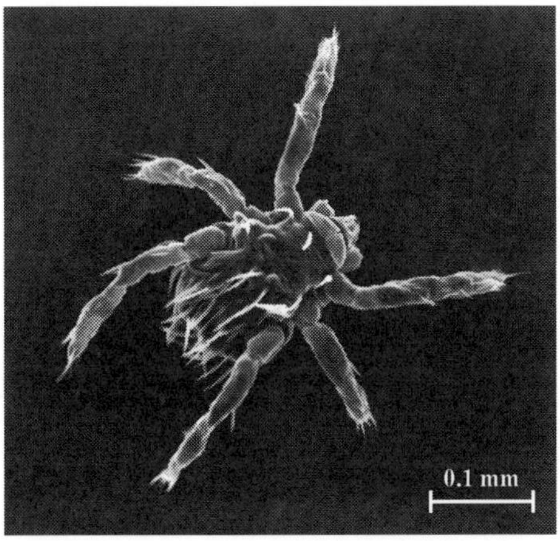

30.2 国内外の発生状況

ツツガムシ病には，古くから秋田，山形，新潟の3県を中心にみられた「古典型」と，第二次世界大戦後全国的にみられるようになった「新型」とがある[2]．両者では媒介ツツガムシの種類が異なる．すなわち，古典型ツツガムシ病を媒介するのはアカツツガムシであり，新型ツツガムシ病はフトゲツツガムシまたはタテツツガムシにより媒介される．アカツツガムシの幼虫が孵化するのは7～8月であり，フトゲおよびタテツツガムシの幼虫が孵化するのは9～10月である．したがって，古典型ツツガムシ病は夏季に発生し，新型ツツガムシ病は秋～冬に発生する．ただし，東北・北陸地方などの寒冷地では春先にも新型ツツガムシ病の発生がみられる．春先に発生するのは，前年に孵化した幼虫が越冬し，春になって地上へ出るためと考えられている．このように，ツツガムシの種類により，その幼虫が地上に出て活動する季節が異なるため，発生の地域と季節に違いがみられる（表30.1）．

ツツガムシ病は，1970年ごろにはほとんど消滅するかと思われるほど発生が減少したが，1980年代初めから再び増加がみられ，最近は年間500～1000例程度の報告がある．特に南九州地域での発生が多い（図30.2）．秋田，山形，新潟地方では古典型と新型が混在するが，古典型は減少傾向にある．

海外では韓国で多発がみられ，中国，タイをはじめとする東南アジア地域，および南西太平洋諸

図30.1 フトゲツツガムシの幼虫（走査型電子顕微鏡像）

表 30.1 ツツガムシ病と日本紅斑熱の比較

	ツツガムシ病	日本紅斑熱
病原体	*Orientia tsutsugamushi*	*Rickettsia japonica*
ベクター	ツツガムシ（小型のダニ）	マダニ類
潜伏期	5～14 日	2～8 日
主要症状	高熱，発疹，刺し口	高熱，発疹，刺し口
発生の季節	新型ツツガムシ病の場合[*1] 温暖地：秋～初冬 寒冷地：秋～初冬＋春先 古典型ツツガムシ病の場合[*2] 夏季	明確な季節性はない

[*1] 沖縄を除く全国に分布（最近はほとんどが新型）．
[*2] 東北・北陸地方に限局して存在（最近古典型は激減している）．

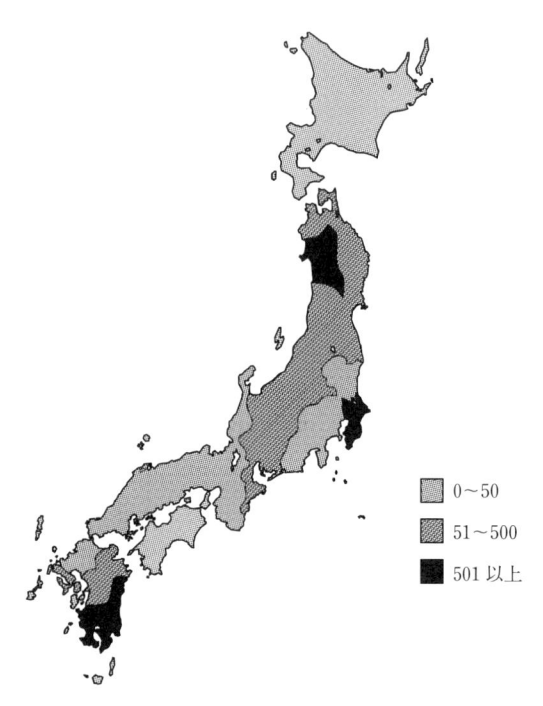

図 30.2 ツツガムシ病の都道府県別発生状況
1984～1993 年の 10 年間における届出数の合計をもとに図示したもの．

島にも存在し，scrub typhus と呼ばれることもある．したがって，輸入感染症として国内に入ることもありうる．

30.3 臨床症状

5～14 日程度の潜伏期の後，急激に発症する．初発時の主な症状として①発熱，②発疹，③皮膚の刺し口形成があげられる．発熱は頭痛，悪寒，全身倦怠，関節痛などを伴って急激に出現し 38～39℃に及ぶ．発疹は発症後 2～5 日目に全身に出現し，直径 5～10 mm の紅斑ないし丘疹性で，顔面，体幹部に初発し，全身へ広がる．刺し口は本疾患に特徴的な皮膚病変で，ツツガムシに刺された部分が小発赤，水疱形成，水疱部のびらんを経て直径 5～10 mm の黒色痂皮を形成したものであり，痂皮の周辺には皮膚の発赤を伴う．刺し口の確認は診断上重要であるが，形成される部位は一定しておらず，全身をくまなく探す必要がある．また，刺し口部分の所属リンパ節腫脹や全身性のリンパ節腫脹がみられる場合もある．

重症例では髄膜刺激症状，意識障害などの中枢神経症状がみられることもある．また，間質性肺炎や胸膜炎を合併する場合もある．さらに，播種性血管内凝固症候群（DIC）を起こして死亡する場合もある[3]．古典型と新型では，臨床的にほとんど違いはないと考えてよいが，古典型の方が重症化する頻度が高いといわれている[2,3]．

30.4 典型的な臨床経過

典型的な臨床経過を図 30.3 に模式的に示す．

30.5 診　　断

a. 臨床診断

有毒ツツガムシの生息地における野外活動が感染・発症の前提になる．発生の地域性，季節，および上記の臨床症状から可能性を検討する．すなわち，本症の多発地で表 30.1 に記す季節に，野外活動の 1～2 週間後，急激な発熱をきたし，発疹，リンパ節腫脹，刺し口形成がみられた場合は

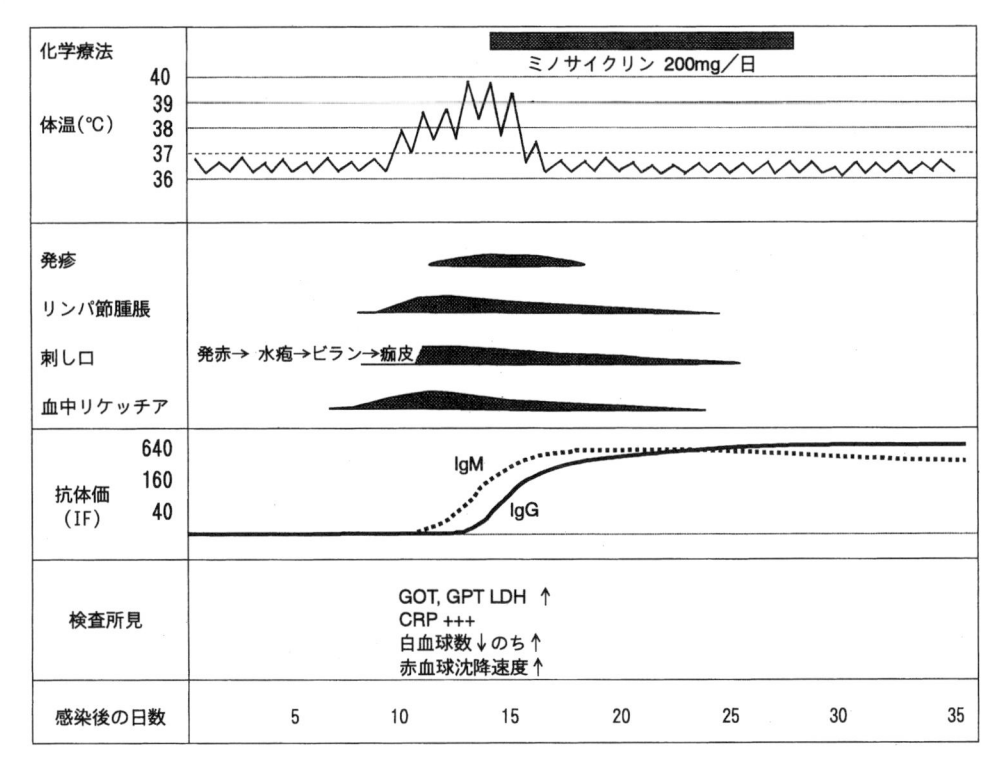

図30.3 ツツガムシ病の臨床経過(模式図)

本症の可能性がきわめて高い．本症は国内のほぼ全地域で発生が報告されており，発生の少ない地域であっても可能性を検討することが必要である．

一般検査所見として，末梢白血球数は発病初期に減少し，7病日ごろから正常または軽度増加する．血沈値は中等度の亢進を示すが，DIC を合併すると遅延し血小板数の著明な減少がみられる．血液生化学的検査では GOT，GPT，LDH が高値をとり，CRP 陽性となる[3]．

なお，臨床的にツツガムシ病ときわめて類似した疾患として R. japonica による紅斑熱(日本紅斑熱)がある(表30.1)．ツツガムシ病と紅斑熱は全く別の疾患であるが，基本的な治療法と予後の点では両者にほとんど違いはない．

その他の鑑別すべき疾患として，レプトスピラ症，各種細菌による敗血症，無菌性髄膜炎，肝炎などがあげられるが，現在のところわが国で刺し口を形成する感染症はツツガムシ病と日本紅斑熱のみであり，刺し口の発見が診断のために重要である．

b. 病原体検査

微生物学的診断としては病原体 O. tsutsugamushi の分離，血清抗体価の測定，PCR 法による DNA 診断が行われる．

1) 病原体の分離　治療開始前の血液を培養細胞またはマウスの腹腔内に接種することにより行われる．新型ツツガムシ病の病原菌株はマウスに対する病原性が弱いことが多いため，ヌードマウスや，サイクロホスファミドによる免疫抑制マウスを用いないと分離できないこともある．O. tsutsugamushi は生体外での抵抗力がきわめて弱いため，採血後の時間経過が長い場合や，一旦凍結したサンプルからの分離はかなり困難となる．

2) 血清診断(抗体価の測定)　間接蛍光抗体法または酵素抗体法により抗体価が測定される．ペア血清について，抗体価の有意な上昇を確認することにより診断が行われる．抗体は第1病週の後半～第2病週にかけて上昇が始まる場合が多く，発症直後には検出されないことがある(図

30.3).

O. tsutsugamushi には抗原性の異なる多数の株が存在する．これらは互いに種特異的な共通抗原を有するが，急性期の抗体では特定の抗原型に対する特異性が強い傾向があり，診断には複数の代表株を抗原として使用する必要がある．現在，標準的に用いられる株はプロトタイプである Gilliam, Karp, Kato, および新型の Kawasaki, Kuroki, Shimokoshi の6株である[4]．

ツツガムシ病の場合には，ワイル-フェリックス反応（ツツガムシ病では OXK に対して凝集）は陽性率が低く，診断的意義は小さい．

3) PCR による DNA 診断 PCR 検査は血液を検体として行われる．発症前の時期からリケッチア血症がみられるので，発症ごく初期の，抗体上昇がまだみられない時期にも陽性となり，早期診断法としての利用価値が高い．また，複数のプライマーを組み合わせたり，増幅産物の制限酵素による切断パターンを比較することにより，病原菌株の型の同定まで同時に行う方法も報告されている[5]．

30.6 治 療

発症早期にテトラサイクリン系の抗生物質を使用すると著効を示す．しかし，治療開始が遅れると重症化して致死的な経過をとることもある．ちなみに，化学療法が行われなかった時代の死亡率は 35～50％であったという．また，糖尿病や心疾患のような基礎疾患がある場合には重症化することがあり，注意が必要である．

通常は第1選択薬としてミノサイクリンまたはドキシサイクリンが使用される（いずれも 200 mg/日，分2，経口または点滴静注）．発症初期の患者ではこれらの化学療法により，多くの場合 24～48 時間で解熱する．臨床的にツツガムシ病が強く疑われた場合には検査の結果を待つことなく化学療法を開始すべきである．その場合，著明な治療効果も診断の一助となる．ただし薬剤は静菌的作用しか発揮しないため，解熱後も少なくとも1週間程度の薬剤使用が必要である．解熱後は薬剤を半量にしてもよい．

βラクタム系およびアミノ配糖体系抗生物質は全く効果がない．

30.7 予 防

感染症法では4類感染症に位置づけられており，本症と診断した医師は直ちに最寄りの保健所へ届け出る必要がある．

予防の基本は，ツツガムシの幼虫が地上に出て活動する時期にこれと接触しないようにすることであるが，現実的には困難である．防虫スプレーの使用はある程度の効果が期待できるが，十分ではない．リケッチアの感染は，皮膚に吸着したツツガムシが長時間にわたって繰り返し組織液を吸う過程で起こると考えられるため，野外活動の後はできるだけ早く入浴し，皮膚に吸着したツツガムシを短時間のうちに洗い落とすことも予防につながる．

〔小田 紘〕

文 献

1) Tamura, A., Ohashi, N., Urakami, H. *et al.*: Classification of *Rickettsia tsutsugaushi* in a new genus, *Orientia* gen. nov., as *Orientia tsutsugamushi* comb. nov. *Int. J. Syst. Bacteriol.*, **45**: 589-591, 1995.
2) Kawamura, A.: Tsutsugamushi disease — An overview. Tsutsugamushi Disease (Kawamura, A. *et al.* eds.), pp. 3-34, University Tokyo Press, 1995.
3) 橘 宣祥：リケッチア感染症．最新内科学大系，感染症3（斎藤 厚ほか編），pp. 29-50, 中山書店，1994.
4) Ohashi, N., Fukuhara, M., Shimada, M. and Tamura, A.: Phylogenetic position of *Rickettsia tsutsugamushi* and the relationship among its antigenic variants by analyses of 16S rRNA gene sequences. *FEMS Microbiol. Lett.*, **125**: 299-304, 1995.
5) Kawamori, F., Akiyama, M., Sugieda, M., Kanda, T., Akahane, S., Yamamoto, S., Ohashi, N. and Tamura, A.: Two-step polymerase chain reaction for diagnosis of scrub typhus and identification of antigenic variation of *Rickettsia tsutsugamushi*. *J. Vet. Med. Sci.*, **55**: 749-755, 1993.

31. デング熱

31.1 病原体の性状

デングウイルスはフラビウイルス科，フラビウイルス属に分類される．＋鎖の一本鎖RNAをもつ，直径40〜50 nmのウイルスである．フラビウイルス属には約70のウイルス種が含まれ，このうち約40種のウイルスは人の疾患との関連が知られているが，デングウイルスはそのうち重要な位置を占める．1, 2, 3, 4型の4つの血清型が存在するが，いずれの型のデングウイルスによっても同様の病態を示す．したがって，症状から感染したデングウイルスの血清型を推測することはできない[1,2]．

ウイルスが感染蚊の刺咬によりヒトの体内に入ってからの感染進展のメカニズムは，完全に解明されているわけではないが以下のように理解されている．感染蚊の吸血時，唾液中に含まれるデングウイルスが毛細血管周囲の組織あるいは直接末梢の毛細血管中に注入される．ウイルスは，皮膚のランゲルハンス細胞や血管周囲組織，所属リンパ節の単球・マクロファージ系細胞で増殖し血液中に放出される．このウイルスが各臓器に到達し，単球・マクロファージ系細胞や各臓器の構成細胞で増殖したウイルスはさらに血液中に放出される．しかし，実際ウイルスが主に増殖している臓器は明らかにされていない．

31.2 国内外の流行状況

デングウイルスは蚊-ヒト-蚊の感染サイクルで自然界において維持される．媒介蚊は主にネッタイシマカとヒトスジシマカであるが，地域によっては他の種類の蚊も媒介蚊となっている．現在世界の熱帯，亜熱帯地域のほぼ全域で患者発生がみられるが，東南アジア，南アジア，中南米において患者の報告が特に多い．南太平洋地域，オーストラリア，アフリカにおいてもデング熱の報告がある．患者数の特に多い国としてアジアにおいてはタイ，ベトナム，カンボジア，ラオス，マレーシア，フィリピン，インドネシア，インド，中南米においてはプエルトリコ，メキシコ，ニカラグア，エルサルバドル，ホンジュラス，ベネズエラ，ボリビア，ブラジル，コロンビアがあげられる[3]．

日本国内においては1942〜1945年にかけて長崎，広島，大阪など，西日本において流行したことが報告されている．デングウイルスは現在日本国内での感染はないが，海外において感染し帰国後発症するいわゆる輸入感染症としてのデング熱，デング出血熱は存在する[4]．しかし，日本人のデング熱，デング出血熱患者数については従来実数が把握されていなかった．1999年4月に施行された「感染症の予防及び感染症の患者に対する医療に関する法律」において，デング熱は全臨床医に届出の義務がある4類感染症として位置づけられ，患者数が把握されるようになった．

31.3 臨床症状と検査所見

潜伏期は3〜10日と考えられている．デングウイルスの感染においては不顕性感染がかなりのパーセンテージを占めると推察されているが，不顕性感染の率は明らかではない．単に発熱のみを症状として終わる場合もあるが，典型的な症状を示す場合，以下に述べるデング熱とデング出血熱と呼ばれる2つの異なる病態を示す（図31.1）．

1) デング熱 (dengue fever : DF)　デングウイルス感染によって典型的な症状を示す患者の多数を占める．多彩な症状が出現するが，デング熱のみに特徴的にみられ，他のウイルス感染症にお

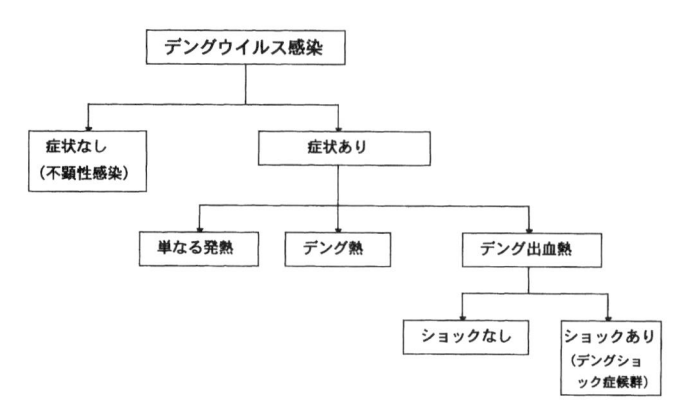

図31.1 デングウイルスの感染による種々の病態

いてはみられないという症状はあまりない．突然の発熱(39～40℃)で発症し頭痛(特に眼窩痛)，筋肉痛，骨痛，関節痛を伴う．発熱は2～7日持続し，時に二峰性のパターンをとる．食欲不振，腹痛，便秘などの消化器症状や咳などの呼吸器症状を伴うこともある．発症後3～4日後より胸部，体幹から始まる麻疹様発疹が出現し，四肢，顔面へ広がる．近年，中枢神経症状を伴う例も報告されている．血液所見では軽度の白血球減少，血小板減少がみられる．消化管潰瘍などの基礎疾患を有する症例では消化管出血など出血がみられることもある．症状は1週～10日程度で消失し，普通は後遺症なく回復する[5]．

2) デング出血熱(dengue hemorrhagic fever : DHF) デング熱とほぼ同様に発症し経過した患者の一部においてみられる，血漿漏出と出血傾向を主な症状とする重篤な致死的病態である．血漿漏出による胸水や腹水が高率にみられ，ヘマトクリットは上昇，血清蛋白は低下する．肝臓の腫脹が高頻度である．ALT，ASTの上昇を認めることが多い．出血傾向として点状出血，斑状出血や紫斑，粘膜，消化管，注射部位や他の部位からの出血，血便がみられる．血小板の減少が顕著である．血液凝固時間は延長する．補体は活性化される．重篤な例では播種性血管内血液凝固(disseminated intravascular coagulation : DIC)もみられる．さらに血漿漏出が進行すると循環血液量の不足からショックに陥りデングショック症候群(dengue shock syndrome : DSS)とも呼ばれる．ショックに至る過程においては，むしろ脈圧の減少が血圧の低下に先行する．血漿漏出とショックは，発熱が終わり平熱に戻りかけたときに起こることが特徴的である[6]．なお，世界保健機関(WHO)はデング出血熱を症状の重篤度によりグレード1～4の4段階に分けており，DHFグレード3と4をデングショック症候群としている[7]．

31.4 症　例

25歳男性，主訴は全身倦怠，頭痛．1月4日～30日タイに滞在．2月4日，悪寒を伴う39.1℃の発熱出現．全身倦怠感，腰痛，悪心を伴っていた．8日，全身倦怠，頭痛を主訴として入院．筋肉痛あり．顔面紅潮．鼻出血あり．9日，麻疹様発疹出現(図31.2)．リンパ節腫脹．10日，便潜血陽性．11日，解熱．13日，退院．

検査所見(表31.1)：2月8日，PCR法にてデングウイルス遺伝子陽性．11日，IgM-capture ELISAにてデングウイルス特異的IgM陽性．デング熱と診断．

31.5 診　断(表31.2)

a. 臨床診断

デングウイルスが現在日本国内には常在しないことから，発症前3～10日以前に熱帯・亜熱帯地域(特に東南アジア，南アジア，中南米)へ旅行したか，あるいはこれらの地域に居住していたかは診断にとって非常に重要である．

表 31.1 患者の臨床検査所見

日付	体温 (℃)	血圧 (mmHg)	WBC (/mm³)	Ht (%)	血小板 (×10⁴)	ALT (IU/L)	AST (IU/L)
2/4	39.1						
2/8	40.1	122/80	1500	44.9	3.3	100	50
2/9	38.6						
2/10	37.5	98/58	2400	44.6	2	92	54
2/11	36.8						
2/12	37.1	102/84					
2/13	36.6		3800	41.1	7.6	98	77

図 31.2 デング熱患者にみられた発疹

表 31.2 デング熱，デング出血熱の診断（文献[7]より改変）

デング熱
　急性の熱性疾患で以下の症状のうち2つ以上存在すること．
　　頭痛，眼窩痛，筋肉痛，関節痛，発疹，出血傾向，白血球減少
　確定診断されたデング熱患者と同時期に同じ場所で発症．
　血清・病原体診断として：
　　デングウイルスの分離
　　デングウイルス遺伝子のPCR法による検出
　　デングウイルス特異的IgM抗体の存在
　　デングウイルスに対するIgG抗体価がペア血清で4倍以上の上昇
デング出血熱
　2〜7日間持続する発熱．時に二峰性のパターンをとる．
　出血傾向
　　Tourniquetテスト陽性
　　点状出血・斑状出血・紫斑
　　粘膜，消化管，注射部位や他の部位からの出血
　　血便
　血小板減少 (10万/mm³ 以下)
　血管透過性亢進による血漿漏出
　　ヘマトクリットの上昇 (同性，同年代の人に比べ20%以上の上昇)
　　胸水，腹水
　　血清蛋白の低下
　血清・病原体診断はデング熱と同様
デングショック症候群（デング出血熱でショックを伴う例）
　上記デング出血熱の症状の存在に加えて
　　速く弱い脈拍
　　脈圧の低下 (20 mmHg 未満)
　　低血圧
　　冷たく湿った皮膚，興奮状態

1) **デング熱**　発疹を伴う一過性の熱性疾患であるが，他のウイルス性疾患にはなくデング熱のみにみられる症状はないので，上記臨床所見からまずデングウイルス感染症を疑うことが大切である．鑑別診断としては，発疹を有するウイルス性疾患，たとえば，麻疹，風疹，エンテロウイルス感染症があげられる．チクングニア，チフス，マラリア，猩紅熱，A型肝炎，レプトスピラ症などのウイルス，リケッチア，細菌感染との鑑別も必要となる．デング熱においても時に呼吸器症状がみられることがあり呼吸器ウイルス感染症との鑑別も必要となりうる．

2) **デング出血熱**　上記デング熱でみられる症状に加え，出血傾向，肝臓腫脹，ショックがみられる場合にはデング出血熱を疑う．上腕をマンシェットにより圧迫すると末梢に点状出血が出現するTourniquetテストが診断に有用であるとされている（図31.3）．レントゲン写真による胸水，腹水の存在，血小板の減少 (100000/mm³ 以下)，血液凝固時間の延長が診断上有用である．血漿漏出に伴うヘマトクリットの上昇，血清蛋白の減少がみられる．補体は活性化されC3は減少，C3aとC5aは増加する．デング出血熱の鑑別診断としてウイルス，細菌，寄生虫感染症があげられるが，特に，他のウイルス性出血熱，マラリア，レ

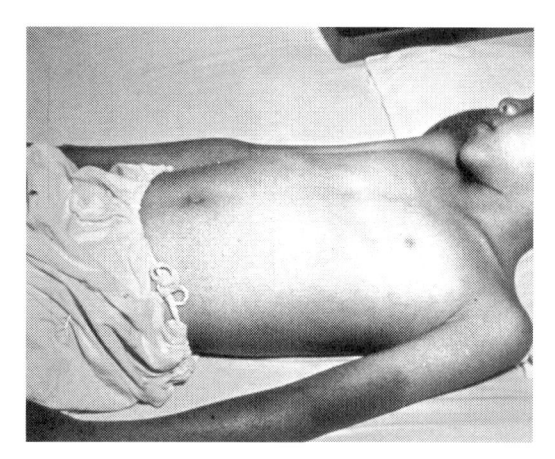

図 31.3 Tourniquet テスト陽性例
上腕をマンシェットにより圧迫すると末梢に点状出血が出現する.

プトスピラ症との鑑別が必要となる.

b. 血清・病原体診断

　血清・病原体診断はデング熱，デング出血熱の確定診断には必須である．デングウイルス感染においてはウイルス血症が発症から数日間，発熱期とほとんど一致して存在する．ウイルス分離が最も確実な病原体診断であるが，あまり実用的ではない．むしろ，PCRを用いたウイルス遺伝子の検出法が広く用いられている．

　血清診断法として，血清中のデングウイルス特異抗体の測定が行われれる．赤血球凝集阻止反応（HI test）や中和反応による特異抗体の測定がこれまで主に用いられてきたが，近年 ELISA 法による特異的抗体の測定が広く行われるようになっている．特に，IgM-capture ELISA 法は広く用いられている．抗体の存在を短時間にチェックできる immunochromatographic テストキットも実用化されている．

　血清診断においては急性期と回復期の抗体価を比較し判定することが重要である．現実には急性期における一時点の採血で血清・病原体診断が求められることも多いが，このような場合でも，ウイルス特異的 IgM 抗体を検出，あるいは PCR 法によりデングウイルス遺伝子を検出することにより，診断をほぼ確定することができる．初感染では，IgM 抗体は発症後 5～7 日でほぼ陽性となり 2～3 か月持続する．採血時期が感染から非常に早期の場合 IgM 抗体がいまだ十分に産生されていないことがあるが，このような例では PCR によりデングウイルスを検出できる例が多い．したがって IgM-capture ELISA 法と PCR 法を組み合わせることにより，発症後の時期にかかわらず，デングウイルス初感染を診断しうる[8]．

　日本脳炎ワクチンの接種などによりすでに日本脳炎ウイルスに対する免疫を有しているヒトにおいては，デングウイルス初感染においてもフラビウイルス再感染としての IgG 抗体反応を示す．この場合にはデングウイルスに対する抗体価の上昇とともに，日本脳炎ウイルスに対する IgG 抗体価の上昇がみられるので注意を要する．しかし，このような例においても，デングウイルス特異的 IgM 抗体の検出やデングウイルス遺伝子の検出によって確定診断できる．

　デングウイルス再感染においてもデングウイルス特異的 IgM を検出することにより診断できる．再感染においては IgM が検出されない場合があるが，感染初期から高レベルの特異的 IgG 抗体を認めるので，急性期と回復期の抗体価をいずれかの方法で測定し，4 倍以上の有意な上昇を確認することにより診断できる．

31.6　治　　療

　デング熱に対しては対症療法が中心であるが，発熱や痛みに対してのアスピリンの投与は，Reye 症候群発症の可能性や出血傾向の増悪があるので避けるべきである．

　デング出血熱は補液により循環血液量の減少を補うことが治療の中心である（図 31.4）．補液に際しては，ヘマトクリットを重要な指標とし，ヘマトクリットが安定してきたら補液を止め，過剰に行わないことが重要である．

　デングショック症候群に対しては，まず 10～20 ml/kg をすばやく補液し，症状が改善した場合にはデング出血熱に準じて治療を進める[7]．症状が改善せず，ヘマトクリットが低下していく場合には輸血を考慮する必要がある．デング出血熱の患者は症状が回復し始めると迅速に回復することが多い．

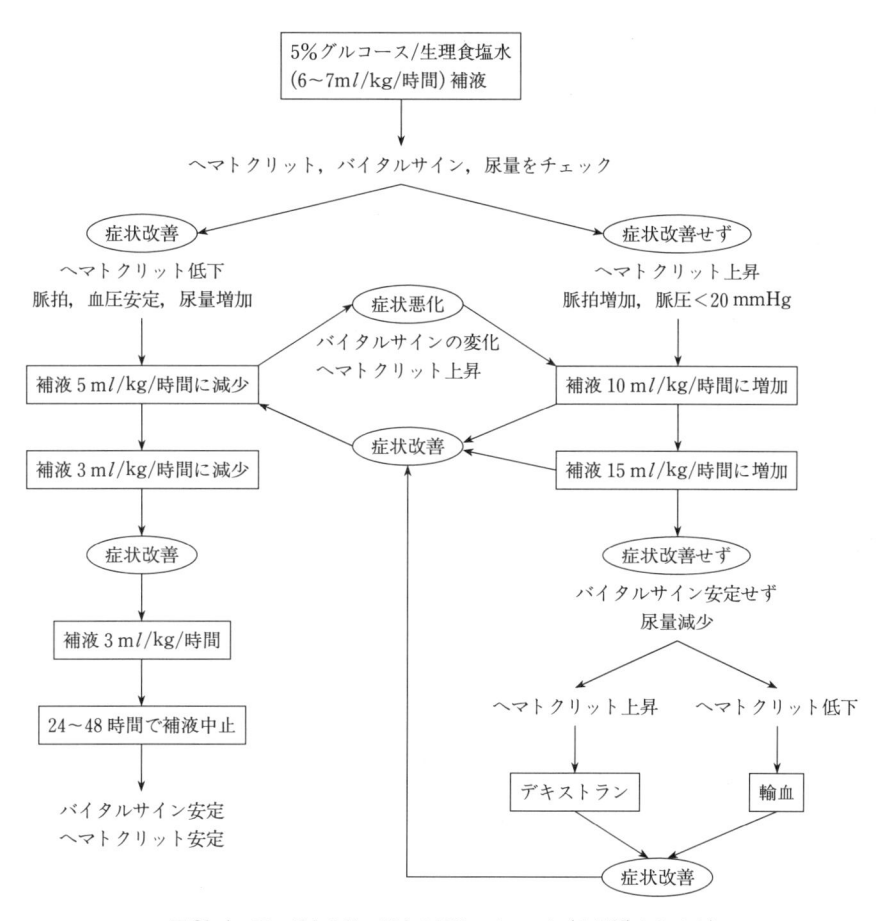

図 31.4 デング出血熱に対する補液のチャート（文献[6,7]より改変）

31.7 予　防

ワクチンは現在開発途上であり実用化されているものはない．抗ウイルス剤も実用化されているものはない．個人のレベルでは，体を覆う衣服の着用や防虫剤の使用により，蚊への暴露を回避することが重要である．デングウイルスと媒介蚊は世界のほとんどすべての熱帯・亜熱帯の地域に存在するので，この地域への旅行者にはデング熱，デング出血熱の存在を周知させることも必要である．

現在，世界の熱帯・亜熱帯のほとんどの地域でデングウイルス感染の危険性があり，デングウイルス感染症が国内発生することが報告されている国・地域は100近くに及んでいる．輸入感染症としてのデング熱，デング出血熱は増加傾向にある．熱帯・亜熱帯地域への旅行者やその地域からの訪問者の熱性・出血性疾患においてはデング熱，デング出血熱を常に考える必要がある．

〔倉根一郎〕

文　献

1) Halstead, S. B. : Dengue viruses. Infectious Diseases (Gorbach, S. L. ed.), pp. 1830–1835, W. B. Saunders, 1992.
2) Gubler, D. J. : Dengue and dengue hemorrhagic fever. *Clin. Microbiol. Rev.*, **11** : 480–496, 1998.
3) Monath, T. P. : Dengue : The risk to developed and developing countries. *Proc. Natl. Acad. Sci. USA*, **91** : 2395–2400, 1994.
4) 輸入感染症としてのデング熱．病原微生物検出情報, **21** : 112–113, 2000.
5) George, R. and Lum, L. : Clinical spectrum of dengue infection. Dengue and Dengue Hemorrhagic Fever (Gubler, D. J. and Kuno, G. eds.), pp. 89–113, CBA International, 1997.
6) Nimmannitya, S. : Dengue hemorrhagic fever :

diagnosis and management. Dengue and Dengue Hemorrhagic Fever (Gubler, D. J. and Kuno, G. eds.), pp. 273-290, CBA International, 1997.
7) WHO : Dengue Haemorrhagic Fever : Diagnosis, Treatment and Control, pp. 12-33, WHO, 1997.
8) Yamada, K., Nawa, M., Takasaki, T., Yabe, S. and Kurane, I. : Laboratory diagnosis of dengue virus infections by reverse transcriptase polymerase chain reaction (RT-PCR) and IgM-capture enzyme-linked immunosorbent assay (ELISA). *Jpn. J. Infect. Dis.*, **52** : 150-155, 1999.

32. ニパウイルス感染症

　ニパウイルス (NiV) 感染症は，1997〜1999年にかけてマレーシア，シンガポールにおいて発生し，ヒトとブタに致死的な感染をもたらした新興の人獣共通感染症である．

32.1　病原体の性状[1]

　NiV はパラミクソウイルス科 (*Paramyxoviridae*) ヘニパウイルス属 (*Henipavirus*) に分類されている．現在，ヘニパウイルス属に属しているのは NiV のほか，1994年にオーストラリアで発見されたヘンドラウイルス (HeV) のみである．HeV は，ウマおよびヒトに出血性肺炎 (ヒト患者の一部では脳炎) を起こし，1994年から現在までに，オーストラリアでヒト2名，ウマ16頭の死亡が確認されている．HeV と NiV のウイルス蛋白間では，遺伝子レベルで70.5〜88.5％，アミノ酸レベルで67.6〜92.1％の相同性がみられる．ELISA などの血清反応ならびに中和反応では，互いに若干の交差反応が認められている．

32.2　国内外の流行状況[2,3]

　先述のとおり，ニパウイルス感染症は，1997〜1999年にかけてマレーシア，シンガポールにおいて発生した新興感染症である．両国政府の公式発表によれば，マレーシアにおいては感染者265名 (死亡者105名)，シンガポールにおいては，マレーシアからの輸入ブタを扱う屠殺場の労働者11名に感染が認められ，1名が脳炎で死亡している．

　発生地域は日本脳炎 (JE) の常在地であったことから，当初，病因は JE ウイルスと考えられ，媒介蚊の駆除，JE ワクチンの集団接種などの対応がなされたが，発生をコントロールするには至らなかった．また，患者の大半が成人男性であり，かつ養豚場労働者であること，JE ワクチンの被接種者にも患者が出ていること，ブタに (通常 JE には認められない) 呼吸器・神経症状を伴う死亡例があることなど，疫学的に JE とは異なる特徴が次第に明らかになった．そこで，死亡患者の髄液を用いてウイルス分離を行ったところ，Vero 細胞に多核巨細胞を形成するパラミクソウイルス様のウイルスが分離された．遺伝学的な解析の結果，ヘンドラウイルスとは近縁であるが新種のウイルス (NiV) であることが確認された．

　ウイルスの発見を受け，マレーシア政府は1999年3月下旬より，ヒト，ブタおよびその他の家畜，野生動物を対象に血清疫学調査を行い，さらに全国の養豚場のスクリーニング検査を行った．その結果，殺処分されたブタは100万頭以上，閉鎖された養豚場は1800か所以上にのぼり，同国の養豚産業は壊滅的な打撃を受けた．この厳しい行政措置により流行は終息し，現在まで新たな発生は報告されていない．

　NiV の伝播経路を明らかにするために，大規模な野生動物の調査が行われた結果，オオコウモリが自然宿主であることが明らかになった．これまでにマレーシアに住むオオコウモリのうち4種において，抗 NiV 抗体が検出されているほか，

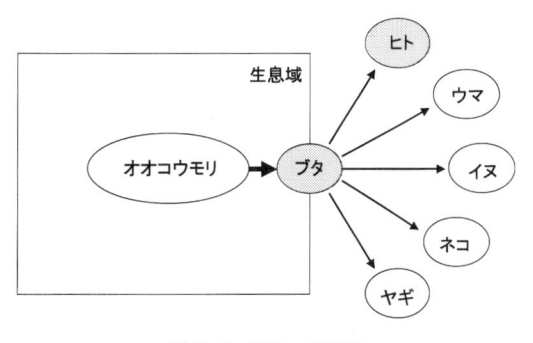

図 32.1　NiV の感染環

ウマ，ネコ，イヌ，ヤギ，鳥，げっ歯類において特異的な抗体が認められている．オオコウモリの尿からウイルスが分離されており，現在では，まずオオコウモリからブタにウイルスが伝播し，そこで増幅したウイルスがヒトを含めた他の動物に伝播すると考えられている（図32.1）．

32.3 臨床症状[4,5]

患者94名を数えたマラヤ大学医学センターにおける症例報告によれば，主な臨床症状は発熱，頭痛，めまい，嘔吐，間代性痙攣に伴う疼痛などであり，入院前の発熱の持続期間は平均3.5日（1〜14日）であった．55%の患者には，意識レベルの低下（Glasgow Coma Scale のスコア15以下）が認められ，眼球回頭反射の消失，縮瞳，血圧の上昇や頻脈などがみられた．共通する組織所見としては，中枢神経系における広範な血管炎のほか，血管内皮細胞にはパラミクソウイルス感染に特徴的な多核巨細胞が認められた．これらの血管障害は，肺，心臓，腎臓などでも観察されたが，ウイルス抗原は主に中枢神経系の内皮細胞や，神経細胞において検出されている．94名の患者のうち，50名は完全に回復したものの，30名が死亡，14名には神経学的な後遺症が残った（うち5名は植物状態）．意識レベルが正常に保たれていた患者は，すべて平均14.1日（6〜24日）で回復したが，意識レベルが低下した患者においては，回復したのは15%にすぎなかった．また死亡患者における，発症から死亡までは平均日数は10.3日（5〜29日）であった．

マラヤ大学医学センターにおける94名の患者においては，93%が養豚関係者であり，そのうち41%には，接触したブタが呼吸器症状を呈して死亡した経験があった．これらのブタとの最後の接触から，患者の発症までの期間は数日〜2か月と幅があったが，その大部分は2週以下と考えられている．また，全患者の2%には感染イヌと接触した経験があり（イヌは患者の発症前に死亡），5%が養豚施設の近くに居住していたが，ブタとの直接接触はなかった．なお74%の患者はJEのワクチンを接種済みであった．シンガポールの屠殺場で感染を受けた患者のうちには，直接屠殺に携わった者のみならず，単にブタの移送を行った者も含まれていることから，ブタからブタあるいはヒトへの感染にはエアロゾールが重要な役割を果たしていると考えられている．また，これまでヒトからヒトへの感染は報告されていない．

32.4 診断

臨床症状のみでは，他のウイルス性脳炎との区別は難しいため，まず患者の本病発生地域への旅行歴および，当該地域におけるブタ，コウモリとの接触状況を確認する必要がある．最も確実なウイルス学的な診断は，ウイルス分離および，感染性ウイルスを用いた中和試験によってなされる．本ウイルスの取扱いは，バイオセーフティーレベル4（BSL4）の実験施設が推奨されているが，わが国においてはBSL4施設が稼動していない現状から，感染性ウイルスを用いない，PCRなどの遺伝子診断法やELISAなどの血清診断法の実用化を進めている．

32.5 治療[4]

これまで特異的な治療法は見つかっておらず，現在のところ治療は対症療法にとどまっている．患者の半数は人工呼吸器を必要とし，急発作にはフェニトインを静注，血管炎に由来する血栓症にはアスピリンやペントフィキシリンが用いられた．また抗ウイルス剤リバビリンが経口投与，重篤患者には静注されたが，その有効性は明らかにされていない．

32.6 予防

これまで，ワクチンなどの特異的な予防法は実用化されていない．本ウイルスはオオコウモリからブタに伝播し，そこで増幅したウイルスがヒトを含めた他の動物に伝播すると考えられていることから，オオコウモリにおけるNiVおよび抗NiV抗体の保有状況を把握するとともにオオコウモリ生息地域と養豚地域とを適切に管理しオオコウモリとブタの接触する機会を減らすことが予防につながると考えられている．〔加来義浩〕

文　献

1) Wang, L. *et al.*: Molecular biology of Hendra and Nipah viruses. *Microbes and Infection*, **3**: 279-287, 2001.
2) Outbreak of Hendra-like virus—Malaysia and Singapore, 1998-1999. *MMWR/CDC*, **48**: 265-269, 1999.
3) 岡部信彦, 森田公一：ニパウイルス (Nipah virus) によるアウトブレイク (マレーシア/1999年). ウイルス, **50**: 27-33, 2000.
4) Clinical features of Nipah virus encephalitis among pig farmers in Malaysia. *N. Engl. J. Med.*, **342**: 1229-1235, 2000.
5) Hooper, P. *et al.*: Comparative pathology of the diseases caused by Hendra and Nipah viruses. *Microbes and Infection*, **3**: 315-322, 2001.

33. 日本紅斑熱

33.1 病原体の性状

日本紅斑熱は 1984 年に初めて報告された新興感染症である[1]．病原体は 1992 年 *Rickettsia japonica* として新種記載された[2]．

R. japonica はリケッチア属紅斑熱群に属する 0.4〜0.5×1.0〜1.5 μm の桿状ないし短桿状のグラム陰性細菌で，Vero, L, BSC-1 細胞でよく増殖する．また，細胞質内のみでなく核内でも増殖する（偏細胞寄生性）．ツツガムシ病原体とは，細胞膜の構造やペプチドグリカンや LPS などの構成蛋白構造に違いがある[3]．

本症は人畜共通感染症であり，ヒトへの病原体の伝播には節足動物（マダニ）が関与する．

33.2 国内外の流行状況

紅斑熱群に属するリケッチア症は世界中に分布する（表 33.1）．本症が報告された 1984 年以降，中国，タイで紅斑熱群に属するリケッチア症が発見されたが *R. japonica* とは異なることが証明されており，現在のところ日本国外での日本紅斑熱の報告はない．

a. 日本における発生状況

1) 分 布 日本紅斑熱の患者発生地分布を示す（図 33.1）．

日本紅斑熱は西日本から関東地方まで，温暖な地方に発生していることが確認されていた[4]．感染症法により，従来発生が報告されていた鹿児島県，宮崎県，島根県，徳島県，高知県，兵庫県，和歌山県，三重県，神奈川県，千葉県のほかに，1999 年には埼玉県，広島県，長崎県，2000 年には静岡県，2002 年には大阪府，熊本県から新たに発生が報告されている[5]．また，輸入感染症として，リケッチア痘，ボタン熱などの報告もある．都会などの非侵食地域であっても，旅行先で感染し帰宅後に発病した症例もあり，どの地域であっても注意を要する疾患である．

2) 発生数（図 33.2） 日本紅斑熱は 1984 年以来，2002 年末までに約 360 例の発生が確認されている．年間患者発生数は 10〜20 例であった

表 33.1 主なリケッチア症一覧

疾患群	疾患名	病原体	主な発生地
紅斑熱群	日本紅斑熱	*R. japonica*	日本
	ロッキー山紅斑熱	*R. rickettsii*	西半球
	シベリアマダニチフス	*R. siberica*	シベリア，中央ヨーロッパ，中央アジア
	ボタン熱	*R. conorii*	地中海沿岸，インド，アフリカ
	クイーンズランドマダニチフス	*R. australis*	オーストラリア（クイーンズランド）
	リケッチア痘	*R. akari*	北アメリカ，ロシア，南アフリカ，韓国
	ヘルベチカ感染症	*R. helvetica*	ヨーロッパ
	その他 4 種		
ツツガムシ病群	ツツガムシ病	*Orientia tsutsugamushi*	日本，アジア，オーストラリア
Q 熱群	Q 熱	*Coxiella burnetii*	※
発疹チフス群	発疹チフス	*R. prowazekii*	※
	発疹熱	*R. typyi*	※

※ ほぼ世界全域．

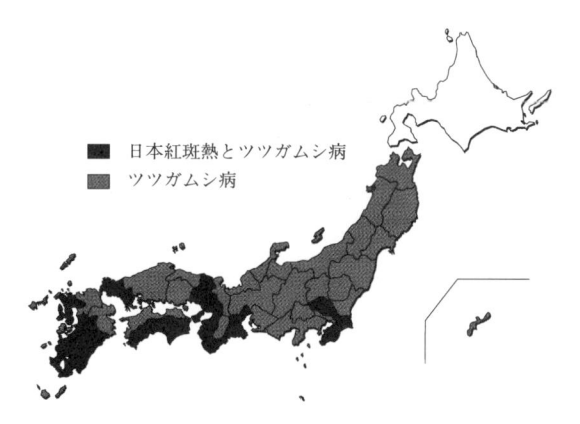

図 33.1　日本紅斑熱発生地分布図(2002年12月)

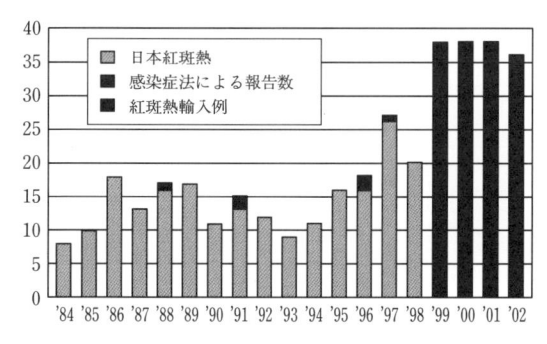

図 33.2　日本紅斑熱発生症例件数(1984〜2002年)

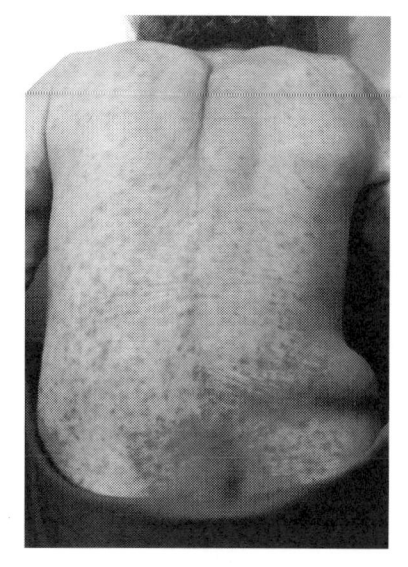

図 33.3

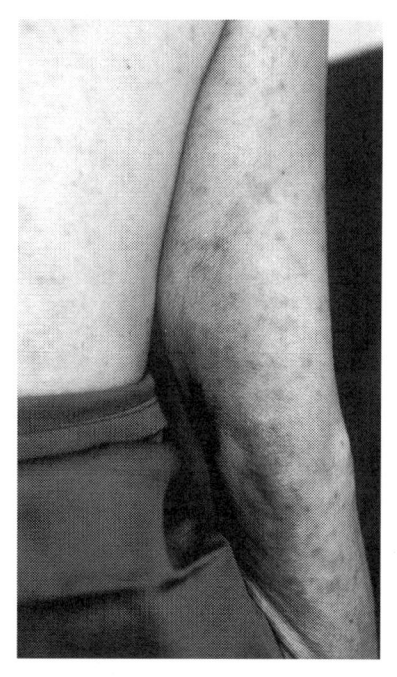

図 33.4

が，1987年ごろから増加傾向にあり，感染症新法による届出数は1999年38例，2000年38例，2001年38例，2002年36例であった．

患者発生の時期は春先〜秋にかけてである．多発時期は7〜10月であるが，地域により異なる．これは媒介動物(マダニ)の季節消長とヒトとの接触機会の相違による．しかし各地域でも夏場の症例はツツガムシ病よりは本症の可能性が高い．

33.3　臨床症状

2〜3日不明熱が続いた後，頭痛，発熱，悪寒戦慄をもって急激に発症する．他覚的には高熱，発疹，刺し口が3徴候である．急性期には39〜40℃以上の弛張熱が多く，悪寒戦慄を伴う．重症例では40℃以上の高熱が稽留する．高熱とともに，手足，手掌，顔面に米粒大〜小豆大で辺縁が不整形の紅斑が多数出現する．掻痒感，疼痛がないのが特徴的．発疹は速やかに全身に広がるがやや手足などの末梢部に多い傾向にあり，発熱時には増強する(図33.3, 33.4)．3〜4日ごろからは次第に出血性となり1週〜10日目くらいをピークとし，2週間くらいで消失する．手掌部の紅斑は紅斑熱に特徴的な重要な所見であるが，数日で消退するので注意を要する．

刺し口は，ほとんど全症例で認められる．刺し口を見つけると臨床的な決め手になるので，下着

(a)　　　　　　　　　　　　　　(b)

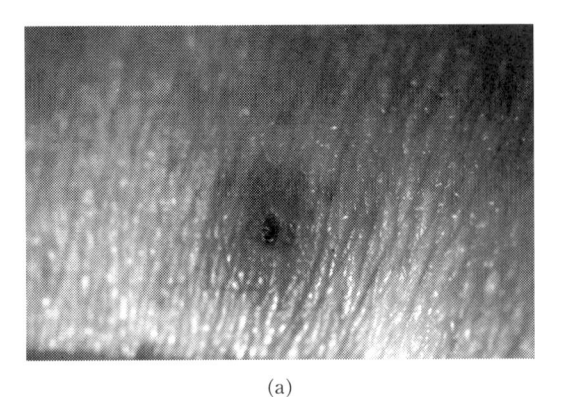

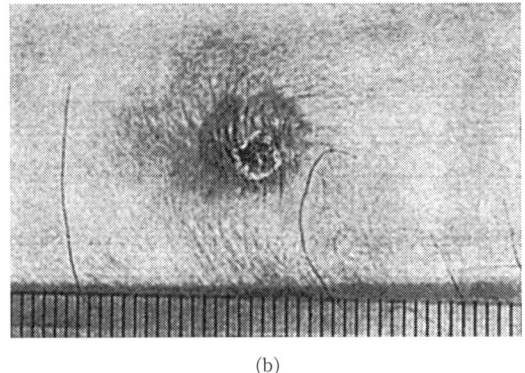

図 33.5

で覆われたところや毛髪部位も注意深く観察する必要がある．日本紅斑熱の刺し口は，5～10 mm の赤い円形の硬結で中心部に潰瘍もしくは黒い痂皮を有する（図 33.5(a))．ツツガムシ病の刺し口は本症のそれよりやや大きく，黒色痂皮も大きい（図 33.5(b))．

その他，ツツガムシ病では，所属リンパ節の腫脹，圧痛や全身のリンパ節腫脹がほぼ全例にみられるが，日本紅斑熱では認められないことが多い．

33.4　典型的な症例

78 歳女性，農家主婦．4 月 22 日早朝より頭痛，37.5℃前後の発熱あり，全身倦怠感著明であるが，自宅で様子をみていた．23 日急激な全身状態の悪化をきたし，食事，水分摂取もできなくなり，意識朦朧となり，24 日家人により当院に搬入された．4 月 18 日と 19 日に自宅近くでタケノコ掘りの農作業をした．

体温 39.4℃，血圧 80 mmHg（触診），脈拍 104/分，意識朦朧状態．手足の筋肉は時に痙攣．全身皮膚に多数の米粒大～小豆大の皮疹を認める．皮疹は紅斑で全身にみられるが手足などの末梢部に多い（図 33.3，33.4)．手掌部，足底部にも紅斑を認める．左腰部にマダニによる刺し口あり（図 33.5(a))．

顔面には眼瞼浮腫と結膜充血，舌には紅潮と舌苔を認める．胸部は心・肺ともに異常所見なし．腹部は超音波検査では肝臓・脾臓の腫大は認めな

表 33.2　臨床検査成績（K.I., 78 歳，農家主婦）

日　付	4/24	4/30	5/7
白血球	6330	6570	3610
好中球	92.0	46.6	37.1
単球	1.0	5.0	5.8
リンパ球	6.0	45.8	54.3
異型リンパ	1.0		
赤血球	437	360	338
ヘモグロビン	13.5	10.8	10.3
血小板	7.4	22.2	28.1
CRP	17.5	4.6	0.5
T.P.	6.8	5.6	6.2
GOT	92	135	62
GPT	48	112	67
LDH	983	676	507
BUN	42	15	13

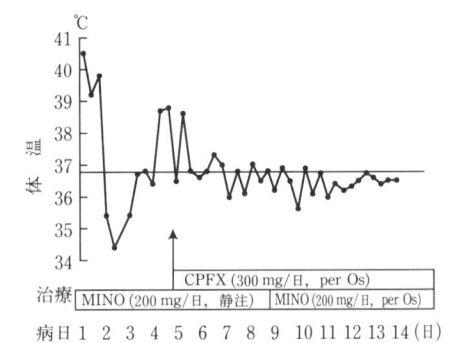

図 33.6　日本紅斑熱の治療（併用療法）(78 歳女性症例)

い．下肢には浮腫（－)，上記紅斑が多数みられる．

臨床検査所見：尿検査では，蛋白，潜血軽度陽性．血液検査結果および経過は表 33.2 に示す．皮膚生検では紅斑部の壊死性血管炎の病変を認め

た．

確定診断：特異的血清診断．R. japonica に対するIgM抗体を間接免疫ペルオキシダーゼ法(IP)で検出した．また，患者血液より R. japonica を分離した．

治療・経過（図33.6）：高熱，発疹，刺し口から，日本紅斑熱と診断．さらに感染によるショック状態と考えられた．直ちにミノマイシン100 mg 2回/日の点滴静注，脱水症に対する補液およびステロイド剤，昇圧剤などの治療を開始した．入院2日目，3日目と解熱改善傾向をみたが，4日目より再び発熱，全身状態が悪化した．そこでニューキノロン（シプロキサン 300 mg/日経口投与）を併用したところ改善をみた．

33.5 診　　　断

リケッチア症は，病原体をもったマダニに刺咬されることにより感染する．したがって，野山や田畑への立入りの既往を注意深く聞くことが診断の第1歩である．発症はマダニ刺咬後2〜8日が多い．

a. 臨床診断

高熱，発疹，刺し口が3徴候である．熱性疾患で，特徴ある発疹があり，刺し口を証明すれば診断は容易である．

臨床検査では，蛋白，潜血軽度陽性．血液検査では，赤沈の中等度亢進，白血球数減少傾向と異型リンパの出現（ツツガムシ病でこの傾向が強い），比較的好中球増多と核の左方移動，血小板減少，CRP強陽性，トランスアミナーゼの上昇がみられ，重症例ではDICとなる．本症に特徴的な一般検査所見はないが，臨床症状に比してCRP強陽性，血小板数減少が著明なときには本症を疑う．また，病初期の尿所見から尿路感染症との鑑別が必要である．

b. 病原体検査

病原体の分離培養には技術と時間を要するので診断は特異的血清診断を行う．特異的迅速診断法としては，間接免疫ペルオキシダーゼ法(IP)[6]または間接免疫蛍光抗体法(IFA)が鋭敏かつ確実な方法である[7]．

IP法，IFA法ともに現在用いられている抗原は群特異的抗原であるので，紅斑熱群リケッチア感染症の証明となる．

近年，患者からの分離株を用いたDNA診断(PCR法)が可能となってきており普及が望まれる[8]．

検査結果の判定に際して注意すべきは，発病から来院までの期間，病勢などによって抗体価が上昇するまでの期間が異なることである．通常は5〜10日くらいで陽性となるが，陰性の場合でも少なくとも2週間目までは検査を行うことが望ましい．また，特殊な検査であるので，研究機関か各県の衛生研究所に問い合わせるとよい．

33.6 治　　　療

ミノサイクリン（ミノマイシン）やドキシサイクリン（ビブラマイシン）などのテトラサイクリン系薬が著効を示す．一方，βラクタム剤やペニシリン系薬は全く無効かきわめて効力が低い．ニューキノロン薬はツツガムシ病リケッチアには感受性がないが，日本紅斑熱リケッチアには感受性を有している[9]．

最近，日本紅斑熱の重症例(DIC併発)で，ミノサイクリンでは治療効果が十分得られず，ニューキノロン薬を併用し治癒せしめた．

筆者は，ニューキノロン薬単独療法も試みたが，単独では不十分で，ミノサイクリン投与下にニューキノロン薬を併用することにより，良好な結果を得ることができた．このメカニズムについては現在検討中であるが，重症例でニューキノロン薬との併用療法が有用であることが立証されたことは重要と思われる[10,11]．

33.7 予　　　防

病原リケッチアは，代々経卵伝搬によりダニ類の体内で受け継がれている．自然界の営みの中にヒトが偶発的に入っていくことにより感染が成立する．日本紅斑熱の媒介者は複数種のマダニの可能性が高いことが血清学的に報告されていた[3]．最近，日本紅斑熱患者の立入り竹藪で採取したキチマダニの幼虫より病原リケッチアが分離され

た[12]．これによりキチマダニは日本紅斑熱の媒介者であることが確定した．また，フタトゲチマダニ，ヤマトマダニも PCR 陽性で，かつヒト嗜好性の強いマダニであり，媒介者である可能性が高い[10,13]．

予防はマダニの付着防止であり，野山に入る際にダニ忌避剤を塗布する．帰宅後に注意深くマダニの付着がないか自己点検する．

33.8 予　後

紅斑熱群のリケッチア症では，ボタン熱で死亡率が 2.5％，ロッキー山紅斑熱が 7％前後とされており，日本紅斑熱でも早期治療がなされなければ同じ危険性を有する可能性がある．日本紅斑熱では，2001 年に本症初の死亡例も報告された．また，きわめて重症化し DIC，硬膜外血腫，多臓器不全となり，救命センターで救命処置中に本症と診断され，テトラサイクリン・ニューキノロンの併用療法により救命しえた症例もある．

リケッチア症の死亡原因のほとんどは，治療の遅れによる DIC の併発によるものであり，臨床の場では，原因不明の発疹と高熱のある症例では，血清学的検査の結果を待たずに，テトラサイクリン系薬剤を早期に投与することが肝要である． 〔馬原文彦〕

文　献

1) 馬原文彦ほか：わが国初の紅斑熱リケッチア感染症．感染症学雑誌，**59**：1165-1172, 1985.
2) Uchida, T. et al.: Rickettsia japonica sp. nov., the etiological agent of spotted fever group rickettsiosis in Japan. Int. J. Syst. Bacteriol., **42**：303-305, 1992.
3) Tamura, T. et al.: Classification of Rickettsia tsutsugamushi in a new gen. nov., as Orientia tsutsugamushi comb. nov. Int. J. Syst. Bacteriol., **45**：589-591, 1995.
4) Mahara, F.: Synopses, Japanese spotted fever: Report of 31 cases and review of the literature. Emerg. Infect. Dis., **3**：105-111, 1997.
5) 馬原文彦：リケッチア感染症 ― 日本紅斑熱 ―．日本臨牀，新世紀の感染症学（下），**61**（増刊号 3）：823-828, 2003.
6) Suto, T.: A ten years experience on diagnosis of rickettsial diseases using the indirect immunoperoxidase method. Acta Virol., **35**：580-586, 1991.
7) 坪井義昌：リケッチア症の検査法 ― 基礎 ―．臨床とウイルス，**23**（臨時増刊号）：394-399, 1995.
8) Furuya, Y. et al.: Specific amplication of Rickettsia japonica DNA from clinical specimens by PCR. J. Clin. Microbiol., **33**：487-489, 1995.
9) 馬原文彦：日本紅斑熱．化学療法の領域，**9**：1686-1689, 1993.
10) Mahara, F.: Rickettsioses in Japan. Rickettsiae and Rickettsial Diseases (Roult, D. and Brouqui, P. eds.), Elsevier Paris, 1999.
11) Iwasaki, H. et al.: Fulminant Japanese spotted fever associated with hypercytokinemia. J. Clin. Microbiol., **39**：2341-2343, 2001.
12) 藤田博己ほか：わが国におけるマダニ種と紅斑熱群リケッチアの多様性．虫の知らせ（高橋優三，粕谷志郎編），三恵社，pp. 93-101, 2002.
13) 高田伸弘：寄生虫ダニ類の病原媒介様式 ― 特にわが国とアジア大陸との関係 ―．Med. Entomol. Zool., **54**：1-12, 2003.

34. 日本脳炎

34.1 病原体の性状とその感染経路

　日本脳炎は日本脳炎ウイルス (Japanese encephalitis virus：JEV, 図 34.1) が中枢神経に侵入・増殖することにより発症するウイルス性脳炎である．日本脳炎ウイルスは一本鎖の＋鎖 RNA をウイルス遺伝子とする RNA ウイルスであり，黄熱病ウイルスやデングウイルスと同じくフラビウイルス属 (*Flaviviridae*) に分類されるエンベロープウイルス (脂肪の二重膜で包まれたウイルス) である．したがって界面活性剤などでウイルス粒子は容易に破壊され感染性を失う．

　日本脳炎はウイルスに感染した蚊 (コガタアカイエカ：主に水田で繁殖する) が人を吸血することで蚊の唾液腺で増殖したウイルスが人の体内に侵入し，感染局所で一次増殖した後，血流を介して中枢神経に侵入する．しかし図 34.2 に示したように人は終宿主であり患者は蚊への感染源とはならず，日脳ウイルスは蚊と自然界の動物に繰り返し感染する (感染環) ことで種を保持している．特に多くの患者が発生していて流行地域では家畜として飼育されているブタがウイルス増幅動物として重要な役割を果たしている．日本のような温帯地域では冬季には媒介蚊が消滅するが日本脳炎ウイルスは何らかの動物の体内で越冬していると考えられる．しかしそのウイルス保有動物は未だ解明されていない．日本では現在でも毎年夏になると関東・東北以南の地域でコガタアカイエカから日脳ウイルスが分離されており，感染の危険がある．

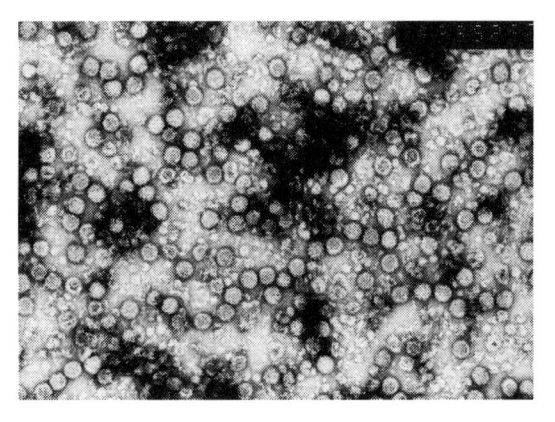

図 34.1 日本脳炎ウイルス
直径約 50 nm の球形粒子である．

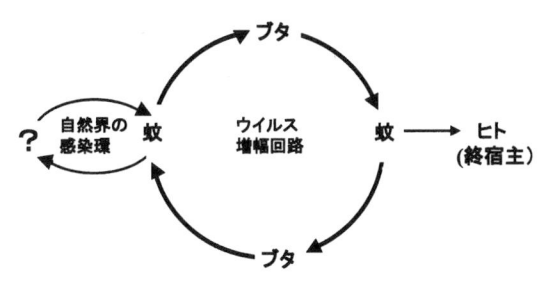

図 34.2 日本脳炎ウイルスの感染経路
自然界では日本脳炎ウイルスは蚊と動物を交互に感染することで種を維持している．自然界におけるウイルス保持動物は明らかではない．

34.2 国内外の流行状況

　日本脳炎は，日本においてその原因ウイルスが初めて分離同定されたためこの名前が国際的にも使われているが，実際は図 34.3 に示すようにアジアモンスーン地帯全域に広く発生している．日本では 1950 年代には年間数千名の患者が発症していたが，大規模なワクチン接種計画の達成や水田での農薬使用および耕法の改良で媒介蚊が減少したことで 1968 年以降患者数は激減した[1]．1972 年からは年間 100 例以下の低流行状態となり，特に 1992 年以後は年間 10 例以下という超低流行状態を維持している (図 34.4)．しかしその他のアジアの国々 (中国，ベトナム，タイ，カンボジ

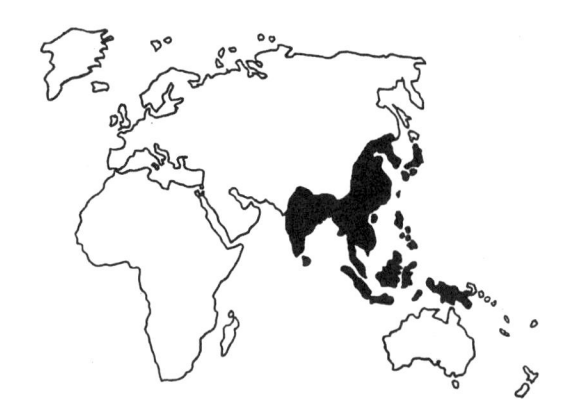

図 34.3　日本脳炎ウイルスの活動が確認されている地域

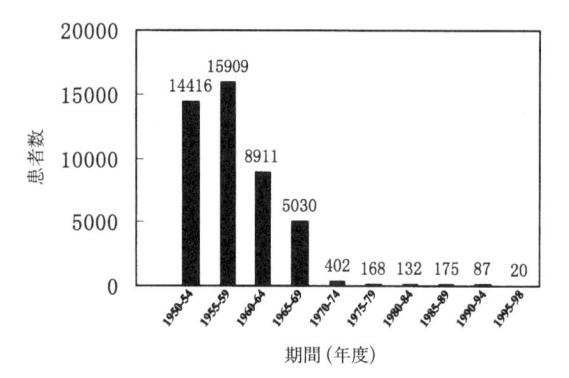

図 34.4　日本脳炎患者数の推移

ア，マレーシア，インド，スリランカ，ネパール)では多くの患者が発生しており，世界保健機関(WHO)の推計では年間約4万3000例が発症し，このうち1万1000人が死亡し，9000名は回復しても重篤な後遺症を残していると報告されている[2]．また近年，サイパン島やパプアニューギニア，オーストラリアの一部の島でも日本脳炎患者が確認された[3]．

34.3　臨床症状

ウイルスに感染した蚊に吸血されてから発症までの潜伏期は約1〜2週間である．初発症状は発熱頭痛が一般的である．小児においては腹痛，下痢を初発症状として発症する場合もある．その後，2〜4日間は頭痛，高熱，悪寒，食欲不振，嘔気，嘔吐，傾眠の状態が持続し，さらに進行すると項部硬直，Kernig症候，筋強剛などの髄膜刺激症状が著明となり，意識障害，異常反射，四肢麻痺(特に上肢)，痙攣，昏睡がみられるようになり，ついには死に至る．重症例の場合はたとえ死を免れても約半数に重い精神障害，運動麻痺などの後遺症が残る．経過中に呼吸不全，Babinski反射陽性，てんかん発作，高熱の持続する症例では予後不良である．

感染者の約300〜3000人に1人の割合で脳炎を発症すると計算されており，多くは不顕性感染や夏風邪様の症状で終わる．しかし脳炎を発症した場合の死亡率は一般的に30%前後であり，回復した患者の50%には重篤な後遺症が残る．日本においては対症療法の進展により死亡率は近年10〜15%程度に減少したが，後遺症を残す患者の割合は増加している．

34.4　典型的な症例

65歳男性．8月22日より全身倦怠感，頭痛，発熱(38℃)が出現する．風邪と思い市販の風邪薬を服用．23日，症状軽快せず近医を受診し解熱薬と抗生剤を処方される．25日，幻覚，意識障害が出現したため救急車にて総合病院に入院となる．入院時，意識障害(＋)，髄膜刺激症状(＋)，発熱(39.5℃)，Babinski反射(＋)，四肢rigidity(＋)．髄液所見(圧：200 mmH$_2$O，細胞：191/mm^3，蛋白：70 mg/dl，糖：61 mg/dl，Cl：118 mE/L)，WBC：15000/mm^3，CRP：0.5以下．直ちに治療を開始するも意識障害が進行し，27日には昏睡状態となる．31日，自発呼吸停止，CRP施すも同日死亡．

抗体検査結果：

血清，抗日本脳炎IgG：8月25日(300倍)，28日(1200倍)，30日(6400倍)，抗日本脳炎IgM：25日(10倍以下)，28日(800倍)，30日(800倍)．

髄液(CSF)：抗日本脳炎IgM：25日(10倍以下)，30日(80倍)．

34.5　診　　断

a．臨床診断

3主徴(高熱・頭痛・意識障害)を示す患者で髄膜刺激症状，その他の脳症状を示し，発症時期が

日本脳炎流行期(7〜9月)であるか，あるいは海外の日本脳炎流行地への渡航歴がある場合には精査が必要である．確定診断には以下の血清学的検査またはウイルス学的検査が必要となる．

1) 一般検査所見　末梢血検査では白血球増多がしばしばみられる．髄液検査では圧上昇，リンパ球増多，蛋白増加，糖は正常ないし軽度上昇などの所見である．

2) 画像検査所見　CTおよびMRI検査では視床，基底核に(多くは両側性に)異常所見を認めることが多い[4]．この所見は剖検例で病理学的に確認されているウイルスによる障害部位と一致している．

3) 血清学的検査所見　日本脳炎の確定診断に最も有用かつ重要であり，以下の①または②のいずれかが陽性であることが必要である．

① ペア血清でHI，CF，またはIgG-ELISA抗体価の4倍以上の上昇．

② 血清または髄液中の日本ウイルス特異的IgM抗体陽性(HIで2ME感受性抗体が陽性またはIgM-ELISA抗体陽性)．特に髄液中の特異的IgMの存在は中枢神経内でのウイルス増殖を意味し診断的価値が高い．

4) ウイルス学的検査所見　死亡例では脳組織からのウイルス分離またはPCRによるウイルス遺伝子検出が可能である．死亡前に髄液からウイルス分離およびPCRによるウイルス遺伝子の検出も可能であるが検出率は低い．

b. 病原体検査

患者血清からウイルスが分離されることはきわめてまれである．これは脳炎を発症した段階ではウイルス血症の時期がすでに終わっているためである．通常，日本脳炎ウイルスの患者からの分離は死亡例において脳組織から分離するのが最も確実である．特に急性期の抗体出現前に死亡した症例ではウイルス分離，PCR，脳組織中のウイルス抗原の蛍光抗体染色が有用である．ウイルスの分離には乳飲みマウス脳やヒトスジシマカ培養細胞(C6/36細胞)などが利用される．

34.6　治　療

抗ウイルス薬のうち日本脳炎に有効な薬は今のところ実用化されていない．したがって対症療法が主体となる[5]．発熱や感染の進行とともに現れる脳浮腫，脳圧亢進，痙攣，呼吸障害に対する処置と合併症の予防が重要である．すなわち，気道および輸液ルートを確保し，解熱剤，抗痙攣薬(セルシン，アレビアチン)，高浸透圧薬(グリセオール，マニトール)，ステロイドホルモンを使用し肺炎などの合併症予防のため，抗生剤の投与を行う．

34.7　予　防

ワクチン(不活化ワクチン)接種が有効である．初回免疫は2回(1〜4週間間隔)，次年度は1回，その後3年おきに1回免疫すると有効な抗体価が維持される．日本脳炎ワクチン接種後の重篤な副作用の出現頻度は日本人では100万分の1以下と報告されているが，ヨーロッパ系の白人ではワクチン接種局所に高頻度に浮腫がみられるとの報告があり，適切なインフォームドコンセントが望まれる．

本疾患は蚊媒介性ウイルス感染症であるので，蚊(コガタアカイエカ)の駆除や蚊へのウイルス供給源であるブタへのワクチン接種も有効な予防法であるが，日本では患者数の減少により蚊・ブタ対策を行う自治体は減少している．しかしブタの日本脳炎ウイルス汚染検査(抗日本脳炎抗体保有調査)は継続して行われておりその結果は公表されている．なお日本脳炎を発症した患者から感染が拡大することはない．したがって患者の隔離は不要である．

34.8　鑑別診断

鑑別すべき疾患として，細菌性，結核性，真菌性の髄膜炎，ヘルペス脳炎，他のフラビウイルスによる脳炎(ダニ媒介性脳炎：北海道地域に存在する)，脳血管障害などがある．また，1999年8月にニューヨーク市でウエストナイルウイルス脳炎(日本脳炎と同じフラビウイルス脳炎)が地中

海・アフリカ地域より侵入し流行し，その後も毎年流行が発生している[6]．日本へも同様にこのウイルスが侵入する可能性があり，その場合，日本脳炎ウイルスとウエストナイルウイルスはきわめて近縁であるので，症状や通常の抗体検査では鑑別がきわめて困難である．大都市部において日本脳炎を疑われる症例などは専門研究機関に相談することが望まれる．厚生労働省国立感染症研究所や長崎大学熱帯医学研究所などが両ウイルスの鑑別機能を有している．　　　　　〔森田公一〕

文　献

1) 五十嵐　章：日本脳炎とデング熱/デング出血熱．医学のあゆみ，**177**：924-929, 1996.
2) WHO：The World Health Report 1996, pp. 49-50, 1996.
3) Paul, W. S., Moore, P. S. *et al.*：Outbreak of Japanese encephalitis on the Island of Saipan, 1990. *J. Inf. Dis.*, **167**：1053-1058, 1993.
4) Shoji, H., Hiraki, Y. *et al.*：Japanese encephalitis in the Kurume region of Japan：CT and MRI findings. *J. Neurol.*, **236**：255-259, 1989.
5) 小林　譲：日本脳炎の臨床．臨床とウイルス，**13**：166-172, 1985.
6) Lanciotti, R. S. *et al.*：Origin of the West Nile virus responsible for an outbreak of encephalitis in the Northern United States. *Science*, **286**：2333-2337, 1999.

35. ハンタウイルス肺症候群

35.1 病原体の性状

ブニヤウイルス科ハンタウイルス属に分類されるRNAウイルス．直径80〜120 nmの球形，エンベロープウイルスである（図35.1(a)）．粒子形態や遺伝子構成（3本の分節RNA，L, M, Sセグメントをもつ）の類似性から，腎症候性出血熱（HFRS）の原因ウイルスと同一の属に分類される．しかし，抗原性（血清型）および遺伝子の塩基配列（遺伝子型）から，これまでに，シンノンブレ型など少なくとも11のウイルス型がハンタウイルス肺症候群（HPS）原因ウイルスもしくは関連ウイルスに提唱されている．他のハンタウイルスと同様，各型ごとに異なった種類のげっ歯類が主要な自然宿主となる．げっ歯類は無症状で持続感染し，糞尿中に排泄されるウイルスの飛沫によって人に呼吸器感染を起こす人獣共通感染症である[1]．

35.2 国内外の流行状況

HPSの原因ウイルスの自然宿主げっ歯類は，各ウイルス型ごとに異なった種類である．北アメリカでは，シンノンブレウイルスの流行が主体で，主要な媒介げっ歯類はシカネズミ類（Peromyscus類）である．その他，11種類以上のげっ歯類で感染が確認されている[2]．しかし，それらはいずれも系統分類上，アメリカネズミ亜科に分類される．一方，HFRS原因ウイルスの宿主げっ歯類（少なくとも10種類）は，ネズミ亜科もしくはハタネズミ亜科に分類される．これは，ハンタウイルスが数千万年以前にすでにげっ歯類の祖先に感染し，以後げっ歯類の進化とともに分化していったためと考えられている[3]（28章「腎症候性出血熱」参照）．

HPSは，急性の呼吸障害，ショックと高い死亡率（当初は死亡率80%と報告された）を特徴として，1993年，アメリカ南西部の諸州を中心に突然，出現した．しかし，その後の調査で1959年に得られた血清にHPS抗体陽性例が確認されている．また，アメリカ先住民の間では類似疾患の言い伝えが古くからあり，本疾患はかなり以前より北アメリカ大陸で発生があったものと思われる．流行発生の原因として，1992年以降のエルニーニョ現象によって砂漠地域に多量の降雨があ

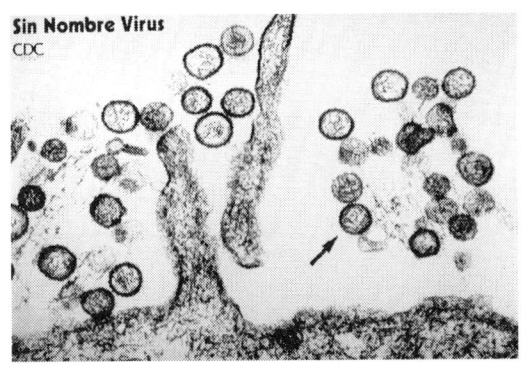

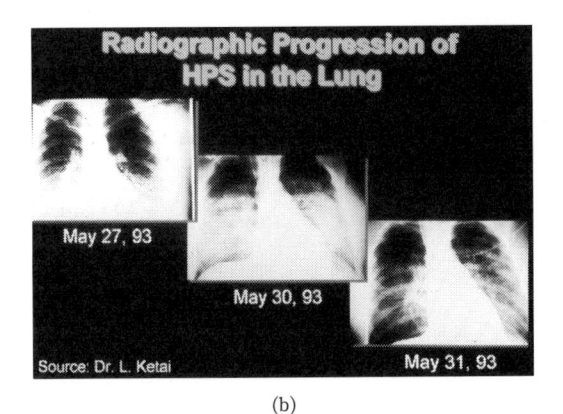

図35.1 (a) HPS原因ウイルス（シンノンブレウイルス）の電子顕微鏡写真，(b) HPS患者の胸部X線写真（いずれもCDCより提供）

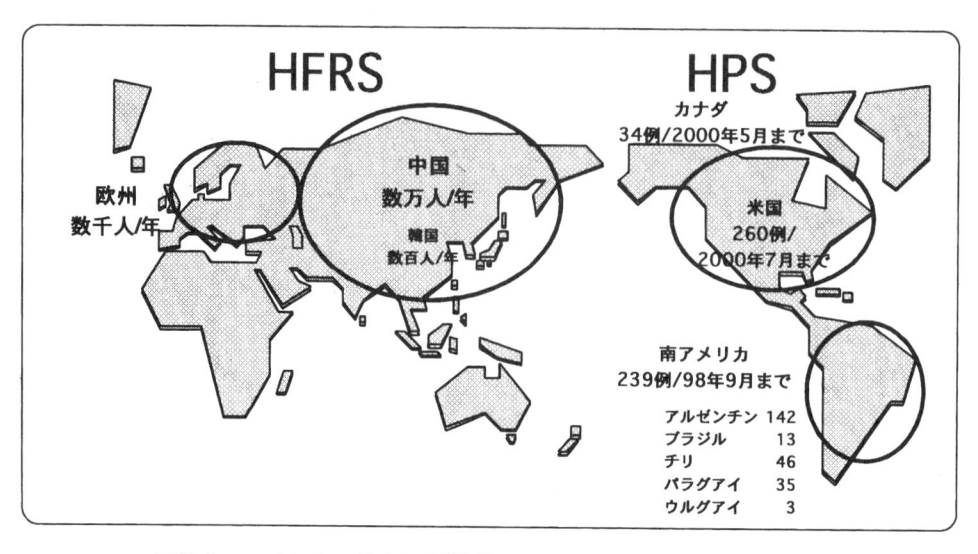

図35.2 ハンタウイルス肺症候群（HPS）と腎症候性出血熱（HFRS）の流行地域

り，それによる砂漠の緑化によってげっ歯類が大量繁殖したことが原因と考えられている．アメリカネズミ亜科のネズミは南北アメリカ大陸にのみ生息していることから，HPSの流行も現在までは南北アメリカ諸国に限られている[4]（図35.2）．しかし，今後，船舶によって感染したげっ歯類が持ち込まれたり，また，気候の変化などによってわが国に土着する可能性もある．このため，ハンタウイルス肺症候群（HPS）は腎症候性出血熱（HFRS）とともに，感染症法において，診断した医師の届出が義務づけられている四類感染症に分類され，国内での発生の有無に関する強い監視が望まれている．本症の概要については「感染症新法に基づく医師からの都道府県知事等への届出のための基準について」（平成11年3月30日，厚生省保健医療局結核感染症課長通知）および，本書28章「腎症候性出血熱」も参照されたい．

アメリカでは，2000年7月までの統計で260例が31州から報告され，死亡率は39％，カナダでは5月までに34例が報告され，死亡率は41％に達している．HPSの発生は当初，ニューメキシコ州，アリゾナ州，ユタ州およびコロラド州が直角に交わる，いわゆるfour corners regionと呼ばれる地域の先住民居留地に集中した．このため，一部では，本症を先住民の奇病として誤って伝えた．しかし，現在では，表35.1に示すよう

表35.1 2000年7月24日現在でのアメリカにおけるHPS発生状況

発生数	260例　（全米31州）	
死亡数（率）	101例　（39％）	
年齢	平均37歳（10～75歳）	
性別	男性	157（60％）
	女性	103（40％）
人種	白人	199（77％）
	アメリカ先住民	53（20％）
	黒人	5（2％）
	アジア	3（1％）
	ヒスパニック	21（11％）

に，白人が患者の多数を占め，流行もアメリカの31州で確認されている．

北アメリカでのHPSが確認され，原因ウイルスが分離されて診断が可能になるに伴い，南アメリカ諸国でもHPSの流行が報告され始めた．1998年9月までの成績でも，南アメリカの5か国から合計239例が報告されている（図35.2）．死亡率もアメリカと同様40％以上に達していると考えられる．ウイルス遺伝子の塩基配列に基づく分子系統樹解析によっても，北アメリカのHPSウイルス（SN，NY）と南アメリカのHPSウイルス（AND）は明らかに区別できることから，南アメリカにおいてもハンタウイルスははるか以前から生息していたと考えられる[4]（図28.2参照）．

表35.2 ハンタウイルス肺症候群の臨床症状[5]

	ハンタウイルス肺症（HPS）
潜伏期	10～21日間
前駆症状	発熱，筋肉痛，頭痛，咳
臨床症状	頻呼吸
	肺浮腫（水腫）
	胸腔内滲出液貯留
	ショック，急性の経過
	（死亡例の多くが8病日以内）
標的臓器	肺（微小血管内皮細胞）
臨床検査	白血球数増，血小板数減少，血液濃縮
死亡率	30～50%

35.3 臨床症状[5]（表35.2）

　発熱，筋肉痛，頭痛といった，インフルエンザ様の前駆症状を示した後，肺の浮腫，水腫によって，胸腔内に滲出液が急速，かつ多量に貯留し，呼吸困難ならびにショックによって高い死亡率（30～50%）を示す．免疫組織病理学的検索では，肺微小血管内皮細胞に多量のウイルス抗原が検出されるが出血や病理変性は顕著ではない．このため，発症メカニズムとして，感染細胞に対する組織障害性細胞性免疫の亢進，マクロファージの活性化により放出されたサイトカインによる膜透過性の亢進など，感染個体の免疫反応の関与が推察されている．HPSが人から人へ空気伝播したことが示唆される流行が，1996～1997年にかけてアルゼンチン南部で発生した．この流行では20名の流行のうち，少なくとも16例では互いに空気感染した可能性が強く示唆されている．幸い，その後類似の流行は発生していない．また，アメリカにおけるこれまでの発生の詳細の解析によっても人から人への伝播を示唆する例は得られていない．このため，HPS原因ウイルスの人から人への直接伝播は非常に起こりにくいものと考えられている．しかし，アルゼンチンの流行で高頻度に人から人への直接伝播が成立した原因は不明であり，そのため再発の可能性が危惧されている．

35.4 典型的な症例[5]

　潜伏期10～21日間．臨床経過は発熱期，ショック/肺浮腫期，利尿期および回復期に分けられる．前駆症状として1～12日間，発熱期が出現する．発熱に加え，悪寒，眩暈感，食欲不振，筋肉痛，悪心，さらに嘔吐，腹痛，下痢がみられることもある．これらは，一般的な他のウイルス性疾患による前駆症状と区別できない．南アメリカでの症例では顔面の紅潮がみられることがある．虫垂炎や腎盂腎炎を疑わせるほど強い腹痛を示す場合がある．発熱期の後期や肺浮腫出現に先立って発咳や呼吸困難が出現する．ショック/肺浮腫期は急速に出現し，4～24時間持続する．図35.1(b)に示すような，広範囲かつ重度な肺浮腫，肺水腫がHPSの特徴である．ショックは低血圧，乏尿，虚脱，意識障害を伴って認められる．肺浮腫には頻呼吸，呼吸困難，発咳が伴う．呼吸数が24回/分以上に達することもあり，低酸素症が出現する．多量の血清が循環血液中から肺間隙に移行することにより循環血液量が減少することが，ショックの原因となる．重症例では気道に滲出液が貯留し，1時間に1000 ccの割合で吸引される場合もある．

35.5 診　　　断

a. 臨床診断

　表35.3にCDCのHPS診断基準を示した[6]．また，以下に，WHOから出版されたHFRSとHPSの診断マニュアルからの関連部分の概要を引用した．合わせて参照されたい[5]．

　1) 臨床検査成績　　腎症候性出血熱（HFRS）とは異なり，蛋白尿の出現はまれで，クレアチニンや血中尿素窒素値の上昇例もあるが，ショックや低酸素症が原因と考えられる．肝機能の指標酵素類は全症例で上昇するが，正常値の5倍をこえることはなく，高ビリルビン血症は示さない．神経症状は認められない．好中球数の増加によって，白血球数は50000/mm³（平均35000/mm³）に達する．循環リンパ球中には，直径18 μmでギムザ染色で細胞質が青色に濃染される免疫芽球が認められる．これはHPSとHFRSに特有である．また，血小板減少はほぼすべての症例において，肺浮腫の出現する2～3日前に現れる．多くの場合，130000/mm³以下に，また，まれには

表35.3 CDCのHPS診断基準[6]

以下の項目のうち少なくとも1つに該当する場合はHPSを疑う．
1. これまで健康であった人が38.3℃以上の発熱と原因不明のadult respiratory distress syndrome (ARDS)を発症する．または，酸素吸入を必要とする呼吸困難によって入院後1週間以内に両側性間質性滲出液が現れる．
2. 原因不明の呼吸器疾患で死亡し，剖検の結果特別の原因なしに非心臓性の肺浮腫が認められる．

以下のいずれかの項目に該当する場合はHPSの疑いを除く．
1. 既知の原因疾患がある（既存の重症肺疾患，臓器や血液の癌，先天性または後天性の免疫欠損障害，免疫抑制処置を必要とするようなリューマチや臓器移植）．
2. 呼吸器疾患の発現を説明できる急性疾患がある場合（外傷，火傷，外科手術，痙攣発作や人工呼吸の経歴，敗血症，幼児のRSウイルスによる呼吸器疾患，インフルエンザ，レジオネラ肺炎）．

確定診断には以下の2項目を満たすことが必要である．
1. 血清または臓器の少なくとも1つがハンタウイルス感染の実験室内診断に供されること．
および
2. 臨床症状がHPSと一致する患者において血清診断（ハンタウイルス特異的IgM抗体の存在またはペア血清におけるIgG抗体の上昇），PCRによるウイルスゲノムRNAの検出または免疫組織染色によるハンタウイルス抗原の検出のいずれかが陽性の場合．

20000/mm³以下になることもある．このため，血小板数の測定は疫学的にHPSが疑われる症例のスクリーニングには有効な検査項目である．HFRSとは相違し，血液の凝固障害は低く，また，点状出血や注射箇所での皮下出血も認められない．

2) 早期診断と診断法　肺浮腫が出現した場合，ほぼ全例で血液像の3主徴（血小板減少，骨髄球系細胞の核左方移動，免疫芽球出現）が認められる．この成績をもとに集中治療を開始する判断を下すことができる．しかし，肺浮腫やショック出現前ではそれら診断的3主徴は，認められないため，(1)感染げっ歯類との接触に関する疫学的手がかり，(2)発熱や筋肉痛などのインフルエンザ様症状の有無に関する聞き取り，(3)血小板減少の有無についての情報も組み合わせて診断することが早期診断には必要である．それらの成績からHPSが疑われる場合は，できるだけ早く心肺の集中治療を開始する．

b. 病原体検索

患者血液，また，感染げっ歯類の血液や肺組織から，培養細胞や実験動物への接種によってウイルスの分離，またPCRによるゲノム検出が報告されている．しかし，診断目的には，ハンタウイルスに特異的なIgM抗体の検出，もしくはペア血清でのIgG抗体の変動確認が一般的である．わが国にはHPS原因ウイルスは研究目的でも持ち込まれていないため，血清診断は，抗原性の交差するHFRS原因ウイルスを用いて行う．症状の類似性や疫学的状況から本症が疑われた場合，血清診断については関係研究機関（国立感染症研究所，北海道大学医学部附属動物実験施設）へ照会されたい．

35.6 治　　療

本症は急性の経過を特徴とし，死亡例の多くが8病日以内に死亡している．このため，早期の適切な対症療法がきわめて重要である．特に，血圧の維持と酸素付加によって心臓性のショックを予防することによって，死亡率が80%から10%に低下したと報告されている．さらに，肺浮腫が急速に進行し，数時間以内に低酸素症が急速に悪化するため，継続した酸素付加のモニターが重要である．リバビリンが有効との報告もあるが，いまだ確定していない．

35.7 予　　防

ワクチンは開発されていない．本症は感染げっ歯類が媒介することから，流行地では，げっ歯類との接触を避けるため，生息地域に入らない，また，げっ歯類の侵入を促すような不用意な食物の管理を行わないなどが必要である．

CDCのホームページ中のハンタウイルスのサイト（http://www.cdc.gov/ncidod/diseases/hanta/hps/index.htm）も参考になる．

〔有川二郎〕

文 献

1) 有川二郎:ハンタウイルス感染症.ウイルス, **46**: 119-129, 1996.
2) Schmaljohn, C. S. and Hjelle, B.: Hantavirus: A global disease problem. *Emer. Infect. Dis.*, **3**: 95-104, 1997.
3) Khan, A. S., Ksiazek, T. G. and Peters, C. J.: Hantavirus pulmonary syndrome. *Lancet*, **347**: 739-741, 1996.
4) Pan American Health Organization: Epidemiology of human disease. Hantaviruses in the Americas: Guidelines for Diagnosis, Treatment, Prevention and Control, technical paper, No. 47 (Pan American Health Organization, Pan American Sanitary Bureau and Regional Office of the World Health Organization eds.), pp. 6-10, 1999.
5) Lee, J. S., Lahdevirta, J., Koster, F. and Levy, H.: Clinical manifestations and treatment of HFRS and HPS. Manual of Hemorrhagic Fever with Renal Syndrome and Hantavirus Pulmonary Syndrome (Lee, H. W., Calisher, C. and Schmaljohn, C. eds.), pp. 17-38, WHO collaborating center for virus reference and research (Hantavirus), 1998.
6) CDC: Emerging infectious diseases. Update: Hantavirus pulmonary syndrome — United States, 1993. *MMWR Morb. Mortal. Wkly. Rep.*, **42**: 816-820, 1993.

36. Bウイルス病

　Bウイルスとは，アカゲザル Macaca mulatta やカニクイザル M. fascicularis などのマカカ属オナガザルに常在することが多いヘルペスウイルスである Cercopithecine herpesvirus-1 (Herpesvirus simiae) の別称である[1]．そのほかにもニホンザル M. fuscata，ベニガオザル M. arctoides，ボンネットモンキー M. radiata，タイワンザル M. cyclopis，ブタオザル M. nemestrina などのオナガザルが B ウイルスを有するとされている．B ウイルスはオナガザルに感染が成立しても多くの場合で無症候性であり，ヒトでの単純ヘルペスウイルス (HSV) と同様であるが，固有宿主ではないヒトなどに感染した場合には致死的な熱性・神経性疾患を発症させる[2]．

　B ウイルスとは，1932 年にアカゲザルに咬まれて死亡したアメリカの 29 歳の研究者 (W. B.) から分離されたため，その患者のイニシャルにちなんで命名された．Bウイルス病はアメリカを中心として世界的に約 40 例が報告されている．1999 年 4 月に施行された感染症法で全例届出の対象となる 4 類感染症に指定されたが，2003 年春現在，日本での報告例はない．

36.1　病原体とサルにおける臨床像

　B ウイルスは，ヘルペスウイルス科アルファヘルペスウイルス亜科 (Alphaherpesvirinae) に属する二本鎖 DNA ウイルスで，ウイルス粒子の大きさは 120〜200 nm であり，HeLa などの培養細胞で増殖する．同じグループには HSV-1, HSV-2，およびアフリカミドリザルの SA8 ウイルスが含まれる．これらのウイルスは互いにきわめて近縁で共通抗原性をもつ．B ウイルスはマカカ属サルに広く分布していると考えられており，群れ (ロット) によって異なるが，性的に成熟したアカゲザルでは B ウイルスに対する抗体保有率が 100％ であったとする報告もあって，その 2〜3％ の個体から分泌物に B ウイルスが排出されていたという[3]．抗体保有率は性成熟とともに急速に広がり，未成熟期にはほとんど陰性であることから，伝播の多くは性行為を介した水平感染によると推定される．なお，わが国のニホンザルの B ウイルスに対する抗体保有率は約 30％ とされている[4]．

　B ウイルスには宿主のサルに対応する特異的なウイルスが存在しており，ウイルス DNA の制限酵素切断パターンや遺伝子配列で比較した結果によってアカゲザル・ニホンザル型，カニクイザル型，ブタオザル型の 3 系統に分類されるという報告があるが，ヒトではこの中でもアカゲザル・ニホンザル型が最も重篤な症状を生じるのではないかと考えられている[5]．

　固有宿主であるマカカ属オナガサル類での B ウイルス感染症は，無症候性である場合がほとんどであるが，ウイルスは三叉神経節や腰仙神経節に潜在する[3]．先述したように健康なサルでは分泌物に B ウイルスを排出している頻度は 2〜3％ 程度とされるが，移送後のサルの口唇や口腔粘膜に潰瘍性病変が出現することがあり，この際にはウイルスが唾液などに排出されている．皮膚や粘膜の病変は通常 1〜2 週間で治癒するが，ウイルスの排出はさらに持続することがあり注意が必要である．

36.2　感染経路[2]

　感染経路には実験室，動物園またはペットのマカカ属サルとの接触 (咬傷，擦過傷)，サルの唾液・粘液とヒト粘膜との接触 (とびはね) などがある．また，実験室ではサルに使用した注射針の針

刺し，培養ガラス器具による外傷からの感染事例もあり，サルを取り扱う際は standard precautions に従う必要がある．オナガザル類を使用する動物実験は，肝炎やレトロウイルスなどの感染実験，高次神経機能の生理学的実験などで増加傾向にあり，接触の機会が増加するとBウイルス病の危険も増加すると考えられる．抗体陰性が確認されていないマカカ属サルはBウイルスを保有していると見なすべきであり，サルに実験操作を行う場合には狭体板つきケージで保定の上でケタラール筋注による麻酔を行うなどの配慮が必要である．高度のストレスを与える実験ではBウイルス抗体陽性のサルの使用は避けるべきである．

これまでヒトからヒトへの二次感染例は，サルの咬傷部位に皮膚病変を生じた夫に妻が軟膏を塗った際，指輪の下にあった傷からBウイルスが侵入して皮膚病変を生じた1例が報告されているのみである．

なお，実態が明確ではないがペットとして一般家庭で飼育されるサルも要注意であると考えられ，Bウイルスに関するサルの潜在的危険性を一般の人々に対して啓発する必要があるかもしれない．

36.3 臨床経過と予後

Bウイルスがヒトに感染した場合は，潜伏期間2〜5週間，早ければ2日間で重篤な熱性・神経性疾患を発症する．早期症状には，接触部位や咬傷部位の周囲の水疱性・潰瘍性皮膚粘膜病変，接触部位の疼痛，掻痒感，さらに所属リンパ節腫大がある．中期症状には発熱，眼に飛沫を浴びた際には結膜炎をきたすことがある．晩期に副鼻腔炎，さらには頭痛，悪心・嘔吐，眩暈，嚥下困難，片麻痺，脳神経麻痺などの脳炎症状をきたして，進行性上行性麻痺や昏睡に至る．早期症状や中期症状を認めず，脳炎で発症する症例もある．無治療で経過した場合の死亡率は70％以上ときわめて高率で，発症から2〜30日間に死亡する．生存者も重度の後遺症を残す例が多いとされる．後述するようにアシクロビル大量投与による治療が有効であることが知られるようになったが，1987年以降にも死亡例が報告されている．これらのほとんどは脳炎を発症した後に診断されたものであるが，アシクロビルの予防投与を受けていたにもかかわらず死亡に至った症例[6]もあり，やはり特別な注意を要する疾患であることに変わりはない．

ヒトにおけるBウイルスの不顕性感染例は報告がなく，抗体保有によるサーベイランスの結果からも無症候性キャリアは存在しないとする意見が有力である[7]．

36.4 診　　断

臨床的にBウイルス病が疑われる場合は，臨床検体（咽頭ぬぐい液，脳脊髄液，咬傷部や擦過部位からの滲出液など）からのウイルス分培養離，PCR法による病原体遺伝子の検出[8,10]などを施行すべきであるが，Bウイルスの取扱いには厳重な管理に基づくレベル3，4のバイオハザード対策が必要である．国内では文部科学省の通達によりレベル4として扱う必要があるため，Bウイルス病を疑う症例の確定診断は国立感染症研究所などの特定機関に頼らざるをえない状況にある．

なお，抗Bウイルス抗体はHSV-1と交差反応の可能性があり，血清学的診断には注意が必要である[10]．

36.5 発症予防および治療

アメリカ疾病管理予防センター（CDC）とエモリー大学の合同ワーキンググループが作成した1995年ガイドライン[11]に従えば，Bウイルス病を疑う場合，直ちにアシクロビル体重kgあたり10 mg 静注を8時間ごとに投与する治療を開始する．症状は治療開始後2〜3週間で軽快するが，病変が完全に消失した後からはアシクロビル800 mg経口1日5回投与，4g分5に変更する．治療期間に関する推奨はないが，報告によると生存例は数年間の服用を続けている場合が少なくない．

アメリカNIHはBウイルスとサルレトロウイルスフリーのSPFとなるアカゲザルのコロニー

を設立する大規模計画[12]を進めており,生産されたサルの一部は市販もされている.日本でも国立感染症研究所・筑波霊長類センターでBウイルスフリーのカニクイザルのコロニーがつくられている.

　Bウイルス病は,本来はマカカ属サルに分布するヘルペスウイルスがヒトに感染して成立するまれな疾患であり,日本での報告例はない.しかし,無治療で経過すると脳炎から70%以上の高い死亡率を示すことから,注意深い対応が必要である.日本でBウイルスを扱う際にはレベル4のバイオハザード対策が必要であるなどの制約があり,サルを用いた動物実験が増加している今日にあっては,1日も早い診療体制の確立が急務であると考える. 〔森澤雄司〕

文　献

1) Palmer, A. E. : B virus, *Herpesvirus simiae* : historical perspective. *J. Med. Primatol.*, **16** : 99-130, 1987.
2) Weigler, B. J. : Biology of B virus in macaque and human hosts : A review. *Clin. Infect. Dis.*, **14** : 555-567, 1992.
3) Weigler, B. J., Scinicariell, F. and Hilliard, J. K. : Risk of venereal B virus (*Cercopithecine herpesvirus* 1) transmission in rhesus monkeys using molecular epidemiology. *J. Infect. Dis.*, **171** : 1139-1143, 1995.
4) Sato, H., Arikawa, J., Furuya, M., Kitoh, J., Mannen, K., Nishimune, Y., Ohsawa, K., Serikawa, T., Shibahara, T., Watanabe, Y., Yagami, K., Yamamoto, H. and Yoshikawa, Y. : Prevalence of herpes B virus antibody in nonhuman primates reared at the national university of Japan. *Exp. Anim.*, **47**: 199-202, 1998.
5) Smith, A. L., Black, D. H. and Eberle, R. : Molecular evidence for distinct genotypes of monkey B virus (*Herpesvirus simiae*) which are related to the macaque host species. *J. Virol.*, **72** : 9224-9232, 1998.
6) CDC : Fatal *Cercopithecine herpesvirus* 1 (B virus) infection following a mucocutaneous exposure and interim recommendations for worker protection. *MMWR*, **47** : 1073-1076, 1998.
7) Freifeld, A. G., Hilliard, J., Southers, J., Murray, M., Savarese, B., Schmitt, J. M. and Straus, S. E. : A controlled seroprevalence survey of primate handlers for evidence of asymptomatic herpes B virus infection. *J. Infect. Dis.*, **171** : 1031-1034, 1995.
8) Scinicariello, F., Eberle, R. and Hilliard, J. K. : Rapid detection of B virus (*Herpesvirus simiae*) DNA by polymerase chain reaction. *J. Infect. Dis.*, **168** : 747-750, 1993.
9) Hirano, M., Nakamura, S., Okada, M., Ueda, M. and Mukai, R. : Rapid discrimination of monkey B virus from human herpes simplex viruses by PCR in the presence of betaine. *J. Clin. Microbiol.*, **38** : 1255-1257, 2000.
10) Blewett, E. L., Black, D. and Eberle, R. : Characterization of virus-specific and cross-reactive monoclonal antibodies to *Herpesvirus simiae* (B virus). *J. Gen. Virol.*, **77** : 2787-2793, 1996.
11) Holmes, G. P., Chapman, L. E., Stewart, J. A., Straus, S. E., Hilliard, J. K. and Davenport, D. S. : Guidelines for the prevention and treatment of B-virus infections in exposed persons. *Clin. Infect. Dis.*, **20** : 421- 39, 1995 ; Cohen, J. I., Davenport, D. S., Stewart, J. A., Deitchman, S., Hilliard, J. K., Chapman, L. E. and the B virus Working Group : Recommendations for prevention of and treatment for exposure to B virus (*Cercopithecine herpes virus* 1). *Clin Infect. Dis.*, **35** : 1191-203, 2003.
12) Hilliard, J. K. and Ward, J. A. : B-virus specific-pathogen-free breeding colonies of macaques (*Macaca mulatta*) : reterospective study of seven years of testing. *Lab. Anim. Sci.*, **49** : 144-148, 1999.

37. ブルセラ症

37.1 病原体の性状

ブルセラ症は小型のグラム陰性桿菌であるブルセラ属菌により起こされる感染症である．ブルセラ症という名前は 1887 年にスコットランドの医師 Bruce がマルタ島で死亡した患者の脾臓から初めて菌を分離したことによる．現在まで7種が認められているが，ヒトに感染する主な菌はマルタ熱菌 Brucella melitensis，ブタ流産菌 B. suis，ウシ流産菌 B. abortus，イヌ流産菌 B. canis であり，それぞれヤギ・ヒツジ，ブタ，ウシ，イヌに主に寄生している．動物では子宮や精巣などの生殖器に感染し，流産や不妊の原因となる．このためブルセラ症は代表的な人畜共通感染症の1つである[1]．

a. 病理

菌は運動性がなく，芽胞を形成しないが，土壌中に 40 日間くらい生存できる．サルモネラ菌などと同様に通性細胞内寄生菌であり，貪食細胞の中で増殖することができる．所属リンパ節内で増殖した後，菌血症をきたす．病理所見としては肉芽腫をきたすことが特徴で，急性期には肝臓や脾臓，骨髄に病変を生じる．中枢神経や生殖器を含めて全身のあらゆる臓器に病変をきたしうる[2]．

b. 感染経路

菌が乳腺に持続感染を起こし乳汁に排泄されることから，殺菌処理を受けていない乳製品の摂取が最も重要なヒトへの感染経路となる．創傷や結膜，咽頭粘膜から菌は侵入できるため，病畜との接触も感染経路となる．また実験室内感染の報告があり，菌の取扱いには注意が必要である．ヒトからヒトへの伝播は限られているが，臓器移植，性行為で感染したと考えられる報告もある．

37.2 国内外の流行状況

a. 世界の状況

マルタ熱，地中海熱ともいわれるように，歴史的に地中海沿岸諸国は流行地域であるが，ほかに中東，中南米，アジア，アフリカなどに広く分布する．主に家畜のブルセラ症が蔓延している地域と考えてよく，クリームや生チーズなどの乳製品が安価な蛋白源として利用されている食文化が背景にある[3]．

b. 日本の状況

わが国はブルセラ症清浄国と考えられている．家畜のブルセラ症は家畜伝染病予防法により届出対象だが 1999〜2002 年に 2 例報告があったのみである．ヒトに関してもまれで数例の文献報告が過去にあるのみである．4 類感染症に指定され，診断した医師は最寄りの保健所に届け出なければならないが，感染症法施行から 2003 年 7 月現在まで 1 例しか報告はない．しかし診断されていない症例もあると考えられ，今後も旅行や食品による海外からの輸入例には注意する必要がある．

37.3 臨床症状

不顕性感染も多いとされるが，通常感染の機会があってから数週間の潜伏期を経て発症する．急性期の症状は発熱，寝汗，関節痛などで特異的なものはない．周期熱とも称されるが熱型に特徴的なものはない．4 種の菌とも同様の症状をきたしうるが，B. melitensis によるものが臨床症状が強く重要である．また関節炎，脊椎炎の頻度は高く，腰椎がおかされることが多い．他の局所性病変として精巣上体炎，髄膜炎，心内膜炎などがある．1 年以上発熱，脾腫が持続する慢性感染症も知られている．予後は一般に良好であるが，局所

性病変を合併した場合，たとえば脊椎炎では対麻痺などを残すことがある[4]．

37.4 典型的な症例

64歳日本人男性．イラクのバグダッドに2週間滞在した．現地でヒツジのチーズを食べた．帰国して4週間後に発熱，腰痛が出現し入院した．前医でセフェム系抗菌薬の投与を受けたが無効であった．血液所見では赤沈67 mm/h，軽度の肝機能異常を認めた．入院時血液培養から2日後にグラム陰性桿菌が検出されたが同定できなかった．MRIで第3〜第5腰椎にかけて脊椎炎と考えられる病変があり，硬膜外膿瘍を伴っていることがわかった（図37.1）．この時点でブルセラ症を疑い，血清試験管凝集反応を行ったところ，800倍と陽性であった．ストレプトマイシンとドキシサイクリンの投与を開始し，徐々に赤沈値は低下した．その後MRIの所見をもとに計5か月間抗菌薬を投与した．硬膜外膿瘍もこれら保存的治療で軽快した．後に検出された桿菌は農林水産省家畜衛生試験場（現 動物衛生研究所）で *B. melitensis* と同定された（図37.2，自験例）．

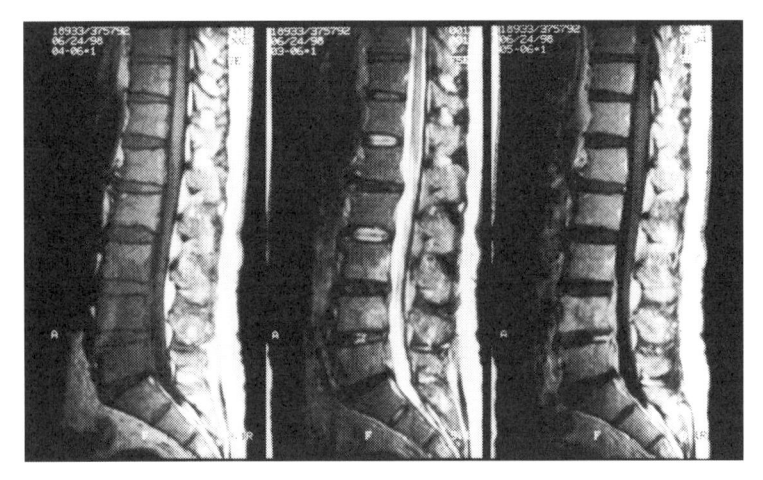

図37.1

N.N 64yr. M.　　Brucellosis

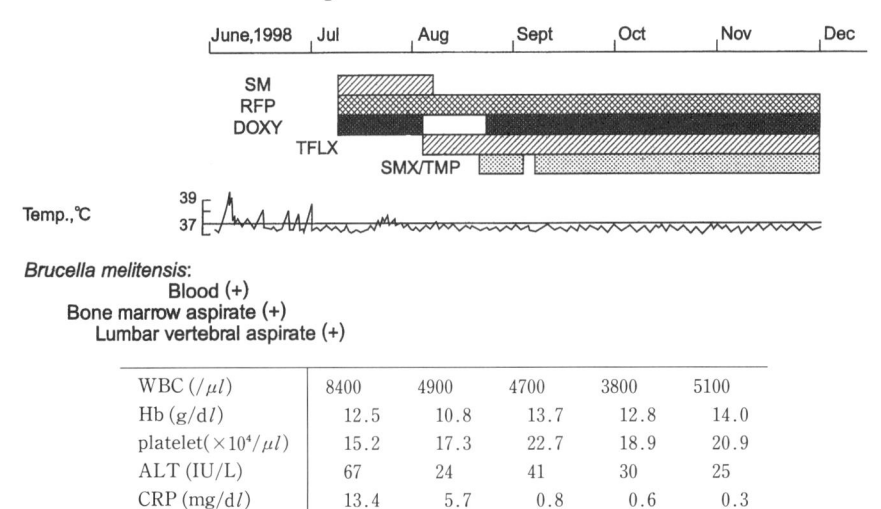

Brucella melitensis:
　Blood (+)
　Bone marrow aspirate (+)
　Lumbar vertebral aspirate (+)

WBC (/μl)	8400	4900	4700	3800	5100
Hb (g/dl)	12.5	10.8	13.7	12.8	14.0
platelet($\times 10^4$/μl)	15.2	17.3	22.7	18.9	20.9
ALT (IU/L)	67	24	41	30	25
CRP (mg/dl)	13.4	5.7	0.8	0.6	0.3

図37.2

37.5 診断

a. 臨床診断

先に述べたように発熱のみで特異的な症状がないことが多いため，特に渡航歴があり発熱が2週間以上続くような場合は本症を疑う必要がある．鑑別診断ではマラリア，腸チフス，Q熱などの発熱性疾患があげられる．脊椎炎や髄膜炎を合併した場合は結核との鑑別が重要である．

b. 病原体検査

急性期においては血液および骨髄液からの菌の分離が最も確実な手段である．注意すべきは菌の発育が遅い点にあり，ブルセラ症を臨床的に疑った場合は6週間まで培養を続ける必要がある．また同定は通常の検査室では困難である．

血清学的には，試験管凝集反応が保険適応となっている．抗原として B. abortus, B. canis を用いており，B. suis, B. melitensis は抗原の交差性から B. abortus で代用できる．いずれも単一血清で160倍以上を陽性とする．

37.6 治療

抗菌薬治療の要点は再燃を防ぐために単剤投与を行わないこと，投与期間を6週間以上とることであるが，いまだ確立された方法はないといってよい．テトラサイクリン1日2gにストレプトマイシン，またはリファンピシン1日600mgを併用する方法がWHOの推奨する標準的な治療法である．ストレプトマイシンは最初3週間のみ併用する．内服回数が減らせることからテトラサイクリンの代わりにドキシサイクリンを用いてもよい．ストレプトマイシンは前庭神経炎などの副作用があることから特に高齢者，腎不全患者では投与量に気をつけねばならない．またストレプトマイシンの代わりにゲンタマイシンなどの他のアミノ配糖体系薬を用いてもよい．

テトラサイクリン系が禁忌の妊婦および小児に対してはリファンピシンにST合剤を併用することがすすめられている．データは限られているが，ニューキノロン薬，クロラムフェニコールも有効と考えられる．局所性病変を合併した場合は治療期間を12週間まで延ばす必要がある．

37.7 予防

乳製品を摂取する前に加熱，消毒をする必要がある．低温殺菌は有効な手段である．また本症が人畜共通感染症との認識に立てば，動物のブルセラ症のコントロールなしにヒトのブルセラ症のコントロールはありえない．わが国では家畜伝染病予防法施行規則に基づきウシについては5年に1回定期検査を行い，ブルセラ症に罹患していると判明した場合は淘汰することで蔓延を防いでいる．また動物用のワクチンは海外で実用化されており，RB51，Rev-1株などがある．それぞれ B. abortus, B. melitensis を用いた弱毒生ワクチンである．ヒト用のワクチンは旧ソ連や中国で使用例があるが効果は一定せず，一般に使われていない[5]．

〔加藤康幸〕

文献

1) Madkour, M.: Brucellosis. Harrison's Principles of Internal Medicine (Fauci, A. et al. eds.), 14th ed., pp. 969-971, McGraw-Hill, 1998.
2) Wright, S.: Brucellosis. Hunter's Tropical Medicine and Emerging Infectious Diseases (Strickland, G. ed.), 8th ed., pp. 416-420, 2000.
3) Joint FAO/WHO Expert Committee on Brucellosis, WHO, 1986.
4) Javier, S. et al.: Brucellar spondylitis: Review of 35 cases and literature survey. Clin. Infect. Dis., 29: 1440-1449, 1999.
5) Corbel, M.: Brucellosis: an overview. Emerg. Infect. Dis., 3: 213-221, 1997.

38. 発疹チフス

38.1 病原体の性状[1]

発疹チフスは *Rickettsia prowazekii* による急性感染症である．*R. prowazekii* は 0.3×0.7 mm の球菌様であるが多形性を示し，細胞内でのみ増殖する偏性細胞内寄生菌である．乾燥や化学物質で容易に死滅するが，シラミの糞中では低温下でも数か月間生存できる．アタマジラミにも寄生するが，通常その生活環はヒトとコロモジラミに限られる．コロモジラミはリケッチア血症を起こしている患者の血液を吸血することで媒介者となる．コロモジラミの腸管内で増殖し，糞中に含まれるリケッチアがシラミの刺咬のためのかゆみで，皮膚の傷や刺咬部位から擦り込まれて感染する．気道を介して感染シラミの糞を過剰に吸入した場合も感染する．ヒトが自然界の宿主であるが，アメリカではムササビの1種が保有しているといわれている．

38.2 疫学的状況[1,2]

発疹チフスは戦争や天災など社会的な環境条件が悪化したときに流行しやすい．第一次世界大戦中には東ヨーロッパで大流行し，3000万人に及ぶ患者が発生し，300万人が死亡した．第二次世界大戦時にも世界的な流行がみられた．わが国においても1946年には約3万2000人の患者が発生したが，その後は衛生状態の改善とともに激減し，1957年の1例を最後にそれ以降の発生はない．1990年以降，アフリカ，メキシコ，アンデス地域などの高地で局地的に流行している[3,4]．

38.3 臨床症状[5]

潜伏期は1～2週間である．前駆症状はなく，悪寒，頭痛，背部痛，四肢の筋肉痛を伴って突然発熱する．発熱は2～3日でピークに達し，39～41℃に及び稽留する．顔面紅潮や結膜充血をみる．脈拍は腸チフスと異なり病初期から頻脈となる．血圧は低下し，ショックになることもある．激しい頭痛や意識障害を伴い，重症例では昏睡に陥る．めまい，嚥下困難，幻覚，錯覚などの神経・精神症状のみられることもある．発熱から4日前後に発疹が体幹に初発し，全身に拡大するが，顔面に出現することはまれである．手掌，足底にも出現する．大きさは粟粒大～小豆大であり，不整円形で，辺縁は不規則で，融合することはまれである（図38.1）．はじめは淡紅色で指圧により消退するが，やがて暗赤色となり指圧では

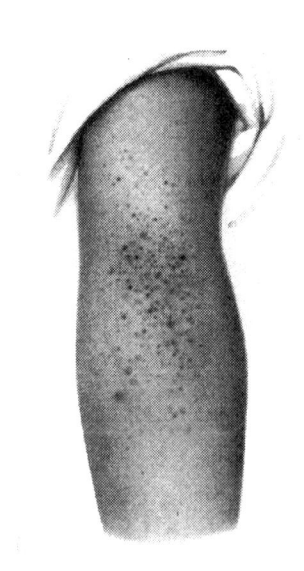

図38.1 発疹チフスの発疹[5]
43歳男性，第9病日．稽留性高熱，頭痛，発疹，脳症状，脾腫など定型的な発疹チフス症状を呈した患者の肘窩部における発疹で，大きさは粟粒大前後から扁豆大まで，ほぼ円形，紅色，皮膚面から隆起していない．大部分が出血性であり，中には出血が強度かつ新しいのでルビーに近い色を呈するものがある．そのほか，やや大きい，出血の著しくないバラ疹が散在している．この発疹は第23病日まで認められた．

消退しなくなる．10～14日程度で消退する．

発疹チフスに罹患後，数か月～数年後に再発する場合をBrill-Zinsser病といい，組織に持続感染していた *R. prowazekii* が免疫低下などの要因により再活性化して発症する．この際，発症にはシラミは関与しない．軽症で死亡率も低いが，新たな感染源となる．

38.4 典型的な症例

先にも述べたとおり日本においては，1957年以降患者発生はない．筆者らも発疹チフスの症例は経験がない．

38.5 診　　断

a．臨床診断

臨床的には発熱，強度の頭痛，発疹の3主徴から本症を疑うが，発疹出現前では他の発熱性疾患との鑑別は困難である．鑑別診断としては発疹熱，ロッキー山紅斑熱，Q熱など他のリケッチア感染症，腸・パラチフス，麻疹，回帰熱，マラリア，レプトスピラ症，脊髄膜炎菌性髄膜炎などがあげられる．

b．確定診断[1]

病原診断には発熱期の患者末梢血をモルモットの腹腔内に接種し，その血液あるいは組織からリケッチアを証明する．ただし，リケッチアの分離には安全度レベル3以上の実験室が必要とされるため，実際には血清診断が中心となる．ワイル-フェリックス反応はリケッチアとプロテウス菌のO抗原との間にみられる共通抗原を利用したもので，Proteus OX19を強く，Proteus OX2を弱く凝集するが，感度や特異度の面では劣る．間接蛍光抗体法（IFA）は診断に最も広く用いられているが，発疹熱との鑑別は相互のリケッチアによる血清の吸収試験を行わないと困難である．その他凝集反応や補体結合反応などが用いられているが，病初期には陽性となりにくく，早期診断には適していない．血清抗体は，発疹チフスでは初期からIgM抗体の上昇がみられるが，Brill-Zinsser病では最初からIgG抗体がみられる．

38.6 治　　療[6]

抗菌薬としてはテトラサイクリン系薬あるいはクロラムフェニコール（CP）が有効である．塩酸テトラサイクリンの場合は1日1000～1500 mgを，ミノサイクリンあるいはドキシサイクリンの場合は1日100～200 mgを投与する．CPは重篤な造血器障害の副作用があるため，テトラサイクリン系薬が禁忌の場合を除き使用されることはない．通常投与開始から3日以内に解熱する．解熱後も48時間は投与を継続し，少なくとも1週間は使用する．βラクタム系薬，アミノグリコシド系薬は無効である．

一般療法として，輸液による脱水や電解質異常の補正など全身管理を行う．適切な抗菌薬が用いられれば予後はきわめて良好であるが，抗菌薬が使用されない場合には死亡率は10～60％に及ぶ[7]．

38.7 予　　防

一般的にはシラミの媒介なしに直接ヒトからヒトへ感染することはないので，シラミの駆除が予防の第1である．近年消毒剤耐性のコロモジラミが増加しているので，衣類や寝具の消毒は加熱消毒が望ましい．一般に70℃で30分の熱気に通せば死滅する[2]．

ワクチンは日本では市販されていないが，不活化ワクチンと生ワクチンがある．流行地の居住者には生ワクチンを，流行地への旅行者には不活化ワクチンを投与する．これは生ワクチンの場合，接種者の10～15％に弱い発疹チフス症状が現れることがあるためである[1]．

〔相楽裕子・坂本光男〕

文　献

1) 青木信樹：発疹チフス．別冊日本臨牀感染症症候群II, pp. 283-285, 日本臨牀社, 1999.
2) 匿名：発疹チフス．感染症予防必携（山崎修道ほか編）, pp. 359-361, 日本公衆衛生協会, 1999.
3) Raoult, D. *et al.*: Outbreak of epidemic typhus associated with trench fever in Burundi. *Lancet*, **352**: 353-358, 1998.
4) Tarasevich, I. *et al.*: Outbreak of epidemic

typhus in Russia. *Lancet*, **352**：1151, 1998.
5) 内田三千太郎：発疹チフスに特有な個々の症状．発疹チフス，pp. 9-31，日本医書出版，1952．
6) 橘　宣祥：リケッチア感染症．最新内科学大系 28 真菌・寄生虫感染症（井村裕夫，尾形悦郎，高久史麿ほか編），pp. 29-50，中山書店，1994．
7) 古谷信彦：発疹チフス．感染症の診断・治療のガイドライン（日本医師会編），pp. 168-169，日本医師会，1999．

39. マラリア

39.1 病原体の性状

ヒトの4種類のマラリアの病原体は原虫である *Plasmodium* 属に属し，熱帯熱マラリアが *P. falciparum*，三日熱マラリアが *P. vivax*，卵形マラリアが *P. ovale*，四日熱マラリアが *P. malariae* によって起こる．マラリア原虫はハマダラカとヒトの両者でサイクルを形成するが，前者の体内では有性生殖，後者の体内では無性生殖で増殖する．ヒトの体内にはスポロゾイトとして侵入し，肝細胞の中で一定期間の静止状態の後，分裂増殖を開始して多数のメロゾイトを放出し，血流に入って赤血球に侵入する．赤血球内では時間の経過とともに輪状体（早期栄養体），栄養体（後期栄養体），分裂体のステージを辿り，分裂体がはじけると10数個〜20数個のメロゾイトを放出し，それらが再び赤血球へと侵入する．この無性生殖環を繰り返すうちに，一部の原虫は雌雄の区別がある生殖母体へと分化する．生殖母体はヒトの体内では合体・受精をせずにほとんど無害であるが，媒介能のあるハマダラカに吸血されると，その体内で合体・受精し，放出された多数のスポロゾイトが唾液腺に集まり，蚊がヒトを刺したときに感染させる．

なお，三日熱マラリアと卵形マラリアの場合には，肝細胞の中で数か月〜1年以上にわたって静止状態を保つ原虫もあり，休眠原虫（ヒプノゾイト）と呼ばれるが，これが分裂増殖して再発の原因となる．

39.2 国内外の流行状況

第二次世界大戦後には外地からの引揚者によりマラリアが持ち込まれ，さらに国内の蚊に媒介されて三日熱マラリアの二次感染が多数みられたが，その後は急激に減少し，1960年からは国内本土での伝播はみられなくなった．しかし，日本経済の活発化，大量航空機輸送の発達により海外旅行が増え，輸入マラリアが重大な問題としてクローズアップされることになった．1990年代のほとんどは厚生省への届出よりも研究班のアンケート調査の方が多くの症例を把握しており，それによると1980〜1990年には年間100例未満であったのが，1990年を過ぎると100〜120例に増えてきた．中でも，重症化・死亡の可能性がある熱帯熱マラリアが徐々に増加しているが，これは熱帯アフリカ諸国やパプアニューギニアなどの南太平洋諸国への旅行が増えたためと思われる．さらに，1999年4月の「感染症法」施行後には厚生労働省への報告が増え，2000年には150例をこえたが，その後は2001年9月のアメリカ同時多発テロの影響を受けてか，報告が減っている．

世界規模ではマラリアは再興感染症として注目されているが，そのさまざまな要因を表39.1に示す．この悪化した状況は当面改善される可能性はないと思われる．マラリアの地理的分布を図39.1に示すが，今ではクロロキン耐性の地域がほとんどを占めるに至った．世界全体では年間3〜5億人の罹患者と150〜270万人の死亡者があるとされる．いずれの場合もそのほとんどは熱帯アフリカであり，特に十分な免疫を有しない小児において最も重要な疾患である．また最近，従来あまり問題にならなかった地域でのマラリアの発生が報告されているが，南アフリカ共和国のクルーガー国立公園を中心とした地域，インドネシアのバリ島やビンタン島，ドミニカなどでの熱帯熱マラリア，また，韓国軍事境界線付近での三日熱マラリアなどがあげられる．

表39.1 マラリアが再興感染症として重要となった要因

(1) 安全で廉価なクロロキンに対する耐性の増加(東南アジアのみならず,アフリカ,南アメリカにおいても).東南アジア,特にタイ・ミャンマーやタイ・カンボジアの国境地帯では多剤耐性の問題もあり.
(2) マラリアコントロールでも使われた主要な殺虫剤に対するハマダラカの抵抗性.
(3) 人工統計学的な変貌により,人工過密地域への大量の人の移動.
(4) 道路建設,採鉱,森林伐採,灌漑プロジェクトなどによるハマダラカ繁殖域の拡大.
(5) 人口移動や季候の変化により,免疫を有しない人の感染機会への暴露.
(6) マラリアのコントロールプログラムの衰退,あるいは放棄.

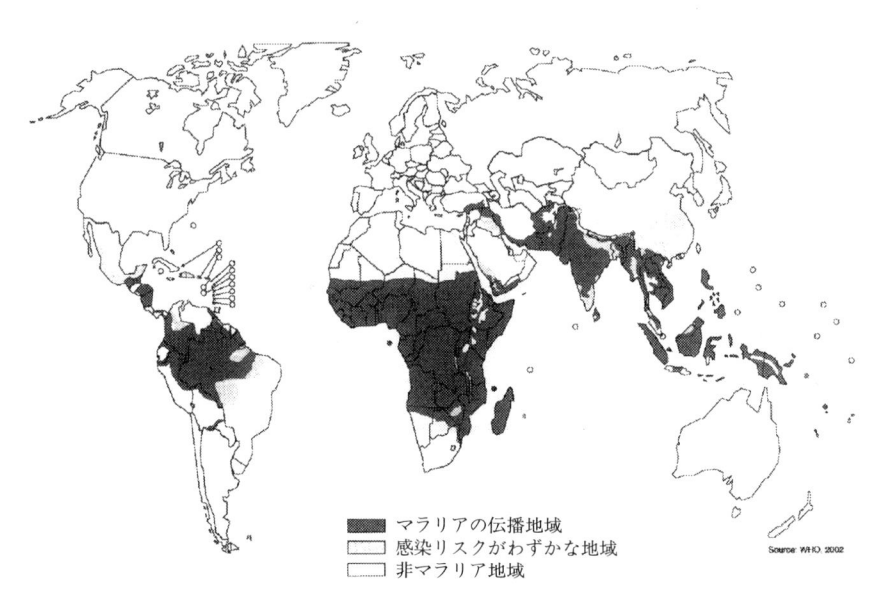

図39.1 マラリアの地理的分布(2002年,文献[1]より改変)

39.3 臨床症状

潜伏期については,熱帯熱マラリアでは通常1~3週間であるが,他のマラリアではより長い傾向があり,数か月,時には1年以上に及ぶ.悪寒を伴う発熱,頭痛,筋肉痛,関節痛,倦怠感などを主訴とすることが多い.三日熱マラリア,卵形マラリアでは1日おきの発熱,四日熱マラリアでは2日おきの発熱がみられることもあるが,これらは病初期にはみられないことも多い.戦慄については三日熱マラリアでは顕著であるが,熱帯熱マラリアではみられないこともある.ほかに,消化器症状として悪心・嘔吐,下痢,呼吸器症状として咳嗽を伴うこともある.

重症熱帯熱マラリアでは種々の臓器・系統の合併症を生じる[2,3].脳症では錯乱,混迷,昏睡,痙攣,急性腎不全では乏尿・無尿,全身浮腫,DIC様出血傾向では口腔,鼻腔,消化管あるいは皮下などの出血,肺水腫/ARDSでは呼吸困難,代謝性アシドーシスでは過呼吸や意識障害など多彩な症状がみられる.低血糖や重症貧血も重大な合併症である.

39.4 典型的な症例

19歳女性.映画撮影のためパプアニューギニアに10日ほど滞在したが,帰国後約8週間して40℃に達する高熱が出現し,悪寒戦慄を伴っていた.第4病日にA病院に5日間入院したが,診断は得られなかった.そこではHb 11.1,PLT 8.0万/μlなどの異常値が認められた.第8病日にB病院を受診し,マラリアの診断で筆者らの病院へ入院となった.血液塗抹標本では三日熱マラリア原虫を認め,その数は16000/μlと多かった.PLT 3.2万/μlとさらに減少しており,LDH 982 IU/L,T-chol 84 mg/dl,TP 4.8 g/dlなどの異常値もみられた.

直ちにクロロキン塩基総量1500 mgの投与を3日間で行い，2日後には解熱し，4日後には原虫が検出されなくなった．その後赤血球G6PDの欠損がないことを確認してから，根治療法としてプリマキン塩基15 mg/日，14日間の投与を行い，その後は再発はみられていない．

本症例ではA病院で診断が得られず，治療開始が数日遅れたが，熱帯熱マラリアであれば重症化・死亡の危険が危惧される症例であった．

39.5 診　　　断

a. 臨床診断

頻度からして腸チフス/パラチフス，デング熱，A型肝炎などが鑑別の対象となるが，臨床症状のみではマラリアの診断は困難なことが多い．3主徴とされる発熱，貧血，脾腫については，後2者は特に初期においてみられないことが多い．一般検査所見として血小板減少，LDH上昇，総コレステロール低下，総蛋白/アルブミンの低下などの出現頻度が高いが，それぞれ単独では疾患特異的とはいえない．

結局，マラリア流行地を訪れた発熱患者すべてについてマラリアを疑う必要がある．潜伏期は通常より長い例もあるので，否定する材料とはならない．

b. 病原体検査

血液薄層および厚層塗抹標本をギムザ染色し，光学顕微鏡で調べる方法は100年以上も前から行われているが，現在でも診断の基本である．ギムザ染色液の希釈に使うリン酸緩衝液はpH 7.2～7.4のものを用いる．原虫数が少ない場合には，理論上厚層塗抹の方が検出感度が高いので望ましいともいえるが，判定に熟練を要する欠点があり，薄層塗抹を丹念にみる方が実際的である．マラリアの種別診断については，最低限熱帯熱マラリアと他のマラリアとの区別をつける必要がある．

補助的診断法としては，海外で市販されている抗原検出法が有用である[4]．これにはhistidine-rich protein 2 (HRP-2) の検出を中心とする方法と，原虫由来の酵素pLDHを検出する方法があ

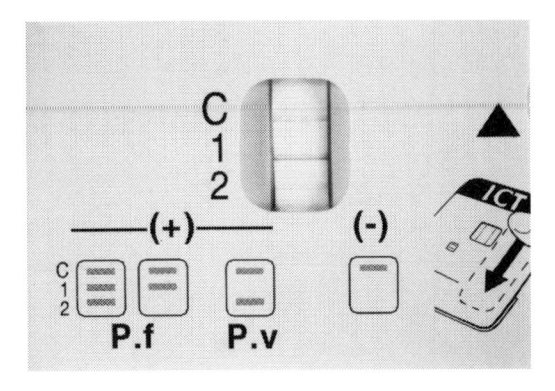

図39.2 ICT™Malaria P.f/P.vによるHRP-2抗原検出の拡大図
本症例では上段のコントロールバンド以外に中段(1)および下段(2)のバンドも出現しており，下半分に記載の判定基準から熱帯熱マラリアと判定される．

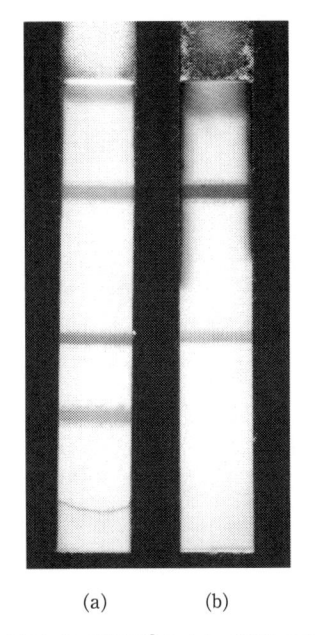

図39.3 OptiMAL®によるpLDHの検出
上段のコントロールバンド以外に，(a) 中段，下段のバンドが出現しており，熱帯熱マラリア陽性，(b) 中段のバンドのみが出現しており，三日熱マラリア陽性(あるいは卵形マラリア，四日熱マラリア陽性)と判定される．

る．前者としては，以前には熱帯熱マラリア原虫のみを検出する*Para*Sight™ F (Becton Dickinson社) とICT™ Malaria P. f (ICT社)が使われたが，最近では後者に三日熱マラリア原虫の検出も加えられたICT™ Malaria P. f/P. v (AMRAD ICT社，図39.2)が使われている．pLDH検出系としてはOptiMAL® (Flow社，図39.3)があ

り，これも熱帯熱マラリアと三日熱マラリア原虫を検出するが，卵形マラリアと四日熱マラリア原虫も三日熱マラリアと同じ陽性パターンを示す．これらの抗原検出系の感度・特異度は優れているが100％でもなく，あくまで補助的診断法として活用すべきものである[4]．

PCR法については種々の研究室で種々の方法が報告されたが，筆者らは岡山大学の綿矢と湧永製薬の山根が開発した方法を用いている[5]．それは18S rRNA遺伝子をターゲットとし，4種のマラリア原虫を識別して高感度に，しかもマイクロタイタープレートの上で簡便に検出するシステムである．これにより顕微鏡検査での限界が補われたことをしばしば経験している．

39.6 治　療

抗マラリア薬の使用に当たっては，一般の抗菌薬と異なる専門的な扱いが必要である．また，重要な抗マラリア薬は国内で流通していないので，筆者（木村）が関係する研究班(http://www.ims.u-tokyo.ac.jp/didai/orphan/index.html)で確立した供給体制を利用する必要がある．クロロキン，プリマキン，アトバコン/プログアニル合剤(Malarone™)，アーテメーター/ルメファントリン合剤(Riamet®)，アーテスネート（経口，坐剤），注射用キニーネなどが研究班の保管薬剤である．2004年4月以降，本研究班は「熱帯病・寄生虫症に対する稀少疾病治療薬の輸入・保管・治療体制の開発研究」班として継続されている．

1) 三日熱，卵形，四日熱マラリア　これらの良性マラリアにおいては，血液中の原虫殺滅にクロロキンを使うのを原則とする．クロロキン塩基にして計1500 mgが標準的であり，はじめに600 mg，6時間後，24時間後，48時間後にそれぞれ300 mgを投与する．最近ではインドネシアやパプアニューギニアでクロロキン耐性の三日熱マラリアが出ているが，実際上の頻度は低い．スルファドキシン/ピリメタミン合剤（ファンシダール®）3錠の単回投与は，タイでの感染例を除いては有効なことが多い．三日熱マラリアと卵形マラリアでは肝細胞内の休眠原虫を殺滅して，再発を予防するために，上記の治療に引き続いてプリマキン塩基15 mg/日，14日間の投与（標準療法）を行う．しかし，パプアニューギニアや他の地域でプリマキン抵抗性三日熱マラリアが出現しており，その場合には総量を増やすか，標準療法を4週間の間隔で2クール行う方法などがすすめられる[6]．赤血球G6PDの遺伝的欠損者では重症の溶血を生ずるので，事前のチェックが必要である．

2) 合併症のない熱帯熱マラリア　この場合でも常に重症化する危険や，薬剤耐性の可能性を念頭に置いて診療に当たる必要がある．筆者らはメフロキン15 mg/kg（分1～2）を好んで用いてきたが，タイ・カンボジアあるいはタイ・ミャンマーの国境地帯の感染などで耐性が予想される場合や，原虫数が多いときなどには25 mg/kg（分2～3）を用いる．精神神経系疾患や痙攣の既往歴がある者（小児期の単純な熱性痙攣を除く），あるいは一親等に家族歴がある者などは禁忌とされる．

1)に記載のスルファドキシン/ピリメタミンや硫酸キニーネ1.5～1.8 g/日の5～7日間投与などを用いる方法もある．しかし，前者に対しては耐性が増えている．後者についても，耐性が予想される場合にはテトラサイクリン系薬の併用がすすめられる．研究班が導入したアトバコン/プログアニル[7]は1日1回4錠を3日間内服し，アーテメーター/ルメファントリンでは1回4錠を0, 8, 24, 36, 48, 60時間後に計6回内服する．

3) 重症熱帯熱マラリア　短期間で死の転帰をとる可能性があり，最大限の治療態勢をもって取り組む必要がある．抗マラリア薬としては非経口投与が行われるが，キニーネの点滴静注が標準であり，テトラサイクリン系薬の併用も行われる．キニーネの1回投与量は通常キニーネ二塩酸塩にして10 mg/kg，キニーネ塩基にして8.3 mg/kgであるが，重症度が高い場合には初回のみloading doseとしてその2倍量の投与も行われる[3]．5％ブドウ糖液あるいは生理食塩水など200～500 mlに希釈し，4時間かけて点滴静注するが，8～12時間ごとの投与とする．回数については頻繁に血液塗抹標本をみて，原虫数やその形態の変化をみながら決定する．キニーネの点滴静

注の後には，従来経口キニーネが使われたが，8～12時間あけてメフロキンの追加投与も行われる．キニーネは治療域と毒性域が接近しており，頻繁な血圧測定や心電図での不整脈の監視が不可欠である．また低血糖も生じやすい．

アーテミシニン（チンハオス）およびその誘導体の筋注や静注については，特に心伝導障害などでキニーネの使用がためらわれる場合などには，使用価値がある．坐剤の効果がキニーネ静注に匹敵するかどうかは不明である．成人では200 mg坐剤を初日に2錠，2～5日目に毎日1錠で計1200 mg投与する方法がある．

さらに，合併症に対する適切な支持療法が重要である[2,3]．脳症での意識障害時の適切な全身管理，痙攣を生じる例での抗痙攣剤の使用，急性腎不全での適切な水・電解質の管理や利尿剤の使用，高度腎機能障害例での血液浄化法（HD，CHDF），肺水腫/ARDSでの利尿剤，血管拡張剤，場合により大量ステロイドの投与，機械的人工呼吸法（PEEP/CPAP），肺動脈カテーテルを挿入しての管理などがあげられる．一般には水やナトリウムの負荷過剰により肺水腫/ARDSを起こしやすいので，輸液を絞り気味にすることがすすめられる．効果の証明はないが時に交換輸血も行われる．WHOの専門家部会が示したガイドライン[3]では，赤血球感染率30%以上では合併症がなくても，合併症があれば10%程度でも適応としている．

WHOのガイドライン[3]ではDIC様出血傾向でもヘパリンは禁忌とされる．その理由は，剖検組織でDICが証明されないことと，臨床的にはヘパリンで出血傾向を悪化させることがあるからである．また，脳症におけるステロイドは理論上も根拠がなく，実際副作用の問題があるとしている．代謝性アシドーシスに対する重炭酸ナトリウムは，ナトリウム負荷の問題があり，脳組織では逆説的にアシドーシスを助長される危険が指摘されている．

39.7 予　　防

日没から夜明けにかけて吸血活動を行うハマダラカの刺咬を避けることが基本であり，長袖服・長ズボンの着用，昆虫忌避剤の使用，部屋の中での殺虫剤スプレー，蚊取り線香や蚊帳などの使用があげられるが，エアコンつきの密閉できる部屋に宿泊することも防御効果が大きい．

熱帯熱マラリア感染のリスクが高い場合には，予防内服もすすめられる．副作用もありうるので種々の条件を十分考慮の上決定する[8]．クロロキン/プログアニル併用，メフロキン，ドキシサイクリン，アトバコン/プログアニルの4種が主流であるが，後3者の予防効果が優れており，ほとんど同等である．クロロキン単独での予防は限られた地域のみで対象となる．国内でマラリアの予防に認可されているのはメフロキンのみである．欧米ではアトバコン/プログアニルによる予防が注目されている[7]．

週1回服用する薬剤（クロロキン，メフロキン）については流行地に入る1週間前から，毎日服用する薬剤（プログアニル，ドキシサイクリン，アトバコン/プログアニル）については1日前から開始するが，初めてメフロキンを服用する人では2～3週間前から開始するのが望ましい．いずれの場合も流行地を去ってから4週間服用するのが原則であるが，アトバコン/プログアニルでは1週間で十分とされる．

発熱してマラリアが疑われ24時間以内に医療機関へ行けない場合には，自分の判断で抗マラリア薬を服用するスタンバイ治療のオプションもある．しかし，旅行者にはマラリアの症状や薬剤の副作用について十分な知識を与えておく必要がある．薬剤としては，アメリカCDCではアトバコン/プログアニルを対象としており[9]，WHOではほかにクロロキン（三日熱マラリアのみ），メフロキン，経口キニーネ（耐性が予想されるならば，ドキシサイクリンの併用），アーテメーター/ルメファントリンも対象としている[1]．39.5節のb項で述べたHRP-2検出キットを一般旅行者に携行させて自己診断を行わせるのは，十分にその訓練を行った後でなければかえって危険でもある[4]．

健康者を対象にした「予防」は，患者を対象と

した「治療」よりも難しい面もある。マラリア予防についても片手間に行うべきでなく,「旅行医学」としての専門的取組みが必要である.

〔木村幹男・三浦聡之〕

文　献

1) World Health Organization : International Travel and Health : WHO, 2003.
2) 藤井達也, 木村幹男:特集「マラリア再び」. 重症マラリアの治療. 化学療法の領域, **14**: 803-811, 1998.
3) World Health Organization : Severe falciparum malaria. *Trans. Roy. Soc. Trop. Med. Hyg.*, **94** (suppl. 1), 2000.
4) 木村幹男, 大友弘士, 熊谷正広, 廣重由可:旅行者によるマラリア診断キット使用の問題. 日本熱帯医学会雑誌, **28**: 1-7, 2000.
5) 綿矢有佑, 木村幹男:地球規模での寄生虫病対策の時代. 対寄生虫病戦略の展開. マラリアのDNA診断. 医学のあゆみ, **191**: 67-73, 1999.
6) 木村幹男, 冨沢 功, 滝沢慶彦, 大友弘士:三日熱マラリアにおけるプリマキン標準療法後の再発例の検討. 感染症学雑誌, **70**: 1086-1091, 1996.
7) 山田治美, 小瀧 一, 木村幹男:新規抗マラリア薬:アトバコン/プログアニル. 熱帯, **33**: 141-149, 2000.
8) 木村幹男, 橋本麻希:英国のマラリア予防ガイドラインにみる苦悩. 日本醫事新報, No. 3886: 46-49, 1998.
9) Centers for Disease Control and Prevention : Health Information for International Travel 2003-2004, U. S. Department of Health and Human Services, 2003.

40. 野兎病

40.1 病原体の性状

野兎病(tularemia)の病原体,野兎病菌(*Francisella tularensis*)は,グラム陰性の小短桿菌であるが,球菌や長桿菌,時には鞭毛様突起が出現するなどの多型性を示すことがある.通性細胞寄生菌で,病原性には細胞内増殖が関係しているものと推測されており,次の3亜種(subsp.)に分類されている[1].

subsp. *tularensis* は,北アメリカにのみ分布し,強い毒力を有する.野兎病の死亡例の多くはこの亜種の感染による.subsp. *holarctica* は,日本を含む北アメリカからユーラシア大陸の野兎病発生地に広く分布する弱毒力菌で,この菌の感染による死亡例はまれである.subsp. *mediaasiatica* は,中央アジアの一部地域に分布し,毒力は比較的弱い.北アメリカに分布する *F. novicida* を野兎病菌の亜種とすることもある[2].野兎病菌は感染力がきわめて強く,粘膜部分や小さな引っかき傷,指のささくれはもとより,健康な皮膚からも侵入できる.

40.2 感染源と感染様式

野兎病菌の自然保有例は,世界的には哺乳類の約110種,鳥類の約30種,節足動物の約100種などから記録されているように,さまざまな種類の動物が感染源となりうる.日本においては,野ウサギが主要な感染源で,患者の90%以上がこれによるものであり,ほかに数種の野生鳥獣と飼育動物,それに一部のマダニ類と昆虫類が関係した症例が少数知られる.

保菌鳥獣類からの感染の多くは剝皮や調理の際に,菌を含んだ血液や臓器に触れることによって起こる.まれには飼いネコや飼いイヌに咬まれることによる感染もある.間接的には,保菌動物の調理に使用された後の菌が付着した器具で調理された魚の刺身や野菜サラダなどによる,経口感染もある.吸血性節足動物(アブ,蚊,ダニ類)による感染は,刺咬以外にも,ペットのマダニ除去の際につぶした虫体の体液が眼に飛び込んだり指が汚染されることによるものがある.国外においては,保菌動物の死体が紛れ込んだ干し草の粉塵吸入による感染例や,保菌野ネズミの排尿によって汚染された小川の水からの感染例もある.

40.3 国内外の発生状況

野兎病は,北アメリカからヨーロッパに至るほぼ北緯30°以北の北半球に広く発生が知られる.日本における発生は,北海道から九州北部の福岡県に至る18都道府県に及び,東北地方全域と関東地方の一部に多い[3].日本の患者発生数は,野兎病が国内で発見された1924年から2002年までに1376名で,年別には1950年の78名が最多記録である.1980年以降の発生状況をみると(表40.1),発生地域は北海道,東北全域および関東の10道県に縮小していて,これらの地域から101名が記録され,年別には1981年の19名をピークに,減少傾向にある.

40.4 臨床症状

感染源との接触から3日をピークとした1〜7日の潜伏期の後に,突然の悪寒,戦慄,頭痛,筋肉痛,関節痛などの非特異的な感冒様症状で発症し,39〜40℃の発熱に前後して,多くの場合,病原菌の侵入部位に関連した局所表在リンパ節の腫脹と疼痛が出現する[4].腫脹リンパ節は膿瘍化する.病原体の侵入部位によって多彩な臨床像を呈し,大まかにはリンパ節型(菌の侵入部位に潰瘍

表 40.1 1980 年以降についてみた野兎病患者の県別・年別発生数（大原綜合病院附属大原研究所調べ）

県別＼年代	80	81	82	83	84	85	86	87	88	89	90	91	92	93	94	95	96	97	98	99	00	01	02	県別合計
北海道	-	-	1	-	-	-	-	-	-	-	-	-	-	-	-	-	-	-	-	-	-	-	-	1
青森	1	5	1	1	1	-	3	1	-	-	2	-	-	-	-	-	-	-	-	-	-	-	-	15
岩手	-	7	-	-	-	1	-	-	1	-	-	-	-	-	-	-	-	-	-	-	-	-	-	9
宮城	-	-	-	3	1	-	-	1	1	-	-	-	-	1	-	-	-	-	-	-	-	-	-	7
秋田	1	4	3	-	2	-	-	1	-	2	2	-	-	-	-	-	1	-	-	-	-	-	-	16
山形	-	1	1	1	-	1	2	2	1	1	-	-	-	-	-	-	-	-	-	-	-	-	-	10
福島	1	2	3	1	5	2	4	4	1	-	1	-	-	-	-	-	1	-	-	-	-	-	-	25
茨城	-	-	-	2	-	-	-	-	-	-	-	-	-	-	-	-	-	-	-	-	-	-	-	2
埼玉	-	-	-	1	-	-	-	-	-	-	-	-	-	-	-	-	-	-	-	-	-	-	-	1
千葉	-	-	1	3	-	1	2	2	-	1	2	1	-	-	-	-	-	1	-	1	-	-	-	15
合計	3	19	10	12	9	5	11	11	4	4	7	1	-	1	-	-	2	1	-	1	-	-	-	101

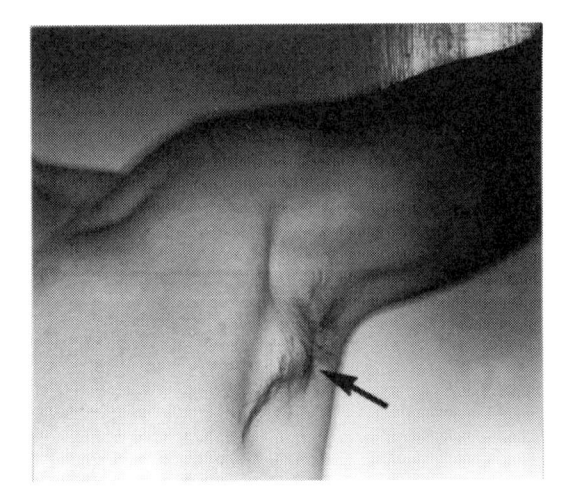

図 40.1 リンパ節型野兎病症例における腋窩リンパ節の腫脹（矢印）

形成が認められた場合を潰瘍リンパ節型として区別することがある）とリンパ節腫脹を伴わずに発熱を主症状とするチフス型に区別される．リンパ節型には，菌の侵入部位の違いによって眼リンパ節型，扁桃リンパ節型，鼻リンパ節型などの病型が知られる．患者が受診する医療機関の診療科は病型に対応して複数に及ぶことになる．なお，病気の経過中，3週目ごろに一過性に蕁麻疹様，多形滲出性紅斑などの多彩な皮疹（野兎病疹）が現れることがある．北アメリカに分布する強毒力の亜種による感染においては，肺炎を伴う強い全身波及型の症状を呈する場合があり，適切な抗生物質が投与されないときの致命率は 5% 程度とされている．

類似疾患に結核，猫引っかき病，ペスト，ブルセラ症，ツツガムシ病などがある．野兎病菌と同属の *Francisella novicida* と *F. philomiragia* による感染症にも注意を要する[2]．

典型的な症例は，感染源に手で触れたときに腋窩リンパ節の腫脹を伴って発症するリンパ節型野兎病（図 40.1）であるが，前述したようにさまざまな病型があることから，これに固執しない柔軟な対応が望まれる．

40.5 診 断

確定診断には，患者からの病原体分離と血清中の抗体検出が主に実施されている[5]．分離は，腫脹リンパ節の膿汁を野兎病菌用の培地に直接接種する方法のほかに，雑菌汚染の防止と増菌を兼ねてマウス腹腔に接種してからその心血，肝，脾を培地に接種する方法がある．野兎病菌は臨床検査に常用される培地にはほとんど増殖しないので，分離には専用培地を用いる．簡易に調製できる培地としては，市販のユーゴン寒天（"EUGON AGAR", DIFCO 製）に 8% 全血（ヒトまたは各種動物）を添加したユーゴン血液寒天培地がある．菌の発育は遅いので，培養は 37℃で数日間続ける．

抗体の検出は，ホルマリン死菌を抗原とした菌凝集反応・試験管法が標準法である．凝集素は発病後 2 週間目ごろから出現し，4〜6 週目に最高値（高い例では 1：640）を示し，その後も長期間維持される．急性期と回復期の各血清について検

査を行い，凝集価の上昇をもって確定するが，単一血清の場合には40倍以上を現症と判断する．野兎病菌と交差血清反応がみられる他菌種がいくつか知られていて，特にブルセラ菌との交差反応が強いことがあるので，疑わしい場合にはブルセラ菌凝集反応あるいは吸収試験を併用する．

腫脹リンパ節の病理組織像は，結核に酷似する．発病初期であれば，免疫染色によって組織内に野兎病菌を証明できる．

40.6 治　　療

ストレプトマイシン1日1回1g(またはゲンタマイシン1日1回40〜60mg)の筋注と同時に，テトラサイクリン1gを分4/日(またはミノサイクリン200mgを分2/日)の経口投与を2週間続ける．症状が残れば，テトラサイクリン系を半量にした内服を1〜2か月間続ける．最近ではキノロン系抗生物質も臨床適用になったが，治療症例数はまだ多くないようである．セフェム系とペニシリン系の抗生物質は無効である．膿瘍化したリンパ節は太目の注射針で3〜4日ごとに穿刺排膿して，ストレプトマイシン0.1〜0.2gを1mlの生理食塩水に溶解して注入する．多くは2〜3回で膿瘍は消退する．切開は不適であるが，誤って切開したり自潰した場合には1〜2週間の抗生物質療法の後に切開線を広げて十分に搔爬，あるいはリンパ節廓清術を行う．慢性化した場合の腫脹リンパ節は，抗生物質のみでの治療は難しいので，リンパ節廓清術を行う．

ヒトからヒトへの感染はないので，患者の隔離は必要ない．

40.7 予　　防

野兎病菌の感染力はきわめて強いので，発生地域では動物の死体に素手では触れない．保菌動物を取り扱うときにはゴム手袋を着用する．誤って素手で触れてしまった場合には素早く石鹼を使って水で洗い流すか，消毒用エタノールに手を浸す．あるいは十分にエタノールをしみ込ませた綿で拭く．エタノール消毒によって菌は瞬時に死滅する．

吸血性節足動物の活動する季節に発生地域に立ち入るときには，これらの刺咬を避ける工夫(防虫ネット，防虫スプレー)をする．

かつては大規模な発生を繰り返していた旧ソ連では，生ワクチンRV株が広く使用されて，発生抑制に大きな効果を上げた[6]．現在では，RV株から改良された生ワクチンLVS株があり，感染防御に有用とされている．　　〔藤田博己〕

文　献

1) Olsufjev, N. G. and Meshcherykova, I. S. : Subspecific taxonomy of *Francisella tularensis* McCoy and Chapin 1912. *Int. J. Syst. Bacteriol.*, **33** : 872-874, 1983.
2) Hollis, D., Weaver, R. E., Stergerwalt, A. G., Wenger, J. D., Moss, C. W. and Brenner, D. J. : *Francisella philomiragia* comb. nov. (Formerly *Yersinia philomiragia*) and *Francisella tularensis* biogroup novicida (Formerly *Francisella novicida*) associated with human disease. *J. Clin. Microbiol.*, **27** : 1601-1608, 1989.
3) 大原省一郎，佐藤　佶，本間守男：日本における野兎病の発生状況について．大原年報，**28** : 9-15, 1985.
4) 佐藤　佶，上野龍夫，大原義朗，本間守男：日本の野兎病の症候学的解析．大原年報，**32** : 1-5, 1989.
5) 佐藤　佶，藤田博己，渡辺百合子，大原義朗，本間守男：大原研究所における野兎病の検査法．大原年報，**35** : 1-10, 1992.
6) Tigertt, W. D. : Soviet viable *Pasteurella tularensis* vaccines, a review of selected articles. *Bacteriol. Rev.*, **26** : 354-373, 1962.

41. ライム病

ライム病はマダニによって媒介される感染症であり，1975年にコネチカット州ライム地方で発生した原因不明の関節炎にその名前が由来している．その後関節炎のみでなく，皮膚症状，神経症状など多彩な症状を示す全身感染症であることからライム病と命名された．1982年にBurgdorferらが，シカダニの中腸よりらせん状を呈するスピロヘータ科に属するライム病の病原体を分離し，*Borrelia burgdorferi* と命名された[1]．

41.1 病原体の性状

B. burgdorferi は，長さ10～30μm，径0.18～0.25μmの不規則ならせん構造をとるスピロヘータである．媒介マダニで増殖し，マダニ刺咬傷時に唾液腺を介して宿主に侵入する．*B. burgdorferi* sensu lato complex は3種の遺伝子型(genotype)が確認され，*B. burgdorferi* sensu stricto, *B. garinii*, *B. afzelii* に分類されていた[2]．これらの地理的分布は異なり，アメリカでは *B. burgdorferi* sensu stricto のみが認められるが，ヨーロッパでは3種すべてが認められ，中でも *B. garinii*, *B. afzelii* が多いとされる．日本を含む東アジアでは *B. garinii*, *B. afzelii* が存在する．また起因する病原性も異なり，*B. burgdorferi* sensu stricto は関節症状，*B. garinii* は神経症状，*B. afzelii* は皮膚症状，特にヨーロッパにおいて以前より知られていた慢性萎縮性肢端皮膚炎に関連すると考えられている[1]．

その後さらに遺伝子型が確認され，上記の3種のほかに，*B. valaisiana*, *B. lusitaniae*, *B. japonica* がヨーロッパおよび日本で確認されている[3]．また，1996年にはアメリカにおいて，*B. lonestari* によるライム病類似疾患が報告された[3]．

41.2 国内外の流行状況

アメリカにおいてライム病サーベイランスは1982年から開始されているが，1993～1997年には毎年約1万2500例が報告されている[4]．各年齢層の症例が報告されているが，2～15歳の小児，30～55歳の成人，老人の症例が多い．

ヨーロッパにおいても，ドイツ，オーストリア，スイス，フランス，スウェーデン，旧ソ連などからの報告が散見される[5]．

日本においては，1987年に長野で1例目が報告されて以来，主に北海道，本州中部以北で100例以上の報告がなされている[6]．

41.3 媒介動物

ライム病を媒介するマダニは2年周期の生活環をもち，卵から孵化したマダニは幼ダニ，若ダニ，成ダニと脱皮して発育し，それぞれの世代で対象を変えて吸血する．若ダニと成ダニがヒトに寄生して吸血するため，罹患時期はマダニの活動期に一致し5～7月となる[7,8]．マダニは寄生対象を変えて吸血するため，ヒト以外の動物もライム病に感染し人畜共通感染症となる．

41.4 臨床症状

ライム病は全身性疾患であり，皮膚症状，関節炎，神経症状，循環器症状，眼症状，筋肉炎などの多彩な症状を呈し，その経過から局在期(localized erythema migrans：第1期)，播種期(early disseminated infection：第2期)，慢性期(late or persistent infection：第3期)に分けられる．その臨床症状を表41.1に示した[7]．

第1期はマダニ刺咬後3～30日で出現し，遊走性紅斑(erythema migrans)が形成される．ま

表41.1 ライム病のステージ別症状
（文献[4]より一部改変）

第1期	遊走性紅斑
	インフルエンザ様症状
第2期	Bannwarth症候群
	髄膜炎，脳神経障害
	関節炎，筋肉炎
	良性皮膚リンパ球腫
	二次性紅斑
	心筋炎，不整脈
第3期	慢性萎縮性肢端皮膚炎
	慢性脳脊髄膜炎
	慢性関節炎

た，易疲労感，不快感，頭痛，発熱，咳嗽，筋肉痛，関節痛などのインフルエンザ様症状を伴うことがある．

第2期は数週～数か月以内に B. burgdorferi が血行性に拡散するため，多重性あるいは多発性の遊走性紅斑，リンパ細胞腫，房室ブロック，急性心筋心膜炎，心肥大，不整脈，再発性髄膜炎，顔面神経麻痺，髄膜神経根炎（Bannwarth syndrome），末梢神経疾患，複視，ブドウ膜炎，神経網膜炎などの全身性に症状が出現する．

全身性の拡散病変の一部は慢性に再発を繰り返し，数か月～数年の単位で第3期へと移行する．

第3期は慢性萎縮性肢端皮膚炎，慢性脳脊髄膜炎，視神経萎縮，関節炎などがみられ，再発を繰り返し数か月～数年持続する．

41.5 診　断

マダニ刺咬傷があり，1か月以内に典型的な遊走性紅斑を認めた場合には比較的容易に臨床経過から診断可能である．しかし，このような典型例は半数以下であり，臨床経過だけでなく，培養，血清診断を組み合わせての診断が必要となる．

感染病巣から B. burgdorferi が検出されれば確定診断に至るが，遊走性紅斑部位からの培養陽性率は高いが，血液，脳脊髄液，関節液からの陽性率は低く，多くは期待できない．B. burgdorferi 培養には BSK-II 培地（Barbour-Stoenner-Kelly medium）を用いて33℃で数日～数週間の静置培養が必要である[1]．

血清診断としては，酵素抗体法，ウエスタンブロット法，間接蛍光抗体法などが応用されているが，血清診断の特異性と感度は異なるため，注意を要する．最近は感作高比重粒子凝集法（HDPA）による血清診断法[8]，PCRによる遺伝子診断法も開発され，期待される．

41.6 治　療

B. burgdorferi がライム病の病原体であると判明する以前より，抗菌薬が諸症状の改善に有効であることは認められていた[1]．

B. burgdorferi の薬剤感受性測定方法は標準化されていないが，in vitro の成績では，テトラサイクリンが非常に感受性であり，またアンピシリン，セフトリアキソン，イミペネムも有効である．梅毒トレポネーマと違いペニシリンはやや有効にとどまる．オキサシリン，クロラムフェニコールもやや有効であり，アミノ配糖体，リファンピシンは無効である．エリスロマイシンは in vitro では有効であるが，in vivo では有効性が低下する．アジスロマイシン，クラリスロマイシンはエリスロマイシンに比較して感受性に優れるが，臨床効果については結論が出ていない[1]．

早期のライム病に対しては，抗菌薬経口投与で諸症状の改善をみる．顔面神経麻痺のみであれば，経口投与のみで症状の改善が期待できるが，

表41.2 ライム病に対する抗菌薬療法

早期：テトラサイクリン　250 mg×4/日，10～30日
　　　ドキシサイクリン　100 mg×2/日，10～30日
　8歳未満：アモキシシリン　30～50 mg/kg/日，10～30日
ペニシリンアレルギー：セファロスポリンあるいはエリスロマイシン　30～50 mg/kg/日，10～30日
神経症状，関節症状（＋）：ペニシリンG　20×10^6 単位/日，最低14日
　　　　　　　セフトリアキソン（あるいはセフォタキシム）　75～100 mg/kg/日または2 g/日，最低14日
　小児：ペニシリンG　30万単位/kg/日

他の神経症状を伴っている場合には，抗菌薬静脈内投与が必要となる．関節症状の場合には，改善・再燃を繰り返すため，抗菌薬静脈内投与が必要となる[1]．

具体的な抗菌薬療法を表41.2に示す[1]．

41.7 予　　防

マダニの駆除は非現実的であり，ライム病の予防としてはマダニとの接触を避ける以外にはない．マダニが生息する野山に入るときの服装などに注意を払う．

マダニ咬着から病原体がヒト体内に移行するには24～72時間必要といわれており[3]．マダニ咬着に気づいたら速やかにピンセットなどでつぶさないように抜き取る自衛策が必要である．

41.8 ワクチン

アメリカではイヌ用不活化全菌体ワクチンが実用化され，その後ヒト用OspA (outer-surface protein A) 遺伝子組換えワクチンが1998年12月にFDAに承認された[3,4]．しかしこのワクチンは *B. burgdorferi* sensu stricto のみに対して有効であり，他種に対してのワクチンの開発が待たれる．

〔佐藤吉壮〕

文　献

1) Stechenberg, B. W.: Borrelia (Lyme Disease) Textbook of Pediatric Infectious Diseases 1522-1528, 4th ed., W. B. Saunders, 1998.
2) Baranton, G. et al.: Delineation of *Borrelia burgdorferi* sensu stricto, *Borrelia garinii* sp. nov. and group vs 461 associated with lyme borreliosis. *Int. J. Syst. Bacteriol.*, **42**: 378-383, 1992.
3) Thanassi, W. T. et al.: The lyme disease vaccine: Conception, development, and implementation. *Ann. Intern. Med.*, **132**: 661-668, 2000.
4) American Academy of Pediatrics — Committee on Infectious Diseases: Prevention of lyme disease. *Pediatrics*, **105**: 142-147, 2000.
5) Loewen, P. S. et al.: Systematic review of the treatment of early lyme disease. *Drugs*, **57**: 157-173, 1999.
6) 橋本喜夫ほか：全身疾患の皮膚症状—ライム病．診断と治療，**87**(Suppl.): 161-166, 1999.
7) 川端真人：ライム病．臨床病理，**46**: 645-650, 1998.
8) 増澤俊幸：日本におけるライム病．最新医学：**54**(suppl.), 733-740, 1999.

42. リッサウイルス感染症

リッサウイルス感染症は,ラブドウイルス科リッサウイルス属(Rhabdoviridae family, Lyssavirus genus)のウイルスにより引き起こされる感染症であるが,ここでは狂犬病以外のリッサウイルス(nonrabies lyssaviruses)いわゆる狂犬病類似ウイルス(rabies-related viruses)による感染症について述べる(狂犬病に関しては24章参照).しかしながら,臨床症状からは狂犬病と区別することは不可能で,遺伝子解析により,初めて狂犬病類似脳炎すなわち非狂犬病リッサウイルス感染症と鑑別される.狂犬病とリッサウイルス感染症を区別せず,狂犬病(rabies)と総称している文献もある.

42.1 病原体の性状

リッサウイルスは,現在のところその遺伝子解析の結果から遺伝子型(genotype)により7種類に分類されている(図42.1).狂犬病ウイルス(Rabies virus)を遺伝子型1型,ラゴスコウモリウイルス(Lagos bat virus)を2型,モコラウイルス(Mokola virus)を3型,ドゥベンヘイグウイルス(Duvenhage virus)を4型,ヨーロッパコウモリリッサウイルス1と2(European bat lyssavirus 1 & 2:EBL1とEBL2)を5型と6型,オーストラリアコウモリリッサウイルス(Australian bat lyssavirus:ABL)を7型としている[2,5].これらウイルス間のアミノ酸配列の相同性は78~93%である.

いずれのウイルスも狂犬病ウイルスと同様に「弾丸」様の形態をとり,一鎖の一本鎖RNAをゲノム(核酸)にもつRNA型ウイルスである.ウイルスは神経親和性をもち,その感染と伝播は狂犬病ウイルスと同様にG蛋白質に対する中和抗体で抑制される.狂犬病ウイルス以外のリッサウイルスの自然界における宿主と分布については不明な点が多い.主にヨーロッパ,オーストラリア,アフリカに分布しており,これまでに報告されている事例から,多くはコウモリが自然宿主と考えられている.リッサウイルスに感染したコウモリは神経症状を示すといわれており,実験感染による神経組織への親和性が確かめられてはいるが,感染したコウモリの動態や生態についての知見は乏しく詳細は明らかでない[3,9].

42.2 国内外の流行状況

現在のところ,わが国においてはリッサウイルス感染症の発生はみられていないが,狂犬病の発生がみられなかったイギリス,オーストラリアにおいて近年発症例が報告されている.

ラゴスコウモリウイルスは1956年にナイジェリアのラゴス島でストローオオコウモリ(*Eidolon helvum*)から分離されたのが最初であり,アフリカ諸国で分離報告がある.これまでに家畜での感染報告はあるが,ヒトでの発症報告はない.モコラウイルスは1968年にナイジェリアのトガリネズミ(*Crocidura shrews*)から初めて分離され,食虫コウモリもしくはげっ歯類が宿主と考えられ

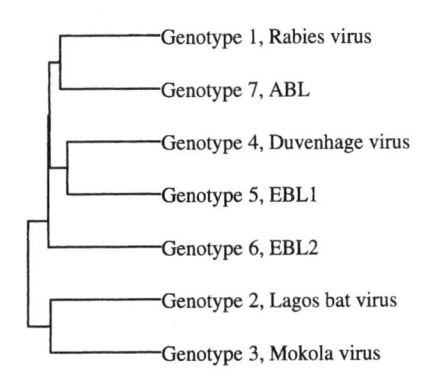

図42.1 リッサウイルスの遺伝子系統樹

ている．アフリカ諸国で分離報告がある．家畜などでの感染報告があり，ヒトでの発症報告もこれまでに少なくとも2例ある．ドゥベンヘイグウイルスは南アフリカ，ジンバブエ，セネガルでコウモリからの分離報告がある．ヒトの感染例は1970年に南アフリカでコウモリに咬まれた1例がある[7,12]．EBL1は主に東ヨーロッパ，EBL2は主に西ヨーロッパに分布している．EBL1はこれまでに400匹以上のコウモリから分離されている．ヒトの発症例は1977年ウクライナ，1985年ロシアで2例が報告されている．EBL2はEBL1よりもまれなウイルスであり，家畜などでの報告は知られていない．ヒトでは1985年にフィンランドで死亡したスイス人のコウモリ学者からEBL2が分離されている．2002年には，イギリスでコウモリの研究者がEBL2に感染したコウモリに咬まれ，発症後に死亡している[4,11]．オーストラリアでは1996年と1998年にABLを原因とする感染症でヒトが死亡している．それぞれ在来のキバラサヤオコウモリ (*Saccolaimus flaviventris*) とオオコウモリ (*Pteropus* sp.) から受けた咬傷が原因であった[6]．近年，中央アジアにおいてもコウモリから新たな種類のリッサウイルスが発見されているが[8]，ヒトへの感染は不明である．

狂犬病のまれな地域では，狂犬病およびリッサウイルス感染症に関して，遺伝子解析によりその原因ウイルスを特定しているが，発展途上国の狂犬病流行国においては発症した狂犬病すべてを遺伝子鑑別するわけでないため，その中にはリッサウイルス感染症も少しは存在している可能性もある．アメリカにおいて，近年10数例のコウモリによる狂犬病が報告されているが，これらは遺伝子型1型の狂犬病ウイルスによるものである[12]．

42.3 臨床症状

臨床症状からリッサウイルス感染症と古典的な狂犬病を鑑別することは不可能である（24章参照）．潜伏期間は狂犬病ウイルスに準じた期間と考えられる（20〜90日が基本的な潜伏期間．咬傷部位や数によって潜伏期間も異なってくると思われる）．臨床症状としては，頭痛，発熱，倦怠感，創傷部位の知覚過敏や疼痛を伴う場合があり，興奮性の亢進，恐水症状，精神攪乱などの中枢神経症状を伴う場合もある．通常，発症後1〜2週間で死亡する．

42.4 典型的な症例

近年狂犬病発症例のなかったイギリスとオーストラリアでの最近の症例報告を簡単に引用する．

2002年11月，スコットランドに住む55歳の男性が5日前からの左肩痛，左上腕部の張りと麻痺の症状を訴え入院した．CTスキャン，MRI診断においては特に異常はみられなかったが，入院5日後に混迷，攻撃的行動が出現した．入院6日後には唾液分泌過剰がみられ意識不明となり，入院14日後（初期症状が現れて19日後）に死亡した．原因不明の急性脳炎と診断されたが，患者はコウモリ保護の活動をしており，コウモリとの接触が頻繁にあって，コウモリに咬まれた経歴（およそ19週前に咬まれた，9月末に咬まれたとの報告もある）があることから，狂犬病類似脳炎が疑われ，唾液，血液の採取，皮膚生検がなされた．唾液のRT-PCR検査により，EBLV2の遺伝子が検出された．EBLV2に対する抗体は，死亡の日まで検出されなかった[10]．

また，1998年11月のオーストラリア・クイーンズランドに住む37歳の女性の症例は，5日前から発熱，嘔吐，左手の痛み，嚥下時の痛みがあり入院，その12時間後より，易興奮性がみられ，2日後に急激に状態が悪化し，意識不明となった．1996年の8月（27か月前）に左指をオオコウモリに咬まれたことが判明し，CSF，血清，唾液が採取され，ABLに関する検査がなされた．RT-PCR法により，ABLの遺伝子が検出された．初期症状が現れて19日後に死亡した[6]．

42.5 診　　断

a. 臨床診断

臨床症状からリッサウイルス感染症と古典的な狂犬病を鑑別することは不可能であるが，本ウイルスを保有する野生のコウモリとの接触により感

染することから，コウモリとの接触の有無が重要な手がかりとなる．

b. 病原体検査

狂犬病ウイルスと同様の方法で行う．病原体の検出には唾液からあるいは脳の剖検によって得られた脳組織および脳乳剤を用いて，乳飲みマウス，マウス神経芽腫細胞への接種試験によるウイルス分離が可能である．抗原の検出には角膜塗抹標本，うなじの皮膚（毛根部の神経組織），唾液腺などの生検材料からの蛍光抗体法による検出あるいは死後脳の剖検によって得られた脳組織および脳乳剤からの蛍光抗体法によるウイルス抗原の検出が可能である．さらに，病原体遺伝子の検出として，唾液，髄液などからのRT-PCR法，脳の剖検によって得られた脳組織および脳乳剤でのRT-PCR法が行われる．

リッサウイルス感染症は狂犬病ウイルスと近縁なウイルスによる感染症であるが，ウイルスの抗原性や遺伝子配列の違いを利用して鑑別を行うことが可能である．近年では，遺伝子型特異的なプライマーを用いて各々の遺伝子型診断可能な技術が開発されている[1]．

42.6 治療・予防

基本的に狂犬病の治療と予防法に準じる（24章参照）．狂犬病同様に発症したヒトに対して有効な治療方法はなく，リッサウイルスの予防を目的としたワクチンやイムノグロブリンは現在のところない．狂犬病ワクチンはABL感染に対しては発症予防が可能ではあるが，ラゴスコウモリ，ドゥベンヘイグ，EBL1およびEBL2ウイルスに対しては，部分的な交差反応による予防効果がみられるだけである．さらに，モコラウイルスの感染に対しては現在使用されているワクチンとの交差反応はみられないため，予防効果はないと考えられている．コウモリを取り扱うヒトに対しては，予防のための狂犬病ワクチンの投与が推奨されている．　　　　　　　　　　〔森本金次郎・井上　智〕

文　献

1) Black, E. M., Lowings, J. P., Smith, J., Heaton, P. R. and McElhinney, L. M.: A rapid RT-PCR method to differentiate six established genotypes of rabies and rabies-related viruses using Taq Man™ technology. *J. Virol. Methods*, **105**: 25-35, 2002.

2) Bourhy, H., Kissi, B. and Tordo, N.: Molecular diversity of the lyssavirus genus. *Virology*, **194**: 70-81, 1993.

3) Charlton, K. M.: The pathogenesis of rabies and other lyssaviral infections: Recent studies. Lyssaviruses, Current Topics in Microbiology and Immunology, 187 (Rupprecht, C. E., Dietzschold, B. and Koprowski, H. eds.), pp. 95-119, Springer-Verlag, Berlin, 1994.

4) Fooks, A. R., McElhinney, L. M., Pounder, D. J., Finnegan, C. J., Mansfield, K., Johnson, N., Brookes, S. M., Parsons, G., White, K., McIntyre, P. G. and Nathwani, D.: Case report: Isolation of a European bat lyssavirus type 2a from a fatal human case of rabies encephalitis. *J. Med. Virol.*, **71**: 281-289, 2003.

5) Gould, A. R., Hyatt, A. D., Lunt, R., Kattenbelt, J. A., Hengstberger, S. and Blacksell, S. D.: Characterization of a novel lyssavirus isolated from *Pteropid* bats in Australia. *Virus Res.*, **54**: 165-187, 1998.

6) Hanna, J. N., Carney, I. K., Smith, G. A., Tannenberg, A. E. G., Deverill, J. E., Botha, J. A., Serafin, I. L., Harrower, B. J., Fitzpatrick, P. F. and Searle, J. W.: Australian bat lyssavirus infection: a second human case, with a long incubation period. *Med. J. Aust.*, **172**: 597-599, 2000.

7) King, A. A., Meredith, C. D. and Thomson, G. R.: The biology of Southern African lyssavirus variants. Lyssaviruses, Current Topics in Microbiology and Immunology, 187 (Rupprecht, C. E., Dietzschold, B. and Koprowski, H. eds.), pp. 267-295, Springer-Verlag, Berlin, 1994.

8) Kuzmin, I. V., Orciari, L. A., Arai, Y. T., Smith, J. S., Hanlon, C. A., Kameoka, Y. and Rupprecht, C. E.: Bat lyssaviruses (Aravan and Khujand) from Central Asia: phylogenetic relationships according to N, P and G gene sequences. *Virus Res.*, **97**: 65-79, 2003.

9) Murphy, F. A., Bauer, S. P., Harrison, A. K. and Winn, W. C. Jr.: Comparative pathogenesis of rabies and rabies-like viruses. Viral infection and transit from inoculation site to the central nervous system. *Lab. Invest.*, **28**: 361-376, 1973.

10) Nathwani, D., McIntyre, P. G., White, K., Shearer, A. J., Reynolds, N., Walker, D., Orange, G. V. and Fooks, A. R.: Fatal human rabies caused by European bat lyssavirus type 2a infection in Scotland. *Clin. Infect. Dis.*, **37**: 598-601, 2003.

11) Schneider, L. G. and Cox, J. H.: Bat lyssaviruses in Europe. Lyssaviruses, Current Topics in Microbiology and Immunology, 187 (Rupprecht, C. E.,

Dietzschold, B. and Koprowski, H. eds.), pp. 207-218, Springer-Verlag, Berlin, 1994.
12) Smith, J. S.: New aspects of rabies with emphasis on epidemiology, diagnosis, and prevention of the disease in the United States. *Clin. Micro. Rev.*, **9** : 166-176, 1996.

43. レジオネラ症

　レジオネラが最初に認識されたのは，1976年7月，アメリカのフィラデルフィアにおいて在郷軍人会員の年次大会が開催されたときに原因不明の集団肺炎が発生し，221名もの肺炎の集団発生がみられ，そのうちの34名が亡くなった事件である．最初は原因菌がわからなかったが，CDC（アメリカ疾病予防センター）は精力的に調査を行い，それまで知られていなかった新しい細菌を見出し，この菌に在郷軍人会（The Legion）と肺を好む pneumophilic に由来した Legionella pneumophila という名前をつけた．この菌は新科 Legionellaceae，新属 Legionella，新種 Legionella pneumophila という分類学的に独立した地位を与えられ，また本疾患は在郷軍人病（いわゆるレジオネラ肺炎）と名づけられた[1]．

　感染経路の疫学調査も行われ，ホテルのクーリングタワーの冷却水がレジオネラに汚染されて，そのエアロゾールがホテルの中に流れ込み，ロビーなどに居合わせた人々が濃厚に吸い込んでしまったのが原因であることがわかった．

　この発見が契機になり，これ以前に不明熱で保存されていた患者血清をさかのぼって調査を行い，すでに1965年ごろから集団発生があったことを見出した．また肺炎型だけでなく軽い熱性疾患のポンティアック熱のタイプもあることがわかってきた．

　レジオネラ肺炎は，現在欧米で市中肺炎の2～8％を占め，肺炎球菌に次いで高頻度であり，呼吸器感染症の重要な起炎菌の1つにあげられている[2]．一方，わが国のレジオネラ感染症例の報告は少なかったが，1999年4月から施行された感染症法では，全例届出の4類感染症に分類され，毎月5～10例，年間約100例が届け出られ，2003年3月までには約500例が集積された．迅速診断法が普及すれば，さらに症例数は増加すると思われる．

　レジオネラ肺炎の臨床症状は初診時では他の細菌性肺炎と大差なく臨床診断は困難であるので，臨床検査による確定診断が必要になってくる．

43.1　細菌学的性状

　レジオネラ属には，その後新菌種が続々と追加され，現在43菌種（65血清群）が分類されている（表43.1）．臨床検体中のレジオネラはグラム染色で染色されないが，ヒメネス（Gimenéz）染色や鍍銀染色では染色される．グラム陰性無芽胞性桿菌で，臨床検体中では幅0.3～0.9μm，長さ1.5～5μm であるが，培地に継代するとフィラメント状の長い菌が多くなる．初代分離菌は発育にL-システインを要求する（L. oakridgensis は継代すると発育にL-システインを要求しなくなる）．好気性で5%CO_2 と有機鉄化合物によって発育が促進される．1本～数本の極毛をもち運動するが，L. oakridgensis, L. nautarum, L. londiniensis は鞭毛をもたず非運動性である．菌体成分として分枝脂肪酸を高率に含んでいる．菌体ユビキノンは側鎖に10以上のイソプレンユニットをもっている．L. lytica は偏性細胞内寄生で人工培地上には発育できない．マクロファージなどの食細胞に貪食されたレジオネラはファゴソーム内の pH の低下を抑制し，ファゴソームとリソソームの融合を阻害し，殺菌されずにその中で増殖し，結果としてその細胞を殺す（細胞内増殖能）．この細胞内増殖能はレジオネラ属に共通の性質である[2]．

　特に，肺胞マクロファージ内での増殖が，肺炎を引き起こす重要な因子となっている．

表 43.1　レジオネラの菌種

菌種	血清群	菌種	血清群
○ *L. pneumophila*		*L. jamestowniensis*	1
subsp. *pneumophila*	1～14	*L. cherrii*	1
subsp. *fraseri*	1, 4, 5, 15	*L. rubrilucens*	1
subsp. *pascullei*	5	*L. santicrusis*	1
○ *L. bozemanii*	1, 2	*L. israelensis*	1
○ *L. dumoffii*	1	○ *L. birminghamensis*	1
○ *L. gormanii*	1	○ *L. cincinnatiensis*	1
○ *L. micdadei*	1	*L. moravica*	1
○ *L. longbeachae*	1, 2	*L. brunensis*	1
○ *L. jordanis*	1	*L. waltersii*	1
○ *L. oakridgensis*	1	○ *L. tucsonensis*	1
○ *L. wadsworthii*	1	*L. gratiana*	1
○ *L. feeleii*	1, 2	*L. fairfieldensis*	1
○ *L. sainthelensi*	1, 2	*L. adelaidensis*	1
○ *L. anisa*	1	*L. shakespearei*	1
L. erythra	1, 2	○ *L. lansingensis*	1
L. steigerwaltii	1	*L. nautarum*	1
○ *L. parisiensis*	1	*L. londiniensis*	1
L. spiritensis	1, 2	*L. geestiana*	1
○ *L. hackeliae*	1, 2	*L. worsleiensis*	1
○ *L. maceachernii*	1	*L. quateirensis*	1
L. quinlivanii	1, 2	*L. lytica*	1
L. genomospecies	1	*L. taurinensis*	1

○：レジオネラ症患者から分離されたことがある菌種．

表 43.2　レジオネラ症の臨床症状

1．ポンティアック熱
・主症状は発熱，その他悪寒，筋肉痛，頭痛，軽度の咳嗽などがみられる．肺炎はみられない．
・胸部 X 線上肺炎像はみられない．
・多くは 5 日以内に無治療で回復する．死亡例はない．
・血清学的に抗体価の上昇によって retrospective に診断される．培養で菌は分離されない．
2．レジオネラ肺炎
・急性肺炎の病型をとり，進行は速く，重篤な場合は呼吸不全をきたし死亡する．
・肺の浸潤影は急速に進展するが，浸潤陰影の程度に比して低酸素血症が強い．
・急性感染症状：悪寒，高熱，全身倦怠感，頭痛，筋肉痛などが先行する．
・呼吸器症状：乾性咳嗽が早期に出現し，数日後に膿性痰の喀出がみられるようになる．胸痛，呼吸困難などがある．
・消化器症状：腹痛，水様性下痢を伴うことがある．
・中枢神経症状：意識障害，四肢の振戦，小脳失調，歩行障害などを伴うことがある．
・βラクタム剤やアミノ配糖体剤が奏効しない．

43.2　臨床症状

1) ポンティアック熱　発熱，関節痛，咳などのインフルエンザ様症状で，セルフリミティッドなものがほとんどである．したがって，集団発生事例で初めて疑われるが，散発例はほとんどが見逃されている．現在までに世界で 9 例の集団事例しか報告されていない（表 43.2）．

2) レジオネラ肺炎　いわゆる在郷軍人病と呼ばれるもので，急性肺炎の病型をとり進行は速く，重篤な場合は呼吸不全をきたし死亡する．その臨床的特徴をあげると以下のようである．

(1) 既往歴：　旅行歴，土木・粉塵作業歴，大酒や大量喫煙歴があると罹患しやすい．健常人にも発症するが糖尿病，慢性呼吸器疾患，抜歯，悪性腫瘍，血液疾患，臓器移植，免疫抑制剤使用，自己免疫疾患の患者は罹患しやすい．60 歳以上の男性に多いが，あらゆる年齢層でみられる．

(2) 臨床症状： 悪寒，高熱，全身倦怠感，頭痛，筋肉痛などが先行し，呼吸器症状として乾性咳嗽，少量の粘性痰(時に漿液性，血性)，胸痛，呼吸困難などがある．症状は日を追って増強するが，発病初期にはみられないこともある．消化器症状として腹痛，水様性下痢を伴うことがある．中枢神経症状として種々の程度の意識障害，歩行障害などを伴う場合がある．

(3) 理学的所見： 時に比較的徐脈を認める．肺炎部に一致して，濁音，湿性ラ音，気管支音，胸膜摩擦音を認める．

(4) 胸部X線像： 多くは一般の細菌性肺炎と同様の肺胞性陰影のパターンを示すが，間質性陰影やまれに粟粒陰影を認めることもある．一側性の一部の浸潤影で始まっても急速に進展する傾向がある．

(5) 一般検査所見： 白血球増多と好中球核左方移動，CRP陽性，赤沈亢進がある．GOT，GPT，γ-GTP，LDH，血液尿素窒素(BUN)の上昇がある．低Na血症と低リン酸血症の傾向がある．胸部X線浸潤影の程度に比して，低酸素血症，低炭酸ガス血症，血液のアルカローシスが強い．

43.3 確定診断

レジオネラ肺炎は，臨床診断による疑診だけでは他の急性肺炎と鑑別できないので確定診断には臨床検査が必要になってくる．欧米の診断基準は，1989年のWHOミーティングでは，確定診断はレジオネラが培養で検出されるか血清抗体価が陽性，補助診断として直接蛍光抗体法による検体中の本菌の確認，EIAによる尿中菌体抗原の検出，現在検討中の診断法に遺伝子診断(DNAテクノロジー)をあげ，欧米ではこれに基づいて診断を行うようになった．わが国においても1999年3月まではこの基準に基づいていた．

アメリカでは1996年に診断指針を改定し，直接蛍光抗体法と尿中菌体抗原検出法を L. pneumophila serogroup 1 に限って確定診断とした．また，高抗体価を示しても単一血清の場合は診断基準から除外した．また，1997年のヨーロッパだけのWHO会議ではPCRなどのDNAテクノロジーも推定診断に加えている．

わが国で1999年4月に施行された感染症法では本症は4類に入れられ，報告のための診断基準として表43.3のように，菌の分離培養をはじめ，いずれの検査法で陽性であっても報告のための確定診断とした[3]．また，本症の発生がみられた場合には，診断後保健所に届け出ることが義務づけられている．

従来の培養法，血清抗体価測定法の陽性率が低いことと診断までに要する時間の長さから，PCR法や尿中抗原検出法が今後臨床的に汎用されてくるであろう．

43.4 感染経路と感染様式

レジオネラは土壌細菌であり，全世界至るところの自然環境(土壌，河川，湖，泉，など)に常在している．また，人工環境，特にクーリングタワーの冷却水，循環式浴槽を使用する24時間風呂や新興温泉では，自然界に存在する菌量からは考えられないほどの菌量(10^3～10^6 cfu/ml)にな

表43.3 レジオネラ症の診断基準(報告のための基準)(感染症法，1999)

診断した医師の判断により，症状や所見から当該疾患が疑われ，かつ，以下のいずれかの方法によって病原体診断や血清学的診断がなされたもの．
・病原体の検出
　例：臨床材料(肺組織，痰，胸水，血液，その他の部位)からの菌の分離．
　　　L. pneumophila 血清群1の場合は臨床材料(肺組織または気道分泌物)からの菌の検出(直接蛍光抗体法)など．
・病原体の抗原の検出
　例：尿中抗原の検出(EIA法)など．
・病原体遺伝子の検出
　例：臨床材料からの遺伝子の検出(PCR法)など．
・病原体に対する抗体の検出
　例：間接蛍光抗体法で特異抗体価の上昇(ペア血清で4倍以上の上昇，または単一血清で256倍以上)など．

る．これらがエアロゾールとなって空中に漂うのを経気管支的に吸入することによって，肺炎を発症する．また，オーストラリアとわが国では園芸に腐葉土を使用するので，この中のアメーバによって L. longbeachae をはじめとするレジオネラが異常増殖する[4,5]．わが国でもこれからの感染例もすでに報告されている[6]．

日本国民の特別な温泉嗜好が関係していると思われるが，24時間風呂に始まった循環式浴槽は近年の新興温泉施設に応用され，町中に大型の入浴施設がつくられて，一度に多数の人々が利用している．循環式浴槽の欠点は，生物浄化が十分行われにくい点にあり，これまでに多くの集団発生がみられているので，厚生労働省もその対策に苦慮している現状である[7]．生物浄化方式の循環式浴槽はこのほか多くの老健施設を含む社会保健施設や公衆浴場でも使用されており，症例の報告もなされている[7]．

その他の感染源としては，病院などの給湯系のレジオネラ汚染による院内感染がある．わが国では3つの総合病院での感染事例が知られているが，クーリングタワーの定期検査以外にも，給湯水や常時使用されていない水道水の定期的検査は病院管理上からも必須事項である．

43.5 治　　療

本症は細菌感染症であるので，抗生物質療法が第一義的なもので，人工培地上の感受性試験で抗菌力を発揮するのみでは不十分であり，細胞内へも良好に移行するものでなければならない[3,4]．

臨床的に明らかな効果が得られる有効な抗菌薬はマクロライド系，リファンピシン，ニューキノロン系薬であり，抗菌力，食細胞内移行性にも優れている．次いでテトラサイクリン系薬，ST合剤，クロラムフェニコールである．クリンダマイシンについては明らかにされていない．

リファンピシン（RFP）の抗菌力はすべての薬剤の中で最も強く，食細胞内移行性はエリスロマイシン（EM）と同等である．ニューキノロン系抗菌薬の抗菌力はEMより強く，細胞内移行も良好である．テトラサイクリン系（TC）薬剤の抗菌力は上記3系統の薬剤に比較するとかなり劣る．細胞内移行性はおおよそマクロライド＝RFP≧ニューキノロン＞TCの順である．

具体的処方例を表43.4に示した．中等症であれば単剤でも効果が期待できるが，重症では併用療法が必要である．

レジオネラ感染症に使用される抗菌薬は他剤との併用により副現象がみられるものが多いので注意する必要がある．ニューキノロン系薬は菌の蛋白合成が阻害されると殺菌作用が減弱することが知られているので，EMおよびTCとの併用ではこのことを考慮する必要がある．しかし，in vivo での検討は難しいので，レジオネラ肺炎に対する有効抗菌薬が少なく，患者の状態によって使用抗菌薬が制限される場合は，これらの併用もやむをえないと思われる．

EMとRFPの併用はその抗菌力からみても，細胞内移行性からみても，最も強力な併用療法であり，相乗効果がみられている．いずれも肝排泄

表43.4　レジオネラ肺炎の治療処方例

処方		抗菌薬	1日投与量	投与方法
中等症	1	エリスロマイシン	1.0～2.0 g	点滴静注
	2	クラリスロマイシン	400 mg	経口
	3	ミノサイクリン	200 mg	点滴あるいは経口
	4	レボフロキサシン	600 mg	経口
重症	5	シプロフロキサシン またはパズフロキサシン	600 mg 1000 mg	点滴静注 点滴静注
	6	エリスロマイシン リファンピシン	1.0～2.0 g 300～450 mg	点滴静注 経口
	7	エリスロマイシン ミノサイクリン	1.0～2.0 g 200 mg	点滴静注 点滴静注

型の薬剤であり，肝障害の発現と，理論的ではあるが，RFP が肝の酵素を誘導して EM を不活化する可能性があることに注意する必要がある．

マクロライド系薬の抗菌作用は静菌的であり，最終的な殺菌は宿主の食細胞の殺菌能に依存する．したがって宿主の感染防御能が低下していることが多い．本肺炎の症例では，早期中断による再燃での死亡例が報告されている．したがってこのような症例では症状改善後は経口に変更するなどして3週間以上の治療がすすめられる．

わが国では諸外国，特に欧米に比較すると本症は非常に少ない．これは確定診断のための検査手技が広く普及していないことも一因であると考えられ，今後臨床家の本症に対する認識が高まるにつれ，検出率も向上するものと思われる．今後価値の増してくる診断法は PCR 法と尿中抗原検出法であると思われる．

本症は進展が速く，治療が遅れると致命的になるので，検査結果を待たず，臨床的に本症を疑った時点で有効抗菌剤の投与を始めるべきである．

現在のところエリスロマイシンとリファンピシンの併用が最も推奨されるが，今後ニューマクロライドあるいはニューキノロンを用いた症例も増加することが予想される．〔小出道夫・斎藤　厚〕

文献

1) McDade, J. E., Shepard, C. C., Fraser, D. W. *et al.*: Legionnaires' disease: Isolation of a bacterium and demonstration of its role in other respiratory diseases. *N. Engl. J. Med.*, **297** : 1197-1203, 1977.
2) Pareja, A., Bernal, G., Leyva, A. *et al* : Etiologic study of patients with community-acquired pneumonia. *Chest*, **101** : 1207-1210, 1992.
3) 斎藤　厚：感染症の診断・治療ガイドライン．レジオネラ症．日医会誌, **122** : 178-181, 1999.
4) Koide, M., Arakaki, N. and Saito, A.: Distribution of *Legionella longbeachae* and other legionellae in Japanese potting soils. *J. Infect. Chemother.*, **7** : 224-227, 2001.
5) 小出道夫：腐葉土とレジオネラ．検査と技術, **29**(5) : 428, 2001.
6) 岡崎美樹, 小出道夫, 斎藤　厚：造園業者に発症した *Legionella longbeachae* 肺炎の1例．感染症誌, **72** : 1076-1079, 1998.
7) 国立感染症研究所：病原微生物検出状況．レジオネラ, **24** : 27-36, 2003.

44. レプトスピラ病

　黄疸出血性レプトスピラ病（ワイル病）はスピロヘータの一種である *Leptospira interrogans* sensu lato 感染に起因するヒトと動物共通の細菌感染症（zoonosis）の1つで，特に高温多雨な地域に地球規模で蔓延している[1,2]．本症の病態は，1886年ハイデルベルグの医師 A. Weil により初めて記載された．1914年，九州大学の稲田，井戸らにより黄疸を呈した炭坑夫の血液中から世界で初めて病原体が分離され，同時に感染源はネズミであることが明らかにされた．

44.1　病原体の性状

　レプトスピラはスピロヘータ科のグラム陰性好気性細菌で，細長いらせん状（直径 0.1 μm，長さ 6〜20 μm）を呈し，"？"のように両端はフック状に湾曲している（図44.1）．細胞体両端から派生する各1本の鞭毛は，外皮に包まれ菌体外に露出することがない．通常の染色法では染まりにくく，暗視野顕微鏡による観察が最適である．レプトスピラは病原性の *L. interrogans* と非病原性の *L. biflexa* の2種に大別され，さらには免疫学的性状に基づき30余の血清群（serogroup），血清群内では250以上の血清型（serovar）に分類される．さらに1987年に分子生物学的分類法が導入され，今日では13遺伝種（genomospecies）と分類がまだ確定しないために種名がない4遺伝群（genomic group）に分類されるに至った[2,3]．

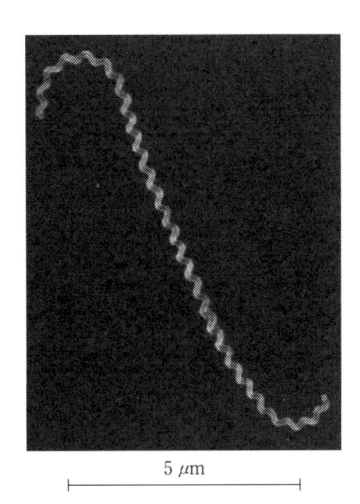

図44.1　レプトスピラの透過型電子顕微鏡写真（愛知医科大学・角坂照貴博士のご厚意による）
Leptospira は野口英世の命名による．インテロゲーションマークに形状が似ているところから，*interrogans* の種形容詞が与えられた．

44.2　保有体と感染経路

　レプトスピラはげっ歯類をはじめ，鳥，ヘビ，ダニ，カエル，魚など120種をこえる多種，多様な動物から分離され，その中でヒトは終末宿主である．レプトスピラを含むげっ歯類尿で汚染された水，土壌にヒトや動物が経皮的，経口的に触れることで感染が起こる．レプトスピラは表皮の小さな傷口だけでなく，健康な皮膚からも侵入するといわれている．筆者らは野ネズミのレプトスピラ保有状況の全国調査を行った．1204匹の野ネズミ中42匹からレプトスピラを分離し（分離率3.5%），宮城，名古屋，沖縄など保有率がきわめて高い地域を見出した．この結果は今日でも，われわれの身近にレプトスピラ保有野ネズミが生息し，感染機会は普遍に存在することを意味している．

44.3　国内外の流行状況

　熱帯の高温多湿な環境下ではレプトスピラは長期にわたり生存可能なため，しばしば流行がみられる．ブラジル，コスタリカなどの中南米，フィリピン，タイ，インド，中国などの東南アジア諸国で大規模な発生がみられている[4]（図44.2）．一

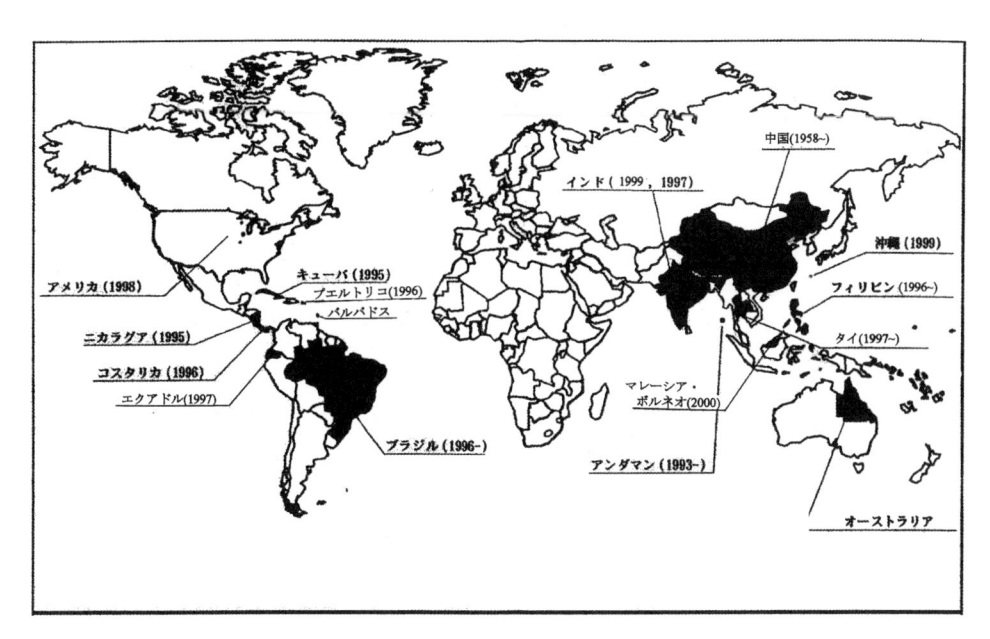

図44.2 最近のレプトスピラ病の発生国(国立感染症研究所細菌部・レプトスピラ感染症パンフレットより改変)

表44.1 最近の日本人レプトスピラ病患者の事例

発生地	年	発生件数(死亡)	感染源(推定)	起因血清型
沖縄県(本島, 八重山地域)	1999	19	川での水泳, 水田での農作業, 観光ガイド, シーカヤックインストラクターなど	hebdomadis, grippotyphosa, pyrogenes, kremastos, 未同定
宮城県	1999	1(1)	不明	不明
宮崎県	1999	1	水田での農作業	australis
マレーシア	2000	1	川での水泳・エコチャレンジ2000耐久レース参加者	hebdomadis
沖縄県	2000	1	畑での農作業	javanica
鳥取県	2000	1	地震後の井戸水の飲用	autumnalis
富山県	2001	1	(排水溝の掃除, 川の水の飲用)	autumnalis
マレーシア	2001	1	川での水泳	hebdomadis
沖縄県(西表島)	2001	1	(川での水泳)	pyrogenes
神奈川県	2001	1	畑での農作業	icterohaemorrhagiae
神奈川県	2001	1	用水路に転落	icterohaemorrhagiae, hebdomadis, copenhageni
マレーシア	2002	1	川での水泳	bataviae
沖縄県(本島)	2003	14	川での水泳	hebdomadis, autumnalis群(rachmati?)
沖縄県(西表島)	2003	1	(川での水泳)	hebdomadis
沖縄県(西表島)	2003	1	(川での水泳)	grippotyphosa
東京都	2003	1	(土木作業)	copenhageni

情報提供:国立感染症研究所・小泉信夫氏, 川端寛樹氏, 沖縄県衛生環境研究所・中村正治氏.

方,日本では古くから秋疫,用水病,七日熱などの風土病として知られていた.収穫期に野ネズミが田に出現し,農夫が感染したことから,秋季レプトスピラ病と呼ばれる.わが国ではレプトスピラ病は伝染病予防法,さらには1999年より施行された感染症法でも届出対象疾病として含まれていなかったため,長らくその実態は不明であっ

た.秋山らの宮城県における統計では1959～1988年の30年間に2346名の患者発生がみられ,うち163名が亡くなっている.しかし,機械化農業が進んだ今日では農夫の患者は激減し,今日では水泳,カヌーなどの水遊び,あるいは海外旅行での散発感染事例が目立ってきている[5](表44.1).特に沖縄県では1988～2000年の13年間

で67例のレプトスピラ病の発生を確認している．2003年の感染症法見直しで新第4類に指定されたことで，実態が明らかになると期待される．

44.4 臨床症状[6]

レプトスピラ病の3主徴は蛋白尿，黄疸，出血であるが，黄疸，出血は重症例でないとみられない．発熱，全身倦怠，筋痛，結膜充血などを特徴とする．

a. 黄疸出血性レプトスピラ病（ワイル病）

日本では血清型 icterohaemorrhagiae と copenhageni に起因し，3～14日の潜伏期の後に発病する．

第1期（発熱期）： 突然の悪寒を伴う39～40℃に及ぶ発熱と頭痛，腰痛，全身倦怠感，結膜の充血，腓腹筋痛が起こる．結膜の充血は最も特徴的であり，第2～3病日には顕著となる．

第2期（発黄期，黄疸期）： 解熱傾向を示すが，黄疸は最高潮に達し，出血傾向が現れる．皮膚の点状出血，歯茎や口蓋の口腔内出血，鼻血，吐血，血便，眼球結膜の出血，喀血，血尿などがみられる．また，心筋，血管壁および血管運動神経の障害による循環器不全がみられる．頭痛，不眠，重症例では意識障害がみられる．

第3期（回復期）： 衰弱と激しい貧血がみられるようになる．このため皮膚は灰緑黄色となる．

b. 秋季レプトスピラ病

血清型 autumnalis, hebdomadis, australis 感染に起因する．重症のものはワイル病と区別できない．最も注意すべき後発症は水晶体混濁で，通常は1～6か月の間に30～40％の頻度でみられる．

44.5 診断

a. 臨床診断

1) **臨床所見** ヒトでは発病期から蛋白尿，白血球特に好中球の増加，リンパ球減少，血沈の促進，CRP陽性，尿量減少，重症例では貧血，血小板減少などがみられる．黄疸を呈した重症例でも血清中のGOT, GPT, LDHは正常ないし，一過性の上昇にとどまる．

2) **血清診断** 特異抗体は8～10病日に現れ始め，3～4病週で最高に達する．

顕微鏡凝集反応（MAT）： 古典的診断法ではあるが，ゴールデンスタンダードである．血清型特異的なので，流行血清型を抗原として選択する必要がある．新鮮生菌液を，急性期，回復期（2病週）のペア血清と反応させ，50％凝集をもって陽性と判定する．一般に，ペア血清で抗体価の4倍以上の上昇，単一血清では通常抗体価が64～100倍以上を陽性とする．死菌体では非特異的凝集がみられることがあるので，すすめられない．

マイクロカプセル凝集反応（MCAT）： 日本で流行が予想される6血清型感作マイクロカプセルを用いた受身凝集試験で，IgM抗体を高感度に検出できる．

ELISA： 標準化された抗原調製法がなく音波破砕，加熱全菌などが使われる．血清型特異性はない．

b. 病原体検査

顕微鏡検出法： 第1病週の患者血液（低速遠心上清）と髄液，第2病週以後は尿中（高速遠心沈渣）にみられるレプトスピラを検出する．しかし，感度は低い．

培養法： 血液，脳脊髄液，尿試料を5-フルオロウラシルを添加したEMJH培地，またはKorthof培地などに接種し，30℃，2週～3か月間培養する．10 mlの培地に対して，患者から採取した血液1～2滴を直ちに接種する．第2病週以後では，尿中レプトスピラはそのままでは速やかに死滅するので，直ちに遠心し，沈渣をリン酸緩衝生理食塩水に再懸濁し，培地に接種する．

PCR法： 鞭毛遺伝子，16SrRNA遺伝子を標的としたPCRが患者血液，尿などを材料として行われる．実施できる施設は限られる．

44.6 治療[6]

症状は急性的に進行するので，治療の遅れは致命的となることがある．日本ではストレプトマイシン1日1～2gずつ，2～4日間筋注が推奨されている．ゲンタマイシン，トブラマイシン，イセ

パマイシンでもほぼ同様の効果が期待できる．第5病日までに治療を開始しないと，十分な効果は期待できない．欧米ではペニシリン，オキシテトラサイクリンが使用されるが，長期間大量投与する必要がある．また，治療開始後2～24時間にJarisch-Herxheimer反応がみられる場合があるので注意が必要である．

44.7 予防

日本ではヒト用ワイル病秋疫混合ワクチン（4価不活化全菌体）が使用される．このワクチンで防御可能な血清型はcopenhageni (icterohaemorrhagiaeに対しても交差防御)，autumnalis, hebdomadis, australisであり，その他の血清型に対しては交差して防御しない．

世界的交通網の発達，世界規模での物流の中で，海外からの病原体の侵入はもはや看過できない状況となりつつある．特に最近のペットブームで，輸入げっ歯類を通じて，これまで日本に存在しない血清型が侵入する可能性も危惧されている．レプトスピラ病ではまず迅速な診断と治療の開始が肝要で，さらにそれに続くのは起因血清型の解明である．そのためには迅速な遺伝子診断法と簡便な血清型同定法の開発が求められている．

〔増澤俊幸〕

文献

1) Faine, S.（吉井善作訳）：レプトスピラ症防疫指針，内田老鶴圃，1987.
2) Levett, P. N. : Leptospirosis. *Clin. Microbiol. Rev.*, **14** : 296-326, 2001.
3) Brenner, D. J., Kaufmann, A. F., Sulzer, K. R. *et al.* : Further determination of DNA relatedness between serogroups and serovars in the family *Leptospiraceae* with a proposal for *Leptospira alexanderi* sp. nov. and four new *Leptospira* genomospecies : *Int. J. Syst. Bacteriol.*, **49** : 839-858, 1999.
4) 柳原保武：世界におけるレプトスピラ病．化学療法の領域，**17** : 2146-2153, 2001.
5) 中村正治：我が国におけるレプトスピラ病の現状．化学療法の領域，**17** : 2154-2159, 2001.
6) Kobayashi, Y. : Clinical observation and treatment of leptospirosis. *J. Infect. Chemother.*, **7** : 59-68, 2001.

5 類感染症　全数把握

45. アメーバ赤痢

アメーバ赤痢(amebic dysentery)とは，厳密にいえば寄生性原虫(parasitic protozoa)である赤痢アメーバ Entamoeba histolytica による疾患(赤痢アメーバ症：amoebiasis, amebiasis)の病型の1つを意味している．しかし，1999年に施行された感染症法は従来の伝染病予防法と異なり，全数把握が必要な4類感染症として E. histolytica 感染症すべてを取り上げたので，アメーバ性大腸炎やアメーバ性肝膿瘍など，他の病型も全数把握の対象となる．このためか最近の報告例の上昇は著しく，この法律施行前は年間100～120例ほどの届出があったのみであるが，最近では約450例に達する届出がなされている．また，わが国ではアメーバ感染症について疫学面で新しい知見も見出されつつあり，臨床面からも重要視されるべき疾患である．本章ではこの原虫性疾患に関して最近のわが国における疫学的な知見，臨床面での進歩などを概説したい．

45.1　最近の疫学的知見

近年の研究でこれまで赤痢アメーバ(Entamoeba histolytica Schaudinn, 1903)と呼ばれてきた原虫は，光学顕微鏡レベルでは鑑別の困難な2種類のアメーバに分けられ，各々が独立種であることが確定した．すなわち1997年のWHOの提言[1]以来，それまで赤痢アメーバ病原株と呼ばれたアメーバを Entamoeba histolytica Schaudinn, 1903 (Emended Walker, 1911)，非病原株を Entamoeba dispar Brumpt, 1925 として扱うようになった．これに伴いアメーバ感染症の疫学，臨床面などについては種々再検討を必要とする課題が指摘されている．本章では，アメーバ感染症あるいはアメーバ赤痢の起因原虫を E. histolytica として以下の記載をしたい．

45.2　アメーバ感染の疫学

E. histolytica と E. dispar の正確な分布はまだ明確になっていない．断片的な疫学情報は次第に集積されつつあるが，特に発展途上国においてはまだ全体像は明らかではない．一方先進諸国においては近年疫学相の変化を伴ったアメーバ感染の様相が部分的に明らかになりつつある．すなわち第二次世界大戦後衛生環境の整備などにより他の経口感染症同様アメーバ(E. histolytica または E. dispar)の感染率は先進諸国では急速に減少したが，1980年代前後から疫学相の変化が明瞭になった．すなわち，1970年代後半よりアメリカなどでは大都市を中心にアメーバ感染者の急速な増加が観察されるようになった．この傾向は1980年代に至って一層明瞭となり，原因に関する種々の調査がアメリカやヨーロッパで行われた結果，男性同性愛者の性活動の上昇に伴うアメーバ感染の増加と結論された．換言すれば，男性同性愛者の性感染症の原因としてアメーバが関与していたことが明確になった．このような感染経路によるアメーバ症を sexually transmitted amebiasis と呼ぶが，疫学的な検索が欧米の大都市で広く行われ，地域によって少し差異はあるものの調査が行われたすべての都市において15～30％に達する高いアメーバ感染率が糞便検査

によって見出された（表45.1）[2]．しかし欧米の調査ではさらに興味あることが sexually transmitted amebiasis について判明した．すなわち，アメーバの感染が確認された男性同性愛者のほとんどは無症状で，血清学的にも陰性であり，分離株の性状を調べたところ，当時のいい方では赤痢アメーバの非病原株，つまり *E. dispar* が同性愛者間のアメーバ感染のほとんどすべてを占め，病原株，すなわち *E. histolytica* は見出せないことが明らかになった．このことは欧米の同性愛者は性行為によってアメーバに感染しても，その大多数は無症候性キャリアとして推移することを意味している．Reedら[3]はこれに関連して同性愛者のAIDS患者におけるアメーバ感染と症状の関連を検索したが，相関関係は見出せなかった．すなわち免疫不全の状態でも *E. dispar* 感染は発症しないことを示している．

わが国でアメーバ感染に関する疫学調査が行われたのは，やはり1980年代に入ってからであるが，筆者ら[4]によって欧米同様 sexually transmitted amebiasis が同性愛者の間に広がっていることが明らかにされた．また興味あることに，わが国ではアメーバ症に合致する臨床症状を有する同性愛者が多数見出され，無症状のままで推移している欧米の同性愛者のアメーバ感染とは著しい対比をなしていることが判明した．これらの同性愛者症例では血清抗体産生も確認され，またその後行われた同性愛者からのアメーバ分離株のアイソザイムパターンやモノクローナル抗体に対する反応性などの検査[5]でも病原性の赤痢アメーバ，すなわち *E. histolytica* が高頻度で検出された．現在までこのような疫学的な特徴を示している国はなく，今後アメーバの subpopulation の地域，病型による差異など，寄生体側の要因と宿主側の要因を解明し，この理由を明らかにする必要がある．最近注目すべきは，感染症法の施行以来増加してきた報告症例の中に異性愛行為によって感染したと思われる症例がみられることで，感染要因は異なっても恐らくHIVと類似して，異性愛行為による感染が増加するという経過をたどる可能性がある．

以上より容易に推測できるように，欧米と異なってわが国ではしばしば *E. histolytica* とHIVとの混合感染が同性愛者に起こっており，血清学的なアメーバ感染の診断にも問題が現れているように思われる（表45.2）[6]．現在まですでにかなり

表45.1 欧米における男性同性愛者とコントロールグループのアメーバ感染率の比較（文献[2]より一部改変して引用）

	homosexual men No. infected/ no. screened (%)		comparative groups No. infected/ no. screened (%)		reference
North America					
New York	18/89	(20)	4/139	(3)	William *et al*. (1978)
New York	39/126	(31)	74/5885	(1)	Kean *et al*. (1979)
Toronto	54/200	(27)	1/100	(1)	Keystone *et al*. (1980)
New York	10/51	(20)	0/64	(0)	Phillips *et al*. (1981)
San Francisco	145/508	(29)	—	—	Markell *et al*. (1984)
Los Angeles	38/140	(27)	—	—	Sorvillo *et al*. (1986)
Europe					
UK	52/470	(11)	—	—	Sargeaunt *et al*. (1983)
Berlin	45/197	(23)	—	—	Bienzle *et al*. (1984)
London	10/83	(12)	0/43	(0)	Chin and Gerken (1984)
Göteborg	28/133	(21)	0/27	(0)	Hakansson *et al*. (1984)
Helsinki	36/153	(24)	2/119	(2)	L. Jokipii *et al*. (1985b)
London	45/225	(20)	0/129	(0)	Allason-Jones *et al*. (1986)

データはいずれも糞便検査による．

表 45.2 HIV と *Entamoeba histolytica* 混合感染例のアメーバ感染の血清学的所見（文献[6]より一部改変して引用）

case No.	age (yrs)	CD4 (/μl)	clinical findings	serologic data for amebic infection			
				IHA	GDP	ELISA	WB
1*	41	23	liver abscess persistent diarrhea	×80	+	+	+
2†	42	592	dysentery liver abscess	×320	++	+	+
3†	34	unknown	dysentery liver abscess	×160	+	+	+
4*	45	13	dysentery	×640	++	+	+
5‡	25	15	dysentery liver abscess	—		+	+
6†	35	44	diarrhea liver abscess	×80		+	+
7	51	277	dysentery	×320	—		+
8	36	24	dysentery	×640	++	+	+
9	66	296	liver abscess	×640	++	+	+
10	38	69	asymptomatic	×640	+	+	+
11	39	420	liver abscess	×160	—	+	+

臨床症状はアメーバ症に合致すると思われたもののみリストした.
*下痢便中に *E. histolytica* 栄養型を検出, †肝膿瘍穿刺液中に *E. histolytica* 栄養型を検出, ‡大腸生検により組織内に *E. histolytica* 栄養型を検出.
IHA：間接赤血球凝集反応, GDP：ゲル内沈降反応, WB：ウエスタンブロッティング.

多数が報告されているが，臨床的な検索がまだ中途なのでHIV感染によって免疫不全が起こったときにアメーバ症がどのように影響を受けるかは今後の検討課題として残されている．

さらにわが国で注目すべき問題は，永倉ら[7]が最初に報告したような *E. histolytica* の施設内感染で，最近でもいくつかの事例がみられる．たとえば1997年の寄生虫学会では阿部ら[8]が大阪の2か所の施設で起こったアメーバ症の集団発生を報告したが，感染率が高い方の施設では囊子検出率は44%にまで達していた．施設内感染としてのアメーバ症の発生はアメリカなどでも以前から重視されていた．筆者らはわが国でのこのような施設内感染の実態把握を目的として疫学調査を開始したが，血清学的にも10～50%という高い陽性率を見出している．また，集団治療と環境衛生施策を併用した対策が有用であることをも確認しつつある[9]．今後わが国の衛生・福祉面を考える上で性感染と同様，あるいはそれ以上に重要な問題を提起しているものと思われる．

45.3 アメーバ症の診断・治療に関する進歩

上述のように *E. histolytica* と *E. dispar* とが別種であることが確認された[1]ので，臨床的な対応にそれまでと異なる注意が必要となった．まず *E. dispar* のみの感染であることが明確であれば治療の必要はないという合意もなされている．したがって診断も *E. histolytica* に特異的な方法で行われるべきであるし，またそれまでの一般的な考え方と異なって想像以上に *E. histolytica* と *E. dispar* の混合感染も多いことにも注意を払う必要がある．以前分離株のアイソザイムパターンで病原性が判断されていたときは，囊子を含む糞便を培養して栄養型虫体とする必要があったが，この培養操作によって *E. histolytica* を見逃す確率が高くなることも指摘されている．以上のアメーバ感染にかかわる臨床面の問題で特に注意しなければならないのは診断についてであろう．

まず *E. histolytica* 感染の特異的診断は以下の要点に基づいて行う[1]．

① 下痢便中の赤血球を捕食しているアメーバ

栄養型虫体の検出，②大腸などの組織内，肝膿瘍液中のアメーバ栄養型虫体の検出，③複数の方法による明瞭な特異抗体の検出，④モノクローナル抗体などによる特異抗原検出，⑤PCRなどによる特異的な遺伝子断片の検出．

いずれの方法でもアメーバ症に対応する臨床症状を示している場合は判断が容易であるが，最近の調査では E. histolytica の無症候性の持続感染を思わせる例が多数見出されており，無症状であっても注意を払う必要がある．

これらの方法のうち，栄養型虫体の検出は，臨床の現場では必須の方法であるが，特異抗原の検出とPCRによる特異的な遺伝子断片の検出も次第に確定診断の方法として頻用されるようになりつつある．モノクローナル抗体を利用したサンドイッチELISAなどによる特異抗原の検出法はすでにいくつかキット化されており，たとえばアメーバが大腸粘膜上皮を認識し，組織内に侵入する際に関与すると思われている adhesin に対するモノクローナル抗体によるサンドイッチELISAなどがキットとして市場化されている．遺伝子断片の検出に関しても種々の方法が確立されている．筆者ら[10]は糞便内の嚢子からDNAを抽出する方法を開発し，peroxiredoxin 遺伝子の塩基配列に基づいて設計したプライマーを用いたPCRを確立した．この方法は糞便内嚢子を培養せず直接DNAを分離できるため，きわめて有効なものとされている．

治療に関しては，依然 metronidazole などの5-nitroimidazole 系薬剤が第1選択薬剤として使用されている．しかしこれまでの研究で明らかになったように，この系統の化合物は腸管からの吸収が非常に速く，いわゆる luminal drug としてはほとんど作用しない．E. histolytica の無症候性感染が思ったより多く，継時的にどのような経過をたどるのかは今後の重要な問題であるが，このような無症候性感染に対処するために luminal drug のわが国の臨床への本格的な導入を考慮すべきであろうと思われる．

再興感染症の1つとしてアメーバ感染症は疫学相の変化を伴って，わが国の臨床の現場においても重要性を増している．特に施設内感染の今後の検索と対策確立はきわめて重視されるべきものと考えられる．事実1999年の感染症法の施行以来アメーバ症の届出は急速に増加しており，ウイルス性肝炎，梅毒，AIDS などに近い報告例数が東京都でもみられている．このような報告例の増加の原因は明らかではないが，決して臨床の現場でもまれな感染症ではないことは認識されるべきである．またアメーバの生物学的な研究からも E. histolytica, E. dispar の2種が別種として確定したので，新しい臨床対応も必要とされている．

〔竹内　勤〕

文　献

1) World Health Organization : Amoebiasis. *Wkly. Epidemiol. Rec.*, **72** : 97-99, 1997.
2) Allason-Jones, E. : Protozoal infections. Diseases in the Homosexual Male (Adler, M. W. ed.), pp. 59-75, Springer-Verlag, 1988.
3) Reed, S. L., Wessel, D. W. and Davis, C. E. : *Entamoeba histolytica* infection and AIDS. *Am. J. Med.*, **90** : 269-271, 1991.
4) Takeuchi, T., Kobayashi, S., Asami, K. and Yamaguchi, N. : Correlation of positive syphilis serology with invasive amebiasis in Japan. *Am. J. Trop. Med. Hyg.*, **36** : 321-324, 1987.
5) Kobayashi, S. Okuzawa, E., Takeuchi, T. and Tachibana, H. : Zymodeme profiles and reactivity to a monoclonal antibody specific for pathogenic *Entamoeba histolytica* of the isolates from serologically positive Japanese homosexual men with invasive amebiasis. *Jpn. Arch. Sex. Transm. Dis.*, **3** : 127-130, 1992.
6) Sanuki, J., Okuzawa, E., Imai, E., Kobayashi, S., Masuda, G. and Takeuchi, T. : Concurrent infection of homosexual men with human immunodeficiency virus and *Entamoeba histolytica* in Japan : Serodiagnosis of amebic infection. *Jpn. J. Parasitol.*, **44** : 421-425, 1995.
7) Nagakura, K., Tachibana, H., Tanaka, T., Kaneda, Y., Tokunaga, M., Sasao, M. and Takeuchi, T. : An outbreak of amebiasis in an institution for the mentally retarded in Japan. *Jpn. J. Med. Sci. Biol.*, **42** : 63-76, 1989.
8) 阿部仁一郎，西川禎一，安川　章：大阪市内の知的障害者施設における赤痢アメーバ症の集団発生．*Parasitol. Int.*, **46**(suppl.) : 92, 1997.
9) 竹内　勤：施設内感染の問題，特に寄生虫感染について．第9回国際医療協力シンポジウム「たしかな院内感染対策」, 2000.

10) Sanuki, J., Asai, T., Okuzawa, E., Kobayashi, S. and Takeuchi, T.: Identification of *Entamoeba histoltyica* and *E. dispar* cysts in stool by polymerase chain reaction. *Parasitol. Res.*, **83**: 96-98, 1997.

46. 急性ウイルス肝炎（A型とE型を除く）

　肝炎ウイルスとは，人に感染したときに，主に肝臓で増殖して肝臓の障害を起こすウイルスのことをいう．これらの肝炎ウイルスの初感染で起こる肝炎のことを，急性ウイルス肝炎と呼んでいる．現在までに A, B, C, D, E 型の5種類の肝炎ウイルスが発見されて診療の対象となっているが，それ以外にも肝障害を起こすウイルスはいくつも知られている．たとえば，偶然に感冒時に採血をすると，しばしば GOT, GPT の軽度の上昇が認められるし，伝染性単核球症でも多くの場合肝障害がある．しかし，それらの原因ウイルスは肝炎ウイルスとは称しない．

　肝炎ウイルスは，B, A, D, E, C 型の順に発見された．最近になり，G 型肝炎ウイルス，TT ウイルスといった肝炎ウイルスの候補が発見されたが，現在のところ，これらは肝炎ウイルスとしては否定的なため，ここには記載しない．ここでは，新4類感染症である A および E 型肝炎以外の急性ウイルス肝炎であり，新5類感染症に分類される B, C, D 型肝炎について述べる．

46.1　病原体の性状

　1）B型肝炎ウイルス（HBV）　ヘパドナウイルス（Hepadnavirus）科に属する．ウイルス粒子は Dane 粒子とも呼ばれ，直径は約 42 nm．カプシドの外側にエンベロープ蛋白をもつ．遺伝子は，約 3.2 kb の一部不完全な環状二本鎖 DNA であるが，その増殖過程で RNA を中間体として増殖する．つまり，逆転写酵素をもっており，この点でレトロウイルスに類似した性質をもつ[1]．RNA を増殖中間体とするため，DNA ウイルスとしては遺伝子塩基配列に変異の多いウイルスである．遺伝子 DNA が宿主遺伝子中に組み込まれること，X 遺伝子という発癌関連遺伝子をもつことから，肝炎ウイルスの中では最も癌ウイルスとしての特質をもっているといえる．

　2）C型肝炎ウイルス（HCV）　フラビウイルス（Flavivirus）科，ヘパシウイルス（*Hepacivirus*）属に属する．直径 55〜65 nm で，約 9600 塩基の＋鎖 RNA を遺伝子としてもつ．5′末端側に 341 塩基，3′末端側に 130〜150 塩基の非翻訳領域が存在しており，翻訳領域から最初に 3010 アミノ酸からなるポリプロテインが生成される[2]．このポリプロテインは，宿主細胞由来のシグナルペプチダーゼあるいはウイルスによってコードされているセリンプロテアーゼによって切断され，それぞれの機能蛋白になっていく．当初フラビウイルスやペスティウイルスとの比較によって推測されていた各蛋白質の機能は，次第に実証されてきている．5′末端よりウイルス粒子を形成する構造蛋白質であるコア，エンベロープ蛋白，p7 蛋白がコードされ，続いて非構造蛋白（non-structural protein：NS）である NS2 から NS5B までがコードされている．

　3）D型肝炎ウイルス（HDV）　デルタウイルス（*Deltavirus*）属に属し，直径 37 nm，遺伝子として 1.7 kb の－鎖環状 RNA をもつウイルスである．HBV との重複感染でのみ感染が成立するサテライトウイルスであり，ウイロイドともいえる．

46.2　国内外の流行状況

　1）B型肝炎　わが国おける散発性急性肝炎の原因としては，26.0％で A 型肝炎に次いで多い（1976〜1995 年までの国立病院急性肝炎研究班調査結果）[3]．日本赤十字社によって HBs 抗原，HBc 抗体，そして NAT（nucleic acid amplification test）による献血のスクリーニングが開始

された結果，現在，輸血によるＢ型肝炎は，ほとんど０となっている．むろん，輸血というものの本質上，ウインドウ期，測定感度の問題もあり，輸血後の感染症，中でもウイルス肝炎は真に０とはなりえない．輸血というものは本質的には危険なものであるということを，よく認識して使用すべきであるといえる．2003年に，一部報道機関によって，センセーショナルに輸血後肝炎のことが喧伝されたが，それらの多くは事実誤認に基づいていたのと，前記の認識に欠けていたといわざるをえない．

現在，急性Ｂ型肝炎は，そのほとんどが性感染症 (sexually transmitted diseases : STD) と考えられている[4]．急性Ｂ型肝炎の137例中31例が発症1～6か月前の期間に海外渡航経験があり，それぞれのHBVゲノタイプが渡航先の住民のHBVゲノタイプの比率を反映していたとの報告[5]もあり，国内外におけるSTDとしての感染が多いと考えられる．元来，日本ではHBVのゲノタイプはＢとＣがほとんどであった[6]が，近年は外来性であるゲノタイプＡのＢ型肝炎が増加していることも問題となっている．STDとしての拡散が速く，また慢性化しやすいことが懸念される．

2) Ｃ型肝炎 わが国おける散発性急性肝炎の原因としては，9.0％である (1990年以前のものについては，保存血清を用いて検査された)．輸血後Ｃ型肝炎については，1992年からの第2世代HCV抗体スクリーニングが導入され，現在ではHCV感染初期のいわゆるウインドウ期の供血者からの感染を防ぐため，日本赤十字社では核酸検査によるスクリーニング (NAT) を導入している．しかし，これによって，真に輸血後Ｃ型肝炎が０になるかについては，Ｂ型肝炎の項で述べたとおりである．血液感染であるため，現在発生している急性Ｃ型肝炎の経路としては，透析，民間療法などの不完全な医療行為，覚醒剤使用などが考えられる．最近，針を皮膚に刺して行う，女性を中心とした「脱毛治療」によるＣ型肝炎の感染例が報告されていることには注意が必要である．

3) Ｄ型肝炎 わが国ではHBVキャリアにおいてもHDV陽性率は低く，わずかに0.6％である．急性ウイルス性肝炎の原因としての重要性は，ほとんどない．地中海沿岸諸国などではHDV陽性率は高いが，急性肝炎の原因としては，HBVとの重複感染のキャリアからの同時感染しかありえない．

46.3 臨床症状

急性ウイルス肝炎は，典型例では肝炎ウイルスに感染して数週間～数か月の潜伏期の後に感冒様症状，消化器症状，発熱などで始まる前駆期が起こる．その後にトランスアミナーゼ上昇，ビリルビン高値となる黄疸期が続く．A, B, E型では臨床症状に大きな違いはないが，Ａ型でやや発熱が多いようである．一般に急性Ｃ型肝炎では自覚症状に乏しいことが多いが，中には発熱など強い症状を伴うものもあるので，症状だけからでは鑑別は不可能である．Ｅ型肝炎では黄疸の強い例が多いとされる．

潜伏期は，Ｂ型30～180日，Ｃ型15～150日，Ｄ型30～180日である．

肝合成能の指標としてプロトロンビン時間 (PT) を用いて，40％以下となるもの (急性肝炎重症型) については，劇症化しないか注意深く観察する必要がある．PT 40％以下に延長し，発症後8週間以内に肝性昏睡Ⅱ度以上の脳症を呈する例は，劇症肝炎と定義されている．劇症肝炎の病因の10～20％がＡ型肝炎，40～50％がＢ型肝炎，10～20％が薬剤性，20～30％が非Ａ～非Ｅ型である．ただし，Ｂ型による劇症肝炎の中には，急性肝炎だけなくキャリアからの急性発症が多く含まれている．

46.4 典型的な症例

ここでは，典型的な症例としてＢ型肝炎の1例と，針刺し後のＣ型肝炎の1例をあげる．

1) Ｂ型肝炎 (図46.1) 55歳の男性．糖尿病の治療・教育のため入院したところ，以前は陰性であったHBs抗原が陽性であることを発見された．その後，GOT, GPTの上昇を認め，比較

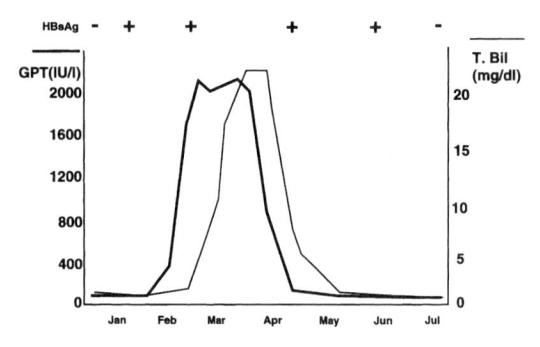

図46.1 急性B型肝炎の1例（本文参照）
55歳男性．

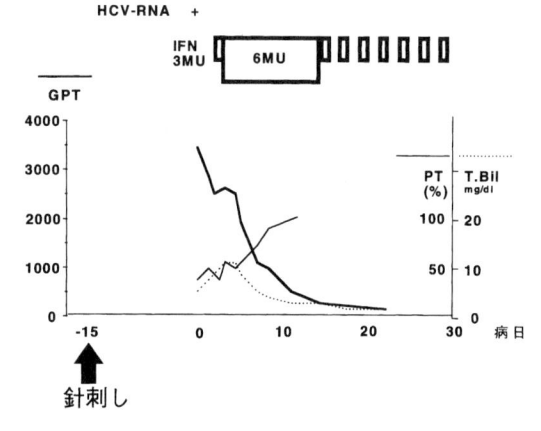

図46.2 急性C型肝炎の1例（本文参照）
27歳男性．

的重症の急性B型肝炎を発症した．約1か月前に，外国での commercial sex worker との性交渉があった．

2) **C型肝炎**（図46.2）　27歳の男性．手術中に針刺し事故を起こしてから2週間後に全身倦怠感と黄疸を発症．HCV-RNA陽性（ちなみにHCV抗体は陰性）でC型肝炎と診断．PT 40%と重症肝炎だったこともあり，インターフェロン投与を開始．総ビリルビンは11まで上昇したが，肝炎は次第に改善し，HCV-RNAも陰性化した．

46.5 診　　断

a. 臨床診断

全身倦怠感，食欲不振，発熱，黄疸などで血液生化学検査を受けてトランスアミナーゼ上昇を指摘されることが多いが，偶然の検査で発見されることもある．一般に GOT, GPT の上昇が γ-GTP や ALP などの胆道系酵素の上昇に比べて優位なことが多い（肝細胞障害優位）が胆汁うっ滞型（γ-GTP や ALP 優位）を示すこともある．一般に急性C型肝炎では，トランスアミナーゼが 1000 IU/L をこえるような高値はまれであるが，症例に示したような例もあるので，注意が必要である．

b. 検　　査

肝炎ウイルスマーカーを検査して鑑別を行う．むろん，海外渡航歴，食品摂取歴，アルコール摂取歴，薬剤服用歴も詳細に聞かなくてはならない．

1) **B型肝炎**　急性B型肝炎の診断は，HBs 抗原ではなく IgM 型 HBc 抗体で行う．急性肝炎重症型では HBs 抗原の消失が早く，これでは診断できないことが往々にしてある．IgM 型 HBc 抗体が高抗体価陽性であれば急性B型肝炎と診断してよい（「高抗体価」の基準は測定キットにより異なるが，一般に 3.0 以上あれば高抗体価である）．低値陽性の場合は，慢性B型肝炎（キャリア）の急性増悪のことがある．

2) **C型肝炎**　HCV-RNA 定性法（PCR 法，アンプリコア定性法など）を行う．HCV 抗体は，現行の第3世代 HCV 抗体キットでも，通常，感染後2か月くらいは陽性化しない（ウインドウ期）からである．HCV-RNA が測定できないときは，間隔をあけて HCV 抗体を測定して抗体価の上昇をみる．

3) **D型肝炎**　HDV 抗体であるが，急性かどうかの判断はできない．常に HBV 感染とともに起こるので，B型肝炎の重症化のときなどに適応をよく考慮して測定する．スクリーニングとしては不要である．

c. 鑑別診断

1) **A型肝炎**　IgM 型 HA 抗体が陰性であれば否定できる．

2) **E型肝炎**　HEV 抗体の測定であるが，十分に感度の高いキットは残念ながらまだ市販されていない．現時点（2003年12月）では，国立感染症研究所などへ相談した方がよい．他の型の

ウイルス肝炎が否定的で，流行地への渡航歴があれば疑ってみることが必要である．海外渡航歴のない例でも，生肉の摂取歴などの聴取は必要である．

46.6 治　　療

通常は，保存的な治療を行う．すなわち，安静とし，食欲不振，嘔吐などの症状が強ければ適宜補液を行うが，食欲が回復すれば不要となる．一般に，急性 B 型肝炎では，トランスアミナーゼの上昇は一峰性かせいぜい二峰性であるので，トランスアミナーゼが順調に低下して 100 程度になれば，退院して差し支えない．急性肝炎においては，肝庇護薬の投与は不要である．また，強力ネオミノファーゲン C を投与すればトランスアミナーゼは下がるが，全体経過は変えないので投与は不要と考えてよい．

劇症化には注意が必要である．PT が 40% を切る例では，意識レベル，肝のサイズ（エコーで測定）に注意を払い，劇症化の兆候がみられたら直ちに専門医へ移送すべきである．

抗ウイルス剤の投与は，B 型肝炎と C 型肝炎の場合に考慮されるケースがあるが，適用には細心の注意が必要であるので専門医に任せた方がよい．急性 B 型肝炎の場合，ラミブジン（3TC）が適用になる例は多くないが，劇症化が懸念されるような場合には投与を考慮する．これまでのところ，急性 B 型肝炎にラミブジンを投与したために慢性化したという報告はないようである．急性 C 型肝炎では，インターフェロン投与の保険上の適応はない．最近，急性期にインターフェロンを投与すると 100% に近い治癒率が得られたとの報告もある[7]が，必ずしも追試されているとはいえない．30% は慢性化しないということを考えれば，6 か月経過しても HCV-RNA が持続陽性である段階で投与を考えるのがよい．

46.7 予　　防

急性 B 型肝炎は事実上 STD であるので，通常の STD 予防と同様にコンドームなどの使用をすすめる．医療従事者では，針刺し事故による感染を防ぐため，前もって HB ワクチンの接種を受けるべきであろう．

急性 C 型肝炎については，発生頻度はきわめて少なくなったが，その経路は明らかでない場合が多い．予防策としては，標準予防策，針刺し防止などの予防策の遵守ということになる．残念ながら十分に効果的なワクチンの完成は，まだ当分見込めそうもない．C 型肝炎患者に使用した針による針刺し事故直後にインターフェロンを 1 回予防的投与することが一部の施設で行われているが，効果を実証するデータはなく，むしろ否定的なデータが出てきている．　　〔小池和彦〕

文　献

1) Ganem, D. and Varmus, H. E.: The molecular biology of the hepatitis B viruses. *Annu. Rev. Biochem.*, **56**: 651-93, 1987.
2) Houghton, M., Selby, M., Weiner, A. and Choo, Q. L.: Hepatitis C virus: structure, protein products and processing of the polyprotein precursor. *Curr. Stud. Hematol. Blood. Transfus.*, **61**: 1-11, 1994.
3) 八橋　弘，矢野右人：C 型肝炎 ― 診療のシンポジウム ― 疫学（肝疾患）．消化器病セミナー，**64**: 53-63, 1996.
4) Alter, M. J., Ahtone, J., Weisfuse, I. *et al.*: Hepatitis B virus transmission between heterosexuals. *J. A. M. A.*, **256**: 1307-1310, 1986.
5) Shiina, S., Fujino, H., Yasuda, H. *et al.*: HBs antigen subtypes among acute hepatitis patients in Japan-evidence of imported hepatitis. *Am. J. Gastroenterol.*, **83**: 727-729, 1988.
6) Orito, E., Ichida, T., Sakugawa, H. *et al.*: Geographic distribution of hepatitis B virus (HBV) genotype in patients with chronic HBV infection in Japan. *Hepatology*, **34**(3): 590-594, 2001.
7) Jaeckel, E. *et al.*: Treatment of acute hepatitis C with interferon alfa-2b. *N. Engl. J. Med.*, **345**(20): 1452-1457, 2001.

47. 急性脳炎（日本脳炎を除く）

47.1 病原体の性状

急性脳炎の主たる病原体は，RNAウイルスであるエコー，コクサッキー，風疹，麻疹，ムンプス，インフルエンザウイルス，DNAウイルスでは，単純ヘルペス1，2型（HSV-1，2），水痘・帯状疱疹ウイルスなどである（表47.1）．ウイルスの中枢神経への感染経路は，血行性と神経行性とに大きく分けられる．エンテロウイルスは腸管で増殖後，ウイルス血症とともに脳炎・髄膜炎を起こす．単純ヘルペスウイルスの場合，鼻粘膜から嗅神経経路あるいは，三叉神経節に潜伏していたウイルスが神経行性に好発部位の側頭葉・大脳辺縁系へ侵入すると考えられている．

47.2 国内外の流行状況

散発性の急性脳炎では単純ヘルペス脳炎の頻度が高く，主としてHSV-1型（口部ヘルペス）による．成人の単純ヘルペス脳炎は，年間100万人に1人，約300〜400例の発症とされ，北アメリカでは50万人に1人である．麻疹，風疹などに伴う急性脳炎（二次性脳炎）の頻度は，麻疹，水痘，風疹罹患で約1000人にそれぞれ1名の発生と推定されている．同一疾患群として，ウイルス感染に関連した急性脳症があるが，小児のインフルエンザ脳炎・脳症は増加の傾向にある．

表47.1 病原ウイルス

1. RNAウイルス
   日本脳炎，ポリオ，コクサッキーAおよびB，エコー，インフルエンザAおよびB，ムンプス，麻疹，風疹
2. DNAウイルス
   単純ヘルペス1および2，水痘・帯状疱疹ヘルペス Epstein-Barr，サイトメガロ，ヒトヘルペスウイルス6および7

47.3 臨床症状

脳炎の臨床像は，発熱，意識障害，痙攣，髄膜刺激症状などが出現する（表47.2）．臨床的に頻度の高い単純ヘルペス脳炎は，側頭葉・大脳辺縁系が好発部位であり，意識障害，痙攣発作，記憶障害などの頻度が高い．インフルエンザ，風疹，麻疹などに伴って意識障害，痙攣を認める場合，これらのウイルスによる急性脳炎，急性脳症（二次性脳炎）と考えられる．鑑別疾患として，各種髄膜炎，脳幹，小脳症状を主体とする脳幹脳炎，小脳炎，散在性病巣で特徴づけられる急性散在性脳脊髄炎（ADEM）などがあげられる（表47.3）．ADEMの場合，臨床的に急性脳炎と鑑別のつかないことが多い．AIDSの増加に伴い，亜急性脳症も注目されており，一方compromised hostでは日和見感染としてトキソプラズマ脳炎，サイトメガロウイルス脳炎などの増加がみられるが，これらは亜急性あるいは慢性の経過をたどる．遅発ウイルス感染症は，発熱，髄液細胞増加などの炎症所見を欠き，急性脳炎とは概念を異にする．

表47.2 急性脳炎の臨床像

前駆症状	頭痛，感冒症状，胃腸症状
意識・精神症状	意識障害（錯乱〜昏睡），痙攣，幻覚
錐体路徴候	運動麻痺，病的反射
錐体外路徴候	筋固縮，不随意運動
髄膜刺激症状	頭痛，嘔吐，項部硬直，Kernig徴候

表47.3 急性脳炎と近縁疾患

1. 急性脳炎（ヘルペス脳炎，日本脳炎，二次性脳炎，脳症）
2. 髄膜炎（細菌，結核，真菌，ウイルス性ほか）
3. 小脳炎，脳幹脳炎
4. 急性散在性脳脊髄炎（ADEM）
5. 遅発性ウイルス感染症（SSPE，PML，クロイツフェルト・ヤコブ病）

47.4 典型的な症例

17歳学生，男性．家族歴・既往歴は特になし．8月2日より微熱が出現，8日には頭痛が出現するも放置．10日より全身痙攣のため近くの病院に搬入され，抗痙攣剤の投与，気管内挿管による呼吸管理を受ける．翌日には意識清明となり抜管するも15日から39℃台の熱発，徐々に意識レベルの低下が認められたため，27日当院へ転入院となる．

入院時所見：血圧156/90 mmHg，脈拍82/分，体温38℃，呼吸数18/分，胸腹部異常なし．意識レベルJCS 3〜10，項部硬直（＋），Kernig徴候（＋）．四肢の筋トーヌス正常，腱反射正常，病的反射なし．膀胱・直腸障害（＋）．

検査所見：赤沈40 mm/1 hr，赤血球356万，白血球数12100/μl，CRP 1.07 mg/dl，GOT 31 IU/L，GPT 71 IU/L，ALP274 IU/L，梅毒反応（−），心電図，胸部レ線正常．脳波所見で右半球に周期性棘波（＋）．

脳MRI：右海馬・扁桃体，側頭葉に異常信号病変（図47.1）．髄液所見：初圧200 mmH$_2$O，細胞数149/mm^3，蛋白149 mg/dl，糖48 mg/dl，髄液の細菌・抗酸菌塗抹（−），髄液細菌培養（−），血清の単純ヘルペスウイルス（HSV）に対する補体結合抗体（CF）16倍，HSVへの酵素抗体（EIA）はIgM 0.36，IgG 31.9，一方日本脳炎ウイルスなどで有意な変動はみられなかった．髄液からHSV PCR（＋），髄液HSV EIA IgG 4.2，経時的に血清のHSV CF価は64倍へと上昇．

臨床経過：28日夜，痙攣重積，呼吸停止し，人工呼吸器管理．痙攣重積に対し，塩酸ケタミン，ミダゾラム投与．アシクロビル1.5 g/日の2週間点滴投与．その後，発熱，意識レベルは改善傾向みられ，以後，痙攣の再発なく，9月7日抜管．徐々に改善し，軽度の健忘を後遺症として残し，24日退院した．

本例は，臨床像，髄液からのHSV PCR陽性，血清CF抗体上昇，血清・髄液EIA抗体価比7.6と髄腔内産生を示した単純ヘルペス脳炎の典型例である．

47.5 診断

a. 臨床診断

発疹，リンパ節腫大などの随伴症状の有無に注目する．発熱，頭痛，意識障害，痙攣発作などは必発症状であるが，意識障害などのため，家人から聴取することも少なくない．海外渡航歴，動物の飼育歴，基礎疾患の有無なども合わせてたずねる．

バイタルサイン，一般理学的所見，神経学的には，精神症状，脳神経症状，錐体路，錐体外路症状，髄膜刺激徴候を調べる．

単純ヘルペス脳炎では，側頭葉・辺縁系が好発部位であり，意識障害，痙攣発作，記憶障害などの頻度が高い．風疹，麻疹などに伴う急性脳炎では，皮膚発疹など診断上参考になる．

赤沈の亢進，CRP上昇などの炎症所見，髄液所見で細胞数増加がみられ，糖値の低下は細菌性，結核性，真菌性髄膜炎を鑑別する必要がある（表47.4）．CT，MRI，脳波を施行する．ヘルペス脳炎では側頭葉・辺縁系に好発，ADEMにおいては散在性病変を示す．脳波では，ヘルペス脳炎において周期性一側てんかん放電（PLEDs）がしばしばみられる．

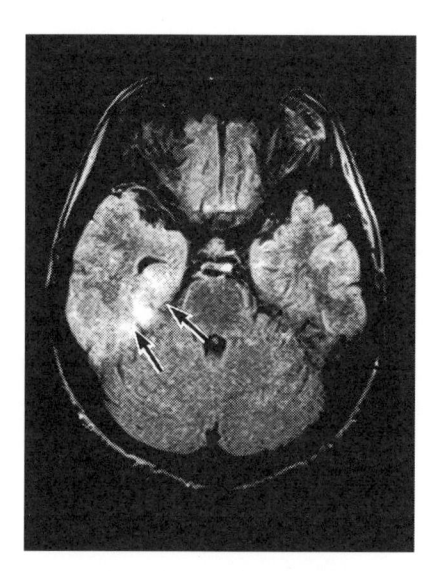

図47.1 ヘルペス脳炎のMRI像
FLAIR像，右側頭葉・辺縁系病変を示す（矢印）．

表 47.4 髄液所見の鑑別要点

項目	外観	圧（側臥位）mmH₂O	細胞数 /mm³	蛋白 mg/dl	糖 mg/dl
正常	水様透明	70〜180	5以下	15〜45	50〜80（血糖比0.6〜0.8）
ウイルス性脳炎	水様（日光微塵）	正常〜上昇	30〜500 リンパ球，単球	50〜200	50〜80
細菌性髄膜炎	混濁，膿性	200〜600	500以上 多核白血球	50〜1000	0〜20
結核性および真菌性髄膜炎	水様（日光微塵）	200〜600	30〜500 リンパ球，単球	50〜500	40以下

a．病原体診断

各種ウイルスに対する髄液からのPCR法を含む病原検索，血清，髄液のEIA，血球凝集抑制抗体HI，CFなどの抗体価検査がポイントになる．PCRによるウイルスゲノム検出は発症10日以内の急性期で陽性率が高く，抗体価は回復期にかけて上昇を調べる．髄液検査においては，外観，圧，細胞数とその細胞組成，糖，蛋白，アルブミンおよびIgG，Mの測定，鑑別上，グラム染色，抗酸菌染色，墨汁染色，一般細菌，血液培養およびウイルス培養を行う．髄腔内の局所抗体産生をみる場合，血清・髄液抗体価比（≦20），抗体価指数（≧1.91）を検索する．なお，経時的な検索のため，血清・髄液の一部を−80℃に保存しておく．

47.6 治療

治療の原則は，(1)気道確保，輸液，二次感染の予防などの一般療法，(2)抗ウイルス薬の投与，(3)痙攣発作・脳浮腫の治療，(4)後遺症への対策などである．

1）単純ヘルペス脳炎 本症が疑われる場合，アシクロビルの点滴静注に踏み切る．投与開始は，髄液所見でウイルス性脳炎と診断した時点，あるいはPCRあるいはEIAの検査を提出した時点と考えられる．抗ウイルス薬投与開始の遅れは訴訟問題になることもあり，より早期に投与される傾向にある．

この脳炎は主としてHSV-1型によるが，HSV-2型による髄膜炎・脳炎，水痘，帯状疱疹に伴う脳炎にもアシクロビルは適応になる．遷延例に対しては，ビダラビンを追加する．ヒト免疫グロブリン製剤の併用も一般的である．

処方例は次のとおり．

(1) アシクロビル：10 mg/kg，輸液200 mlを1日3回，1時間以上かけて点滴静注，14日間．

(2) ビダラビン：15 mg/kg，1日1回，5時間以上かけて点滴静注，7日間．

(3) ヒト免疫グロブリン製剤：2.5 g，5 g（初回），以後2.5 g，1日1回点滴静注，3〜4日間．

抗痙攣剤・脳圧降下剤：痙攣発作にはジアゼパム，フェノバルビタール，フェニトインの静注，筋注，痙攣重積には呼吸管理下でジアゼパム，ミダゾラム，ペントバルビタール（2〜3 g/日）の持続点滴投与を行う．脳浮腫に対しては10%グリセオール500 ml/日，あるいは副腎ステロイドを点滴投与する．

2）ウイルス脳炎（二次性脳炎），急性散在性脳脊髄炎（ADEM） 麻疹，風疹，ムンプスなどに伴って意識障害，痙攣を認める場合，二次性脳炎が考えられる．また，ADEMに対し副腎ステロイドの適応がある．

処方例として，デキサメタゾン6〜10 mg/日，2〜4日後から漸減，2週間前後の点滴投与．

治療の判定は，発熱などの炎症所見，神経症状，髄液所見などを参考にして判断する．抗ウイルス薬の投与は14日間であるが，遷延・再発例ではアシクロビルの1クールの追加，あるいはビダラビンに変更する．急性期を離脱した時点で，抗痙攣剤の経口投与に切り替える．

47.7 予　　防

　遺伝子工学を応用した単純ヘルペスウイルスワクチンが検討されているが，人のウイルス脳炎の予防的実用の域には達していない．麻疹，風疹ワクチンは，これらのウイルスによる急性脳炎（二次性脳炎），さらには遅発ウイルス感染症・亜急性硬化性脳炎を減少させる可能性がある．

〔庄司紘史〕

文　献

1) 森島恒雄, 庄司紘史, 倉田　毅：ヘルペス脳炎, スタンダード・マッキンタイヤ社, 1997.
2) 水口　雅：小児急性壊死性脳症. 神経進歩, **43**：68-74, 1999.
3) 庄司紘史：ヘルペスウイルス神経感染症の臨床. 医学のあゆみ, **189**：943-946, 1999.

48. クリプトスポリジウム症

48.1 病原体の性状

Cryptosporidium parvum によって生じる原虫性下痢症．*Cryptosporidium* 自体は，1907年にマウスで発見されたが，動物を含め病原性はないものと考えられていた．ヒトでは1976年に初めて下痢症との関連があるという報告がなされた．1982年に後天性免疫不全症候群（AIDS）の合併症として報告され注目を浴びるようになった新興感染症である[1]．その後旅行者下痢症，水系感染症を生じることも判明した．またヒト以外の多くの哺乳動物（特にウシ）にもよくみられる．

感染者/保菌者あるいは感染動物によって汚染された食物や水を介して感染が生じる．また糞-口感染もみられる．飲み込まれたオオシストは脱嚢胞化しスポロゾイトになり腸粘膜に入り込む．腸粘膜上皮細胞の微絨毛内で数回の無性生殖を繰り返した後，有性生殖を行いオオシストがつくり出される．さらにスポロゾイトが4個形成されて感染型オオシストとなり，糞便を通して拡散する．クリプトスポリジウムは腸粘膜細胞内に感染するが，下痢を生じるメカニズムについてはさまざまな因子が関与している（図48.1）．

また感染防御的な免疫は存在する．牧畜作業者などは，繰り返しクリプトスポリジウムの感染が生じるが，2回目，3回目の感染では臨床症状は軽くなる．クリプトスポリジウムが蔓延している地域の住民はクリプトスポリジウムに抵抗性があるのに対し，旅行者などは重篤な症状を呈しやすい．

48.2 国内外の流行状況

アフリカおよび中南米，アジア，ヨーロッパおよび北アメリカと，世界中に広く分布している．国内では輸入感染症としてもみられるが，国内感染も多くみられる．また水道水の汚染による水系

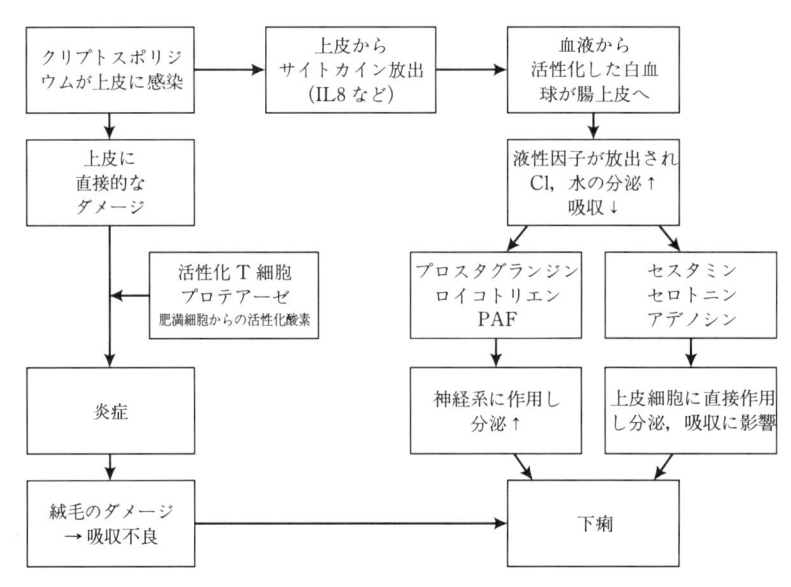

図48.1 クリプトスポリジウムによる下痢のメカニズム

表48.1 健常者と免疫不全患者におけるクリプトスポリジウム症の臨床症状の相違

	健常者	免疫不全患者
経過	自然軽快	慢性化，難治化
下痢	水様下痢（非血性），数回〜10回程度	1日12〜17Lに及ぶコレラ様下痢
下痢以外の症状	腹痛，嘔気，嘔吐，脱水，発熱	腹痛，嘔気，嘔吐，脱水，発熱
腸管外合併症	きわめてまれ	胆嚢・胆管炎，膵炎，呼吸器感染
治療	対症療法	パロモマイシン，HAART*
予後	11日以内に自然に改善	免疫不全の改善度によって変わる

*highly active antiretroviral therapy.

表48.2 AIDS 128例におけるクリプトスポリジウム症の経過

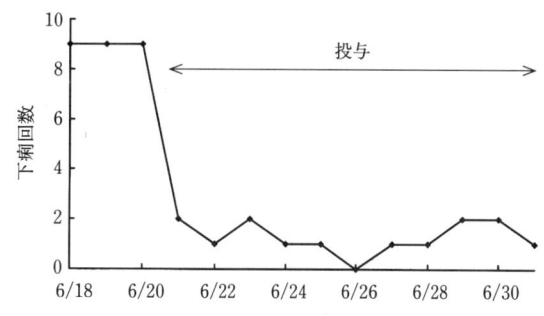

一過性	28.7%
慢性	59.7%
劇症型	7.8%
無症状	3.9%

図48.2 パロモマイシンが有効であったAIDS合併クリプトスポリジウム症の1例（1995年）

感染が世界中で多発している．国内でも1994年に約400人，1996年に9000人に及ぶ水系集団感染が発生した．日本における旅行者下痢症としては，1990年1月〜1997年10月に駒込病院を旅行者下痢症で受診し，クリプトスポリジウムの検査を施行した261例中6例2.3%にクリプトスポリジウムがみられた．

48.3 臨床症状

Cryptosporidium のオオシストを飲み込むことにより感染する．潜伏期は4〜14日で水様下痢，腹痛，嘔気・嘔吐，体重減少，食欲不振，鼓腸および倦怠感がみられる．しかしその病態は健常者と免疫不全患者では異なっている（表48.1）．健常者では急性の水様性下痢を生じ，自然に軽快する．一方，AIDSを代表とする免疫不全患者では，慢性の重篤な胃腸炎を呈し死に至ることもある．免疫状態が改善しなければ，その約2/3の例で症状が4か月以上継続し重症化するが，中には無症状の例もみられる（表48.2）．一般的にCD4陽性リンパ球数が50個/μl未満の患者で，劇症型および2L/日以上の下痢を生じる例が多い．また胆道系や呼吸器系への感染も腸管外合併症としてみられる．AIDS以外にIgA欠損症や小児も重症化する．

48.4 典型的な症例

(1) 健常者例： 32歳男性．東南アジアに調査のため旅行．1998年7月4日現地で生水を摂取したところ9日に水様下痢7〜10回/日，発熱および悪寒が出現した．手持ちのクラビット®内服するも効果なく，13日帰国後精査目的で受診した．受診時の身体所見では心窩部に圧痛を認めた以外所見がなかった．検便でクリプトスポリジウムのオオシストがみられ，クリプトスポリジウム症と診断した．18日には下痢消失するも検便ではまだオオシスト陽性．8月2日の検便でクリプトスポリジウムがようやく陰性化した．

(2) AIDS例： 40歳男性，1995年4月末より下痢（10回水様）あり，15kgの体重減少認めるため6月18日入院．入院時のCD4陽性リンパ球数は24個/μlと著減していた．身体所見ではるいそう著明で，口腔カンジダを伴っていた．ほかには恥骨上部の圧痛を認めたのみであった．便よりクリプトスポリジウムが陽性であったため，クリプトスポリジウム症と診断した．パロモ

マイシンを投与したところ下痢は著明に改善したため7月3日退院した(図48.2).しかし8月初めより嘔気あり,中旬になり下痢も5X程度となり,食欲もないため23日入院.便よりクリプトスポリジウム陽性.投薬にて下痢はコントロールされるも,吸収不良および体重低下を認めた.中心静脈栄養を行ったところ栄養状態の改善がみられたため9月24日退院となった.退院後もさらに体重減少続き,47 kgが37 kgとなった.便中のクリプトスポリジウムは多数検出されたままであった.10月25日中心静脈栄養投与目的で再度入院したが,嘔気・嘔吐続き,歩行も不可能となり,さらに肺炎も併発し11月3日死亡した.

48.5 診　　断

a. 臨床診断

抗生物質に反応しない水様性下痢を呈した場合に疑うが,臨床的に診断することは困難である.抗生物質無効の下痢として,ほかにランブル鞭毛虫症,イソスポーラ症,サイクロスポーラ症などを鑑別する必要がある.

b. 病原体検査

オオシストは約5μmの球形を示す.ショ糖浮遊法による鏡検で診断する(図48.3).診断するには経験が必要である.抗酸菌染色を行うとオオシストをずっと見つけやすくなる.特異蛍光抗体法や小腸生検によって診断することもある.

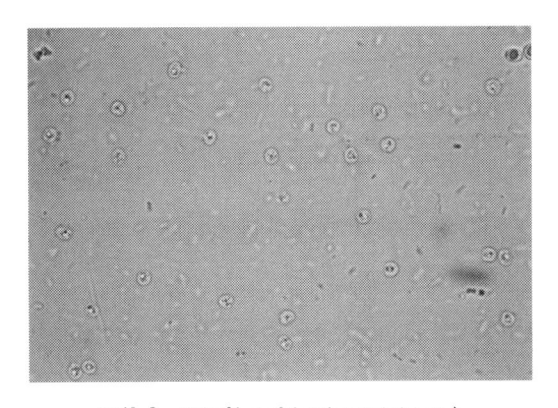

図48.3　クリプトスポリジウムのオオシスト
ショ糖浮遊法による鏡検(×400).

48.6 治　　療

治療法はまだ確立されていない.健常者では自然に軽快するので,その間脱水などに対して対症的に治療する.免疫不全患者ではパロモマイシン(国内発売中止)の投与により自覚症状の消失や改善が得られるが,便中のオオシストは治療中も検出される[2].強力な抗HIV療法によって免疫不全状態が改善すると,クリプトスポリジウム症も自然に改善する.しかし免疫不全が回復しなければ予後は不良である.

48.7 予　　防

ヒトからヒトへの感染予防で最も重要なことは「手洗い」である.患者には「排便後によく手を洗うこと」を説明し,医療従事者も患者の診療前後によく手を洗うことによって十分感染防止が可能である.感染源であるオオシストは各種消毒薬には抵抗性であるために消毒を過信してはならない.しかし熱には弱く70℃数分で死滅する.便が付着したものは煮沸消毒することで感染予防が可能である.

また塩素消毒に抵抗性なので,水道水を介して大規模水系感染も生じる.CD 4陽性細胞数が200個/μl 未満のHIV感染者では水道の生水摂取に注意を払う必要がある.　　〔味澤　篤〕

文　献

1) CDC : Cryptosporidiosis : An assessment of chemotherapy of males with acquired immune deficiency syndrome (AIDS). *MMWR*, **31** : 589-592, 1982.
2) Blanshard, C., Jackson, A. M., Shanson, D. C. et al. : Cryptosporidiosis in HIV-seropositive patients. *Q. J. Med.*, **85** : 813-823, 1992.
3) Clezy, K., Gold, J., Blaze, J. et al. : Paromomycin for the treatment of cryptosporidial diarrhea in AIDS patients. *AIDS*, **5** : 1146-1147, 1991.
4) Goodgame, R. W. : Understanding intestinal spore-forming protozoa : cryptospridia, microsporidia, isospora, and cyclospora. *Ann. Intern. Med.*, **124** : 429-441, 1996.
5) 増田剛太,今村顕史,味澤　篤ほか:旅行者下痢症の原因微生物としてのクリプトスポリジウム.第72回日本感染症学会総会,1998.

49. クロイツフェルト・ヤコブ病

　クロイツフェルト・ヤコブ病（Creutzfeldt-Jakob disease：CJD）は，病理学的には，大脳皮質，皮質下灰白質を中心として海綿状変化を伴う神経細胞の脱落，グリオーシス，ニューロピルの海綿状変化（図49.1）を，生化学的には，脳内にプロテアーゼ抵抗性の異常プリオン（PrP^{sc}）の蓄積を特徴とする疾患である．異常プリオンの蓄積による疾患はCJD以外に，Gerstmann-Sträussler-Sheinker病，Kuru（クールー）があるが，同様の病態は他の動物種にもみられ，いずれも脳組織を接種することにより他の個体に伝播可能であることから伝達可能な海綿状脳症（transmissible spongiform encephalopathy：TSE）の1つである．TSEの大きな特徴は，PrP^{sc}が宿主のプリオン遺伝子（PRNP）によってコードされていることである．

　本疾患の名称の由来は，Alzheimer研究所のCreutzfeldtが，進行性の痴呆，振戦，痙性，驚愕ミオクローヌス，および運動失調を呈した22歳の女性例を報告し，Jakobが，これと類似した3症例を報告したことによる．Jakobは，これらの症例では，いずれも，炎症像を欠き，大脳皮質を中心とした病変，尾状核，被殻，視床内側核の病変や錐体路の二次変性などが認められることを報告し，さらに，Kirshbaumが，本疾患には家族歴があること，また，ニューロピルに海綿状変化が伴うことを報告した．

49.1　疫　　学

　CJDは世界各地域にみられ，孤発例では，地域による有病率の差はなく，人口100万人につき約1人とされる．非典型例や分類不能の痴呆例にCJDが含まれていると推定され，それを考慮すると，有病率は数十倍以上との推定もある．リビア地域に集積性があり，この地域のユダヤ人のCJD有病率は他の地域の約30倍高い．この地域にプリオン遺伝子の変異（E200K）をもつものが集積しているためと思われる．

49.2　病　　態

　前述のように，他のTSE同様，CJDは脳内にプロテアーゼ抵抗性のプリオン（PrP^{sc}）が蓄積することにより神経細胞死が急速に起こり，組織の海綿状態が生じると考えられている．プリオンは20番染色体上のプリオン遺伝子（PRPN）によってコードされる糖蛋白で，C末端にGPIアンカー構造をもち，2か所のグリコシル化を受ける部分，4か所のαヘリックス構造をとると考えられる部分をもつ（図49.2）[1]．プリオンノックアウトマウスでは，一部に睡眠の異常や小脳の異常を認めるが，全体として，中枢神経内に際立った異常はなく，その生理的役割は不明である．GPIアンカー部分をもつことから細胞膜に付着し，加齢や変性過程から脳組織を守る働きをもつ可能性が指摘されている．

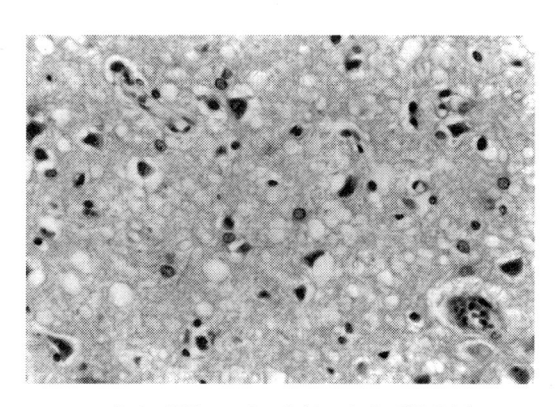

図49.1　CJDの脳病理像（大脳皮質，HE染色）
ニューロピルには多数の空胞がみられ，組織が海綿状となっている．神経細胞は脱落している．

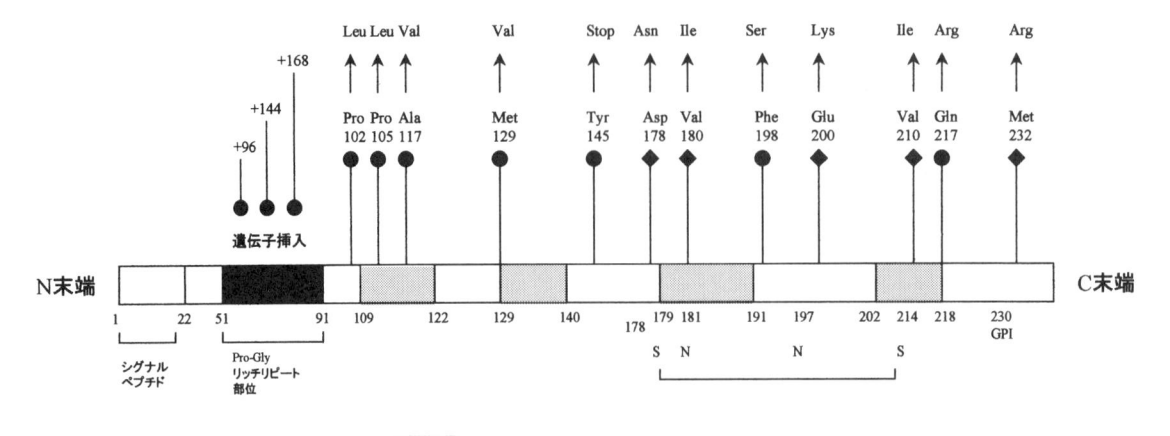

図 49.2 プリオン遺伝子の構造と報告されている遺伝子異常（文献[1]より改変）

プリオンは，PRNP の遺伝子配列から，4 つの α ヘリックス構造と 1 つの GPI アンカーをもつと考えられる．これまでに報告されているプリオン病にみられた異常 PRNP を示した．コドン 51〜91 のプロリン・グリシンリッチ部位には遺伝子挿入が，また，コドン 102 以降には突然変異が報告されている．PRNP の異常によって，異常プリオンがシナプス型沈着を示すかプラーク型沈着を示すかの違いがある．

正常なプリオン PrP^c はプロテアーゼによって分解されるが，異常プリオン PrP^{sc} はプロテアーゼ抵抗性である．NMR を用いて構造を解析した研究によって，PrP^c は 3 つの α ヘリックス構造をとっている[2]が，PrP^{sc} はコンゴレッドで重屈折を示し，アミロイド構造をとっており，これが直接的あるいは間接的に神経毒性を呈すると推定されている．

CJD 孤発例では，宿主の PRPN が PrP^c をコードしていることから，蛋白への翻訳後に PrP^c から PrP^{sc} へとコンフォメーション変化が生じると考えられている．この機序は不明であるが，PRPN をノックアウトすると TSE 伝達が起こらないこと[3]，伝達には「種の壁」があり，同一種間では伝達しやすく，種の隔たりが大きいほど伝達しにくいこと，また，マウスにハムスターの PrP を発現させるとハムスターの TSE をマウスに伝達可能となる[4]ことから，宿主の PrP のコンフォメーション変化は宿主の PRPN の遺伝子型，特に中央付近の塩基配列によって規定されているらしい．

ヒトの PRPN には，多型性（single nucleotidyl polymorphism : SNP）がいくつかあるが，そのうち，コドン 129 のメチオニン（M）とバリン（V）の SNP が，PrP^c から PrP^{sc} へのコンフォメーションの感受性に関係しており，M/M あるいは V/V のホモ接合体では CJD 罹患の感受性が高い[5,6]．

PrP^{sc} は，グリコシレーションを受ける部分やコンフォメーションの違いなどの化学的特徴からいくつかのストレインタイプに分けられている．1996 年にイギリスで発生した異形 CJD では，患者脳の PrP^{sc} のストレインタイプが，1990 年代にイギリスのウシに流行した牛海綿状脳症（bovine spongiform encephalopathy : BSE）の PrP^{sc} と同一であることがわかり，BSE が種の壁をこえてヒトへと伝達したと推定されている[7]．

PrP^c から PrP^{sc} へのコンフォメーション変化の機序は不明であるが，遺伝型 CJD では，遺伝子の変異の結果もたらされる PrP の一次構造変化によってコンフォメーション変化が生じやすくなっており，また，医原性 CJD では外部から暴露された PrP^{sc} が宿主の PrP^c と相互作用し，コンフォメーション変化を引き起こすと考えられて

いる．CJD のうち大多数を占める孤発例での PrP^{sc} が生ずる機序は不明だが，きわめて低い確率で PrP^c から PrP^{sc} へのコンフォメーション変化が生ずるため，加齢とともにその確率が累積した結果である可能性もある．

49.3 潜伏期

異常プリオンの脳内蓄積には一定の潜伏期間を要するが，cannibalism（食人）によって伝達される Kuru では，最年少患者は 4.5 歳で，cannibalism 終焉後から 40 年以上たっても発症者があることから，潜伏期の幅は広く平均 12 年程度らしい．ヒト下垂体ホルモンの筋肉注射によって生じた CJD でも潜伏期はやはり平均 12 年程度とされる．したがって，経口あるいは末梢組織からの感染路では潜伏期が 4～40 年で，平均 10～15 年と考えられる[8]．

49.4 遺伝性クロイツフェルト・ヤコブ病

CJD は大きく分け，孤発性，遺伝性，および後天性に分類されるが，このうち，CJD の約 15％が遺伝性で，常染色体優性遺伝形式をとり，プリオンをコードする遺伝子（PRNP）の突然変異や遺伝子挿入による．コードされる異常プリオンの違いによって臨床病理学的な特徴が異なることから，プリオン遺伝子の違いをもとに分類される[1]．

1) **D178N**（コドン 178，アスパラギン酸 → アスパラギンの変異，CJD178）　D178N+129V では CJD を，D178N+129M では家族性致死性不眠症（familial fatal insomnia：FFI）を呈するが，わが国では頻度が少なく，これまでに 1 例の報告があるのみ[9]．シナプス型の沈着を示す．

2) **V180I**（コドン 180，バリン → イソロイシンの変異）　わが国では，V180I，V180I+M232R，V180I+129V の遺伝子型をもつ例が報告されている．いずれも家族歴がなく，高齢発症であることから，V180I 変異はむしろ CJD 発症に抑制的に作用しているとの考えもある[10]．

3) **E200K**（コドン 200，グルタミン酸 → リジンの変異，CJD200）　スロバキア，チリ，リビアに地域集積性がある．孤発性 CJD と臨床症状は同様である．

4) **M232R**（コドン 232，メチオニン → アルギニンの変異）　家族歴が明らかでない場合があり，浸透率の低い遺伝子異常である可能性がある．

これらの診断は，PRPN の遺伝子解析で変異や異常挿入の有無を確認することによる．

49.5 孤発性クロイツフェルト・ヤコブ病

最も頻度が高い．多くの場合，初期には視空間障害，記銘力障害で始まり，種々の大脳皮質症候，皮質下症候を呈する．80％の症例では，経過中にミオクローヌスが認められ，その場合は脳波で周期性同期性放電（PSD）などの異常がみられる．臨床亜型として以下のものが知られている．

1) **Heidenhain 型**　視覚路，特に後頭葉の障害によるもので，Heidenhain の報告以来，今日まで報告は続いている．視覚経路のいずれからでも異常プリオンの伝達は生じうると考えられるが，Heidenhain 型で初期に視覚路が選択的に障害されるが，原因が眼科的疾患などによって伝達したものかどうかは不明である．

2) **線条体型**　しばしば，特に家族歴がある場合，ハンチントン病と間違えられることがある．線条体での病理変化は典型例の線条体での病理変化と同様である．

3) **動眼神経障害を伴う CJD**　CJD では，直接動眼神経核が障害されることはないが，核上性に障害されることがある．こうした場合は，進行性核上性麻痺と間違えられることがある．

4) **白質障害を伴う CJD**（全脳型 CJD）　経過の長い CJD では大脳白質や脳幹白質の障害が顕著なものがある．

孤発性では，PRPN の異常がないため，脳の海綿状変化とプロテアーゼ抵抗性 PrP の存在を確認する．脳生検では，採取部位によって偽陰性が生じやすく診断が困難で，主として剖検脳組織による．

孤発性 CJD では，急速な脳萎縮が特徴的で，剖検時の脳重量は 1000 g 以下になることが多い．

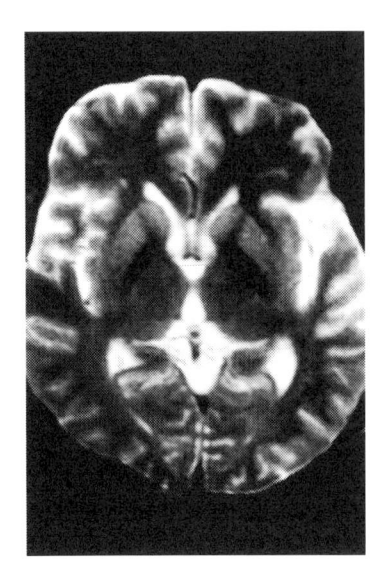

図 49.3 CJD患者のMRI T2強調画像
被殻，尾状核頭部が左右対称性に高信号域を示している．

大脳皮質の厚みの減少，基底核，特に被殻と尾状核，視床（前核と内側核群），小脳皮質の萎縮がみられる．また，大きな特徴として，海馬の大きさと構造が比較的保たれることがあげられる．これは，系統発生的に新しい部分が障害され，古い部分は保たれるためかもしれない．ミクロ所見として，海綿状態やニューロンの変性脱落，アストログリアの増生がみられる．

診断は，最終的には剖検脳で確認されるが，急速に進行する高次脳機能の障害と脳萎縮，ミオクローヌスの出現，脳波上PSDの出現があれば臨床的に診断できる．MRIでは，急速な脳萎縮に先立ち，線条体のT2強調画像や拡散強画像での高信号域化（図49.3）[11]，あるいは大脳皮質の拡散強画像での高信号域化が参考になる[12,13]．また，脳脊髄液中のNSE高値や14-3-3と呼ばれる脳蛋白の検出が有用である[14]．

49.6 後天性クロイツフェルト・ヤコブ病

後天性CJDには，医原性CJDと新異型CJDが含まれる．医原性CJDとしては，過去には角膜移植やヒト下垂体ホルモン注射薬によるものがある．最近，問題となっているものにヒト硬膜移植後のCJDがある．

新異型CJDとしては，イギリスで，発症年齢もしくは死亡時の年齢が通常より若く（平均27.6歳），経過の長い（平均13か月）CJD 10例が報告された．臨床症候の上でも，病初期には必ずしも痴呆はみられず，小脳症候と精神症候が中心となり，ミオクローヌスは末期でないとみられない．典型的なPSDはみられない．全例ともコドン129がメチオニンのホモ接合体で，PRPNの突然変異はみられなかった．

1990年代にBSEが大発生した後の1996年に患者が報告されたことから，両者の関係が検討され，その結果，BSEのPrPのストレインタイプと異型CJDのPrPのストレインタイプが一致していることが示された．

病理学的には，Kuru斑が多く，その周囲に空洞化（florid plaque）がみられる．基底核の海綿状変化が最も顕著で，そのほか小脳分子層にもみられる．また，大脳皮質外層にパッチ状にみられる．抗PrP抗体を用いると，小脳皮質などで通常の染色法で確認されるKuru斑より広い範囲にプラーク（plaque）がみられる．

診断は，病歴と臨床症状により疑い，剖検によって確かめられてきたが，異形CJDのPrP^{sc}のストレインタイプはこれまでのところ，タイプ4と呼ばれる単一のものである．末梢組織から伝達した場合は，末梢リンパ組織でもPrP^{c}からPrP^{sc}へのコンフォメーション変化が起こることから，扁桃リンパ組織を採取した診断する方法が試みられている．患者の扁桃リンパ組織を熱処理後プリオン抗体で免疫染色すると，正常では，染色されない（PrP^{c}が分解されるため）が，患者組織では染色性が保たれる．また，ウエスタンブロッティングを用いて，リンパ組織のPrPを検出すると，患者組織では，protease K処理によってもPrPが消失しないことから診断可能である[15]．MRIでは，両側視床枕にT2強調画像あるいはプロトン強調画像で高信号域がみられるpulvinar signが特徴的である[16]．

49.7 予後と治療

根本的な治療法はなく，予後は不良である．対症療法として，ミオクローヌスに対しては，クロ

ナゼパムが有効である.

49.8 その他

他のプリオン病と同様,本症と診断された場合は,「クロイツフェルト・ヤコブ病およびその類縁疾患調査票」の対象となるので,調査票を厚生労働省に送付する.

〔澤田秀幸・宇高不可思・亀山正邦〕

文献

1) Tateishi, J. and Kitamoto, T.: Inherited prion diseases and transmission to rodents. *Brain Pathol.*, **5**: 53-59, 1995.
2) Riek, R., Hernemann, S., Wider, G. *et al.*: NMR structure of the mouse prion protein domain PrP (121-321). *Nature*, **382**: 180-182, 1996.
3) Weissmann, C.: Molecular genetics of transmissible spongiform encephalopathies. *J. Biol. Chem.*, **274**: 3-6, 1999.
4) Prusiner, S. B., Scott, M., Foster, D. *et al.*: Transgenetic studies implicate interactions between homologous PrP isoforms in scrapie prion replication. *Cell*, **63**: 673-686, 1990.
5) Collinge, J., Palmer, M. S. and Dryden, A. J.: Genetic predisposition to iatrogenic Creutzfeldt-Jakob disease. *Lancet*, **337**: 1441-1442, 1991.
6) Palmer, M. S., Dryden, A. J., Hughes, J. T. *et al.*: Homozygous prion protein genotype predisposes to sporadic Creutzfeldt-Jakob disease. *Nature*, **352**: 340-342, 1991.
7) Collinge, J., Sidle, K. C., Meads, J. *et al.*: Molecular analysis of prion strain variation and the aetiology of 'new variant' CJD. *Nature*, **383**: 685-690, 1996.
8) Collinge, J.: Variant Creutzfeldt-Jakob disease. *Lancet*, **354**: 317-323, 1999.
9) Nagayama, M., Shinohara, Y., Furukawa, H. *et al.*: Fatal familial insomnia with a mutation at codon 178 of the prion protein gene: first report from Japan. *Neurology*, **47**: 1313-1316, 1996.
10) 岩崎 靖,曽根美恵,加藤武志ほか:プリオン蛋白遺伝子codon 180 の点変異とことなるアリル上に codon 129 の多型をともなった Creutzfeldt-Jakob 病の臨床病理学的特徴. 臨床神経, **39**: 800-806, 1999.
11) Bahn, M. M. and Parchi, P.: Abnormal diffusion-weighted magnetic resonance images in Creutzfeldt-Jakob disease. *Arch. Neurol.*, **56**: 577-583, 1999.
12) Na, D. L., Suh, C. K., Choi, S. H. *et al.*: Diffusion-weighted magnetic resonance imaging in probable Creutzfeldt-Jakob disease: a clinical anatomic correlation. *Arch. Neurol.*, **56**: 951-957, 1999.
13) Samman, I., Schulz-Schaeffer, W. J., Wohrle, J. G. *et al.*: Clinical range and MRI in Creutzfeldt-Jakob disease with heterozygosity at codon 129 and prion protein type 2. *J. Neurol. Neurosurg. Psychiatry*, **67**: 678-681, 1999.
14) Hsich, G., Kenney, K., Gibbs, C. J. *et al.*: The 14-3-3 brain protein in cerebrospinal fluid as a marker for transmissible spongiform encephalopathies. *N. Engl. J. Med.*, **335**: 924-930, 1996.
15) Hill, A. F., Zeidler, M., Ironside, J. *et al.*: Diagnosis of new variant Creutzfeldt-Jakob disease by tonsil biopsy. *Lancet*, **349**: 99-100, 1997.
16) Zeidler, M., Sellar, R. J., Collie, D. A. *et al.*: The pulvinar sign on magnetic resonance imaging in variant Creutzfeldt-Jakob disease. *Lancet*, **355**: 1412-1418, 2000.

50. 劇症型A群レンサ球菌感染症

劇症型A群レンサ球菌感染症(Streptococcal toxic shock syndrome : STSS)は，A群レンサ球菌(*Streptococcus pyogenes*, Group A *Streptococcus* : GAS)による突発的な敗血症性ショック病態である[1]．

GASは上気道炎，猩紅熱，軟部組織炎，産褥熱の原因菌である．感染に続いてリウマチ熱および腎炎を二次的に発症させる[2]．日本を含む先進諸国では，リウマチ熱は最近の20年間で激減し，また猩紅熱も軽症化が指摘され，現在日常的に遭遇する疾患は小児の咽頭炎のみである．ところが1980年代中期より北アメリカ大陸で重篤なGASによる敗血症性ショック病態の存在が確認された．同病態は1993年にアメリカ疾病管理センター(CDC)の研究者らにより独立した疾患と認知され，診断基準案が提示された(表50.1)[1]．

50.1 病原体の性状[2]

GASは直径0.5〜1.0μmのグラム陽性通性嫌気性菌で，血液寒天培地でコロニー周囲に境界鮮明な透明溶血環を形成する(β溶血)．莢膜内のM蛋白は宿主の補体活性を抑制し，オプソニン効果に拮抗して宿主内浸潤に関与する．M蛋白の抗原性によりGASはさらに約80種類に分類される(M蛋白分類)．M蛋白分類は手技が煩雑であるため，臨床では莢膜内T蛋白抗原性による分類(T蛋白分類)が用いられる．T蛋白の生物学的意義は不明である．

GASは約20種類の菌外毒素を産生する．streptolysin O (SLO)およびstreptolysin Sは宿主細胞膜に小孔を形成して破壊する(溶血毒)．SLOの宿主抗体(anti streptolysin O : ASLO)値は

表50.1 劇症型A群レンサ球菌感染症の診断基準(文献[1]より許可を得て翻訳，転載)

I項：A群溶レン菌の分離検出．
  A．正常ならば無菌部(血液，脳脊髄液，胸水，腹水，生検組織，手術創など)から検出．
  B．正常でも菌の存在する部位(咽頭，痰，腟，皮膚表面など)から検出．

II項：臨床症状．
  A．成人では収縮期圧が90 mmHg以下の低血圧．小児では各年齢の血圧正規分布で下側確率分布5%に相当する値以下．
    および
  B．以下の2項目以上を満たす臨床所見．
    1：腎障害．クレアチニンが成人では2 mg/dl以上，小児では各年齢の正常上限より2倍以上の増加．腎不全の既往がある症例では従来値の2倍以上の増加．
    2：凝固障害．血小板が10万/mm³以下で，凝固時間延長，フィブリノーゲン減少およびフィブリン分解産物の検出で診断される播種性血管内凝固症候群(DIC)．
    3：肝障害．SGOT，SGPTまたは総ビリルビン値が各年齢の正常上限より2倍以上の増加．肝不全の既往がある症例では従来値より2倍以上の増加．
    4：成人型呼吸窮迫症候群(ARDS)．急激に発症するびまん性の肺浸潤および低酸素血症で診断されるARDS．ただし心不全，急性に発症した毛細血管透過性亢進による全身性浮腫，または低アルブミン血症による腹水，胸水を否定すること．
    5：落屑を伴う全身性の紅斑様皮膚発赤疹．
    6：軟部組織壊死．壊死性筋膜炎および筋炎を含む．

I項AおよびII項が満たされると劇症型A群レンサ球菌感染症と診断が確定．
I項BおよびII項が満たされ，他の疾患が否定されると劇症型A群レンサ球菌感染症の可能性が高い．

GAS感染の診断に用いられる．発赤毒素（Dick毒素，Streptococcal pyrogenic toxin：SPE）は発熱および皮膚疹の原因毒素とされる．またhyaluronidase，streptokinaseなどの組織破壊性毒素の作用によりGASは強い組織浸潤能をもつ．

50.2 疫　　学

a．発症状況

厚生省（当時）研究班および病原性微生物検出レファレンスシステムの調査によると，日本では毎年約30例のSTSS症例が発症している[3]．アメリカ，カナダ，イギリスでも対人口比で日本と同様の発症が報告されている[4]．発展途上国では組織的なサーベイランス事業は行われていない．

b．疫　　学[3,4]

GASによる咽頭炎が小児疾患であるのに対し，STSSは中高齢者に好発する．少数例であるが新生児，学童児の発症も確認されている．死亡率は約40％である．発症または予後に性差は認められない．約60％の症例に悪性腫瘍（外科手術後が多い），肝疾患，糖尿病などの免疫不全をきたす可能性のある基礎疾患・既往がある．分娩時に発症したSTSS症例もある．40％の症例には特別な基礎疾患はない．

日本ではSTSSの二次発症は報告されていない．STSS症例の家族より，症例から分離されたGASと同一型（M蛋白型，T蛋白型，SPE産生型）のGASが検出されることが多いが，症例以外にSTSSを発症した事例はない．

STSSの発症機序は現時点では全く不明である．

50.3 臨床症状

千葉県北東部の筆者が勤務する病院（965床，三次救命救急センター附属）では1992～1999年に19例のSTSS症例に遭遇した．救命例は5例のみである．14例の死亡例中2例は来院時心肺停止状態（cardiopulmonary arrest on arrival：CPA）であり，8例は初診当日に死亡した．これらの症例は来院直後のショックまたは急性心停止が死因となり，死後の剖検・検査によりSTSSの診断が確定した[5]．

a．前駆症状

ショック症状発現の4～5日前より咽頭痛および発熱が前駆する例が多い．因果関係は不明であるが打撲，針治療または重労働が発症の契機と考えられる例もある．下痢，嘔吐などが前駆する例もある．発熱，筋痛，呼吸困難，不安感などが医療施設受診の動機となる．在宅でショックまたは心停止を起こすとCPAで搬送される．

b．初診時所見

患者は38℃程度に発熱し，筋痛を訴える．筋痛は特異で軟部組織炎・壊死の有無に関係なく自験例全例でみられた．「運動後の筋痛」と表現され，腰部・大腿部に好発し，安静で増悪する．患者の見当識は保持されているが強い不安感を呈し，筋痛とともに頻回に体位を変換する．患者は呼吸困難を訴え頻呼吸である．聴診およびレ線写真で異常所見はないが，動脈血ガス分析で低酸素・低二酸化炭素血症および著明な代謝性アシドーシスがみられる．

初診時には頻脈であるが，血圧は収縮期100 mmHg程度に保持されている．しかし突然収縮期血圧が60 mmHg程度に低下するか，または心停止に陥る．自験例の多くは初発時のショック・心停止から回復できず，不幸な転帰を辿った．

ショック症状発現後急速に多臓器不全が進行する．播種性血管内凝固症候群（disseminated intravascular coagulation：DIC），成人型呼吸窮迫症候群（adult respiratory distress syndrome：ARDS）および腎不全は必発であるが，臨床および病理所見では障害される臓器は個人差が著明である．脳幹部に広範な壊死をきたした症例や，著明な肺出血により窒息に陥った症例もある．軟部組織炎・壊死はSTSSに特有の症状と思われているが，自験例で同症状がみられた症例は半数以下である．自験例の心停止症例は事前に不整脈，血圧低下もみられず，突然心拍停止状態に陥り，通常の蘇生処置には反応不良であった．

自験例の分娩時に発症したSTSS症例は3例とも類似した臨床経過を辿った．分娩進行中に胎児心音が停止して死産となり，分娩終了後1時間

以内に母体もショック状態となった．著明なDIC（血小板数が1万/mm³以下）および溶血をきたした．胎児，胎盤および母体血中からGASが高濃度に検出された．分娩時に発症するSTSSの危険因子として，①30歳以上の比較的高齢者，②経産婦，③妊娠30週ころの陣痛発現，④陣痛発現時の母体発熱が指摘されている[6]．

50.4 症　　例

60歳代の特別な既往歴のない男性．農作業中に左胸部を打撲した（第1病日）．第2，第3病日とも37℃以上に発熱して臥床していた．第4病日未明から全身疼痛，嘔吐，下痢をきたし，同日午前6時に本院を受診した．初診時左胸部皮膚に手掌大の暗赤紫色斑があり，皮膚冷感および発汗著明で，四肢末端にチアノーゼがみられた．呼吸困難の訴えあり，頻呼吸（40回/分）であったが，肺野聴診ではラ音は聴かれず，肺野レ線像は清明であった．腹部単純写真ではイレウス所見がみられた．血圧は110/70 mmHg，脈拍120/分で無尿であった．動脈血ガス分析はpH=7.299，Pa_{CO_2}=22.4 mmHg，Pa_{O_2}=65.0 mmHg，BE=－13であった．「挫滅症候群」の診断で入院となり，諸検査施行中の13時30分に突然心停止状態となり，気管内挿管下に蘇生術を施行し心拍は再開したが，カテコラミンおよび大量輸液にも反応不良で収縮期60 mmHgの低血圧であった．また心拍再開直後から，左胸部の変色皮膚部周囲に小指頭大で血漿様内容の水疱が数個出現した．水疱は数十分間で拡大し相互に融合して破綻した．水疱破綻部の皮膚は壊死状態であり，さらに周囲に水疱が多発し，これらも拡大，融合，破綻を反復し，15時には皮膚壊死は左上肢，左胸部，腹部および腰部に広がり，また右上肢皮膚も壊死となった．15時30分に左胸部の皮膚を試験切開したところ，同部の筋膜も壊死状態であった．17時に再度の心停止となり，蘇生不可で死亡と診断した．血液および壊死部滲出液からGASが検出された．

50.5 診　　断

a. 臨床診断

発熱および呼吸困難，筋痛，不安などの重要臓器への循環障害を示唆する症状をきたす患者はSTSSを疑う．自験例では初診時にCRP上昇は全例にみられたが，白血球数は増加例，減少例があり不定である．CPK値は1000 IU/L以上に，またBUN，クレアチンも増加している．血小板数は10万/mm³以下に減少していることが多い．

b. GASの検出

血中からGASを検出してSTSSの診断が確定する．GASの血液培地での発育は遅く，またSTSS症例は病態が急速に悪化するため培養結果を待つ時間的余裕はない．STSSの敗血症は著明で，末梢血および軟部組織炎・壊死部からの滲出液のグラム染色標本を検鏡するとレンサ球菌が直接観察できる．感作ラテックスの凝集を利用したGAS感染の迅速診断キットが市販されている．同製品は本来咽頭膿を検体試料とするものであるが，STSSでは血清および組織滲出液でも反応が得られ早期診断に有益である．

50.6 治　　療

救命には初発時のショックへの対応が重要である．血圧保持には多量の輸液が必要であるが，過剰輸液は容易に肺水腫を合併するため，肺動脈圧の監視が必要である．カテコラミンの効果は不良であるが，輸液許容範囲を拡大するためにドーパミン10μg/kg/分程度を投与する．ARDSと腎不全は必発で，気管内挿管下の人工呼吸および透析を早期に開始する．自験例では代謝性アシドーシスに対して重曹液を投与すると，心不全を増悪させたので禁忌と考える．

軟部組織の炎症・壊死部位は菌の生息部位であり，可及的広範囲な切除が必要である．外科的処置を契機に病態が悪化した症例を複数経験しており，カテーテルの留置を含む観血的処置は早期かつ一期的に行うべきと考える．

STSS症例から分離された菌株はβラクタム系抗菌薬に良好な感受性を示し，ペニシリン系抗

表 50.2 劇症型 A 群レンサ球菌感染症 (STSS) に対する抗菌薬投与計画案

A：基本的な抗菌薬の組合せ
　(1) アンピシリン 2 g を 4〜6 時間ごと
　　（またはペニシリン G 200 万〜300 万単位を 4〜6 時間ごと）
　　　　　　　＋
　(2) 第 3 世代セファロスポリン系
　　セフタジジム (CAZ) またはセフチゾキシム (CZX) 1〜2 g を 8 時間ごと
　　　　　　　＋
　(3) 免疫グロブリン製剤

B：ペニシリンアレルギー症例では基本的組合せを A に代えて，
　(1) 第 1 世代セファロスポリン系
　　セファゾリン (CEZ) 2 g を 8 時間ごと
　　　　　　　＋
　(2) ゲンタマイシン 120 mg を 12 時間ごと
　　　　　　　＋
　(3) 免疫グロブリン製剤

C：敗血症病態が重篤であれば
　(1) A に加えて，ゲンタマイシン 120 mg を 12 時間ごとまたは
　(2) B の (1) に代えて第 3 世代セファロスポリン系

菌薬が第 1 選択と考える（表 50.2）．しかし高密度に GAS が生息すると菌の発育が抑制され，β ラクタム系抗菌薬の菌への取込みが低下する (Eagle 氏現象)．組織への移行性および菌毒素産生抑制効果を期待してクリンダマイシンを推薦する意見もある[7]．

抗菌薬の伴用効果，DIC に対するヘパリンまたは抗蛋白分解酵素阻害剤の効果，血液浄化療法の効果については未検証である．

50.7 予　防

GAS のワクチンは実用化されておらず，STSS を含めて GAS による疾患の予防法はない．STSS はまれな疾患であり二次発病もないので，特別な予防は無用と考える．筆者が勤務する病院では，前述の危険因子に該当する妊婦は咽頭および産道の培養を行い，GAS が検出された場合はペニシリン系薬の経口投与により除菌を行っているが，分娩時に発症する STSS の予防効果は不明である．

STSS 症例が他者への咽頭炎，創部感染の感染源となる可能性があり，医療施設へ収容された症例はメチシリン耐性ブドウ球菌 (methicillin resistant *Staphylococcus aureus*：MRSA) 保菌者と同様の隔離が必要と考える．〔清水可方〕

文　献

1) The Working Group on severe streptococcal infections：Defining the group A streptococcal toxic shock like syndrome. *JAMA*, **269**：390-391, 1993.
2) Bisno, A. L.：*Streptococcus pyogenes*. Principle and Practice of Infectious Disease (Mandell, G. L., Douglas, R. G. Jr. and Bennett, J. E. eds.), pp. 1518-1538, Churchill Livingstone, 1990.
3) 清水可方，五十嵐英夫，村井貞子，大国寿士，渡辺治雄，内山竹彦，大江健二：本邦における劇症型 A 群レンサ球菌感染症の現況と診断基準案の提示．日本感染症学会雑誌，**72**：258-265, 1998.
4) Schwartz, B., Facklam, R. R. and Breiman, R. F.：Changing epidemiology of group A streptococcal infection in the USA. *Lancet*, **336**：1167-1171, 1990.
5) 大江健二：劇症型 A 群レンサ球菌感染症の病理．劇症型 A 群レンサ球菌感染症 — ヒト喰いバクテリアの出現 —（渡辺治雄，清水可方監修），pp. 83-95, 近代出版，1997.
6) Udagawa, H., Oshio, Y. and Shimizu, Y.：Serious group A Streptococcal infection around delivery. *Obstet. Gynecol*., **94**：153-157, 1999.
7) Stevens, D. L., Bryant, A. M. and Yan, S.：Invasive group A streptococcal infection：New concepts in antibiotic treatment. *Intern. J. Antimicrobiol. Agent*., **4**：297-301, 1994.

51. 後天性免疫不全症候群（AIDS）

WHO の発表によると 2002 年末で世界の HIV (human immunodeficiency virus) 感染生存者数が 4200 万人で，累積 AIDS (acquired immunodeficiency syndrome) 死亡者数は 2800 万人に達している．したがってこれまでに 7000 万人が HIV に感染したことになる．アフリカに最も多いが，最近は南〜東南アジアで猛烈な勢いで増加している．一方，アメリカその他の先進国では，新規の感染者がようやく減り始めている．しかし，そのような中で，日本は先進国でありながら新規報告例がいまだに年々漸増している．特に国内での性的接触による感染の増加傾向が顕著である．

1990 年代の半ばまで，HIV 感染症や AIDS に対する治療法には限界があり，悲観的雰囲気が支配的であったが，ヌクレオシド系逆転写酵素阻害薬に加え，プロテアーゼ阻害薬や非ヌクレオシド系逆転写酵素阻害薬が開発され，それらを併用 (highly active antiretroviral therapy: HAART) することで，今までにない良好な成績が得られることが明らかになり，患者の生命予後が著しく改善された．

51.1 病原体の性状

AIDS は，いわゆる emerging infectious disease（新興感染症）の 1 つで，1981 年に初めて誌上に発表された[1]．1983 年に患者から，それまで知られていなかった新しいレトロウイルスが分離され，それが原因であることが判明し[2]，HIV と命名された．1986 年に西アフリカの AIDS 患者から新種の HIV (HIV-2) が発見され，従来のものは HIV-1 と呼ばれるようになった．HIV-2 は感染性が HIV-1 より低いためか，西アフリカに限局しており，現在世界中に広がっているのは

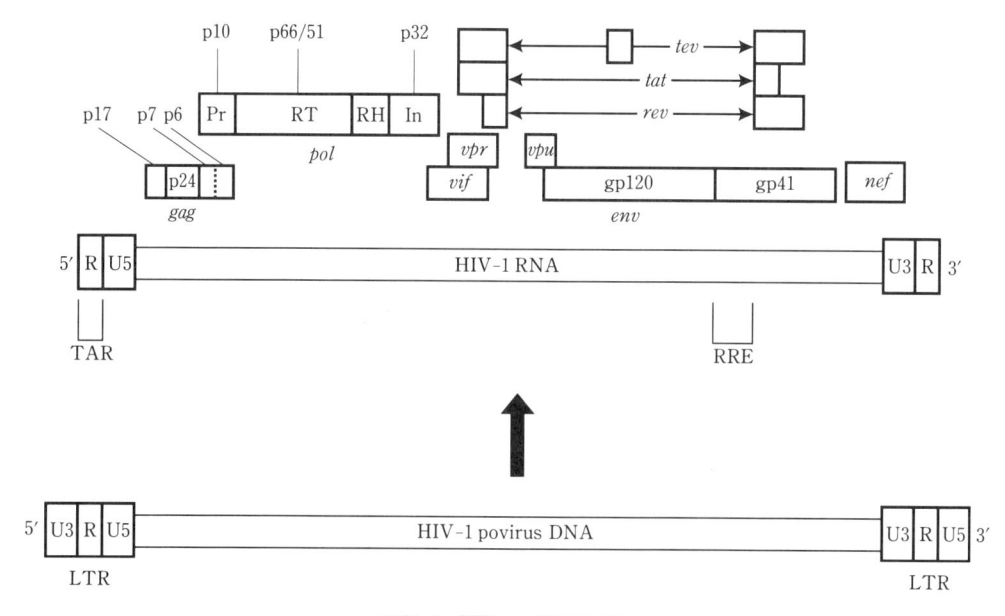

図 51.1 HIV-1 の遺伝子構造

HIV-1である．HIV-1にはM, O, Nの3グループがあり，MにはさらにA〜JないしKの10〜11種のサブクラス（クレイド）がある．

HIVは直径約0.1μmで脂質二重膜よりなる外被を有し，外被にはgp120 (HIV-1)/gp105 (HIV-2)，gp41 (HIV-1)/gp36 (HIV-2) などの糖蛋白が結合している．コアはp24 (HIV-1)/p26 (HIV-2) 蛋白で覆われており，中に2本のHIV-RNAや逆転写酵素，プロテアーゼ，インテグラーゼを含んでいる．

HIV表面のgp120がCD4分子と親和性が高いことから，HIVは主としてCD4陽性リンパ球に感染する．リンパ球の細胞膜とHIVの外被膜の融合には第2のレセプターとしてCXCR-4あるいはCCR-5といったケモカインレセプターが重要な役割を担っている．gp129, gp41, CD4，ケモカインレセプターの相互作用の結果，HIVの外被膜とCD4陽性細胞の細胞膜が融合し交通孔があき，ウイルス内容が細胞内に移動する．HIV-RNAは細胞内で脱核され，逆転写酵素の働きでDNAに変換され，インテグラーゼの働きで宿主細胞のDNAに組み込まれプロウイルスとなる．このプロウイルスからHIV遺伝子RNAやmRNAが読み取られる．

HIVの遺伝子RNAは約10 kbの塩基から構成されており，図51.1に示すようにgag, pol, envのほかにtat, rev, nef, vpuなど数種のaccessory geneを有している．はじめmulti-spliced mRNAができ，Tat蛋白やRev蛋白などができる．Tat蛋白はmRNA上のtransact-ing responsive element (TAR) に作用し，転写を強力に促進する．転写でできたunsplicedおよびsingly spliced mRNAのRev responsive element (RRE) にRev蛋白が結合することによりこれらのmRNAが，核から細胞質に誘導され，Gag, Pol, Envなどの蛋白の合成（翻訳）が加速される．Env前駆蛋白gp160は細胞性プロテアーゼでプロセシングされgp120とgp41になる．gp120とgp41はGagおよびGag-Pol前駆蛋白とともに感染細胞の細胞膜下にアッセンブルされ，出芽し放出される．この過程において，GagとGag-Pol前駆蛋白はGag-Polのプロテアーゼ部分が示すプロテアーゼ活性によりプロセシングされ，Gagからはp24, p17, p7, p6が，またGag-Polからはプロテアーゼ (p10)，逆転写酵素 (p66/51)，インテグラーゼ (p32) が切り出される．このようなプロセスを経て，図51.2に示すようなHIV-1粒子へと成熟し，感染性を有するビリオンが完成する．

51.2 国内外の流行状況

AIDSの存在が知られて以来，2002年12月末までに全世界で約280万人のAIDS例がWHOに報告されている（図51.3 (a)）．しかし，これは報告された症例数であって，実際の患者数はその数倍程度と推定されている．一方，感染者数は累積で約7000万人と推定されている．アフリカの状況は特に深刻で，地域によっては全人口の30％以上がHIV陽性となっているところもある．最近はインド，ミャンマー，中国南部を中心とした南〜東南アジアでは猛烈な勢いで感染者が増加している．アジアでは流行からまだ日が浅いのでAIDS発症者数は少ないが，人口が圧倒的に多いので今後，アメリカ，アフリカを抜き，最もAIDSの多い地域になるのではないかと予測されている．一方，アメリカやヨーロッパの先進国では，新規の感染者数が頭打ちないし減少に転じているところが多くなっており，タイの状況も深刻であったが，新規感染者はようやく減少傾向を示し始めた．

日本の累積AIDS患者数は2002年12月末ま

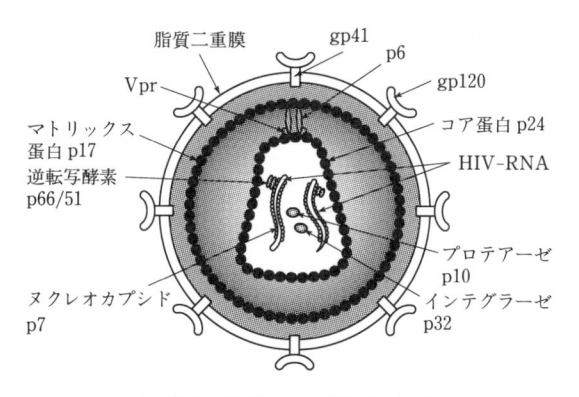

図51.2 HIV粒子の構造（模式図）

でで約3200人と比較的少ない．この約20%が血友病患者で，非加熱血液凝固因子製剤による感染からの発症者である（図51.3(b)）．AIDSを含むHIV感染者は血液製剤によるもの1430名，その他の感染経路によるものでは7670名が報告されている．日本でははじめ，非加熱血液凝固因子濃縮製剤による血友病患者の感染が大部分を占めていたが，最近は性行為による感染が急増しており，全感染者の約7割以上を占めている．この傾向は世界の先進国の減少傾向に逆行するものであり，より活発な啓発活動が不可欠である．

51.3 臨床症状

HIVに感染すると多くは2週～2か月後に伝染性単核球増多症様あるいはインフルエンザ様の急性期症状を呈し，これが2～3週続くが，無症状のこともある．この時期はウイルス血症が高度である．しかし，まもなく細胞性免疫が働き，中和抗体も産生されるため，血中ウイルス量が減少し，臨床症状も自然に軽快して，無症状となる（図51.4）．

しかしながら，HIVは持続感染の病態をとるため，体内に残存する．しかも，臨床的には無症状であるにもかかわらず，リンパ組織では濾胞樹枝状突起細胞(follicular dendritic cell)などを中心にHIVが大量に存在し，全体で毎日10^{10}個前後のHIVビリオンが複製されている．感染を受けたCD4陽性リンパ球は寿命が2日あまりと短く，また非感染細胞もアポトーシスを起こし死滅するため，CD4陽性リンパ球が徐々に減少する．CD4陽性リンパ球は細胞性免疫，液性免疫の双方を活性化する要(かなめ)であることから，この細胞が限度以下に低下すると免疫不全に陥る．無症候期の血漿中HIV-RNA量が多いとCD4陽性リンパ球数の減りが早くなるのみならず，逆転写される量も多いため変異の出現も多くなり，ビルレンスの高い変異株や薬剤耐性の変異株が出現し，病状が進行しやすい[3]．CD4陽性リンパ球数はその時点の免疫状態を示すのに対し，血漿中HIV-RNA量はその後の病気の進行速度を示す指標となる．治療の開始時期，治療効果の判定，治療薬変更時期の判断など臨床上の重要な判断はほとんど，これら2つの指標によってなされる．CD4陽性リンパ球数が300～200/μlまで下がると，持続性全身性リンパ節腫脹(persistent generalized lymphadenopathy：PGL)，発熱，下痢，口腔カンジダ症，体重減少などを伴うAIDS関連症候群(ARC)を呈する時期に入る．CD4陽性リンパ球数が200個/μl以下になるとカリニ肺炎その他のいわゆるAIDSの指標疾患（表51.1）が出やす

(a) 世界のAIDS患者数

(b) 日本のAIDS患者数

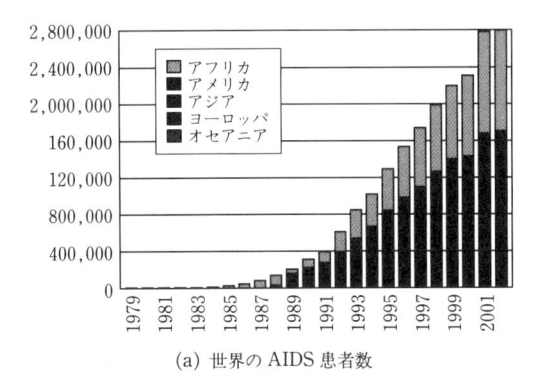

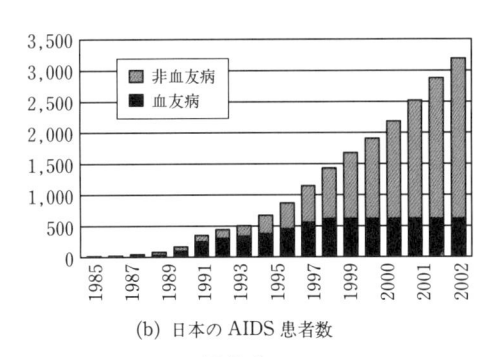

図51.3

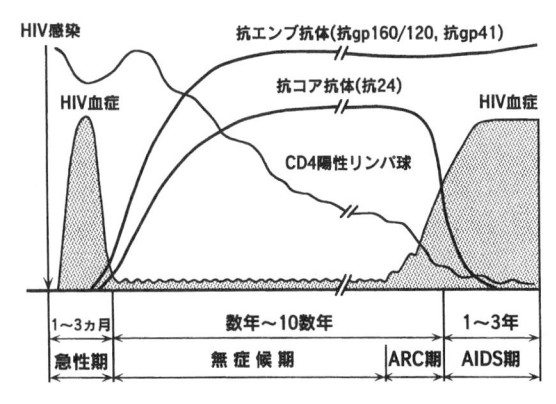

図51.4 HIV感染症の経過（模式図）

51. 後天性免疫不全症候群（AIDS）

表 51.1 サーベイランスにおける AIDS の診断のための指標疾患

A. 真菌症
 1. カンジダ症（食道，気管，気管支，肺）
 2. クリプトコッカス症（肺以外）
 3. コクシジオイデス症
   a. 全身に播種したもの，b. 肺，頸部，肺門リンパ節以外の部位に起こったもの
 4. ヒストプラズマ症
   a. 全身に播種したもの，b. 肺，頸部，肺門リンパ節以外の部位に起こったもの
 5. カリニ肺炎（注：原虫という説もある）
B. 原虫症
 6. トキソプラズマ脳症（生後1か月以後）
 7. クリプトスポリジウム症（1か月以上続く下痢を伴ったもの）
 8. イソスポラ症（1か月以上続く下痢を伴ったもの）
C. 細菌感染症
 9. 化膿性細菌感染症（13歳未満で，ヘモフィルス，レンサ球菌などの化膿性細菌により以下のいずれかが2年以内に，2つ以上多発あるいは繰り返して起こったもの）
   a. 敗血症，b. 肺炎，c. 髄膜炎，d. 骨関節炎，e. 中耳・皮膚粘膜以外の部位や深在臓器の膿瘍
 10. サルモネラ菌血症（再発を繰り返すもので，チフス菌によるものを除く）
＊11. 活動性結核（肺結核または肺外結核）
   a. 全身に播種したもの，b. 肺，皮膚，頸部，肺門リンパ節以外の部位に起こったもの
 12. 非定型抗酸菌症
   a. 全身に播種したもの，b. 肺，皮膚，頸部，肺門リンパ節以外の部位に起こったもの
D. ウイルス感染症
 13. サイトメガロウイルス感染症（生後1か月以後で，肝，脾，リンパ節以外）
 14. 単純ヘルペスウイルス感染症
   a. 1か月以上持続する粘膜，皮膚の潰瘍を呈するもの，b. 生後1か月以後で気管支炎，肺炎，食道炎を併発するもの
 15. 進行性多巣性白質脳症
E. 腫瘍
 16. カポジ肉腫
 17. 原発性脳リンパ腫
 18. 非ホジキンリンパ腫
   LSG分類により
   a. 大細胞型，免疫芽球型，b. Burkitt型
＊19. 浸潤性子宮頸癌
F. その他
 20. 反復性肺炎
 21. リンパ性間質性肺炎/肺リンパ過形成：LIP/PLH complex（13歳未満）
 22. HIV脳症（痴呆または亜急性脳炎）
 23. HIV消耗性症候群（全身衰弱またはスリム病）

＊ C11 活動性結核のうち肺結核および E19 浸潤性子宮頸癌については，HIV による免疫不全を示唆する症状または所見がみられる場合に限る．

くなる．これらの合併症が生じた場合が AIDS である．多くの日和見感染症は治療可能であり，早期に発見し治療することが大切である．後述の抗 HIV 療法の進歩により，日和見感染症の発症も激減した．

51.4 AIDS 指標疾患の発症状況

HIV 感染症による免疫不全によって発症する日和見的合併症（表51.1）の発生頻度は国によって異なっている．たとえばアフリカのコートジボアールでは結核28%，敗血症18%，トキソプラズマ症6%の順であり，インドでは結核が圧倒的に多く61%，次いでクリプトスポリジウム症16%，クリプトコッカス症1%，タイでは結核31%，クリプトコッカス症24%，カリニ肺炎13%，ブラジルでは結核32%，カンジダ症24%，カリニ肺炎22%の順となっており，アメリカではカリニ肺炎35%，カポジ肉腫13%，カンジダ症12%である[4]．これに対し，日本では拠点病院を中心に筆者らが行った調査結果で，第1はカリ

ニ肺炎30％，第2はカンジダ症15％，第3はサイトメガロウイルス感染症14％，次いで結核10％，非定型抗酸菌症6％の順であることが明らかになった[5]．

また，これらの合併症の中でも結核やカポジ肉腫はCD4陽性リンパ球数が200個/μl以上でも発症する．カリニ肺炎とカンジダ症は100～200個/μl程度で発症するようになり，サイトメガロウイルス感染症，非定型抗酸菌症は通常，50個/μl以下とならなければ発症しない．

51.5 診　　断

a．HIV感染症の診断

HIVに感染しているか否かの診断で最も確実なのは抗体検査である．抗体検査では通常ELISA法およびPA法でスクリーニングし，陽性であればウエスタンブロット法あるいはp24抗原測定，あるいはPCR法，LCR法，branched DNAアッセイ法などのHIV-RNA検出法もしくは培養法で確認する．ウエスタンブロット法ではキットにより多少判定基準が異なるが，HIV-1については通常gp160/120, gp41, p24のうち，2本以上が検出されれば陽性と判定される．HIV-2の抗体アッセイ系も確立されている．

感染後間もないwindow period（ウインドウ期）ではまだ抗体ができておらず抗体検査では診断できない．またHIV陽性の母親から生まれた新生児や乳児では，数か月にわたり母親からの移行抗体をもっているため，児がHIVに感染しているかどうかは抗体検査では判断できない．このような場合には時を改めて抗体を調べるのが原則であるが，必要に応じ培養法，p24抗原測定，PCR法，LCR法，branched DNAアッセイ法，培養法などでHIVの検出を試みる．

b．AIDSの診断

HIVに感染した結果，CD4陽性リンパ球が減少して免疫不全が進行し，種々の日和見感染症や悪性腫瘍が生じた状態がAIDSである．厚生労働省のサーベイランス上は，HIV感染症に表51.1に示す指標疾患のいずれかが合併したものをAIDSと定義されている．癌や長期にわたるグルココルチコイドおよび免疫抑制剤の使用など，免疫不全を起こす原因がほかにないことが前提となる．一旦AIDSと診断された場合，その合併症が治癒してもAIDSの診断は，そのままとすることになっている．

51.6 治　　療

a．HIVの変異と抗HIV療法

HIVは変異しやすいことがよく知られている．HIVのRNAは約1万個の塩基（10 kb）で構成されているが，HIVは感染した細胞内で1回逆転写されるたびに，平均1個の塩基が読み違えられ変異する．毎日10^{10}個のビリオンができるが，仮にその1割が新しいCD4陽性リンパ球に感染したとすると，10^9個の変異HIVプロウイルスが生じてしまう．実際，1人の感染者の体内には多数の変異HIVが共存している（quasispecies）．10^{10}個の複製を放置しておくと悪性度が高く，複製速度の速い，いわゆるT細胞高親和性の変異株や薬剤耐性株が自然発生的にできてしまうおそれが多い．このような変異株ができないような治療をすることが望ましい．

b．抗HIV薬の種類と併用療法

核酸系逆転写酵素阻害薬としてはまずZDV（AZT，ジドブジン，商品名レトロビル）が開発されたが，単剤での治療では半年程度で耐性ウイルスが優位となり，効かなくなってしまう[6]．この系統の薬としてはZDVに次いで，ddI（ジダノシン，商品名ヴァイデックス），ddC（ザルシタビン，商品名ハイビッド），3TC（ラミブジン，商品名エピビル），d4T（サニルブジン，スタブジン，商品名ゼリット），ABC（アバカビル，商品名ザイアジェン），TDF（テノホビル，商品名ビリアド）など7種類が認可されている．第2のカテゴリーはプロテアーゼ阻害薬で，これにはインジナビル（商品名クリキシバン），サキナビル（商品名インビラーゼ），リトナビル（商品名ノービア），ネルフィナビル（商品名ビラセプト），アンプレナビル（商品名プローゼ），ロピナビル（商品名カレトラ），アタザナビル（商品名レイアタッツ）がある．第3のカテゴリーである非核酸系逆

表 51.2 抗 HIV 薬の使用法

薬品名	商品名	通常の1日投与量	備考
1. ヌクレオシド系逆転写酵素阻害薬			
ZDV (AZT)	レトロビル	400〜600 mg 分 2〜6	海外では 500〜600 mg
ddI	ヴァイデックス	250〜400 mg 分 2*	食間**
ddC	ハイビッド	2.25 mg 分 3	
d4T	ゼリット	60〜80 mg 分 2	ZDV と併用しない
3TC	エピビル	300 mg 分 2	
ABC (アバカビル)	ザイアジェン	600 mg 分 2	過敏反応に注意
TDF (テノホビル)	ビリアド		
2. プロテアーゼ阻害薬§			
サキナビル	インビラーゼ	1800 mg 分 3	食直後
リトナビル	ノービア	1200 mg 分 2	冷蔵保存, 導入は 600 mg
インジナビル	クリキシバン	2400 mg 分 3	食間**
ネルフィナビル	ビラセプト	2250 mg 分 3	食後
アンプレナビル	プローゼ	2400 mg 分 2	
ロピナビル+リトナビル	カレトラ	ロピナビルとして 800 mg 分 2	食後
アタザナビル	レイアタッツ		
3. 非ヌクレオシド系逆転写酵素阻害薬§			
ネビラピン	ビラミューン	400 mg 分 2	導入は 200 mg
エファビレンツ	ストックリン	600 mg 分 1	
デラビルジン	レスクリプター	1200 mg 分 3	

* 錠剤での投与量. ドライシロップでは 337〜500 mg.
** ddI とインジナビルは同時刻に服用しないこと.
§ 併用禁忌薬, 併用注意薬が多いので添付文書を参照する.

核酸系逆転写酵素阻害薬 ＋ プロテアーゼ阻害薬または非核酸系逆転写酵素阻害薬

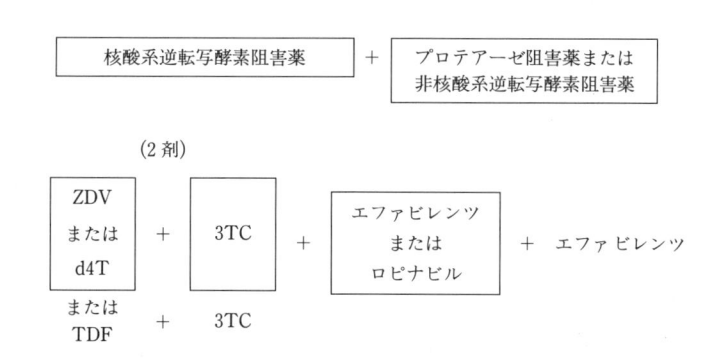

(2剤)

ZDV または d4T ＋ 3TC ＋ エファビレンツ または ロピナビル ＋ エファビレンツ

または TDF ＋ 3TC

図 51.5 抗 HIV 薬の併用方法の概略
核酸系逆転写酵素阻害薬 2 剤のみでは効果が不十分なので, プロテアーゼ阻害薬もしくはエファビレンツを加え 3〜4 剤併用とする.

転写酵素阻害薬ではネビラピン(商品名ビラミューン)とエファビレンツ(商品名ストックリン), デラビルジン(商品名レスクリプター)が承認されている. これら現在日本で使用可能な薬の分類や商品名, 投与方法などを整理すると表 51.2 のようになる[11]).

これらを使用するに当たって重要な点は, これらはいずれも単剤で使用した場合, 間もなく耐性ウイルスが出現し, 効かなくなってしまうので, 必ず 3〜4 剤を併用することである. 併用療法の基本型は図 51.5 に示されるように核酸系逆転写酵素阻害薬 2 剤とプロテアーゼ阻害薬 1 剤, 合計 3 剤による治療で, このバリエーションとしてプロテアーゼ阻害薬 1 剤の代わりに 2 剤使う方法,

あるいは非ヌクレオシド系逆転写酵素阻害薬を用いる方法がある[7〜9]．これらの併用療法は効果が強力であり highly active anti-retroviral therapy (HAART) と呼ばれていて，これによりCD4陽性リンパ球数は通常200個/μl以上，上昇する[7,10]．ただし，AZTとd4Tは拮抗作用を示すので併用は好ましくない．非ヌクレオシド系逆転写酵素阻害薬は速効性があるが，ネビラピンは薬疹の発現頻度が高い．エファビレンツは強力でZDV＋3TC＋エファビレンツはZDV＋3TC＋インジナビルより強力であるとの報告がある[8]．他剤に変える場合はどのカテゴリーの薬でも，どのような耐性変異を起こしているか確認し，耐性変異のない薬剤を選ぶ方がよい．血中や細胞内の薬剤濃度が低いと耐性ウイルスが選択されてしまうので，アドヒアランスを良好に保つことがHIVの耐性化を防ぐために大変重要である．副作用も多いためアドヒアランスが低下しがちなので，十分注意する必要もある．プロテアーゼ阻害薬も非核酸系逆転写酵素阻害薬も，同クラス内で交差耐性をつくりやすいので，1回目の治療が効かなくなった場合，2回目の治療は長続きしないことが多い．したがって，初回治療が最も重要であることを認識し，患者のライフスタイルに合わせ，アドヒアランスが保たれるよう，飲みやすい組合せを選択するのがよい．最近は間欠的投与方法も検討されているが，まだ評価は定まっていない．

51.7 予　　防

HIV感染症の治療法が進歩したことにより，病態の進行を阻止し，あるいは低下した免疫能をある程度回復させることが可能となったが，根治はまだ無理な状況にある．また，HAARTがはじめは有効であっても，長期投与中に多剤耐性HIVが生ずることも知られている．このように一旦感染すると，治癒は困難な状況なので，感染予防が重要な意味をもつ．

HIVの感染経路は，(1)性的接触，(2)血液・血液製剤を介するもの，(3)母子感染にほぼ限定される．性的接触による感染の拡大が最も大きい．safer sex の啓発活動の継続が必要であるが，日本では不十分である．血液・血液製剤による感染は献血された血液の抗体によるスクリーニングにより，先進国の血液は安全となっている．ただし，window period の人が献血した場合には，NAT（核酸）検査を抗体検査に追加しても完全には検出できない．発展途上国では抗体によるスクリーニングも不十分であり，輸血による感染がまだ残っている．針刺し事故などによる感染の確率は0.3％前後であるが，医療現場での事故後の感染防止にはHAARTに準じた予防投薬が推奨されている．母子感染は母親陽性の分娩の約25％にみられる．その予防には分娩前のZDV投与が有効であり，母子感染率を8％程度に低下させることができる．ネビラピンの短期投与などの効果も確認されている．HAARTによる予防も試みられているが，児に対する安全性は，まだ確認されていない．帝王切開も有効である．また，HAARTにより母親の血漿中HIV-RNAが1000コピー/ml以下に抑えられている場合は，児への感染率はほぼ0であることが報告されている．性的接触の場合も血漿中HIV-RNA量が低いほど感染伝播率も低いことが示されている．

日本も急ピッチでHIV感染症の治療薬や日和見感染症の治療薬，HIV-RNAの定量法などを導入し，最先端の治療ができるようになっている．その効果がAIDSの発症の遅れとして現れてきつつある．HIV感染症がAIDSに進展しづらくなり，単なる慢性ウイルス感染症としての性格が明確になってはきたが，現在のHAARTでは根治は不可能で，いずれ耐性HIVが復讐してくる．現在は副作用も多いので，より強力で副作用の少ない第2世代，第3世代の抗HIV薬が開発されなければならない．　〔木　村　　　哲〕

文　献

1) Gottlieb, M. S. *et al.*: *Pneumocystis carinii* pneumonia and mucosal candidiasis in previously healthy homosexual men: Evidence of a new acquired cellular immunodeficiency. *N. Engl. J. Med.*, **305**: 1425, 1981.

2) Barre-Sinoussi, F. *et al*. : Isolation of a T-lymphotropic retrovirus from a patient at risk for acquired immunodeficiency syndrome (AIDS). *Science*, **220** : 868, 1983.
3) Mellors, J. W. *et al*. : Prognosis in HIV-1 infection predicted by the quantity of virus in plasma. *Science*, **272** : 1167, 1996.
4) Grant, A. D. *et al*. : The growing challenge of HIV/AIDS in developing countries. *Br. Med. Bull*., **54** : 369, 1998.
5) 森澤雄司ほか：エイズ診療拠点病院における日和見感染症・エイズ指標疾患の動向．厚生科学研究費「日和見感染症の治療に関する臨床研究」班，平成14年度研究報告書，pp. 13-16, 2003.
6) Concorde : MRC/ANRS randomised double-blind controlled trial of immediate and defferred zidovudine in symptom-free HIV infection. *Lancet*, **343** : 871, 1994.
7) Gulick, R. M. *et al*. : Treatment with indinavir, zidovudine, and lamivudine in adults with human immunodeficiency virus infection and prior antiretroviral therapy. *N. Engl. J. Med*., **337** : 734, 1997.
8) Staszewsky, S. *et al*. : Efavirenz plus zidovudine and lamivudine, efavirenz plus indinavir, and indinavir plus zidovudine and lamivudine in the treatment of HIV-1 infection in adults. *N. Engl. J. Med*., **341** : 1865, 1999.
9) Patrick, G. Y. *et al*. : Antiretroviral therapy for adult HIV infection in 2002. Updated recommendation of the International AIDS Society-US Panel. *JAMA*, **288** : 222-235, 2002.
10) Katzenstein, D. A. *et al*. : The relation of virologic and immunologic markers to clinical outcomes after nucleoside therapy in HIV-infected adults with 200 to 500 cells per cubic millimeter. *N. Engl. J. Med*., **335** : 1091, 1996.
11) DHHS : Guidelines for the use of antiretroviral agents in HIV-1-infected adults and adolescents. http://AIDSinfo.hiv.go.

52. ジアルジア症

52.1 病原体の性状

ジアルジア症の病原体であるランブル鞭毛虫 *Giardia lamblia*（*Giardia duodenalis*, *Giardia intestinalis* と記述されることもある）は肉質鞭毛虫門，多鞭毛虫類に属する原虫の1種で，栄養型(trophozoite)とシスト(cyst：嚢子)の2つの形態がある．栄養型は運動性があり，10～19×7～12μmで西洋梨を縦に半切したような左右対称形でそれぞれ核を1ずつ有しており（したがって栄養型1個につき2個の核がある），4対の鞭毛がある．栄養型は小腸上部や十二指腸の粘膜細胞の表面に吸着して病原性を発揮するとされているが，その機序は不明である．栄養型は二分裂で増殖する．胆嚢，胆管，膵管に寄生することもある．シストは9～16×6～9μmの楕円形で運動性はない．成熟したシストは4核である．ヒトは成熟したシストを経口的に摂取することで感染する．経口摂取されたシストは小腸上部で脱嚢して栄養型となる．ランブル鞭毛虫のシストが8℃の水中で77日間生存したとの報告があり[1]，環境条件によってはシストは長期間生存する場合もあると思われる．シストを経口摂取してから症状が発現するまでの期間は不定であるが，2～3週間が多いようである．しかし，この潜伏期は腸管の細菌感染症ほどには明らかではない．

52.2 国内外の流行状況

本症は世界的に広く分布する感染症で，熱帯や亜熱帯の発展途上地域ではきわめてありふれた疾患である．日本や欧米諸国などの先進国でも散発的な感染があり，時には養護施設などで集団発生すら起こっているが，これらの諸国では発展途上国と関連した旅行者下痢症あるいは輸入感染症としての一面が強い．わが国では，本症は発展途上国から帰国した人にみられる細菌性の腸炎に合併して偶然に発見されることも多い．また，担当医が本症の存在を思いつかないために，未検査のまま見逃されている症例が相当数存在するものと推測される．最近はHIV感染症に伴うジアルジア症が注目されている．

52.3 臨床症状

有症者では下痢が最も多く，その性状も水様便から軟便までさまざまで脂肪便をみることもある．腹痛を認めることもあり，まれに胆嚢炎を起こし黄疸がみられる場合や膵臓に寄生して膵外分泌能の低下をきたした例もある[2]．しかし，無症候性の病原体保有者も多い．通常発熱はないか，あっても微熱である．

病理学的に，栄養型が吸着した腸管粘膜の絨毛のさまざまな程度の萎縮や粘膜固有層に炎症性細胞の浸潤がみられるとする報告や[3～5]，刷子縁の障害を認めたとの報告がある[6]．一方，無作為に選んだ健康者と本症患者で組織学的な差はなかったとの報告もある[7]．

52.4 症 例

27歳日本人女性．主訴は下痢．夫および第1子の3人家族である．海外旅行歴はない．8月17日から下痢となった．便性は泥状で1日4回くらいの排便回数であった．24日には一時改善したが，30日から1日5～6回の水様便となった．夫および第1子から *Shigella sonnei* が検出されたため，9月8日の便を保健所に提出したところ *S. sonnei* が検出され，細菌性赤痢として10日に入院した．悪心，嘔吐，腹痛，血便，発熱はなかった．入院時，特記すべき身体異常所見はなく，血

沈が16 mm/h 以外に特記すべき一般的な臨床検査異常値もなかった．S. sonnei による細菌性赤痢と診断した．細菌検査用に便を採取した後に1日 450 mg のトスフロキサシンを5日間経口投与した．入院時の便から S. sonnei を検出したが，9月11日以後の便からは病原細菌は検出されなかった．しかしながら，水様便が持続したため14日の便の虫卵検査を行ったところ，直接塗抹法および集卵法でランブル鞭毛虫のシストを検出した．細菌性赤痢にジアルジア症が合併した症例と診断し，14日から1日 750 mg のメトロニダゾールを7日間経口投与した．19日から正常便となり，排便回数も1日2回以下となった．22日の便ではランブル鞭毛虫は検出されなかった．

52.5 診　　断

a. 臨床診断

症状から臨床的にジアルジア症と診断することは不可能であり，診断には病原体検査が必須である．

b. 病原体診断

患者，病原体保有者の便からランブル鞭毛虫を検出することで診断する．具体的には新鮮な下痢便をスライドガラスに少量とり（必要に応じて生食を滴下），カバーガラスをかけ顕微鏡で観察する（400倍あるいは600倍がよい）．これを直接塗抹法と呼び，運動する栄養型あるいは運動性のないシストを検出することができるが，栄養型を検出するには排便直後のできるだけ新鮮な便を検査する必要がある．直接塗抹法以外に集卵法を行うとシストの検出率が増加する．集卵法はシストを検出する方法であって，栄養型の検出には不適である．集卵法の具体的な方法は寄生虫学の教科書や臨床検査の教科書を参照されたい．シストを観察するにはヨード・ヨードカリ染色を行うとよいが，無染色でも十分観察できる．図52.1にシストを示した．原虫の排出は日によって変動するため，糞便検査は日を改めて数回行うとよい．十二指腸液から栄養型を検出して診断することもある．しかし，十二指腸液の採取はある程度の苦痛を被採取者に与えるため，ジアルジア症を疑った場合はまず便を検査するようにする．なお，症例に示したように細菌との混合感染例も多く，特に海外で感染した場合は混合感染の割合が高く，便の細菌培養検査を併用して行うとよい．発展途上国を訪れる旅行者が年々増加しており，下痢患者が受診した際には積極的に海外旅行歴を聴取することが必要である．鑑別を要する疾患として，赤痢菌，サルモネラ，病原大腸菌，プレジオモナス，エロモナスやクリプトスポリジウムなどによる感染性腸炎や大腸癌などがある．

52.5 治　　療

感染者全員が治療の対象になるとは限らない．軽症者や無症候性の病原体保有者を治療するか否かは議論があり，個々の症例ごとに判断する必要がある．感染者の症状が強い場合や，症状の有無にかかわらず感染者が食品関係者や集団施設での生活者であれば治療を行うことが望ましいと思われる．治療が必要であればメトロニダゾールを経口投与する．成人の場合1日 750〜1000 mg を分3〜4 で7〜10日間経口投与し，小児では体重1 kg あたり 10〜20 mg を分3〜4 で7〜10日間経口投与する（表52.1）．効果不十分であれば投与終了後10〜20日後に再度同量を投与する．メトロニダゾールで食欲不振，悪心，嘔吐，腹部不快感，腹痛，発疹，頭痛，末梢神経障害が出現することがあり，これらの中では消化器症状の出現頻度が高い．しかし，その程度は軽く投与続行可能がほとんどである．メトロニダゾールの服用で暗赤色尿をみることもある．また，服用中に飲酒す

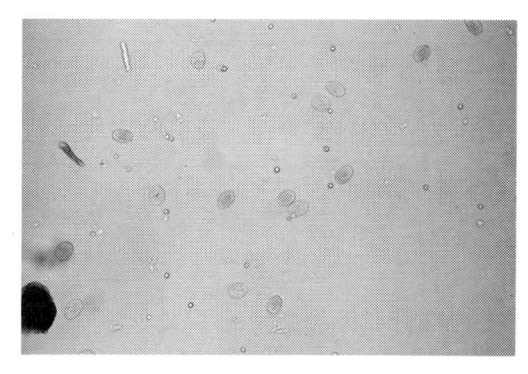

図 52.1

表52.1 筆者のメトロニダゾール投与法

対象	投与量	投与期間
成人	750〜1000 mg/日（分3〜4）	7〜10日間
小児	10〜20 mg/kg/日（分3〜4）	7〜10日間

効果不十分であれば投与終了10〜20日後に再度同量を投与する．

ると悪心，嘔吐あるいは腹痛が生じることもあり，本剤服用中は飲酒を控えるように指導する．投与終了後は便の検査を数回行い，経過を観察するようにする．通常はジアルジア症の予後は良好である．

52.7 予　　防

ジアルジア症は患者あるいは無症候性病原体保有者から排出されたシストを経口摂取して感染する．したがって，予防には感染経路対策が重要であり，有症・無症にかかわらず，病原体保有者の便に接触した場合にはよく手を洗うことが必要である．また，そのような排泄物に接触するときには手袋を着用するようにする．病原体保有者が手洗いを励行することは当然である．海外旅行予定者から問合せがあった場合には，熱帯や亜熱帯地域を旅行するに際し，生や加熱不十分な食品を摂取しないように，また，生水を飲まないようにすすめる．なお，予防のためのワクチンは実用化されていない．

52.8 届　　出

ジアルジア症は5類感染症に指定されており，診断した医師は7日以内に保健所長を経由して都道府県知事に届け出る．届出の基準は，診断した医師の判断により症状や所見から当該疾患が疑われ，かつ，糞便や十二指腸液などからランブル鞭毛虫を検出するなど病原体の検出がなされたものとなっている．

〔大西健児〕

文　献

1) Bingham, A. K., Jarroll, E. L. Jr. and Meyer, E. A. : *Giardia* sp. : physical factors of excystation *in vitro* and excystation vs eosin exclusion as determinants of viability. *Exp. Parasitol.*, **47** : 284-291, 1979.
2) Miyahara, T., Kubokawa, M., Koyanagi, S., Migita, Y., Oogoshi, K., Sakai, H., Ito, T., Nakano, I. and Nawata, H. : A case of successfully treated giardiasis in pancreas. *Fukuoka Acta Med.*, **88** : 313-318, 1997.
3) Hoskins, L. C., Winawer, S. J., Broitman, S. A., Gottlieb, L. S. and Zamcheck, N. : Clinical giardiasis and intestinal malabsorption. *Gastroenterology*, **53** : 265-279, 1967.
4) Levinson, J. D. and Nastro, L. J. : Giardiasis with total villois atrophy. *Gastroenterology*, **74** : 271-275, 1978.
5) Duncombe, V. M., Bolin, T. D., Davis, A. E., Cummins, A. G. and Crouch, R. L. : Histopathology in giardiasis : a correlation with diarrhea. *Aust. NZJ. Med.*, **8** : 392-396, 1978.
6) Hartong, W. A., Gourley, W. K. and Arvanitakis, C. : Giardiasis : clinical spectrum and functional-structural abnormalities of the small intestinal mucosa. *Gastroenterology*, **77** : 61-69, 1979.
7) Oberhuber, G. and Stolte, M. : Giardiasis : analysis of histological changes in biopsy specimens of 80 patients. *J. Clin. Pathol.*, **43** : 641-643, 1990.

53. 髄膜炎菌性髄膜炎

53.1 病原体の性状

髄膜炎菌 *Neisseria meningitidis* は，直径 0.6～0.8μm のグラム陰性双球菌である．髄液の塗沫標本ではしばしば好中球に貪食されてみられる．通性嫌気性で普通寒天培地には発育せず，分離には血液寒天培地またはチョコレート寒天培地を用い，発育至適温度は 37℃，5～10% の CO_2 の存在で発育が促進される．消毒薬，乾燥，温熱に対しての抵抗性がきわめて弱く，55℃ 5 分の加熱で死滅し，低温にも非常に弱い．表層多糖体抗原により，現在 13 の血清型(A，B，C，D，X，Y，Z，W135，29E，H，I，K，L)に分けられ，A，B，C，Y 型での症例が多くを占めている．

53.2 国内外の流行状況

わが国では流行性髄膜炎とも呼ばれ，以前には化膿性髄膜炎の主要なものであった．「厚生の指標」によると，1945 年に 4384 人の患者報告があったが，ペニシリンの普及以後患者数は激減して 1969 年以後では 100 人以下となり，最近では年間 10 名程度の届出数となっている．海外では，現在でも先進諸国を含めて流行をみるが，特に発展途上国での大流行が国際的問題となる．アフリカ西海岸，中央部，エチオピアにかけて African meningitis belt と呼ばれる多発地帯がある．

53.3 感染経路および臨床症状

ヒトからヒトへの飛沫感染により鼻咽腔に入り，多くは速やかに除菌されるが，一部は定着増殖して保菌者となり，またごく一部に発症をみる．潜伏期は 2～5 日．感染症法下では 5 類に分類され，7 日以内の届出が義務づけられている．病型は軽症型，劇症型，慢性型などに分けられ，好発年齢は 5 歳以下であるが成人型にも注意を要する．通常 1～5 日前後の筋肉痛や関節痛を伴う有熱期間があり，その後髄膜刺激症状(頭痛，項部硬直，Kernig 徴候，Brudzinski 徴候など)が出現する．小児ではしばしば腹痛，下痢がみられる．そのほか全身あるいは四肢の溢血斑，あるいは出血斑などの皮膚症状が 80% 以上にみられ，時に関節炎，副睾丸炎，卵管炎を伴うことがある．劇症型では突然発症し，激しい頭痛，嘔吐，高熱に始まり，次いで痙攣，意識障害，全身性皮下出血，チアノーゼ，血圧低下，昏睡に進展し，48 時間以内に死亡する，いわゆる Waterhouse-Friderichsen 症候群(汎発性血管内凝固による両側副腎皮質の出血，壊死)を呈する．軽症型または不全型と呼ばれるものでは軽度の髄膜刺激症状を認めるものの，他の症状に乏しく，数日で自然治癒する．また，慢性型もまれには存在し，寛解と増悪を繰り返す．

53.4 診断

前述の臨床症状と下記検査成績から診断する．

a. 髄液所見

髄液圧上昇，外観混濁，好中球優位の細胞数増加，糖減少(血糖値の 1/2 以下)，蛋白増加が認められる．

b. 血液生化学検査

白血球増加と核左方移動，CRP 上昇，血沈亢進などの炎症所見がみられる．重症型では出血傾向，肝・腎障害など多臓器障害を認めることもある．

c. 細菌検査

髄液沈渣のグラム染色にて，グラム陰性双球菌や好中球による貪食像を認める．培養は髄液だけでなく血液，鼻咽腔粘液，皮下出血巣なども合わ

せて実施する．本菌は前述したように培養条件が厳しいので，検体採取後直ちに37℃に加温したチョコレート寒天培地や血液寒天培地に接種することが必要である．

d．迅速診断法

迅速診断用のラテックス凝集反応(LA)を用いたキットも市販されており，髄液あるいは尿中の可溶性抗原の検出が可能である．また，近年ポリメラーゼ連鎖反応(polymerase chain reaction：PCR)法の導入により診断を向上させたという報告もみられる[2]．

53.5 治　　療

a．一般療法

安静の上，必要に応じて補液，酸素吸入，鎮静剤および鎮痙剤の投与やヘパリン療法を行う．なおステロイド剤の有効性については現在明確にはされていないが，致命率や神経性の後遺症の改善にはつながらないものの，早期に炎症を改善し，解熱までの期間を短くするとの報告もある[3,4]．

b．化学療法

従来よりペニシリン系抗生物質が用いられてきたが，近年ペニシリン系抗生物質に対し経度耐性を示す菌が増加している[6]．現在，WHOを含め国際的に髄膜炎治療のスタンダードな考え方として，ペニシリン感受性菌にはペニシリンとクロラムフェニコール(CP)の併用，ペニシリン耐性菌には第3世代セフェム注射剤(セフトリアキソン：CTRX，セフォタキシム：CTXなど)が一般的となっている．もちろん，菌が分離されれば，その菌に対する薬剤感受性成績をもとに治療薬を選択することになるが，髄液には必ずしも薬剤の移行が良好でなく，感受性を有していても感染部位への抗生物質の移行が不良であるために経過不良となることもありうる．したがって，抗生物質の選択に際しては感受性のみならず，髄液移行が良好な薬剤を選ぶことが大切である．

53.6 予　　後

軽症型で自然治癒するものがあるとはいっても，重症，劇症型もあり，本症の致死率は，5歳以下の幼児で5％，成人で10～15％である．また，髄膜炎後の後遺症として聴力障害[6]や精神遅滞，神経性障害，てんかんなどがある．

53.7 予　　防

海外ではワクチンとしてA型菌やC型菌単独ワクチン，AC型混合ワクチン，A，C，YおよびW135の4型菌混合ワクチンが使用されている[7,8]．ただし，現在B型菌のワクチンがないなど，まだいくつかの問題を抱えている．

〔渡辺　浩・永武　毅〕

文　献

1) 滝澤秀次郎：感染症 '99「感染症新法」下における感染症への対応．I．感染症の予防及び感染症の患者に対する医療に関する法律 ― その理念と運用 ― ．日本内科学会雑誌，88：2104-2111，1999．
2) Ragunathan, L., Ramsay, M., Borrow, R., Guiver, M., Gray, S. and Kaczmarski, E. B.：Clinical features, laboratory findings and management of meningococcal meningitis in England and Wales：report of a 1997 survey. Meningococcal meningitis：1997 survey report. *J. Infect*., **40**：74-79, 2000.
3) Shembesh, N. M., Elbargathy, S. M., Kashbur, I. M., Rao, B. N. and Mahmoud, K. S.：Dexamethasone as an adjunctive treatment of bacterial meningitis. *Indian J. Pediatr*., **64**：517-522, 1997.
4) 小林　裕，砂川慶介，藤田晃三ほか：小児化膿性髄膜炎の臨床経過に対するデキサメサゾンの影響 ― 本邦27施設における使用経験 ― 特に再発熱について．感染症誌，73：664-674，1999．
5) Latorre, C., Gene, A., Juncosa, T., Munoz, C. and Gonzalez-Cuevas, A.：Neisseria meningitidis：evolution of penicillin resistance and phenotype in a children's hospital in Barcelona, Spain. *Acta Paediatr*., **89**：661-665, 2000.
6) Drake, R., Dravitski, J. and Voss, L.：Hearing in children after meningococcal meningitis. *J. Paediatr. Child Health*, **36**：240-243, 2000.
7) Rosenstein, N. E. and Perkins, B. A.：Update on *Haemophilus influenzae* serotype b and meningococcal vaccines. *Pediatr. Clin. North Am*., **47**：337-352, 2000.
8) Patel, M.：Polysaccharide vaccines for preventing serogroup A meningococcal meningitis. *Cochrane Database Syst. Rev*.：CD001093, 2000.

54. 風疹および先天性風疹症候群

54.1 病原体の性状

風疹ウイルス(rubella virus)はトガウイルス科ルビウイルス(Rubivirus)属に単一種で属する．他のトガウイルスが節足動物により媒介されるのに対し，風疹はヒトからヒトへの感染で，ヒト以外に自然宿主はない．ビリオンは大きさ60〜70 nmのほぼ球状で，径30〜40 nmのヌクレオカプシドと2層のエンベロープからなる．エンベロープ表面には赤血球凝集能をもつスパイクがある．ウイルス表面には，3種の主要蛋白(E1，E2，C)があり，これらは糖蛋白である．ヌクレオカプシドは，一本鎖RNA(分子量$3.2〜3.8×10^6$ Da)とポリペプチドで構成されている．風疹ウイルスは56℃30分で感染性を失う．4℃では1週間以上，-60℃以下では半永久的に安定であるが，-20〜-10℃では不安定である．紫外線や可視光線，6.8以下および8.1以上のpH，エーテル，アセトン，ホルマリン，70%アルコールにより容易に不活化される．

ウイルス特異抗原は，赤血球凝集反応，補体結合反応，ゲル内沈降反応，血小板凝集反応および蛍光抗体法により認識される．細胞培養では一般に細胞変性効果を起こしにくく，アフリカミドリザル初代腎細胞培養におけるエコーウイルス11型との干渉現象(細胞変性効果の抑制)が分離の指標とされてきた．現在では細胞変性効果が容易に起こるRK-13細胞(ウサギ腎由来)が汎用されている．BHK-21細胞やVero細胞はプラーク定量や抗原作製に用いられる[1]．

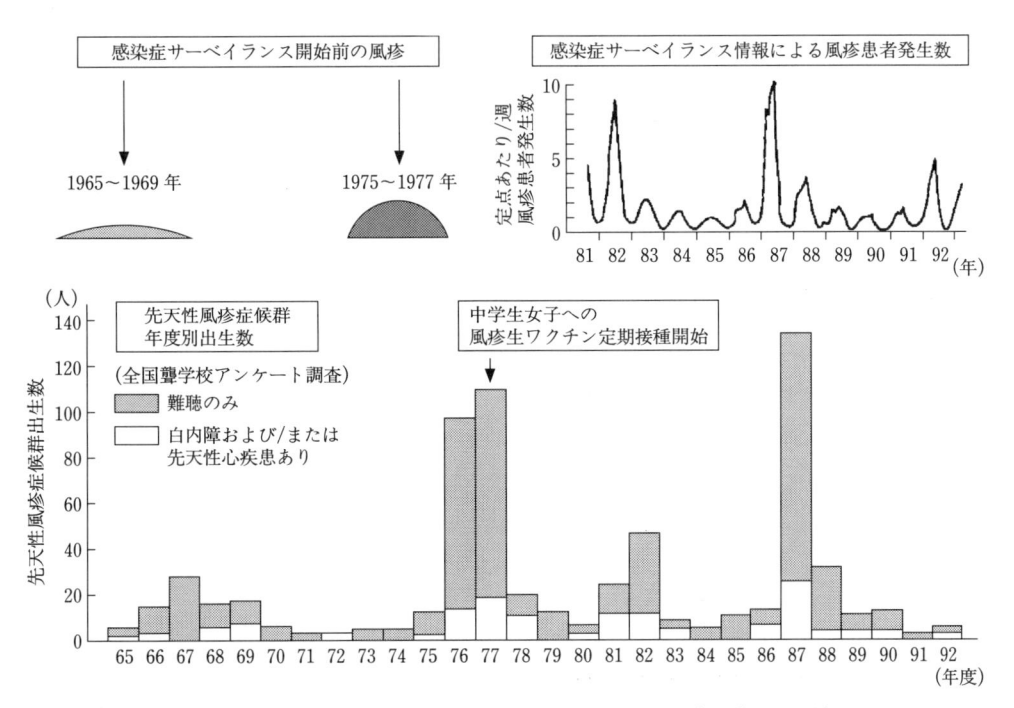

図54.1 日本の風疹流行と先天性風疹症候群の年度別出生状況(文献[3]より改変)

54.2 国内外の流行状況

風疹(rubella)は世界中に存在する．欧米では風疹は常在性で，6〜9年の間隔で春に流行的に発生した．1970年代から，風疹予防接種がアメリカでは広く小児を対象に行われ，風疹流行と先天性風疹症候群(congenital rubella syndrome：CRS)の発生は制御されている(アメリカ方式)．女子中学生を接種対象としたイギリス方式を採用した国々は風疹流行とCRS発生が続き，1988年より次々にアメリカ方式に変更し，風疹流行とCRSの発生は制御されつつある．発展途上国の流行の実態は不明の点が多い[2]．

わが国の風疹は，5〜10年の間隔で流行を繰り返してきた(近年の流行年は，1965〜1969年，1975〜1977年，1981〜1982年，1987〜1988年，1992〜1993年)．

かつては，流行期と患者発生のない期間がはっきりしていたが，1975〜1977年の流行後は風疹は常在性となり，患者は毎年発生するようになった．1977年に女子中学生を対象に風疹予防接種が開始されたが，効果は顕著でなく，1989〜1993年には麻疹おたふくかぜ風疹混合(MMR)ワクチンの接種，1994年の予防接種法改正による幼児の風疹ワクチン接種が始まり，風疹の全国的流行の発生は抑制されつつある．CRSは沖縄に1965年に多発し(400例以上)，日本本土でも，各風疹流行年には100例以上の発生があった(図54.1)[3]．

54.3 臨床症状

風疹ウイルス感染症は出生後の感染(後天性風疹：acquired rubella)と先天性(周産期，胎内または子宮内)感染による先天性風疹症候群(CRS)がある(図54.2, 54.3)．

a. 風 疹(後天性風疹)

風疹ウイルスは上気道に感染し，2〜3週(平均16日)の潜伏期の後発症する．特有の発疹，リンパ節の腫脹および発熱が3主徴である．発疹は顔，耳後に現れ，速やかに頭部，躯幹，四肢へと広がり，この順に3〜5日で消退する．発疹は数mmのバラ紅色の斑状または斑丘疹で色素沈着や落屑はない．発熱は一般に軽度で，40〜60％は無熱に経過する．発熱は発疹と相前後し2〜3日で解熱する．不顕性感染は25〜50％である．血液像は白血球減少，比較的リンパ球増加が認められ，異型リンパ球が出現する．

合併症には関節炎(成人特に女性)，脳炎(4000〜6000例に1例)，血小板減少性紫斑病(3000例に1例)，溶血性貧血(きわめてまれ)がある．予後は，合併症によるまれな死を免れれば良好である[4,5]．

b. 先天性風疹症候群(CRS)

1) 病因論 妊娠第1三半期の風疹ウイルスの初感染は胎児の免疫力の未熟性から，胎児の慢性持続感染を起こし，生後数か月(数年)持続す

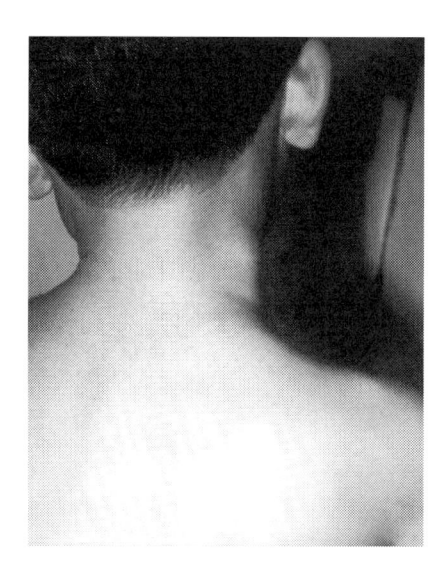

図54.2 風疹の発疹とリンパ節腫脹(発疹出現第1日)

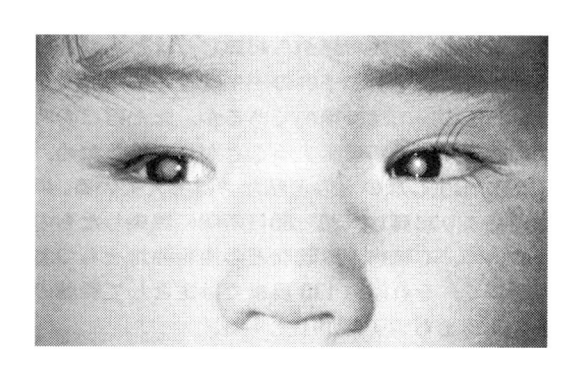

図54.3 先天性風疹症候群の白内障

る．この慢性持続感染が奇形，新生児期の一過性症状を起こし，生後数か月の風疹ウイルス排泄，新生児，乳児期の風疹 IgM 抗体の産生がある（実験室診断に利用される）．近年まれではあるが妊婦の風疹再感染による CRS の出生が報告されている．

2) 症状 新生児期の一過性症状と永久的障害および遅発性障害がある．

(1) 新生児期の一過性症状： 低出生体重，血小板減少性紫斑病，肝脾腫，肝炎，溶血性貧血，骨病変，大泉門膨隆などがあり，永久的障害に合併することが多い．

(2) 永久的障害： 白内障（両側，時に片側），心疾患（動脈管開存，肺動脈狭窄が主な病型），難聴（最も頻度が高い），そのほかに風疹網膜症（視機能は正常），緑内障，発育障害，精神運動発達遅滞などがある．

(3) 遅発性の障害： 糖尿病，内分泌疾患，亜急性硬化性全脳炎様の脳障害などが幼児期以後にみられる．糖尿病発生は欧米では 10～25％ であるが，わが国ではまれである．その他の障害の頻度もきわめてまれである．

(4) 胎児のリスク： 妊娠第 1 三半期の風疹罹患による胎児のリスクは 20％，妊娠月別では妊婦の第 1，第 2，第 3，第 4 か月の風疹罹患の CRS の出生頻度はそれぞれ 58％，36％，15％，7％ であり，第 5 か月まで CRS は出生する．風疹罹患が妊娠 1～2 か月のものは白内障，心疾患または難聴の重複障害が多く，妊娠 3～4 か月のものは難聴のみの単独障害が多い（図 54.3）[4,5]．

54.4 症　例

(1) 風疹脳炎： 9 歳，男子．主訴は発疹，痙攣，意識障害．風疹様発疹の出現，第 2 病日 38℃ の発熱，第 3 病日に強直性痙攣，その後意識障害のため入院した．入院時，発熱，紅色の発疹があったが，リンパ節腫脹はなく，四肢強直，Kernig 徴候および Babinski 反応陽性，腱反射の亢進があり，髄液細胞数は 43/ccm であった．第 5 病日下熱，発疹消退し，第 10 病日意識清明となった．脳波に徐波を残すが，神経学的には異常はなかった．風疹 HI 抗体価は第 5 および 30 病日ともに 1024 倍以上であった．

(2) 先天性風疹症候群： 生後 10 日，男子．主訴は瞳が白い．母親の妊娠 5 週にかゆみを伴う風疹様発疹が出現し，内科で治療を受け，3 日で治癒した．産科医により子宮内発育遅延を指摘された．妊娠 41 週に吸引分娩にて出生した．出生体重 2100 g，仮死はなく，新生児黄疸は生後 3～7 日に出現，出血斑は認めなかった．瞳が白いので小児科を受診した．体格小（体重 2080 g，身長 46 cm，頭囲 32 cm），両側白内障（両側）が認められた．心雑音を聴取したが，心疾患はなく，聴覚は不明であった．風疹 HI 抗体価母親 512 倍，生後 10 日の患児 1024 倍，IgM 風疹抗体は母親陰性，患児陽性であり，患児の免疫グロブリン値は IgM が異常高値（1.332 mg/dl）を示した．

54.5 診　断

a. 臨床診断

1) 後天性風疹 疫学情報，臨床症状（発疹，リンパ節腫脹，発熱，血液像など）およびその経過により臨床診断を行うが，確定診断は実験室的診断（血清診断）によらねばならない（特に妊婦の診断）．

2) 先天性風疹症候群 妊娠中の風疹患者との接触，風疹様発疹症の罹患，CRS の永久的障害，新生児期の一過性症状から，臨床的に診断する．

b. 血清診断

1) 後天性風疹 急性期（発疹出現後 2～3 日以内）および回復期（その 1～2 週後）の対血清の風疹 HI 抗体価の測定を行い，HI 抗体価の陽転（急性期 8 倍未満が回復期 8 倍以上）または有意上昇（急性期に対し回復期血清の抗体価が 4 倍以上）により，その発疹症は風疹ウイルス感染によることが確定される．間接蛍光抗体法（IFA）による風疹特異 IgG 抗体価も HI 価と同様に判定できる（出発希釈 10 倍）．ELISA による風疹特異 IgG 抗体測定では急性期抗体（−）が回復期（＋）になったとき抗体陽転が確認されるが，この方法

表 54.1 先天性風疹症候群 (CRS) の臨床分類の基準 (文献[6] より引用)

I. CRS confirmed：障害が存在し，下記の項目の1またはそれ以上に該当する 　A. 風疹ウイルスの分離 　B. 風疹特異 IgM 抗体の存在 　C. 風疹 HI 抗体価が母親由来の抗体価より高い抗体価で存続 (すなわち患児の HI 抗体価は月ごと 1/2 の率で下降しない) II. CRS compatible：実験室データは診断確認には不十分であるが，A項の2，またはA項1，B項1の合併症状を有する 　A. 白内障/先天性緑内障 (両者またはいずれか1を1と算定)，先天性心疾患，聴力損失，色素性網膜症 　B. 紫斑，脾腫，黄疸，小頭症，精神遅滞，髄膜脳炎，骨透梁像	III. CRS possible：CRS compatible の臨床所見はあるが，その基準を満たさない IV. 先天性風疹感染のみ：障害はないが，風疹感染の実験室的証拠が存在する V. 死産：妊婦の風疹感染によると考えられる死産 VI. not CRS：免疫不全症の証拠のない小児で，下記の否定的な実験室的所見の1またはそれ以上が存在する 　A. 24生月以下の小児で風疹 HI 抗体価陰性 　B. 母の風疹 HI 抗体価陰性 　C. 出生後母親由来の風疹 HI 抗体価の正常の下降を示す乳児 (通常の母親由来の抗体価の下降率は月ごと 1/2 である)

では有意上昇は確認できない．ELISA および IFA による風疹特異 IgM 抗体 (+) は最近の感染の証明の参考になる．

以上の血清診断は発疹出現の有無 (顕性・不顕性感染) にかかわらず風疹ウイルス感染の証明に用いられる[4,5]．

c. 実験室診断

CRS はそのウイルス学的，免疫学的特徴により実験室的診断が可能である．新生児期，乳児期の数か月間咽頭ぬぐい液，尿，血液からの風疹ウイルスの分離，新生児期，乳児期の血清中の風疹特異 IgM 抗体陽性，または，風疹 HI 抗体価が母親由来の抗体価より高い抗体価で存続 (CRS の HI 抗体価は月 1/2 の率で低下しない) のいずれかが証明されれば，診断は確定する (表 54.1)[4,5]．

54.6 治　　療

1) **後天性風疹**　　特異的治療法はなく，対症的に行う．治療の必要でない症例も多い．合併症に対しては関節炎にはアスピリンが有効である．血小板減少性紫斑病は重症のときは副腎皮質ステロイドまたは Fc 活性を有する γ グロブリンの投与を行う．

2) **先天性風疹症候群**　　白内障は手術，先天性心疾患は手術適応のある者は手術を行う．難聴は聴覚障害児教育を行う[4,5]．

54.7 予　　防

臨床的に風疹患者が診断されたときには，その患者はすでに周囲に風疹ウイルスを排泄，散布しており，感受性者の多い集団では二次感染予防は必ずしも容易ではない．

風疹は風疹生ワクチンにより予防可能であり，定期予防接種が生後 12〜90 か月 (標準的接種年齢は 12〜36 か月) の男女の幼児に実施され，経過措置として男女の中学生に 2003 年 9 月 30 日まで実施される (経過措置の中学生の低接種率が問題になっている)．風疹抗体陰性の妊娠可能年齢の女性は積極的に予防接種 (任意接種) を受けることが望まれる．ただし，妊婦には風疹ワクチンは禁忌であり，風疹ワクチン接種後 2〜3 か月間は妊娠は避ける．

風疹抗体陰性の妊婦は風疹には注意が必要である．抗体陽性の妊婦の再感染でもまれに CRS の出生があるので，妊婦はすべて風疹に注意が必要である．γ グロブリンによる風疹感染予防の効果は確認されていない[2,5]．

〔植田浩司〕

文　献

1) Cherry, J. D.: Rubella virus. Textbook of Pediatric Infectious Diseases (Feigen, R. D. and Cherry, J. D. eds.), pp. 1922-1949, W. B. Saunders, 1998.

2) Plotkin, S. A.: Rubella vaccine. Vaccine (Plotkin, S. A. and Motimer, E. A. Jr. eds.), pp. 303-336, W. B. Saunders, 1994.

3) Kadoya, R., Ueda, K., Miyazaki, K. et al.: Incidence of congenital rubella syndrome and influence of the rubella vaccination program for schoolgirls in Japan, 1981-1989. Am. J. Epidemiol., **148**: 263-268, 1998.

4) Krugman, S. : Rubella. Infectious Diseases of Children (Krugman, S., Katz, S. L. and Gershon, A. A. *et al*. eds.), pp. 381-401, Mosby, 1992.

5) 植田浩司:風疹,先天性風疹症候群.日本医師会雑誌臨時増刊, **122**(10):210-213, 1999.

6) CDC : *MMWR*, **33** : 237-242, 1981.

55. 梅　　　　　毒

　梅毒は性感染症（STD：sexually transmitted diseases）の代表的疾患であり，*Treponema pallidum* subsp. *pallidum*（*T. p.*）の感染による全身の慢性感染症である[1]．感染は一般に *T. p.* が創傷部や粘膜を通して侵入することによって成立する．

55.1　起炎菌の性状

　T. p. は細長いらせん状の形態を示し，長さ6～20 μm，幅は約 0.2 μm で 8～20 のらせんを有する．スピロヘータ目スピロヘータ科トレポネーマ属に属する．同じトレポネーマ属にはフランベジア（Yaws）の病原体である *Treponema pallidum* subsp. *pertenue* や Pinta の病原体である *Treponema carateum* も含まれていて，ライム病の病原体であるスピロヘータ科ボレリア属の *Borrelia burgdorferi* なども含めて，人に病原性を示すとともに共通抗原性を有することが知られている[2]．

55.2　国内外の流行状況

　日本の梅毒患者数は 1955 年には約 2 万 8000 人の届出があったが，その後 1960 年代と 1980 年代後半に一時的な増加がみられたものの減少傾向にあり，最近の届出数は 500～600 人である．しかし，HIV 感染や AIDS に伴ってみられるなど再興感染の兆しもあり，引き続き注意が必要である．

　なお，従来梅毒は性病予防法で 1 か月以内に届け出る義務があったが，1999 年 4 月に施行された感染症法より全数把握疾患に指定され，7 日以内の届出が義務となった．

　一方海外の人口あたりの罹患率はアフリカ諸国が最も高く，日本，韓国，北朝鮮，中国を除くアジア諸国，中南米が高い．アメリカでは第 I, II 期梅毒は第二次世界大戦後の 1947 年をピークにその後約 10 年は減少傾向を示していた．しかし，1950 年代後半から徐々に増加し 1990 年には再び戦後最高に迫る患者数を記録したものの，その後急激に減少している[1,4]．

55.3　臨　床　症　状

　胎児が，子宮内で胎盤を通して感染したものを先天梅毒，それ以外を後天梅毒と呼ぶ．後天梅毒は日本では 4 期に分類されている[5]．また，皮膚，粘膜の発疹や臓器梅毒の症状を示す顕症梅毒と，症状は認められないが，梅毒血清反応陽性である無症候梅毒（潜伏梅毒）に分けられる．

　1）第 I 期梅毒（感染後 3 か月まで）　感染から約 3 週間すると *T. p.* の侵入部位である皮膚や粘膜などの感染局所に示指頭大までの軟骨様硬度の硬結（初期硬結）が生じてくる．初期硬結はそのまま数週で吸収されることもあるが，周囲の浸潤が強くなり，中心に潰瘍を形成して盛り上がってくることが多い（硬性下疳）．初期硬結や硬性下疳は一般に疼痛などの自覚症状はなく，単発する．しかし，最近では多発することもまれではなくなってきているが，オーラルセックスによる外傷も一因と推測されている．

　好発部位は男性では冠状溝，包皮，亀頭部，女性では大小陰唇，子宮頸部であるが，女性の場合には気づかないことが多い．さらに口唇部，乳暈や手指など陰部以外に生じることもある（陰部外初期硬結あるいは陰部外下疳）．

　初期硬結や硬性下疳の出現後，やや遅れて両側鼠径部など所属リンパ節が周囲に癒着することなく数個，無痛性で指頭大に腫脹してくることが多く，無痛性横痃と呼ばれる．

1) **第Ⅱ期梅毒**(感染後3年まで)　T. p.が血行性に全身に散布されて皮膚・粘膜の梅毒疹や消化器などに臓器梅毒の症状を引き起こす．皮疹・粘膜疹の出現に先行して発熱，全身倦怠感，関節痛などの全身症状がみられることがある．

感染後約9週で梅毒性バラ疹が出現する．軀幹を中心に四肢，顔面などにみられる爪甲大までの目立たない淡紅色斑で，見過ごされることも多いが，欧米では非常に出現頻度が高い．バラ疹は数週で消退し，約12週で丘疹性梅毒疹が生じてくる．第Ⅱ期梅毒疹の中で最も頻度が高く，小豆大〜エンドウ大の赤褐色，赤銅色の丘疹，結節が基本で場所により次のような異型を呈する．

(1) **梅毒性乾癬**：　角層の厚い手掌，足底に生じた丘疹性梅毒疹で，鱗屑を伴い乾癬に類似する．第Ⅱ期梅毒疹に特徴的な皮疹であり，診断が比較的容易である．

(2) **扁平コンジローマ**：　外陰部や肛囲，腋窩に好発する淡紅色〜灰白色の湿潤，浸軟した扁平隆起性腫瘤で，T. p.が多量に存在しているため感染源として非常に重要である．

その他，多発した膿疱がみられる膿疱性梅毒疹や，これの特殊型として下部の潰瘍の増大に伴って痂皮が重積して厚いカキ殻状を呈する梅毒性カキ殻疹も認められることがあり，全身状態の悪い場合に生じる．

梅毒性脱毛にはびまん性と小斑状脱毛があり，小斑状脱毛は爪甲大〜貨幣大の類円形の不完全脱毛で，頭髪が疎な印象を受ける．

また，口腔内では梅毒性アンギーナと呼ばれる扁桃を中心として軟口蓋に及ぶびらんや潰瘍を伴う発赤，腫脹，浸潤がみられることがある．

さらに，消化器にも病変を生じ，胃痛，心窩部痛，嘔気などの症状を示す胃梅毒では内視鏡や胃透視所見で胃癌，悪性リンパ腫などとまぎらわしいこともあるので注意が必要である．

第Ⅱ期では以上のような発疹が混じて多彩な臨床像を示すが，無治療でも消退，再発を繰り返していき第Ⅲ期，第Ⅳ期へ移行する．

3) **第Ⅲ期梅毒**　感染後3年以上経過すると結節性梅毒疹や皮下組織にゴム腫を生じてくることがある．発疹は限局性，非対称性かつ破壊性で瘢痕を形成しながら他方向へ拡大していくため，しばしば腎臓形を呈する．

4) **第Ⅳ期梅毒**　感染後10年以上経過すると心血管系，中枢神経系に大動脈瘤，脊髄癆，進行麻痺などの症状が現れることがある．

以上の第Ⅲ期，第Ⅳ期は現在ではほとんどみられない．

5) **先天梅毒**　梅毒に罹患している母体から胎児が感染した場合で，胎盤が形成される妊娠4か月以降に起こる．

(1) 胎児梅毒：　出生時に黄疸，肝脾腫，栄養発育不良や種々の梅毒病変を伴う．

(2) 早期先天梅毒：　生後数年以内に症状を呈し，口囲の放射状瘢痕(Parrot溝)の原因となるびまん性扁平浸潤をはじめとする梅毒疹や鼻炎，骨軟骨炎などが認められる．

(3) 晩期先天梅毒：　学童期以降に症状を呈してくるもので，Hutchinson 3徴候(Hutchinson歯，実質性角膜炎，内耳性難聴)やゴム腫，中枢神経病変などを示す．

6) **無症候梅毒**(潜伏梅毒)　臨床症状は認められないが，梅毒血清反応が陽性の場合である．ただし，生物学的偽陽性反応を除外する必要がある．初感染後，全く症状を示さない場合や第Ⅰ期から第Ⅱ期への移行期，第Ⅱ期の発疹消退期，陳旧性梅毒などが該当する．

55.4　典型的な症例

29歳，女性．初診の約2か月前に鼠径部のリンパ腫脹に気づく．1か月半前に咽頭痛と腹部に自覚症のない発疹が認められ，近医に風疹の疑いで入院，加療して一時皮疹は軽快した．10日前から手掌，軀幹，四肢などほぼ全身に発疹が出現した．初診時，手掌，足底には一部鱗屑を伴い，浸潤のある紅斑が多発してみられ，顔面をはじめ，ほぼ全身に暗赤色の紅斑性丘疹が多発して認められた(図55.1)．鼠径部，腋窩などの全身のリンパ節も触知された．梅毒血清反応は凝集法，ガラス板法とも256倍陽性．TPHA法は40960倍陽性で，組織の蛍光抗体法で表皮細胞間にT.

p. が認められた．詳細な問診と臨床症状より夫から感染した第II期顕症梅毒と診断し，バイシリン160万単位を1日量として2週間投与した．

抗体価は順調に低下し，約1年2か月後には凝集法，ガラス板法とも2倍まで低下した（図55.2）．

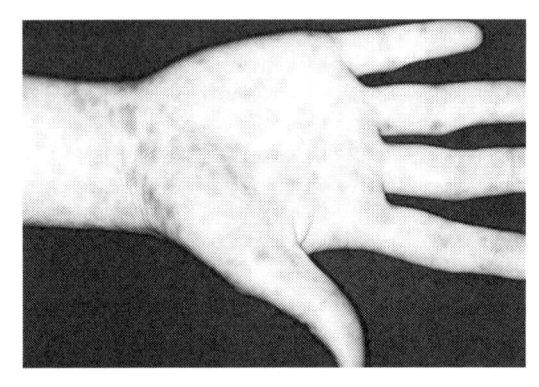

図 55.1 第II期顕症梅毒（29歳女性）
手掌，前腕に多発して認められた一部に鱗屑を伴う浸潤性紅斑．

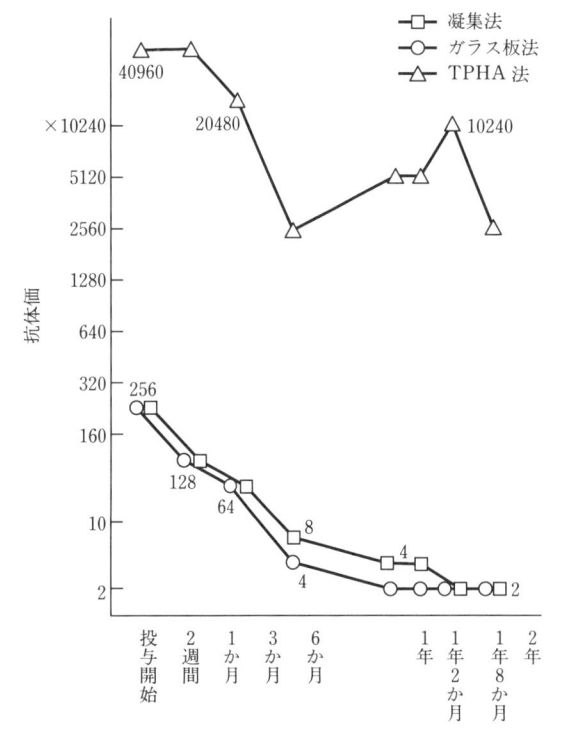

図 55.2 第II期顕症梅毒（29歳女性）
2週間治療後の梅毒血清反応の推移．

55.5 診　　断

（1） 臨床像および梅毒血清反応や詳細な問診により総合的になされる．外陰部や手掌，足底，口腔内を含めて全身を子細に観察しなければならない．

臨床像から梅毒が比較的容易に推測できるのは，初期硬結や硬性下疳，第II期の扁平コンジローマ，梅毒性乾癬である．他の皮疹は臨床診断は難しいことが多いが，常に梅毒も鑑別診断の1つに加えておくことで見落としを防ぐことができる．梅毒の疑いを抱いた場合には梅毒血清診断をまず施行すべきである．

梅毒血清反応は梅毒の診断，経過観察，治療効果の判定には欠かすことができない検査である．この検査には用いる抗原により2通りの方法がある．

リン脂質であるカルジオライピンを抗原として用いる STS (serological test for syphilis) 法には凝集法，ガラス板法，RPR (rapid plasma reagin) カードテストがある．一方，*T. p.* を抗原とする方法には TPHA 法 (*Treponema pallidum* haemagglutination test) と FTA-ABS (fluorescent treponemal antibody absorption) 法がある．

梅毒を疑った場合にはSTS法1〜2法とTPHA法の定性を行い，陽性なら定量法を施行

表 55.1 STS 法と TPHA 法

STS	TPHA	考えられる病態や原因
−	−	非梅毒 ごく初期の梅毒 初期梅毒治癒後
−	＋	梅毒治癒後（早期に多い） 非常に古い梅毒 地帯現象 歯槽膿漏，伝染性単核症などのTPHA法の偽陽性
＋	−	初期の梅毒 ハンセン氏病，膠原病，麻薬中毒などの生物学的偽陽性
＋	＋	梅毒（再感染を含む） 梅毒治癒後 Pinta, Yaws など他のスピロヘータ感染症

する.

しかし,梅毒血清反応は感染後約4週間は陰性であることと,STS法とTPHA法の結果が一致しない場合があることから,表55.1を参考にして再検査や問診,臨床症状などを再検討して慎重に判断する.

先天梅毒では母親が出産前に十分な治療を受けていれば,児のSTS法が陽性でも移行抗体であり,治療の必要もなく通常約6か月で消失する.しかし,母親の治療が不十分な場合や児の移行抗体が6か月をこえて持続したり,児のSTS抗体価が母親に比べて4倍以上高い場合には,児のTPHA-IgM抗体を含めて先天梅毒として検査を進めるのが望ましい[6].

(2) 病原体検査: 梅毒の病原体である$T. p.$の検出には以下の方法がある.ただし,抗生剤の外用や内服投与を受けている場合には検出は困難である.

① パーカーインク法: メスで皮疹や粘膜疹の表面を擦るか,少し傷をつけて絞り出すように採取した漿液をスライドガラスに載せ,パーカー社製ブルーブラックインクを少量混ぜてすばやく薄く延ばして乾燥後,油浸で観察する.

② 組織内染色法: 免疫蛍光抗体法や酵素抗体法が用いられる.特異性も高く,梅毒性バラ疹のようにごく少数しか存在しない$T. p.$を組織内で検出することができると同時に組織内での局在もわかるため,梅毒疹の確認には非常に優れた検査である[2].

55.6 治 療

梅毒は早期に発見し,治療を開始するほど治療期間も短くてすみ,血清反応も早く陰性化あるいは低値になりやすい.詳細な問診や臨床症状による感染時期の推定,過去の治療歴,梅毒血清反応の抗体価や薬剤アレルギー,妊娠の有無などを正確に把握して治療方針を決定する.

治療には$T. p.$に感受性が高く,殺菌的に作用し,まだ耐性の報告もないペニシリンを第1選択薬剤として用いる.欧米では注射による治療が推奨されているが,日本では神経梅毒など特殊な場合を除いて内服治療が行われている.

一般にはベンジルペニシリンベンザチン(バイシリン®)160万単位/日を4回に分けて内服させる.ペニシリンアレルギーのある患者では塩酸ミノサイクリン(ミノマイシン®)200 mg/日を2回に分けて投与する.さらにペニシリンアレルギーのある妊婦の場合には胎児への影響や胎盤通過性を考慮してアセチルスピラマイシン(アセチルスピラマイシン®)800〜1200 mg/日を4〜6回に分けて投与する.

投与期間は第Ⅰ期では2週間,感染後1年以内の第Ⅱ期では4週間,1年以上経過した第Ⅱ期や第Ⅲ期では4週間を1クールとして2〜3クール繰り返す.

神経梅毒ではより強力な治療が必要である.ベンジルペニシリンカリウム(結晶ペニシリンGカリウム®)を1日量1200〜2400万単位として4時間ごとに点滴静注を2週間施行する.先天梅毒児ではベンジルペニシリンカリウム10〜15万単位/kgを1日量として生後7日以内なら12時間ごとに,生後8日目以降なら8時間ごとに2週間点滴静注する.幼児では病期に応じた内服でもよい.

治療開始後,数時間で大量の$T. p.$が死滅するため発熱,頭痛,悪寒や皮疹の増悪などがみられ,Jarisch-Herxheimer反応と呼ばれている.早期梅毒で比較的高い頻度で起こるため治療開始前に患者に注意を与えるか,朝に初回の内服をした上で来院させるようにする.なお,妊婦では早産の危険もあるため産婦人科との連携など特別な注意が必要である.

また,最近の調査研究では,HIV感染に併発した梅毒でも特別な治療は必要ないとされている[7]が,HIV感染に併発した場合には梅毒血清反応の異常高値や早期の神経梅毒への移行などが報告されている[8]ので病期を誤らないように注意すべきである.

55.7 経過観察

抗生剤の投与により梅毒疹は1〜数週間で消退するが,梅毒血清反応は陰性化するにしても数か月〜2年近い期間を要する.また,感染後時間が

経過した例では陽性のまま残ることが多い．したがって，病期に対して必要かつ十分な治療をした後は，臨床症状とSTS法（凝集法など）の抗体価の推移を定期的に観察して治療効果を確認する必要がある．TPHA法やFTA-ABS法は治癒後も高値を示すことが多く，治療効果の指標にはならない（図55.2）．

梅毒の治療は梅毒血清反応を陰性化するのが目的ではないので，いたずらに長期にわたる治療は意味がない．

55.8 予　　防

不特定多数との性行為を慎み，さらにコンドームを使用することが一番の予防策である．梅毒は決して新しい病気ではないが，軟性下疳，陰部疱疹と並んで陰部潰瘍（genital ulcerative diseases：GUD）の3大原因の1つであり，GUDはHIV感染のリスクを高めることも明らかになっている[9]ので予防には細心の注意を払うべきである．

〔伊東文行〕

文　献

1) Tompson, S. E. et al.: Syphilis. Atlas of Sexually Trasmitted Diseases and AIDS (Morse, S. A. et al. eds., 2nd ed., pp. 22-46, Mosby-Wolfe, 1996.
2) Ito, F. et al.: Specific immunofluorescence staining of *Treponema pallidum* in smears and tissues. *J. Clin. Microbiol.*, **29**: 444-448, 1991.
3) 日本医師会生涯教育シリーズ：感染症の診断・治療ガイドライン（感染症の診断・治療研究会編），医学書院，1999．
4) US Department of Health and Human Services: Sexually Transmitted Disease Surveillance 1997, Division of STD Prevention (CDC), 1998.
5) 岡本昭二ほか：梅毒，現代皮膚科学大系（山村雄一ほか編），第1版，6B巻，pp. 201-281．中山書店，1980．
6) US Department of Health and Human Services: 1998 Guidlines for Treatment of Sexually Transmitted Diseases. *Morb. Mortal. Wkly. Rep.* (*CDC*), **47** (RR-1): 1998.
7) Rolf, R. T. et al.: A randomized trial of enhanced therapy for early syphilis in patients with and without human immunodeficiency virus infection. *N. Engl. J. Med.*, **337**: 307-314, 1997.
8) Larsen, S. A. et al.: Laboratory diagnosis and interpretaion of tests for syphilis. *Clin. Microbiol. Rev.*, **8**: 1-21, 1995.
9) Terzak, E. E. et al.: HIV-1 seroconversion in patients with and without genital ulcer disease, A prospective study. *Ann. Intern. Med.*, **199**: 1181-1186, 1993.

56. 破傷風

破傷風は先進国においては，衛生条件，予防接収の普及により減少した．しかし発展途上国においてはいまだ罹病率，死亡率も高く，主要な感染症の1つである．

破傷風は創傷部位において嫌気的に発育する破傷風菌の芽胞が発育，増殖した場合に起こる．その主な症状は，破傷風菌が産生する神経毒により引き起こされる．

56.1 病原体の性状

破傷風菌 Clostridium tetani は嫌気性のグラム陽性桿菌で，0.3～0.6×2～6μmで両端鈍円形（太鼓バチ状）を呈している．多数の鞭毛を有し活発に運動する．

破傷風菌の芽胞は熱，乾燥などの外的影響に対して非常に強い抵抗力を示す．芽胞は数年にわたり感染力を有する．しかし，高温（100℃）の蒸気中では約5分で，また直射日光下では短時間で死滅するといわれている．破傷風菌は嫌気性菌であり，可能性菌などの酸素を消費する他の菌の存在により発育が促進される．

破傷風菌は土壌に広く分布している．錆釘，木片などによる外傷部位から破傷風菌が体内に侵入するとき，好気生菌とともに侵入すると，これが酸素を消費し，嫌気性の環境となり，嫌気菌が容易に発育する環境となる．破傷風菌の産生する毒素は外毒素（exotoxin）である．

56.2 国内外の流行状況

破傷風菌は世界中の土壌に広く存在するので，いかなる地域においても発症する可能性がある．

破傷風は外傷によるものが最も多く，世界の破傷風患者数は年間100～200万人であり，そのほとんどが発展途上国で発症している．世界的には分娩時にへそを傷つけたり，割礼時に感染を生じたりする新生児破傷風が多い．

人口10万人あたりの患者数は，発展途上国においてはおおよそ数人～数十人である．地域によっては感染症で入院する理由の2位（化膿性髄膜炎に次ぐ）となっている地域もある．一方先進国においては人口10万人あたり0.1～0.2人である．

発展途上国においては破傷風患者の約半数が新生児で，20歳以下の若年者で約70%を占めている．これらの地域においては新生児死亡の約50%が破傷風によるといわれている．一方先進国における破傷風患者の半数以上が60歳以上である．先進国においては若年層の大半は予防接種されており，高齢者は1回も接種されていなかったり，ワクチンの免疫が消失していたりする．

わが国における破傷風患者の約70%は40歳以上といわれている．

56.3 臨床症状

外傷直後に破傷風を起こすことはきわめてまれで，4～10数日の潜伏期を経て発症する．

破傷風の初発症状（一般的に芽関緊急）から全身痙攣が起こるまでの時間（オンセットタイム：onset time）が48時間以内の場合，致命率は50%ともいわれている．

破傷風の経過は次の4期に分けられる．

(1) 第1期： 潜伏後，外傷部位付近に突っ張る感じ，肩こり，舌のもつれ，口が開けにくくなる，顔が歪む，歯が噛み合わない，食物の摂取が困難となるような症状が出る．

(2) 第2期： 次第に開口障害が増強し，嚥下・発語障害，歩行・起立障害が出現してくる．顔面筋の緊張・硬直により，1種の苦笑いに似た顔

貌（risus sardonicus）を呈するようになる．いわゆる痙笑といわれる表情で，破傷風顔貌といわれる．

（3）第3期： 最も危険な時期で，背筋の痙攣により全身が弓状に反り返る姿勢（弓反り緊張：oposthotonus）をとる．腱反射の亢進，Babinski，クロヌスなどの病的反射が出現する．排尿・排便障害，発汗，発熱，不整脈などが出現することがある．

この時期が最も生命に危険な時期で，適切な処置を行わないと呼吸筋の痙攣により窒息する．

（4）第4期： 全身の痙攣はみられなくなるが，筋肉の強直は長く持続し，徐々に寛解して軽快する．

56.4 典型的な症例

症例（1）： 1週間前に庭の花の手入れをしていて指を傷つけた．小さな傷でありそのままにしていた．2～3日前より頸部が硬直，さらに開口障害も出現してきた（図56.1）．

症例（2）： 庭仕事をしていて指を切った（約5 mm）．4～5日後より，頸部から背部にかけて突っ張るような症状が出現，10日目に全身が硬直してきた（図56.2）．

56.5 診　　断

a. 臨床診断

臨床症状と経過よりほとんど診断がつく．破傷風患者の10～30％は外傷がはっきりしない．

b. 病原体検査

膿汁，組織の培養による菌の培養により確定診断をつけるが，培養が陰性の場合のこともしばしばみられる．培養の結果はあくまでも補助的意味しかもたず，破傷風の診断は臨床症状からの診断が重要である．

56.6 治　　療

臨床症状より，早期診断を行い，全身痙攣が生じる前に，救急・集中治療が可能な医療機関に転送する．

まず創傷の洗浄，デブリドマンを徹底して行う．また早期に破傷風ヒト免疫グロブリン（human tetanus immunoglobulin：ヒトTIG）を投与する．新生児は500単位，乳幼児は200単位/kg，成人は3000～5000単位を静注または筋注で投与する．神経細胞に毒素が結合した後ではTIGで毒素を中和することはできない．必要に応じてペニシリンGの大量投与やテトラサイクリンを投与する．さらに全身痙攣が起こることを念頭に置く．痙攣に対しては抗痙攣剤，筋弛緩剤などを使用する．

必要に応じて気道確保を行い，人工呼吸器による呼吸管理も必要となり，呼吸管理が長期化する場合には気管切開も考慮する必要がある．

痙攣発作に対しては抗痙攣剤を投与する．ジアゼパムを0.1～0.5/mgあるいは10 mgを筋注あるいは静注で3～6時間ごとに行う．また持続破傷風菌が同定されないことも多く，症状より破傷風が疑われたら，菌の培養結果を待たずに治療を

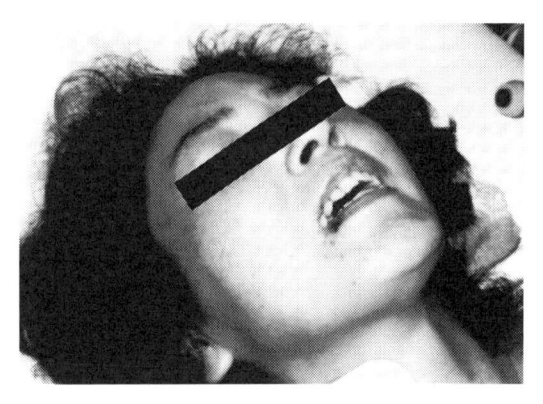

図56.1　42歳女性，開口障害がみられる

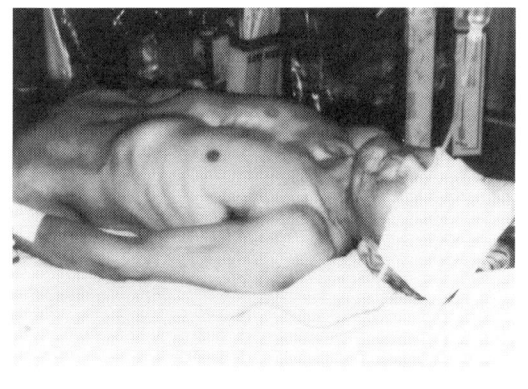

図56.2　70歳男性，全身の硬直が認められる

開始することが重要である．

56.7 予防

予防に関しては，破傷風トキソイドによる能動免疫が有効である．小児期にジフテリアトキソイド，百日咳ワクチンを混合したDPTワクチンを4週間間隔で2回（わが国の予防接種法では年3回），6～12か月後に1回接種することにより基礎免疫をしておく．

免疫歴のない成人では初回のトキソイド投与後に2回投与，6～12か月後に第3回投与を行い（基礎免疫），以後5年ごとに追加免疫を行えば予防効率はさらに高まる．

新生児破傷風の予防は出産可能年齢女性の免疫である．免疫歴のない成人に準じて，3回トキソイドを投与することにより，5年間は母子の破傷風を予防できる．　　　　〔遠藤重厚・葛西　健〕

57. バンコマイシン耐性黄色ブドウ球菌感染症

グリコペプチド系抗菌薬のバンコマイシン(VCM)は，30年以上にわたってグラム陽性菌感染症の治療薬として用いられてきたが，使用量は決して多くはなかった．しかし，1980年以降急増したメチシリン耐性黄色ブドウ球菌(MRSA)が高度耐性化するに及んでVCMの抗菌力が見直され，その使用量は急増した．わが国でも1991年からMRSAの特効的な治療薬として使用され始めたのである．

一方，1988年にVCMに耐性(VCMのMIC≧32μg/ml)の腸球菌(VRE)が報告されて以降，VCMに耐性を示す黄色ブドウ球菌の出現が危惧され始めた．というのは，VCM耐性を支配する遺伝子(vanA)が腸球菌から黄色ブドウ球菌に転換されることが実験的に確認された[1]ためである．

しかるに2002年，アメリカにおいてNCCLS基準のVCM耐性(VCMのMIC≧32μg/ml)に該当するVCM耐性MRSA(VRSA)株が2株報告された．分離された施設の所在地からそれぞれミシガンVRSA株[2]，ハーシーVRSA株[3]と命名されたが，1990年代後半から報告されているヘテロVCM耐性株やVCM中等度耐性(VISA)株とは異なり，vanAの存在が確認されている．本質的な耐性株が出現したという意味において，VRSAとその感染症については今後も大きな注意を払う必要がある．

57.1 病原体の性状(表57.1)

アメリカで2002年に分離されたVRSAの2株は，VCMには耐性であるが，いくつかの薬剤に感受性を示す．すなわち，ミシガンVRSA株[2]に対する各薬剤のMICはVCMが1024μg/ml，テイコプラニンが32μg/ml，オキサシリンが≧

表57.1 2002年にアメリカで分離された世界初のバンコマイシン耐性黄色ブドウ球菌2株の薬剤感受性および耐性遺伝子保有の状況

	MIC(μg/ml)	
	ミシガンVRSA株	ハーシーVRSA株
薬剤 vancomycin teicoplanin oxacillin	1024 32 ≧16	32 — —
感受性のある薬剤	chloramphenicol linezolid minocycline quinupristin/dalfopristin tetracycline ST合剤	chloramphenicol linezolid minocycline quinupristin/dalfopristin rifampicin ST合剤
耐性遺伝子 vanA mecA	あり あり	あり あり

16μg/mlと耐性であったが，テトラサイクリン，ミノサイクリン，ST合剤，クロラムフェニコール，リネゾリド，キヌプリスチン/ダルフォプリスチンには感受性を示した．この株では，プラスミド60kb上にvanA遺伝子の存在が確認されたが，この遺伝子は継代培養しても脱落せず，安定であった．この株が分離された症例ではvanAをもつVREの共存が確認されており，vanA遺伝子が何らかの機序によってVREからMRSAに移ったためにVRSAとなった可能性が考えられている．

ハーシーVRSA株[3]に対するVCMのMICは，32μg/mlと耐性であるとともに，βラクタム系薬，マクロライド系薬，アミノグリコシド系薬，フルオロキノロン系薬に耐性を示したが，ST合剤，ミノサイクリン，クロラムフェニコール，リネゾリド，キヌプリスチン/ダルフォプリスチン，リファンピシンに感受性であった．この株ではプラスミド120kb上にvanA遺伝子が存

在し，ほかに *mecA*，*ermA*，*ermB*，*aac-aph*，*tetM* など多くの耐性遺伝子が組み込まれているとともに，キノロン系抗菌薬の GyrA S84L および GrlB E471K に対する突然変異も存在する．本菌株はきわめて不安定であり，10〜15 回の継代後に *vanA* 遺伝子が消えていくことも知られている．本菌株が分離された症例では VRE は分離されなかった．

57.2 国内外の流行状況

海外で 30 年以上前から使用されてきた VCM に対する耐性菌の報告はしばらくなかった．しかし，1990 年代後半の日本において，VCM に中等度耐性あるいはヘテロ耐性を示す MRSA が報告された[4,5]．この株は，臨床分離 MRSA の中で VCM の MIC が比較的高い値の株のポピュレーション解析などを行って得られたものである．すなわち，Mu3 株は VCM の MIC が $2\ \mu g/ml$ を示したが，そのポピュレーション解析により VCM がさらに高い MIC を示すコロニーが発見されている．また，Mu50 株は VCM の MIC が $8\ \mu g/ml$ という中等度 VCM 耐性（VISA）を示す MRSA 株であった．これらの株の細胞壁合成は亢進しており，細胞壁の厚さが通常の MRSA の 2〜3 倍あるために薬剤耐性を示すものと理解されている．この報告の意義は VCM の使用状況いかんによっては VCM 耐性 MRSA が出現してくる可能性を示唆した点にあり，VCM の広範使用に警鐘を鳴らすものであった．ところがその後，そのような株が日本国内に広く存在するという報告はなく，現在では臨床的意義が低いともみられている．池・荒川らも，1997 年 11〜12 月に日本の 278 の病院と施設から分離された 6625 株の MRSA を対象に同様の方法で調査した結果，上記のヘテロ VCM 耐性 MRSA 株や VCM 中等度耐性 MRSA 株は 1 株も見出されず[6]，伝播の可能性はないとした．

上記の報告[4,5]以降，アメリカを中心に同様の VCM 中等度耐性を示す MRSA 株の報告が散見された[7,8]が，NCCLS 基準の VCM 耐性（VCM の $MIC > 32\ \mu g/ml$）に該当する VCM 耐性 MRSA（VRSA）株の報告はなかった．しかし，先述のように 2002 年に相次いで 2 株の VRSA 株がアメリカから分離された．すなわち，2002 年 6 月，ミシガン州の透析センターで VRSA 株（ミシガン VRSA 株）が 1 株，さらに同年 9 月，ペンシルバニア州にあるハーシー医療センターで VRSA 株（ハーシー VRSA 株）が 1 株報告されたが，その後，2003 年末の時点でアメリカからの VRSA の報告はなく，日本を含めた世界中においても同様の報告はない．

57.3 臨床症状

1) ミシガン VRSA 症例の臨床経過と症状[2]

2002 年 6 月，糖尿病と末梢血管疾患，慢性腎不全を有してミシガン州の人工透析センターに通院していた 40 歳女性のカテーテル先端から VRSA が分離された．この患者は 2001 年 4 月以来，慢性足潰瘍の治療のために VCM を含む抗菌薬療法を受けていたが，2002 年 4 月に壊疽に進展した．切断手術の後にシャント部の人工血管からの MRSA 菌血症を併発したため，VCM とリファンピシンが投与されるとともに，感染源の人工血管は除去された．同年 6 月，人工透析のために一時的に使用したカテーテルからと思われる感染の併発があり，除去したカテーテルの培養からオキサシリン耐性（$MIC > 16\ \mu g/ml$）かつ VCM 耐性（$MIC > 128\ \mu g/ml$）の黄色ブドウ球菌が分離，同定された．カテーテル抜去の 1 週間後，カテーテル入口部は改善したが，患者の慢性足潰瘍は感染所見を示し，その部位の培養から VRSA と VRE および *Klebsiella oxytoca* が同定された．カテーテル入口部や他の部位から VRSA は検出されなかった．7 月初め，創傷部位の処置と ST 合剤による治療が奏効して患者の感染症状・所見は安定し始めた．なお，施設内における VRE の周囲への伝播は確認されなかった．

2) ハーシー VRSA 症例の臨床経過と症状[3]

2002 年 9 月 20 日，慢性足潰瘍と骨髄炎の精査・治療のためにペンシルバニアの病院に入院した 70 歳男性の患者の潰瘍部から黄色ブドウ球菌が分離された．スクリーニング検査で VCM 感受

性の低下が確認され，CDCにおける微量液体希釈法による再検査でMICが32μg/mlと判明した．患者にはリネゾリドが4週間投与されたが，一過性の骨髄抑制がみられて投与は中止された．その後，ピペラシリン/タゾバクタムを6週間，さらにST合剤を6週間投与され，11月7日には緑膿菌と，ほかに少なくとも7種類の菌株が分離されたが，MRSAやVREは分離されなかった．その後，リネゾリドやST合剤の投与により創傷部位の感染は治癒したが，患者は12月，進行性の心肺不全により自宅で死亡した．

57.4 診　　断

VRSA株を検出する最も簡便な方法はディスク拡散法である．寒天平板上に32μg/mlのVCMのディスクを置いてMRSA株を培養するが，発育阻止円内の発育についても確認が必要である．スクリーニングとしては，VCM 6μg/mlを含有する寒天培地で菌の発育を測定する方法やE-testも有用である．MIC測定法では，マクロ/マイクロ液体希釈法や，寒天平板希釈法も有用である．しかし，マイクロスキャンとVitek法では必ずしもVISA株やVRSA株を確実には検出できない．なお，確定診断のためには*vanA*遺伝子の保有を証明することが必要である．

57.5 治　　療

高度多剤耐性を示すMRSAであってもすべての抗菌薬に耐性を示すわけではなく，VCMやそれ以外のいくつかの感受性を示す抗菌薬の単独あるいは併用投与によって効果的な治療が可能である．同様に，VRSAであっても感受性を示す薬剤がいくつか存在するので治療は可能である．2002年に報告されたVRSA2株の薬剤感受性成績は表57.1のとおりであり，ミシガンVRSA症例ではST合剤が，また，ハーシーVRSA症例ではリネゾリドやST合剤が投与され，それぞれ治癒が得られた．すなわち，分離VRSA株の感受性を詳細に検討すれば治療は困難ではない．ただし，VRSAが分離される症例では免疫不全を含む何らかの易感染要因の存在が多いので，それらの状況を改善させる支持療法・補助療法がきわめて重要である．

57.6 予　　防

最も重要な予防策はVCMの合理的かつ限定的な使用である．テイコプラニンなど他のグリコペプチド系抗生物質にも同様に注意を払うとともに，アボパルシンなど畜産・水産に使われるグリコペプチド系抗生物質の使用制限～中止も考えるべきである．わが国では，医療用としてヒトに使われるすべての量（500 t）の2倍以上（1000 t強）の抗菌薬が畜産・水産に使われているのである．

院内における感染拡大の回避策は，医療従事者が手洗いの徹底，手袋やマスクの着用，眼や顔の防護，術衣着用，リネン類の滅菌洗浄の励行を徹底することであり，従来からの接触感染によって院内伝播するMRSAその他の病原細菌への対応策と全く同じである．また，患者の個室への隔離，手袋着用と手洗い，アルコールでの清拭を徹底するとともに，必要があれば抗菌薬での手拭きも行う．使用済み医療材料の滅菌洗浄も標準対応策として実施するべきである．

VRSAが最初に出現するのは，1990年代にVCM使用が急増した日本であるとの見方が以前はあった．しかし，日本ではVCMの使用はMRSA感染症に限定されたが，アメリカなどではMRSA以外の耐性グラム陽性球菌に広く使われており，本質的なVRSAは結局，そうした使い方の国で最初に出現した．適応を守った合理的な使い方がいかに重要であるかをVRSAの出現で学んだわけであり，肝に銘じたい．

〔渡辺　彰〕

文　献

1) Noble, W. C., Virani, Z. and Cree, R. G. A.: Co-transfer of vancomycin and other resistance genes from *Enterococcus faecalis* NCTC12201 to *Staphylococcus aureus. FEMS Microbiol. Lett.*, **93**: 195-198, 1992.
2) CDC: *Staphylococcus aureus* resistant to vancomycin—United States, 2002. *MMWR*, **51**(26): 565-567, 2002.

3) CDC : Public health dispatch : vancomycin-resistant *Staphylococcus aureus*—Pennsylvania, 2002. *MMWR*, **51**(40) : 902-904, 2002.
4) Hiramatsu, K., Aritaka, N., Hanaki, H., Kawasaki, S., Hosoda, Y., Hori, S., Furutachi, Y. and Kobayashi, I. : Dissemination in Japanese hospital of strains of *Staphylococcus aureus* heterogeneously resistant to vancomycin. *Lancet*, **350** : 1670-1673, 1997.
5) Hiramatsu, K., Hanaki, H., Ino, T., Yabuta, K., Oguri, T. and Tenover, F. C. : Methicillin-resistant *Staphylococcus aureus* clinical strains with reduced vancomycin susceptibility. *J. Antimicrob. Chemother.*, **40** : 135-136, 1997.
6) Ike, Y., Arakawa, Y., Ma, X., Takewaki, K., Nagasawa, M., Tomita, H., Tanimoto, K. and Fujimoto, S. : Nationwide survey shows that methicillin-resistant *Staphylococcus aureus* strains heterogeneously and intermediately resistant to vancomycin are not disseminated throughout Japanese hospitals. *J. Clin. Microbiol.*, **39** : 4445-4451, 2001.
7) Smith, T. L., Pearson, M. L., Wilcox, K. R. *et al.* : Emergence of vancomycin resistance in *Staphylococcus aureus*. *N. Engl. J. Med.*, **340** : 493-401, 1999.
8) Fridkin, S. K. : Vancomycin-intermediate and -resistant *Staphylococcus aureus* : what the infectious disease specialist needs to know. *Clin. Infect. Dis.*, **32** : 108-115, 2001.

58. バンコマイシン耐性腸球菌感染症

58.1 病原体の性状

バンコマイシン耐性腸球菌（vancomycin resistant enterococci：VRE）は，その名のとおり腸球菌 Enterococcus がバンコマイシンに対して耐性となったものである．腸球菌は腸管，腟，泌尿器などに常在菌として存在するグラム陽性球菌で現在まで12種類の存在が知られているが，臨床的に検出されるのは E. faecalis, E. faecium が大半を占める．大部分は日和見感染症として発症し，術後・重症患者や易感染症患者に尿路感染症，骨盤内感染症，心内膜炎や菌血症を引き起こす．そもそも腸球菌はアミノグリコシド系，セフェム系，ペニシリン系，ST合剤など多くの抗生物質に自然耐性を示すため，バンコマイシン耐性となったVREはほとんどの抗生物質に耐性を示し，一旦感染症が発生すると治療に苦慮する．

腸球菌からVREが出現してきた理由としては養鶏におけるアボパルシンやメチシリン耐性ブドウ球菌（methicillin resistant Staphyrococcus aureus：MRSA）に対するバンコマイシンといったグリコペプチド系抗生物質の長期的な使用によってバンコマイシン耐性遺伝子をもった腸球菌がニワトリやヒトの腸管内で選択され，増加してきたためと考えられている．VREの薬剤耐性遺伝子は現在 vanA, vanB, vanC1, vanC2, vanC3, vanD が確認されており，薬剤機構は耐性遺伝子により細菌の細胞壁が D-alanine-D-alanine から D-alanine-D-lactate（vanC では D-alanine-D-serine）へ変化し，バンコマイシンはその作用部位である D-alanine-D-alanine に対する結合能が低下し，耐性機構が発現すると考えられている．耐性遺伝子により現在 class A, B, C, D に分類されバンコマイシンや他の抗生物質に対する感受性，臨床的な取扱いが異なる（表58.1）．

58.2 国内外の流行状況

VREは1986年フランスで初めて検出されて以来，欧米で蔓延し，アメリカ疾病予防センター（Center for Disease Control and Prevention：CDC）によれば1989～1997年までにICU入院患者からのVRE分離率は0.4％から23.2％に，ICU以外の入院患者からの分離率も0.3％から15.4％に増加している[1]．VRE検出例は日本でもこれまで散発的に報告がなされてきたが，日本のVREは1996年京都で初めて検出され，1996

表58.1 VRE の分類と特徴（文献[6]より引用改変）

クラス	A	B	C	D
耐性遺伝子	vanA	vanB	vanC	vanD
耐性遺伝子の部位	plasmid	染色体, plasmid	染色体	染色体？
合成される細胞壁ムレインモノマー	D-Ala-D-Lac	D-Ala-D-Lac	D-Ala-D-Ser	
VCM感受性（MIC）	64～1000≦	16～64	4～32	64
TEIC感受性（MIC）	16≦	≦1（高度耐性もあり）	≦1以下	4
院内感染対策	必要	必要	不要	不要

VCM：バンコマイシン，TEIC：テイコプラニン，MIC：$\mu g/ml$.

表58.2 VRE感染の危険因子

1. 重症・術後患者(特にICU入室中の患者)
2. 免疫不全・白血球減少状態(白血病, 癌化学療法など)
3. 抗生物質投与
   第2, 第3世代セフェム系ならびにバンコマイシン, 抗嫌気性菌作用のある抗生物質(メトロニダゾール, クリンダマイシン, イミペネムなど)
4. 留置カテーテル(中心静脈, 尿路)のある患者
5. 腎不全
6. 骨髄移植, 臓器移植
7. 早産児, 低出生体重児

表58.3 薬剤感受性試験結果

菌種: *Enterococcus faecium* (microscan walkaway system and VITEK system)

抗生物質	MIC (μg/ml)
penicillinG	>8
oxacillin	>4
ampicillin	>8
cefazoline	>16
cefmetazole	>8
imipenem/cilastatin	>32
minocycline	>8
gentamicin	>8
erythromycin	>4
ofloxacin	>4
fosfomycin	>16
vancomycin	>16

MIC of vancomycin (E-test): 32 μg/ml.

年には2例, 1997年には3例, 1998年には5例の検出例が報告されている. 国立感染症研究所の感染症発生動向調査週報によると1999年には4〜9月までに14例のVREが報告されており, 増加傾向にあると同時に院内感染も疑われる集団感染も含まれていることから, わが国においても大きな社会問題になりつつある.

58.3 臨床症状

VREに特徴的な臨床症状はない. 前述したように腸球菌感染症は大部分が日和見感染症として尿路感染症や骨盤内感染症, 心内膜炎などを発症するためICU入室中の患者, 術後・重症患者や易感染症患者など表58.2に示すようなハイリスク要因をもつ患者の感染症には特に注意が必要である.

58.4 典型的な症例

1998年に筆者らが経験した*vanB* typeのVREによる子宮頸癌術後のリンパ囊胞感染症の症例を提示する[2].

27歳女性. 家族歴, 既往歴に特記すべきことなし. 平成9年12月19日(妊娠29週6日)当院での分娩を希望して初診した. 初診時子宮腟部は肉眼的浸潤癌で, 組織診にて扁平上皮癌が検出された. 子宮頸癌1b期の診断にて, 胎児の肺成熟を待って手術の方針とした. 平成10年1月24日(妊娠35週1日)帝王切開ならびに広範子宮全摘術施行し, 男児1988gを娩出した. 術後後腹膜腔に挿入していたドレーンの先端より*E. faecium*が検出されたがバンコマイシン感受性で, 臨床症状を認めなかった. 同年2月7日より発熱, CRPの上昇認め, リンパ囊胞感染症を疑い, 囊胞液を穿刺吸引し培養に提出したが, 結果は陰性で, 尿培養から*Staphylococcus aureus*が検出され, cefazoline, clindamycin, imipenem使用したが解熱せず, levofloxacinを使用し軽快した. 退院から1か月後の5月21日40℃の発熱, 左下腹部の圧痛あり外来受診. CRPの上昇, 左リンパ囊胞の拡大と圧痛認め, リンパ囊胞感染の診断で同日再入院となった. リンパ囊胞からの穿刺吸引した内溶液の培養で, バンコマイシン耐性*E. faecium*が検出されたため, 患者を直ちに個室管理し, ガウン, 手袋着用とし, 水平感染の防止に努めた. この菌の薬剤感受性はミノサイクリン中等度感受性を認める以外はすべて耐性で, バンコマイシンに対する最小発育阻止濃度(minimum inhibitory concentration: MIC)は32 μg/mlを示した(表58.3). また, このVREは*vanB*型遺伝子をもつことが確認された. 入院後リンパ囊胞にドレーンを挿入し, ミノサイクリンを局所投与したところ5日後の培養で陰性化し, 第9病日からは解熱傾向がみられ, 感染性リンパ囊胞も縮小し治癒した. この症例の感染経路は不明であるが, 退院後に新たに感染した可能性のほかにimipenemなどの抗生物質の使用によりVREが選択され増殖した可能性は否定できない.

58.5 診　　断

　VRE感染症に特徴的な症状がないことから，臨床的な診断は困難で，確定診断は臨床検体の培養と薬剤感受性検査による．臨床検体からVREが疑われる腸球菌が検出された場合，必ずバンコマイシンに対する感受性試験を施行する．感受性試験にはNational Committee for Clinical Laboratory Standards (NCCLS) で標準化されたディスク拡散法，希釈法などがあるが，腸球菌の集落を培養してMcFarland 0.5の菌浮遊液を調整し，その1～10 μlをバンコマイシン6 μg/ml添加ブレインハートインフュージョン寒天培地に接種し，35℃で24時間培養後に発育が認められればバンコマイシン耐性とする[3]．いずれの検査法も24時間培養することが肝要である．これらの検査でバンコマイシン耐性と判断した場合，MICを測定する．通常腸球菌のバンコマイシンに対するMICは1 μg/ml以下であるが，MICが4 μg/mlを感受性，8～16 μg/mlを判定保留，32 μg/ml以上を耐性と判断する．さらにVREの薬剤耐性遺伝子の型別判定はPCRによって行う．

58.6 治　　療

　VRE検出例の約90％は菌が定着しているだけで感染症を起こしていない．このような例では抗菌剤による除菌の必要はなく，不必要な抗生物質の投与は慎み，他の重篤な患者へのVREの伝播を防ぐことを考えるべきである．最近の報告によると，VREが腸管に定着したマウスの実験モデルにバンコマイシンやクリンダマイシンなどの抗嫌気性菌作用のある抗生物質を投与した群では，便のVREは高いレベルを維持しているとされている[4]．むやみな抗生物質の投与は正常の腸内細菌叢の形成を阻害し，かえってVREに住みやすい環境を与えていることになる．

　また，一旦VREにより感染症を発症した場合，VREは通常腸球菌に有効な抗生物質であるアンピシリンや，アミノグリコシド系，テトラサイクリン系などにも耐性を示すため有効な抗生物質が得られないことが多く，抗生物質の選択に苦慮する．vanA型VREはバンコマイシン，テイコプラニン両者に高度耐性，vanB型はバンコマイシン中等度耐性，テイコプラニン感受性である．vanC型はバンコマイシン軽度耐性，テイコプラニン感受性で臨床的にあまり問題とはならない．VREの型によって感受性は異なり，どの抗生物質を投与すべきかは一概にいえず，薬剤感受性検査によって適切な抗生物質を選択する．VRE感染症の治療法はまだ確立されていないが抗生物質に対する感受性の違いから現在考えられる治療法は以下のとおりである．

　(1) アンピシリン感受性である場合：アミノ配糖体高度耐性でない場合はアンピシリン(300 mg/kg)の大量投与に加えゲンタマイシンを追加する．両者の併用は著しい相乗効果をもたらすとされている．

　(2) テイコプラニン感受性菌：vanB，vanC，vanDにはテイコプラニン感受性のものが多く，感受性の有無を調べてみる価値がある．アミノグリコシド系抗生物質に対して高度耐性でなければ併用する．

　これ以外に，アンピシリンやテイコプラニン耐性の場合にはほとんど有効な抗生物質がないのが現状である．Saraviaらが87のVRE臨床検体の薬剤感受性を調べたところ，ほとんどがアンピシリンやペニシリン，ゲンタマイシン，ストレプトマイシンに抵抗性であった．一方バンコマイシンと同じグリコペプチド系のテイコプラニンに対しては29％に感受性があり，感受性が高かったのはトロスペクトマイシン，ドキシサイクリン，クロラムフェニコールであったとしており[5]，薬剤感受性試験の選択の参考になると思われる．

　vanA型感染症のように有効な抗生物質がほとんどない場合，外科的な処置も効果を示すことがある．1996年のLaiによると創部感染や軟部組織の感染，膿瘍に対しては外科的なデブリードメントやドレナージが有効であったと報告している[6]．

　現在開発中，あるいは治験中の薬の中ではオキサゾリジノン系の抗菌薬であるザイボックス(linezolid)が2000年4月にアメリカでFDAの承認を受け，MRSA，VREの治療薬として使用されることとなった．日本でも現在phase studyが進行中である．この薬剤に対して多剤耐性である E. faecalis 42菌株，E. faecium 41菌株，E. gallinarum 7菌株すべてがMIC 4 μg/mlと感受性を示していた[7]．その他，ストレプトグラミン系の抗生物質であるシナシッド(RP59500)が E. faecalis に対して優れた効果を示すとされている．

58.7 予　防

VREはその治療の困難さゆえにVREの定着や感染症患者の発生を極力防ぐ努力をすべきである．VRE検出例のハイリスク要因(表58.2)にはバンコマイシンの過剰な使用もさることながら，過去の報告によると第2，第3世代のセフェム系抗生物質の使用が大きなVRE発生の危険因子となっている．抗生物質の使用に当たっては医療サイドも不必要な抗生物質の投与を避け，特に術後の予防投与には第1世代のセフェムやペニシリン系の抗生物質を中心に選択し，投与期間をできるだけ短くすることが大切と考えられる．

VRE患者が発生した場合，患者がたった1つの病棟のわずかな患者に限られているときにはVREの病院からの根絶は成功する可能性が高いとされている[8]ので，院内感染の予防のためにはVREの病院内への伝播を防ぐことが最も大切なことと思われる．VRE保菌者の多くはVREが腸管に長期間定着し，便中にVREが高濃度に含まれるケースが多い．このためVREに対する対策が遅れた場合，保菌患者の便や尿からVREが長期にわたり環境中に排出され，汚染が広範囲に広がる可能性がある．このような事態を防ぐためにはVREの伝播予防に関するCDCのガイドライン[8]に沿った迅速な対応をとることが大切である．具体的にはVREが検出されたときには即座に検査部から臨床側，病院全体へ周知し，VRE陽性患者に対する病院の取扱いの方針を臨床スタッフに伝え，担当・指導医師，医学生，薬剤・看護部，検査部や，介護者を含めてVREに対する徹底的な教育を行う．VRE陽性患者を個室に移すか，VRE陽性患者を同室に集める．医療スタッフは手袋，ガウンを着用して処置に当たり，手洗いを慣行する．当該患者あるいは同室患者に対して便や尿中のVREの存在を調べ，環境汚染が広がらないよう心がける．また必要に応じて医療従事者や家族の便のスクリーニング検査を行う．なおVREは5類感染症に分類されており診断後7日以内に保健所に届けることが義務づけられている．VRE感染患者が出た場合，スタッフの中にはまだまだその取扱いに慣れていないケースが多く，病院全体としてVREに対するマニュアルの作成とその徹底が必要と考えられる．

〔山田秀和〕

文　献

1) William, J. M.: Spread of vancomycin-resistant enterococci: Why did it happen in the United States? *Infect. Control Hospital Epidemiol.*, **19** (8): 539-545, 1998.
2) 山田秀和，近内勝之，橋本志奈子，柳田　薫，佐藤　章，今福祐二，吉田　浩：子宮頸癌術後に発症した *vanB* 型VREによるリンパ嚢胞感染症の1例．化学療法の領域，**15** (4): 557-560, 1999.
3) 荒川宜親：バンコマイシン耐性腸球菌VRE. http://idsc.nih.go.jp/others/vre1.html
4) Donskey, C. J., Hanrahan, J. A., Hutton, R. A and Rice, L. B.: Effect of parenteral antibiotic administration on persistence of vancomycin-resistant Enterococcus faecium in the mouse gastrointestinal tract. *J. Infect. Dis.*, **180** (2): 384-390, 1999.
5) Saraiva, I. H., Jones, R. N., Erwin, M. and Sader, H. S.: Evaluation of antimicrobial sensitivity of 87 clinical isolates of vancomycin-resistant enterococci. *Rev. Assoc. Med. Bras.*, **43** (3): 217-222, 1997.
6) Lai, K. K.: Treatment of vancomycin-resistant *Enterococcus faecium* infections. *Arch. Intern. Med.*, **156** (22): 2579-2584, 1996.
7) Alan, P. J., Warner, M. and Livermore, D. M.: Activity of linezolid against multi-resistant Gram-positive bacteria from diverse hospitals in the United Kingdom. *J. Antimicrob. Chemother.*, **45**: 225-230, 2000.
8) Hospital Infection Control Practices Advisory Committee: Recommendations for preventing the spread of vancomycin resistance. *MMWR*, **44** (RR-12): 1-13, 1995.

5 類感染症　定点把握

59. RSウイルス感染症

respiratory syncytial virus (RSV) は，インフルエンザウイルスなどとともに冬季のウイルスの代表的なものの一つである．特に乳幼児の呼吸器感染症の最も頻度の高い原因ウイルスであり，時に重篤な細気管支炎，肺炎を併発する[1]．最近では乳幼児がRSVに罹患後に気道過敏性を獲得し，気管支喘息発症の要因となることも指摘されている[2]．また，インフルエンザウイルスとともにRSVは乳幼児から高齢者までのあらゆる年齢層で慢性肺疾患の入院患者数の増加および高齢者での高い死亡率にも関連することが注目されるようになった[3]．アメリカにおいてヒト型化された抗RSVモノクローナル抗体がハイリスク乳児のRSV下気道炎による入院を減少させるなどの予防効果が確認され，わが国にも導入されている．平成15年11月5日施行の感染症法の改正により，RSV感染症は定点把握疾患の5類に分類され，週報での届出を行うべきものとされている．

59.1　病原体の性状

RSVは，パラインフルエンザウイルスやムンプスウイルスなどとともにパラミクソウイルス科に属する[4]．RSVは長さ1μm，直径12～15 nmのらせん対称のヌクレオカプシドを脂質2重層のエンベロープが包む球状粒子で，ウイルスの遺伝子は15222のヌクレオタイドからなる−鎖RNAウイルスである．パラミクソウイルス科のウイルス粒子はエンベロープに2種類のスパイクをもち，その一つは赤血球凝集活性 (hemagglutinin) とノイラミダーゼ活性 (neuramidase) のあるスパイクでHNスパイクと呼ばれているが，RSVはこのスパイクを欠くために両活性を示さないのが，他のパラミクソウイルスと異なる．RSVには10の蛋白質が存在するが，表面抗原としてfusion protein (F蛋白), attachment protein (G蛋白), small hydrophobic protein (SH蛋白) の3つが知られている．ウイルスの増殖に際して，まずウイルスはG蛋白を介して細胞に接着し，エンベロープがF蛋白を介して宿主細胞の細胞膜に隔合し侵入し，ヌクレオカプシドが細胞質内に放出され複製を開始する．RSVは−鎖RNAウイルスであるため，ウイルスRNAが感染細胞内でmRNAとして働けないが，遺伝情報を各々のmRNAに転写してウイルス蛋白を合成する．ウイルス核酸と蛋白質が細胞質内で集合し，発芽の形でウイルスが放出される．RSVは上気道粘膜上皮細胞に感染し，細胞−細胞間で広がり，さらに分泌液を介して下気道粘膜へと感染を拡大する．RSVに感染した細胞が多核巨細胞を形成しsyncytium (合胞体) という特異な形を示すことから，RSVの名前の由来となっている．気道上皮細胞以外ではマクロファージや単核細胞にも感染するが，熱に不安定で，−20℃でも不活化する．RSV感染に対する免疫応答の研究にも一定の進歩がみられる[5]．

59.2　国内外の流行状況

RSVは他の多くのウイルス感染と異なり，母親由来の抗体が存在する乳児期早期にでも感染し，終生免疫を獲得することなく，再感染を繰り

返す点に特徴がある．RSV は毎年温帯地方での冬季の流行をみるが，熱帯地方で雨期に流行していることから，年間を通して地球上で感染流行のサイクルがあるウイルス感染症である．先述したごとく，乳幼児は，生後1歳までに半数以上が，2歳まではほぼ100％が初感染するものと考えられている．RSV感染症ではまず急性上気道炎で発症し，そのうち25～40％で下気道炎へと病状が進展する[4]．一般的には，感染者全体の2～3％の乳幼児が重症化し，入院加療を要するといわれている．アメリカにおいては，RSV感染症による入院が年間7～12万人とされ[1]，日本でも年間約2万人の入院例があるものと類推されている[6]．

59.3 臨床症状と予後

RSV感染症の大半の症例でまず急性上気道炎に始まり，約1/3の症例で下気道炎を発症し，特に生後6か月未満の乳児で重篤な細気管支炎，肺炎を引き起こす．この場合，早産児，気管支肺異形成症(bronchopulmonary dysplasia)などの慢性肺疾患，肺うっ血を伴う先天性心疾患を有する児では重症化し，入院加療の対象となることが多い．欧米では，RSV感染症で入院した乳幼児の1％が死亡し，特に心肺に基礎疾患を有する場合には約3.5％が死亡しているとの報告もみられる[7]．最近，慢性肺疾患で冬季のウイルス感染であるインフルエンザとRSV感染症の入院や死亡にどう影響するかのレトロスペクティブコホート研究が，アメリカのテネシー州から報告された[3]．対象は，1995年8月1日～1999年7月31日に同州の住民(施設などに入居していない)で，喘息およびその他の慢性肺疾患を有する人(集団の約16％を占める)である．観察人年(観察人数と観察期間の積)625509人年について，年齢層別にインフルエンザおよびRSVに起因した急性呼吸器疾患による入院，死亡，外来患者や抗生物質の処方が推定された(表59.1)．インフルエンザおよびRSVに関連した入院は，65歳以上で最も多いことが示された．両ウイルスによる入院は年間1000人あたり，5歳未満でそれぞれ8および23，65歳以上で23および18であり，慢性肺疾患患者10000人あたりの推定死亡数は，65歳以上の高齢者で両ウイルスとも最も高く，それぞれ24および47であった．これまで，小児の重症呼吸器疾患や入院との関連で重要と考えられてきた両ウイルスであり，インフルエンザについてはすでに小児での感染者が激増する流行期に高齢者の死亡者が増加する現象(超過死亡)が前から指摘されていたのであるが，RSVも慢性肺疾患患者での死亡に強く関与することを示すもので，注目される成績である．

59.4 診　　断

a. 臨床診断

RSVにする感染症で最も重要なのが，1歳未満の乳幼児に多くみられる細気管支炎である．冬季に流行性に咳嗽や鼻汁などの上気道炎症状が数日みられた後，呼気性喘鳴，多呼吸，陥没呼吸などの症状がみられる．発熱は咳嗽と同時にみられ

表59.1 冬季ウイルスに起因した年齢別の入院および死亡[3]

		5歳未満	5～14歳	15～49歳	50～64歳	65歳以上
推定入院数(登録1000人あたり)(95%信頼区間)	インフルエンザ	7.6(6.2～9.1)	−0.3(−1.0～0.5)	3.2(2.3～4.1)	13.2(10.8～15.5)	23.2(19.4～26.9)
	RSウイルス	22.7(20.4～24.9)	5.1(3.8～6.4)	3.1(1.7～4.6)	11.0(7.1～14.8)	17.7(11.6～23.9)
急性呼吸器疾患による入院に占める割合(%)	インフルエンザ	8	ND	4	5	4
	RSウイルス	25	15	4	4	3
	合計	33	15	7	9	8
推定死亡数(慢性肺疾患患者10000人あたり)(95%信頼区間)	インフルエンザ	0.8(−0.6～2.1)	0.8(−0.3～1.8)	0.5(−1.4～2.4)	1.3(−5.1～7.6)	23.8(10.1～37.5)
	RSウイルス	−0.5(−2.8～1.8)	−0.6(−2.3～1.0)	1.7(−1.6～5.0)	15.3(4.5～26.0)	46.5(23.7～69.3)
合計死亡数	インフルエンザ	ND	ND	ND	ND	3
	RSウイルス	ND	ND	ND	8	6
	合計	ND	ND	ND	8	9

ることが多いが，発熱をみない場合もあり，高熱であっても重症の呼吸器症状を示さないことがある．聴診で肺野全体にラ音(湿性)を聴取し，胸部X線では肺野の含気量増加や透過性亢進を認める．血液検査で，細菌感染の合併がない限り，白血球数増加や核左方移動などをみることはなく，CRP陽性や赤沈亢進を認める．重症例では低酸素血症や高炭酸ガス血症をみることがあり，注意する．気管支喘息，気管狭窄症，百日咳などとの鑑別を要する[8]．

b. 病院体検査

RSV感染の診断法としては，ウイルス検出法と血清抗体検出法がある[9]．抗体反応が乳幼児でみられないことも多く，ペア血清による診断となる血清検査法は，迅速性に欠けるものである．ウイルス分離は最も望ましい診断法であるが，一定の設備と手技に熟練を要する．今日，種々のRSV抗原検査法が開発され，保険適応を受けて臨床現場で診断用キットとして用いられている．通常被検材料としては吸引して得られた鼻咽頭分泌液を使用し，ウイルス分離ができない検査室での診断が可能となった[8]．

59.5 治療

RSV感染症の治療は，対症療法が中心となる．重症例には酸素投与や輸液を施行する必要があり，入院とする．気管支拡張剤やステロイドが用いられることもあるが，治療効果については必ずしも一定の結論が得られているわけではない．アメリカにおいては，リバビリン吸入療法がRSVによる細気管支炎に用いられているが，重症病態の改善や動脈血の酸素化には有効だが発熱や喘鳴の改善は明らかでないとする報告が多い[10]．わが国ではリバビリン吸入剤は認可されていない．

59.6 予防

RSV感染の予防に，組換えDNA手法を用いてヒト化抗RSVモノクローナル抗体(palivizumab)が開発された．これは，RSV感染流行初期において早産の新生児および乳児や気管支肺異形成の治療を受けた2歳以下の新生児，乳幼児に対する適応が得られている[11]．さらに，先天性心疾患，免疫不全症の小児，院内感染防止対策への適応も検討されている[12]．　　　　〔永武　毅〕

文　献

1) Glezen, W. P. et al.: Risk of primary infection and reinfection with respiratory syncytial virus. Am. J. Dis. Child., **140**: 543-546, 1986.
2) Folkerts, G. et al.: Viruse-induced airway hyperresponsiveness and athma. Am. J. Respir. Crit. Care. Med., **151**: 1708-1720, 1998.
3) Griffin, M. R. et al.: Winter viruses Influenza — and respiratory syncytial virus — related mobidity in chronic lung disease. Arch. Interr. Med., **162**: 1229-1236, 2002.
4) Hall, C. B. and McCarthy, C. A.: Respiratory syncytial virus. In Principles and Practice of Infectious Diseases (Mandell, G. et al. eds.), pp. 1782-1801, Churchill Livingstone, Philadelphia, 2000.
5) 斉藤匡人，山中　昇: Respiratory syncytial virus (RSウイルス). 化学療法の領域，**15**: 1391-1397, 1999.
6) 提　裕幸: ハイリスク児のRSウイルス感染予防の進歩. 化学療法の領域，**19**: 1597-1601, 2003.
7) Navas, L. et al.: Improved outcome of respiratory syncytial virus infection in a high risk hospitalized population of Canadian children. J. Pediar., **121**: 348-354, 1992.
8) 山崎　勉: ウイルス感染症　呼吸器疾患　細気管支炎(RSウイルス感染症). 日本臨牀増刊号　新世紀の感染症学(上): 151-155, 2003.
9) 永武　毅: 免疫学的検査(ウイルス血清) 231.RSウイルス抗体. 検査値のみかた，改訂2版(中井利昭編), pp. 826-827, 中外医学社，東京，2000.
10) Domachowske, J. B. and Rosenberg, H. F.: Respiratory syncytial virus infection: Immune response, immunopathogenesis, and treatment. Clin. Microbiol. Rev., **12**: 298-309, 1999.
11) Johnson, S. et al.: Development of humanized monoclonal antibody (MEDI-493) with potent in vitro and in viro activity against respiratory syncytial virus. J. Infect. Dis., **176**: 1215-1224, 1997.
12) パリビズマブの使用に関するガイドライン作成委員会: RSウイルス感染症の予防について(日本におけるパリビズマブの使用に関するガイドライン). 日本小児科学会誌，**106**: 1288-1292, 2002.

60. 咽頭結膜熱

咽頭結膜熱(pharyngoconjunctival fever：PCF)は発熱，咽頭炎，結膜炎を3主徴とする急性の伝染性の疾患である[1,2]．

60.1 病原体の性状

PCFの原因ウイルスはアデノウイルスであり，このウイルスはDNAウイルスで，エンベロープをもたない直径80 nmの正二十面体構造をとっている．初めて分離されたのが咽頭のアデノイド組織であったことより，その名に由来している．これまで，アデノウイルスはA～Fの亜群と血清型より少なくとも51種以上が知られており，それぞれの血清型がある程度の疾患特異性を示しながらも，一部はオーバーラップし，多種多様の臨床症状を呈している．たとえばPCF以外にも，肺炎を含む咽頭呼吸器疾患，流行性角結膜炎，胃腸炎，出血性膀胱炎，発疹症，髄膜脳炎などの原因となりうるのもアデノウイルスである．PCFを起こす血清型として，頻度の高いものは日本では3，4型で欧米では3，7型であり，流行型として2，3，4，7，14型，孤発型として1，2，3，4，5，6，7，8，14，19，37型，乳児期に不顕性感染を起こしやすい型として1，2，5，6型が報告されている．また，他の疾患と血清型との関連では8型と流行性角結膜炎，40，41型と胃腸炎，11型と出血性膀胱炎がよく知られている．また，他のウイルスの呼吸器感染の大部分とは対照的にアデノウイルス感染では，同一血清型の再感染に対する免疫は長期間持続するという特徴が知られている[3]．

60.2 国内外の流行状況

予後がほとんどの例で良好のため，大きな問題となることはないが，PCFの小流行は毎年のように日本を含めた世界各地で認められている．流行は主に汚染された水を介するので，その主要な感染経路よりプール熱と呼ばれることがある．ウイルス血清型では当然流行型が多く，孤発型が通年的にみられ就学前の低年齢に多いのに対し，夏季に集中し学童に多いのが特徴である．また日本では，1994年まで分離報告が少なかったアデノウイルス7型が，近年PCFとしてではなく致死的経過をたどることもある重症感染症として多数の報告があり注目されている[4]．

60.3 臨床症状

PCFの潜伏期は一般に6～9日であるが，感染経路によって微妙に異なるといわれている．PCFの主要な感染経路は結膜，上気道からウイルスが直接侵入することであるが，前者の潜伏期は5～6日で，後者は9日程度である．前駆症状として，頭痛，倦怠感がみられることもあるが，一般的には突発的に発症し，症状としては，咽頭痛，眼痛，発熱を訴えることが多い．診察時に認める徴候と頻度は以下のようである(表60.1)．咽頭では粘膜の発赤腫脹に加え，扁桃および付属リンパ組織の発赤腫大や滲出液を認めたりする．それに伴い鼻閉，コリーザ，後鼻漏なども認め，結果として咳嗽を誘発することがしばしばである．結膜炎に対する訴えは，咽頭炎に比べ少なく，眼痛，眼異物感，羞明，流涙などである．他覚的には結膜炎で，これは発症時に片眼であることが多いが，2～3日後にはもう一方に至る．また眼瞼結膜は濾胞状になることがある．リンパ節の腫脹圧痛も認めるが，ほとんどが頸部で，全身性のリンパ節腫脹を引き起こす例は少ない．頸部リンパ節腫脹は頻度の高い徴候であるが，もっと頻度が少ないとする報告もある．発熱は半数以上で，39℃

表60.1 診察所見の出現頻度[1]

	所　見	頻　度
I．咽頭	咽頭所見	++++
	1．発赤，充血	++++
	2．リンパ組織の増大	++++
	3．滲出液	++
II．眼	眼所見	++++
	1．結膜充血	++++
	2．浮腫	+++
	3．結膜濾胞	++
III．リンパ節腫脹	リンパ所見	++++
	1．頸部	++++
	2．全身	+
IV．発熱	発熱	++++
	1．≧39℃	+++

++++：76～100%．
+++：51～75%．
++：26～50%．
+：1～25%．

以上の高熱となり，それに伴って頭痛，倦怠感，食欲不振などを呈することも一般的である．それ以外の症状としては，特に小児期では嘔吐，下痢などの消化器症状を併発することも臨床上よくみられることである．罹患期間は他の感冒様症状を呈するウイルス感染に比して長く，発熱は3～4日持続し，24～48時間かけて解熱する．中には1週をこえる発熱もみられることがある．眼症状，咽頭症状は約1週で軽快するが，鼻症状はそれより遷延しがちである．血液生化学検査上は，PCFに特異的な所見はないが，ウイルス感染にもかかわらず，白血球数が好中球優位に増多したり，CRP値，赤沈値が増加することは，しばしば経験することである[1～3]．

60.4 診　断

a．臨床診断

PCFの診断は，臨床的には咽頭炎，結膜炎，発熱の3主徴をもって下すのが一般的である．加えて疫学面での病歴の聴取が診断の参考になる．家族内発症の有無であるとか，同様のエピソード（汚染されたプールで泳いだなど）をもつ者の発症ということが，診断の助けとなることは，実際の臨床でよく経験することである．鑑別を要する疾患としては，溶レン菌感染症，川崎病，麻疹，EBウイルス感染症，インフルエンザ，感冒などがあげられるが，それぞれに付随する他の症状および検査所見などから鑑別はさほど困難なことではない．また，流行を起こす結膜炎としては，クラミジア・トラコマティス，ピコナウイルス，エンテロウイルスなどの感染によるものも鑑別の対象となるが，一般に高熱や咽頭所見を認めないのが普通である．

b．病原体検査

PCFの確定診断には，ウイルス分離，血清検査が必要になる．ウイルス分離は，咽頭ぬぐい液，眼結膜ぬぐい液，喀痰，糞便などの検体から採取する．血清検査には，補体結合（CF）試験，中和（NT）試験，赤血球凝集抑制（HI）試験などがある．これらのうちNT，HI試験は主に血清型の同定に用いられる．それに対し，CF試験は発症7日より検出可能となり，3～12か月に消退することより，一般に診断に用いられることが多い．診断は急性期と回復期の患者ペア血清で，通常，抗体価の4倍以上をもってなされる．また，急を要する臨床の場では，迅速診断キットとしてアデノクローン，アデノチェックが繁用されている[5]．

60.5 治　療

PCFの有効な治療法はないので，治療は対症的となる．安静，水分摂取に努めることが大切であり，疼痛，高熱が持続するときは解熱鎮痛剤を用いたりもするが，あまり有効でないことも多いようである．合併症としては，中耳炎，副鼻腔炎や細菌性結膜炎などが知られているが，それぞれに対する治療を加えることで問題となることはほとんどない．

60.6 予　防

主たる感染経路が汚染した水を介することより，日常的な対策として，プールの塩素消毒，水泳後の洗眼，手洗い，うがいの励行があげられる．特に小児が集団行動をとる際は留意する必要がある．実際に大きな問題となるのは，重症の基礎疾患がある患者や重症心身障害児，乳児などの易感染者を収容する病棟施設ですでに感染者が出

現した場合である．この場合，さらなる感染の蔓延を防止するために感染経路を遮断する必要がある．それには感染の可能性のある者(医療スタッフも含む)に迅速診断キットを用い感染の有無を確認し，健常者からの隔離管理が必要となる．そして患者と接触する場合は，流水での徹底した手洗いに加えてグローブの着用も考慮すべきである．また便の個別処理も必要となる．一般外来でのPCFは，1999年4月より施行された学校保健法に準拠し，主要症状が消退した後2日を経過するまで，自宅で安静に努め，なるべく他者との接触を断つことが望ましい．ワクチンはアメリカ軍で使用され一定の成果をみたが，小児も含め一般人での汎用の計画はない[6]．

〔出口　靖・小林信一・立澤　宰〕

文　献

1) 出口　靖, 立澤　宰：咽頭結膜熱. 別冊日本臨床領域別症候群シリーズ, **25**：148-150, 1999.
2) Cherry, J. D.：Pharyngoconjunctival fever. Textbook of Pediatric Infectious Diseases, 2nd ed., pp. 263-267, W. B. Saunders, 1987.
3) 西野泰生：咽頭結膜熱(プール熱). 小児内科増刊号, **29**：939-941, 1997.
4) 西村　章, 中島達郎, 加藤伴親：重症アデノウイルス感染症の治療と管理. 小児内科, **31**：184-189, 1999.
5) 永武　毅：アデノウイルス. 日本臨床増刊号 広範囲血液・尿化学検査免疫学的検査(3), **57**：278-281, 1999.
6) Report of the Committee on Infectious Disease 24th Edition：Adenovirus Infections. 1997 RED BOOK, pp. 130-131, American Academy of Pediatrics, 1997.

61. インフルエンザ

61.1 病原体の性状

インフルエンザウイルスはオルソミクソウイルス科 (Orthomyxoviridae) で表 61.1 に示したウイルス粒子内の核蛋白複合体抗原性の違いから A, B, C の 3 つの型の属に分類されている．人の感染は A 型, B 型, C 型の各型ともに起こすが，流行的な広がりをきたすのは A 型と B 型である．通常直径 70〜120 nm の球形であるが，増殖の条件によっては 1000 nm 以上の糸状にもなる．ウイルスの表面には図 61.1 に示すように赤血球凝集素 (hemagglutinin：HA) とノイラミニダーゼ (neuraminidase：NA) という糖蛋白がスパイク状に存在し，A 型インフルエンザウイルスは HA と NA の組合せによって分類される．免疫学的に明確に分類される 3 つの hemagglutinin 亜型 (H1, H2, H3), 2 つの neuraminidase 亜型 (N1, N2) があり，これが人の感染を起こす．

ウイルス粒子の表面には HA と NA 蛋白が密に配置している．ウイルスの命名は型，分離場所名，資料番号，年度，A 型の場合は年度の後ろに H の亜型番号 (H1〜H15) と N の亜型番号 (N1〜N9) を（ ）内に記載する．これらの抗原に対する特異抗体が免疫の成立に重要である．A 型インフ

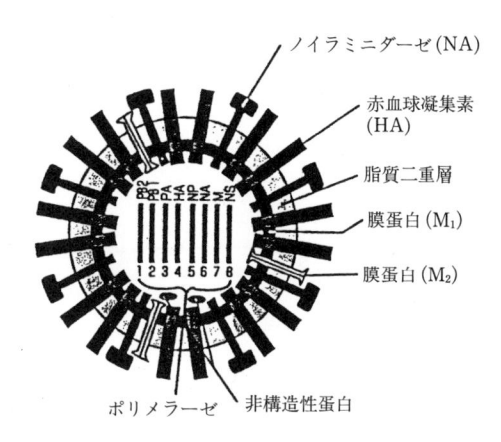

図 61.1 インフルエンザウイルスの模式図

表 61.1 A〜C 型インフルエンザウイルスの遺伝子と合成蛋白質の性状[9]

RNA 分布	A 型 長さ (塩基数)	A 型 ポリペプチド 名称	A 型 ポリペプチド 分子量	B 型 長さ (塩基数)	B 型 ポリペプチド 名称	B 型 ポリペプチド 分子量	C 型 長さ (塩基数)	C 型 ポリペプチド 名称	C 型 ポリペプチド 分子量
1	2341	PB2	87000	2800	P2 または P3	93000 または 80000	2350	P1	89000
2	2341	PB1	96000	2800 2700	P1 P3	102000 80000	2350	P2	85000
3	2233	PA	85000		または P2	または 93000	2150	P3	82000
4	1778	HA	77000	2100	HA	84000	2000	gp 88	64000
5	1565	NP	56000〜60000	2000	NP	66000	1750	NP	60000
6	1413	NA	48000〜63000	1700	NA	66000	1150	M	30000
7	1027	M_1 M_2 ?	24000 15000	1150	M M_2	25000	975	NS_1 NS_2	25000 14000
8	890	NS_1 NS_2	25000 12000	1000	NS_1 NS_2	40000 11500			

ルエンザウイルスは，人畜共通感染症を起こし，ウイルスの運び屋は渡り鳥が注目されている．H1からH2に変わるような大きな変化はantigenic shift（抗原大変異），同一亜型内での小さな変化はantigenic drift（抗原連続小変異）という．大変異はインフルエンザAにのみ起こり，10年間隔ぐらいで起こるが，小変異はインフルエンザAおよびBウイルスに毎年起こるので，うまく人の免疫機構から逃げながら流行し，数年経つと感受性の変化が現れる[1]．現在はA型であるH3N2とH1N1およびB型が世界の共通流行株となっている．

61.2　国内外の流行状況

インフルエンザウイルスは人から人へ大きな唾滴，鼻咽頭分泌物などで感染する．爆発的な感染は飛沫感染が主である．流行の中心は学齢期の子どもたちであるが，ここ数年高齢者の生活状況が変わり養護老人ホーム，特別養護老人ホームで集団生活をする人が増え，これらの場所が感染拡大

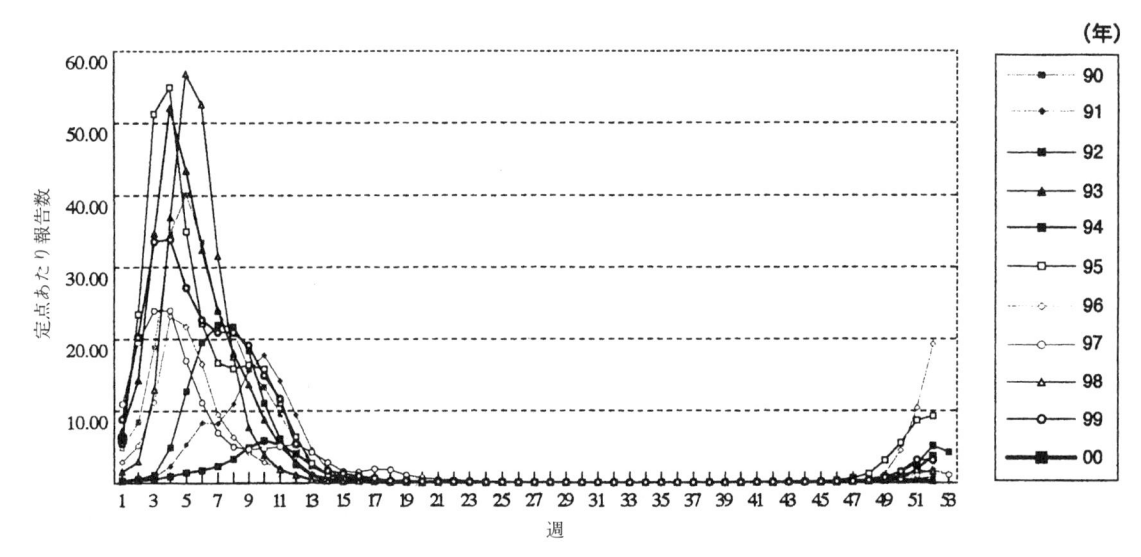

図61.2　インフルエンザ流行の図

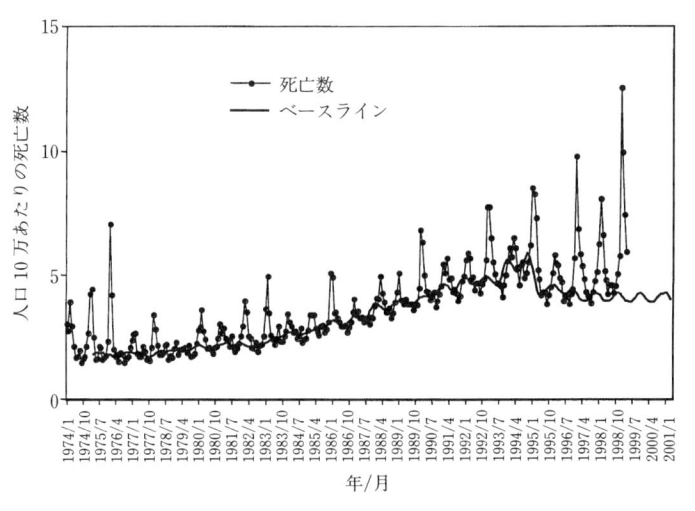

図61.3　インフルエンザによる超過死亡率

の場となっている．各施設での感染率はその集団の流行株に対する免疫の保有状況によって変わる．抗原の不連続変異が起こり新型ウイルスが出現すれば，世界を瞬く間に流行に包む可能性が高い．このような変異は過去有名なスペイン風邪，アジア風邪，ホンコン風邪などがあげられる．

最近では1997年5月香港で新型インフルエンザAH5N1が発生したことが同年8月に全世界に報道され，そろそろ新型ウイルスが出現するのではないかという危惧がもたれていたこともあって，かなり緊張状態になった．それは，この従来人には感染しないといわれていた鳥のインフルエンザウイルスがそのまま人に感染したという新しい事実が加わったこともあった．

わが国のインフルエンザの疫学情報は，患者情報については感染症発生動向調査，インフルエンザ様疾患発生報告，人口動態統計などの事業で収集されている．一方病原体情報については感染症発生動向調査，インフルエンザ様疾患発生報告，伝染病流行予測調査事業で収集されている．1990年からの10年間について流行状況をみると図61.2のとおりであり，1998～1999年は1月に入り患者数が増加し，定点あたり33.3をピークに減少したが，後半患者数が遷延した．図61.2によれば，わが国のインフルエンザの流行状況は毎年12月上旬ごろより始まり，1～2月にかけて流行が拡大し，早急に終息することがわかる．また2～3月にかけて小流行がみられる年があるが，このほとんどはB型の流行である．

インフルエンザはすべての年齢層を標的にするが，実際の罹患率は集団の生活様式，気象条件，年齢ならびにそれぞれの集団における免疫状態によって違う．1957～1958年のデータでは，罹患率は幼児～学童期の低年齢層に高くピークは10～14歳にあり，年齢が進むにつれて低下する[3]．この罹患率の背景がわが国の過去の予防接種政策の根幹となったものである．一方死亡率は乳幼児に中程度，60歳以上の高齢者群で最大となり，この原因は合併症も含め高齢者がインフルエンザ感染に対する抵抗力が低くなっているためと考えられる．インフルエンザの流行期には，超過死亡といってインフルエンザと特定されないまでも全体の死亡数が増加することが図61.3で明らかである．特に高齢者がこの影響を受けやすく，インフルエンザ流行シーズンに肺炎で死亡する高齢者の数が急増する現象は，日本のみでなく世界に共通の出来事である．

61.3 臨床症状

インフルエンザは乳幼児から老人まで罹患する幅広い呼吸器系感染症で，突然のふるえを伴った発熱，頭痛，全身倦怠感，咳，全身性の筋関節痛などで発症する．潜伏期間は1～5日にわたるが，その期間は吸い込んだウイルス量，侵入の場およびウイルスの増殖力によって多少異なる．通常の潜伏期間は24～48時間で，これは8時間を1世代とするウイルス増殖が3～6代繰り返した時間に相当する．潜伏期が終わると次第にくしゃみ，咳，咽頭痛，鼻閉などの症状が明確になってくる．時には結膜炎，嘔気，嘔吐，腹痛などの症状もみられる．小児の症状は多彩で，あるときは上気道炎，軽度の喘鳴，咳嗽などの症状のみに終わることもあるが，乳幼児期にはインフルエンザ感染は敗血症様の症状を呈したり，仮性クループ，肺炎などを起こす．B型インフルエンザ感染症では，しばしば筋肉痛を起こし歩行困難となることもある．一般には予後は良好で，1週間ぐらいで回復するが完全な回復には2週間を要する．上記にみるようにインフルエンザはいわゆる風邪と区別のつきにくいときがあり，正確な診断にはウイルス学的な裏づけが必要である．

合併症としては熱性痙攣，脳症，Reye症候群などの重篤なものもある．喘息でテオフィリンの投与を受けている場合にはインフルエンザウイルスによってメタボリズムが変わり，テオフィリンの血中濃度が高くなることが報告されている．

小児における感染は健康児とハイリスク児とも起こるが，健康児の感染率は毎年10～40％である．このうち1％が入院する．インフルエンザに合併する下気道感染の危険性は一時性肺炎と細気管支炎で0.2～0.25％である．Reye症候群，筋炎，CNS合併症など合併症は多彩であるが，近

年インフルエンザによる Reye 症候群は減少傾向にあるし，一方では RS ウイルス (respiratory syncytial virus) やパラインフルエンザウイルス (parainfluenza virus) などが年間を通じて感染を起こすため，インフルエンザウイルス単独での感染率や死亡率の算定は小児では難しい．

61.4 臨床診断

a. 臨床診断

典型的臨床症状，すなわち表61.2に示したように全身症状，発熱，頭痛，全身倦怠感，筋関節痛で始まり，カタル症状が出現，食欲不振，胃腸症状などがみられ，約1週間で軽快する．いわゆる風邪症候群に比較して，全身症状が強いのが特徴である．乳幼児は初感染が多く，また他のウイルスとも症状が類似するため診断が難しい場合もある．発熱などの全身症状はほとんど同じだが表61.3に示したように，仮性クループ，肺炎などを併発する．

b. 病原体検査

最近は，ベッドサイドまたは外来でインフルエンザ抗原を検出するキットがいろいろ発売されている．A型のみ検出できるものと，A, B型が同時に検出できるものが健康保険適用になっている．

また，血清ウイルス抗体の測定はサーベイランスに使用する検体は地区衛生研究所，診療に関する検体はコマーシャルラボに血清を送れば，測定が可能である．すべてのインフルエンザ患者に検査を実施するのは一般的でないが，診断の裏づけとして流行の初期，散発例，施設での流行の確認に代表例の検査を手軽に実施するのはキットがよい．

確定診断は咽頭などからのウイルス分離である．咽頭ぬぐい液やうがい液を検査材料として採取し，MDCK 細胞に接種してウイルス分離を行う．診断的価値は最も高い．

その他最近は PCR (polymerase chain reaction) 法を利用して，ウイルスゲノムを検出することも可能になってきたが，まだ特殊検査の段階である．

61.5 治療

インフルエンザの治療は原則としては，安静，保温，水分補給，加湿，解熱剤，鎮咳剤投与などの対症療法が中心である．

抗ウイルス剤による治療法としては，アマンタジンのほか，インフルエンザウイルスのノイラミダーゼインヒビター剤ザナミビル（リレンザ），オセルタミビル（タミフル）（表61.4）の3剤がある．このうち以前から使用しているアマンタジンは，インフルエンザウイルスの細胞吸着，侵入，脱核の過程を阻害し効果を発揮する．本剤は発病後48時間以内に使用しないと効果は現れない．本剤の投与は副作用と耐性菌の出現が早いため基礎疾患のある人が罹患したときの重症化予防，健康児で重篤な症状を呈したとき，試験，その他の検査などに直面した人に限定している．使用量としては9歳以下 5 mg/kg/日（1日 150 mg をこえない）を1日1～2回投与する．40 kg 以上の成人では 200 mg/日を1日2回投与する[6]．

最近，このほかにノイラミダーゼインヒビター剤のザナミビル（リレンザ），オセルタミビル（タミフル）が開発された．本剤は1日2回吸入で使用する．A型インフルエンザウイルスにもB型インフルエンザウイルスにも効果がある．わが国では1999年12月より認可されている．

発熱に対する治療にはアセトアミノフェンまた

表61.2 インフルエンザの臨床症状

潜伏期	1～5日（通常2日），8時間を1世代とするウイルス増殖．4～5世代
全身状態	発熱，頭痛，全身倦怠感，咳，腰痛，四肢痛，関節痛
局所症状	くしゃみ，咽頭痛，鼻閉，結膜炎，咳，食欲不振，嘔吐，胃腸症状
予後	一般的には良好

表61.3 インフルエンザの臨床症状（乳幼児）

仮性クループ，肺炎，中耳炎，結膜炎，筋肉痛
合併症：Reye 症候群，熱性痙攣，脳症，脳炎
テオフィリン血中濃度の上昇
鑑別診断：RS ウイルス感染，パラインフルエンザ感染，アデノウイルス感染

表 61.4 抗インフルエンザウイルス薬の比較

	アマンタジン	ザナミビル	オセルタミビル
インフルエンザウイルスの型	influenza A	influenza A and B	influenza A and B
投与ルート	oral (tablet, capsule, syrup)	oral inhalation*	oral (capsule)
使用可能年齢	≥1 year	≥12 years	≥18 years
予防投与	≥1 year	使用不可	使用不可

* 吸入投与.

はイブプロフェンを使用する．サルチルサン（アスピリン）は Reye 症候群を発症させる危険があるので使用は禁忌である．

その他，インフルエンザには合併症が存在するので，臨床所見に応じて抗生剤の使用も症例ごとに検討しなくてはならない．

61.6 予　　防

一般に血中抗体価と罹患率の間には逆相関が認められる．インフルエンザの場合も例外ではないといわれており，古い文献ではあるが Hobson らがボランティアを使って行った感染実験では，アジア型，ホンコン型，B 型ウイルスにおいて，抗体価が上昇するに伴って罹患率が低下する事実が証明された[4]．この理論で考えれば，ワクチン接種で十分な抗体上昇が得られれば罹患率は低下することになる．またウイルスは鼻腔内にも感染するので，局所免疫も重要である．鼻腔内にワクチンを投与し分泌型 IgA 抗体を上昇できれば，ウイルスの第一次増殖場所でウイルスの増殖を阻止することになるので有効である．

現在わが国で使用しているワクチンは，エーテルでウイルス粒子を分解した不活化ワクチン（HA ワクチン）である．この処理により副反応を起こすウイルス粒子中の宿主由来脂肪成分を除去でき，全身性，局所性副反応は減少し，小児にも使用できるワクチンになり，わが国のワクチンは副反応を基準にする限り世界の水準を上回るよいワクチンと評価されている．HA ワクチンの有効抗原量の正確な表示法がないため，以前の全粒子ワクチンの場合に使用したウイルス含量として HA 蛋白が担う赤血球凝集活性を指標とした CCA/ml 相当量として全粒子換算量で表示しその抗原量は 800 CCA/ml と定められている．WHO では世界から収集したインフルエンザ流行情報から次のシーズンの流行株を予測し，ワクチン株として適切なものを世界各国に向けて推奨している．現在は H3N2 と H1N1 と B 型の 3 種類のウイルスが世界の共通株になっているので，インフルエンザワクチンはこの 3 種類の混合ワクチンとなっている．

インフルエンザワクチンの接種量は，13 歳以上は 0.5 ml を 1〜2 回，65 歳以上は 1 回接種する．1 歳未満 0.1 ml，1〜5 歳 0.2 ml，6〜12 歳 0.3 ml はそれぞれ 1〜4 週間間隔で接種する．

インフルエンザワクチンによる副反応は，局所反応 10% 程度，発熱など全身反応は 1% 以下である．死亡，生涯にわたるハンディキャップとなる副反応の発生は，予防接種健康被害などの調査では 100 万接種あたり 1 件未満である．1998〜1999 年シーズンにインフルエンザに関連して死亡したと思われる高齢者の数は人口 10 万人あたり 21 名（超過死亡数），インフルエンザ関連脳症で死亡した小児は 100〜200 名と推定されている．インフルエンザの予防法として世界的に共通認識ができているのは，インフルエンザ HA ワクチンである．その効果については少なくとも高齢者の症状を軽減することは筆者らも確認している．インフルエンザ関連脳症についてはワクチン効果は未知数である．成人はすでに罹患歴があると思われるので，1 回接種でも抗体反応がみられ，少なくとも症状の軽減化はできると思われる．しかし効果は必ずしも十分でなく，今後ワクチンの改良，投与ルートの検討，アジュバントの研究，新型ウイルスへの対応ワクチンの研究など残された問題は多い．

表61.5 成人のインフルエンザ対策

一般療法
　安静,保温,水分補給,室内の加湿
　解熱剤,鎮痛剤,鎮咳剤,去痰剤
高齢者に特に配慮すべき点
　1) 安静:肺炎予防,解熱後も数日間は仰臥安静
　2) 水分補給:ビタミン類を含む補液,電解質バランスに注意
　3) 咳,痰などの喀出力低下に注意,鎮痛剤は用いない
　4) アマンタジン投与量の減量
　　　成人 1.4 mg/kg/日分2,200 mg/日まで
　　　高齢 1.4 mg/kg/日分2,100 mg/日まで
　5) 細菌の二次感染.肺炎の場合食欲不振,全身倦怠などの全身症状のみで肺炎らしくない症状のことが多い.胸部X線検査,白血球検査
　6) 予防対策:ワクチン接種

表61.6 小児のインフルエンザに対する治療

1. 対症療法
　・心身の安静と水分,栄養の補給
　・解熱剤を使用する際にはアセトアミノフェン:10 mg/kg 頓用(坐剤あるいは内服)
2. 抗ウイルス剤
　・アマンタジン(SymmetreIR)(1999.11追加承認)
　　発症48時間以内の投与
　　1歳以下データなし
　　1〜9歳,5 mg/kg/日(上限150 mg)分2,4日間程度
　　耐性誘導の問題,副作用
　・ザナミビル(RelenzaR)(適用承認15歳以上)
　　抗ノイラミニダーゼ薬,吸入薬で低年齢児では使用困難?
3. 合併症に対する治療
　・肺炎,中耳炎:抗生物質
　・脳炎,脳症:47章「急性脳炎」参照

インフルエンザは風邪と同じで寝ていれば治るという感覚がわが国では広まってしまったが,決してそうではなく世界的に十分警戒しなくてはならない疾患である.流行があれば個人的,社会的損失も大きいので十分対策を練って対処する疾患であることを忘れてはならない(表61.5, 61.6).

〔神谷　齊〕

文　献

1) 国立予防衛生研究所学友会:ワクチンハンドブック,pp. 131-132,丸善,1994.
2) 国立感染症研究所:病原微生物検出情報,**19**:272,1998.
3) 日本公衆衛生協会:アジアかぜ流行史,pp. 256-274,日本公衆衛生協会,1963.
4) Hobson, D., Beare, A. S. and Gardner, A. W.: Haemagglutination-inhibiting serum antibody titers as an index of the response of volunteers to intranasal injection with live attenuat strain of influenza virus. Proc. Symp. Live Influenza Vaccines, Yugoslav Academy of Sciences and Arts, Zagreb, p. 73, 1971.
5) Sugiura, A., Yanagawa, H., Enomoto, C. et al.: A field trial for evaluation of the prophylactic effect of influenza vaccine containing inactivated A2/Hong Kong and B influenza viruses. J. Infect. Dis., **122**: 472-478, 1970.
6) Red Book Report of the Committee on Infectious Disease, pp. 277-278, American Academy of Pediatrics, 1994.
7) 加地正郎,根路銘国昭,葛西　健:新型インフルエンザパンデミック,南山堂,1979.
8) 感染研ホームページ (http://idsc.nih.go.jp/index-j.html)
9) 根路銘国昭:日病薬誌,**34**:1945,1998.

62. A群溶血性レンサ球菌咽頭炎

62.1 病原体の性状

A群溶血性レンサ球菌は，グラム陽性球菌に属するレンサ球菌 Streptococcus のうち，Lancefield の細胞壁の多糖体の抗原性による A〜V (I，J を除く) の分類の A 型に属し，ヒツジ赤血球加血液寒天培地上で，血液が完全に溶解した透明で大きな溶血環をつくる．菌種名としては化膿レンサ球菌 S. pyogenes と呼ばれている．

本菌は型特異抗原として細胞表層に存在する M 蛋白と T 蛋白を有している．M 抗原は食細胞に対して抵抗性を示し，粘膜への付着に関与する

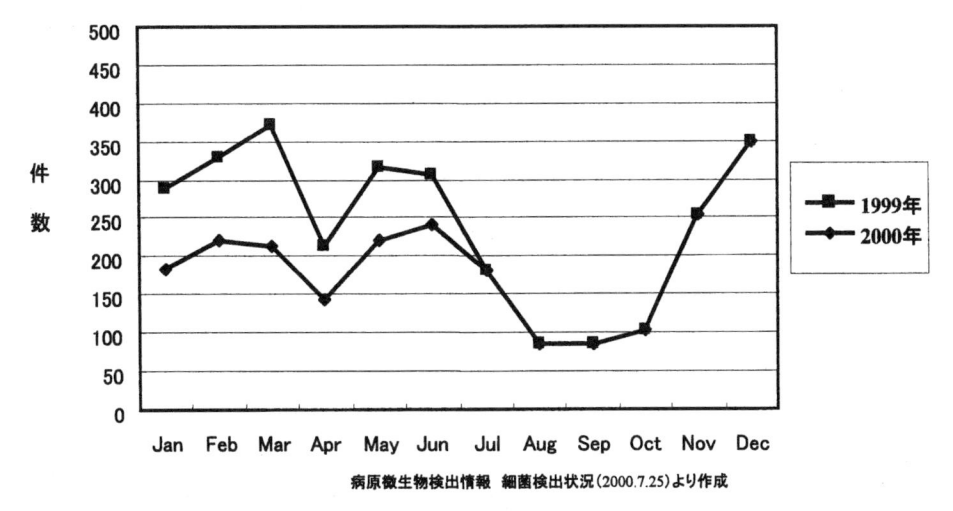

図 62.1 A群溶血性レンサ球菌分離状況（地研，保健所の報告の集計）

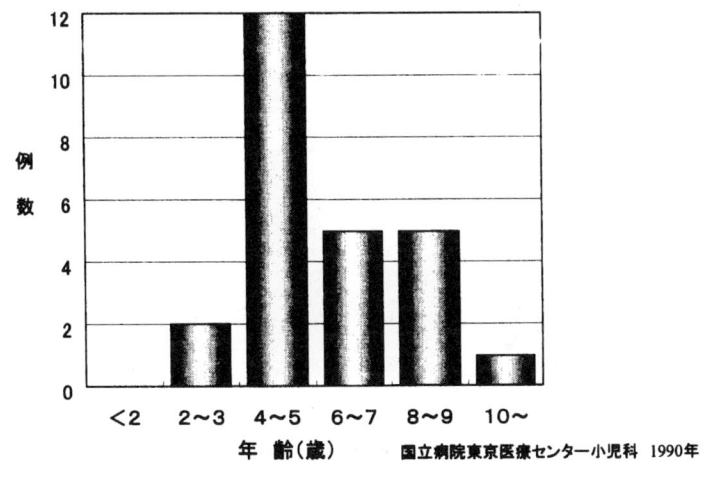

図 62.2 A群溶血性レンサ球菌咽頭炎の年齢分布

病原因子でもある．T抗原も粘膜細胞のフィブロネクチンに結合する病原因子を有している[1]．

このほかに溶血毒素，発赤毒素（発疹，ショック），核酸分解酵素，ストレプトキナーゼ（繊維素溶解），ヒアルロニダーゼ（結合組織のヒアルロン酸分解）などの毒素や酵素を産生し，特有の病態を示すようになる．

62.2 国内の流行状況

A群溶血レンサ球菌咽頭炎は感染症法では5類の定点把握感染症に分類されている．1999年4月以降，わが国では毎週1000～5000例の定点報告がなされており，比較的頻度の高い疾患であり，1年を通して発症がみられるが，晩秋～初夏の間に多発する傾向がある（図62.1）．

症状を呈さない保菌状態も10～15％にみられるといわれている[2]．

年齢分布では2歳以下はまれであり，4～5歳にピークがみられる（図62.2）．

62.3 臨床症状

症状としては発熱，咽頭痛，嚥下痛，頭痛，発疹，頸部リンパ腺腫などがある．

咽頭の発赤は強く，扁桃に滲出液，口蓋に点状出血がみられる．

表62.1に示す咽頭所見がある場合には，A群溶血性レンサ球菌の検出される確率が高いといわれている[3]．

発疹を伴った場合には猩紅熱と診断する．

発疹の性状は粟粒大の淡紅色の小丘疹で，皮膚はざらざらした感じがあり，口の周囲には認められない．発疹は指圧で消退し，かゆみを伴い，解熱後に落屑を伴って消失するのが特徴である．

発熱について筆者らが検討した結果では，必ずしも高熱を伴うとは限らず，時に無熱の場合もみられ，37℃未満の4例は8歳以上に多かった．5例は外来受診までに繰り返す発熱がみられていた（図62.3）．

年齢別に症状を比較すると発疹は全年齢でみられるが，咽頭痛は4～5歳に多く，頭痛は年長児に多い傾向があった（図62.4）．

62.4 典型的な症例

5歳男子．朝から突然38.5℃の発熱がみられ，咽頭痛もあり来院した．

咽頭所見は図62.5のとおりで，本疾患が強く

表62.1 A群溶血性レンサ球菌咽頭炎を疑う所見（文献[3]より作成）

中咽頭中等度発赤＋扁桃に滲出液＋頸部リンパ腺腫	【75％】
中咽頭強度発赤＋（扁桃に滲出液）＋頸部リンパ腺腫	【74％】
中咽頭中等度/強度発赤＋口蓋に点状出血＋（頸部リンパ腺腫）	【95％】
中咽頭中等度/強度発赤＋扁桃に滲出液＋口蓋に点状出血＋（頸部リンパ腺腫）	【100％】

（ ）あってもなくても可，【 】A群溶血性レンサ球菌の可能性．

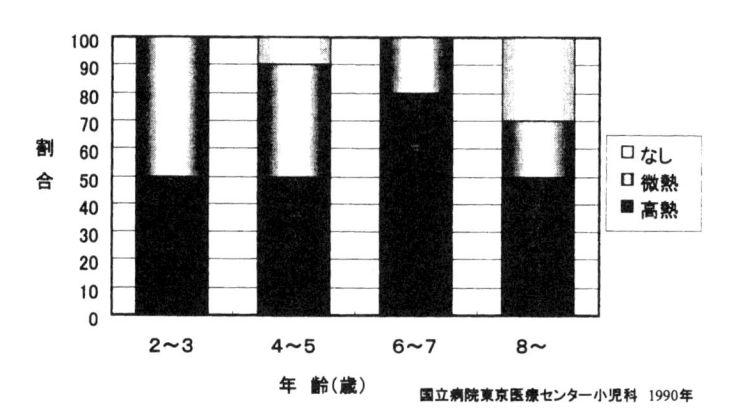

図62.3 A群溶血性レンサ球菌咽頭炎の年齢別発熱

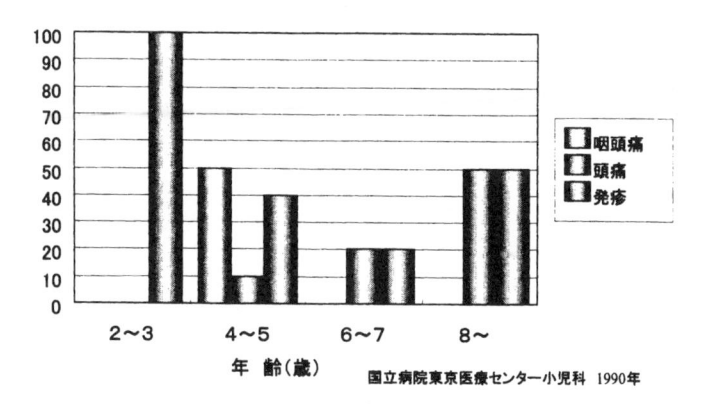

図 62.4　A群溶血性レンサ球菌検出例の年齢別症状

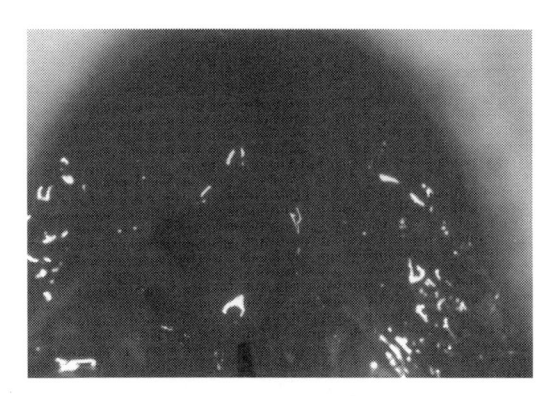

図 62.5　溶レン菌の咽頭

疑われ，迅速診断でA群溶血性レンサ球菌抗原が検出され，A群溶血性レンサ球菌咽頭炎と診断し，アモキシシリンを投与した．翌日に解熱し，咽頭痛も軽快した．10日後の来院時にはA群溶血性レンサ球菌は消失し，咽頭所見も軽快し，2週間後には手の皮がむけた．

62.5　診　　断

a．臨床診断

発熱，咽頭痛の症状と，特徴的な咽頭所見，頸部リンパ腺腫から診断は比較的容易である．

b．病原体検査

咽頭培養でA群溶血性レンサ球菌が検出されれば確定するが，診断確定までに時間を要するために抗菌薬の適応の有無の決定には役立たない．

迅速診断キット（ラテックス凝集法，EIA法）は数分で抗原の検出が可能であることから臨床での利用価値が高い．

経過中のASO，ASK上昇などの血清学的診断は診断確定の補助診断に有用である．

62.6　治　　療

抗菌薬療法は早期の症状の軽快，除菌に有効であるばかりではなく，リウマチ熱の発生頻度も低下させると報告されている[2]．

使用すべき薬剤としては現在耐性菌のないペニシリン系，セフェム系であるが，筆者らの経験では除菌に失敗する例もみられる．

その原因としてはコンプライアンスの不良，常在菌として存在する場合，共存する細菌によるβラクタマーゼの産生が考えられている．

このような症例に対してはβラクタマーゼ阻害剤と広域ペニシリンを組み合わせた薬剤や，βラクタマーゼに安定性を増した新しい経口セフェムなどを使用する．

βラクタム薬にアレルギーがある場合にはマクロライドを代用するが，マクロライド耐性菌が存在することに注意する必要がある．

外国の教科書に記載されているペニシリンVは現在わが国では発売が中止されている．

62.7　予　　防

ワクチンなどはない．汚染されたミルクなどからの感染も報告されているが[2]，感染の主体は飛沫感染であり，保菌者からの感染防止対策が重要である．

〔砂川慶介〕

文 献

1) Todd, J. K.: Group A Streptococcus. Nelson Textbook of Pediatrics (Behrman, R. E., Kliegman, R. M. and Jenson, H. B. eds.), 16th ed., pp. 802-810, W. B. Saunders, 2000.
2) Kaplan, E. L.: Streptococcal infections. Krugman's Infectious Diseases of Children (Katz, S. L., Gershon, A. A. and Hotez, P. J. eds.), 10th ed., pp. 487-500, Mosby, 1998.
3) Stillman, M. and Bernstein, S. H.: Streptococcal Pharingitis; evaluation of clinocal syndrome in diagnosis. *Am. J. Dis. Child*., **101**: 476-480, 1961.

63. 感染性胃腸炎（細菌）

63.1　病原体の性状

　腸管感染症は腸管内に病原微生物が侵入，定着，増殖して発症する疾患である．発症機序の違いからチフス性疾患と感染性腸炎に分類される．チフス性疾患には，チフス菌による腸チフスとパラチフスA菌によるパラチフスがある．チフス性疾患は細網内皮系における菌の増殖に伴う菌血症に加えて腸管局所に潰瘍性病変を生じる全身性疾患であり，感染性腸炎とは区別して扱われる．感染性腸炎の原因となる病原微生物は，細菌，抗酸菌，ウイルス，原虫・寄生虫，真菌などさまざまである．また，抗菌薬の副作用として腸炎がみられることがあるが，これらは抗菌薬関連性腸炎と呼ばれ，細菌性腸炎の中に含められることが多い．ここでは細菌性腸炎について述べる．

　細菌性腸炎の原因となる主な細菌を表63.1に示す[1]．新興・再興感染症原因菌が多数含まれている．腸管出血性大腸菌（ベロ毒素産生性大腸菌）は腸管病原性大腸菌の1種であるが，1999年4月制定の感染症法から3類感染症に規定されているので，別に表示した．

63.2　国内外の流行状況

　感染性腸炎は，散発性下痢症，食中毒あるいは集団発生，輸入感染症，抗菌薬関連性腸炎，院内あるいは施設内感染，性感染症として発生している．海外からの輸入例は，旅行者下痢症と呼ばれ，熱帯地方への旅行者の30～80％が罹患する．以下それぞれについて述べる．

　1）　散発性下痢症　日常の診療において最も多くみられる下痢症である．多くは食品・水媒介感染症と考えられるが，散発例の場合には原因が特定されることは少ない．時にはペットやヒトからの感染もある．旧厚生省サーベイランス事業によれば一般医療機関から報告された感染性胃腸炎ではカンピロバクター，サルモネラ，腸管病原性大腸菌，腸炎ビブリオが4大原因菌である．腸管病原性大腸菌は，1996年の腸管出血性大腸菌の集団発生以来急増しているが，病原因子の特定されていないものも含まれている．ウイルス性胃腸炎は冬季に，細菌性腸炎は夏季に多発する傾向がある．特に腸炎ビブリオは夏季に集中するが，その他のものは通年発生に加えて夏季に増加する．

　2）　食中毒あるいは集団発生　食品の流通機構の変化，大規模外食産業の出現，輸入食品の増加など生活様式の変化に伴い，食中毒あるいは集団発生が起こりやすい状況にある．従来の3大原因菌は腸炎ビブリオ，サルモネラ，黄色ブドウ球菌であったが，1996年以降腸管出血性大腸菌が

表63.1　主な細菌性腸炎の原因菌

2類感染症原因菌	食品・水媒介感染原因菌
赤痢菌	非チフス性サルモネラ
O1およびO139型コレラ菌	カンピロバクター（Campyrobacter jejuni/coli）
チフス菌	腸炎ビブリオ
パラチフスA菌	非O1, O139コレラ菌（NAGビブリオ）
3類感染症原因菌	その他のビブリオ（Vibrio fluvialis/mimicus）
腸管出血性大腸菌（ベロ毒素産生性大腸菌）	腸管病原性大腸菌
	血清型腸管病原性大腸菌
	組織侵入性大腸菌
薬剤関連型原因菌	毒素原性大腸菌
Clostridium difficile	腸管集合性大腸菌
MRSA	エルシニア（Y. enterocolitica/pseudotuberculosis）
Klebsiella oxytoca	エロモナス（A. hydrophila/sobria）
	プレジオモナス（Plesiomonas shigelloides）
	ウエルシュ菌
	セレウス菌

加わった．最近では集団発生が大型化，広域化する傾向にあり，1980年代後半からサルモネラ血清型Enteritidisによる大型食中毒が全世界で発生している．コレラや細菌性赤痢のような2類感染症も食品媒介性に発生することがある．

3）輸入感染症（旅行者下痢症）[2]　　旅行者下痢症は熱帯地方に到着後2～3日後から帰国後1～2週間以内に発症する下痢症の総称で，旅行者の30～80％が罹患する．検出される病原体はさまざまであるが，主なものは表63.2に示すとおりである[3]．細菌のみならず原虫・寄生虫，ウイルスなどにも注意が必要である．さらに複数の病原体が検出されることも多い．細菌性赤痢，コレラ，腸・パラチフスなどの2類感染症は国内ではほぼ制圧されているが，世界的には流行は持続している．国際化時代の今日，世界中のあらゆる感染症が国内に持ち込まれる可能性があることを念頭におくべきである．

4）抗菌薬関連性腸炎　　*Clostridium difficile*による偽膜性腸炎，MRSA腸炎，*Klebsiella oxytoca*が検出される薬剤関連性出血性腸炎が該当する．抗菌薬投与に伴う菌交代症として発症するが，院内感染の原因となることも多い．経口，注射を問わず，すべての抗菌薬投与により誘発される．偽膜性腸炎は腸管常在菌叢の減少により*C. difficile*が増殖，D-1（エンテロトキシン），D-2（サイトトキシン）の2種類の毒素を産生することによって発症する[4]．MRSA腸炎は長期入院患者に多く，抗菌薬投与ばかりでなく，胃全摘術，H_2ブロッカーなど制酸剤投与による低酸状態が誘因となる．薬剤関連性出血性腸炎では*K. oxytoca*が高率に検出されるが，病原性については確認されていない．

5）院内あるいは施設内感染　　集団発生の1つであるが，院内あるいは施設内感染では市中感染とは原因菌の種類が異なる．上記の食中毒原因菌のうち，サルモネラと腸管出血性大腸菌は病院，施設などで集団発生がみられ，犠牲者を出している[5]．そのほか，*C. difficile*による偽膜性腸炎やMRSA腸炎などは院内感染として発生することが多い．患者自身ばかりでなく，院内感染対策の面からも重要である．また小児や知的障害者の施設では，細菌性赤痢やアメーバ赤痢の施設内感染がみられる．小児や知的障害者では衛生観念に乏しく，ヒトからヒトへの感染を起こしやすい．

6）性感染症　　性行動の変化により，従来，食・水系感染症と考えられてきた病原体が性行為でも感染することが明らかとなった．代表的なものは男性同性間性的接触によるアメーバ赤痢であるが，細菌によるものもみられる．男性同性間性的接触による感染性腸炎はgay bowel syndromeと呼ばれ，赤痢アメーバのほかランブル鞭毛虫，クリプトスポリジウム，イソスポーラなどの原虫や赤痢菌，サルモネラ，カンピロバクターなどの細菌が検出される[6]．

63.3　臨床症状

感染性腸炎では下痢，腹痛，悪心・嘔吐といった消化器症状が中心となる．しばしば発熱や脱水などの全身症状を伴う．消化器外症状として腸管

表63.2　旅行者下痢症の病原体

病原体	検出頻度（％）
細菌	
大腸菌	30～60
毒素原性大腸菌	20～50
腸管付着性大腸菌	10
腸管侵入性大腸菌	10
腸管集合性大腸菌	?
カンピロバクター属	2～15
サルモネラ属	2～10
赤痢菌	2～15
エロモナス属	2～5
プレジオモナス	2～5
ビブリオ属	0～5
その他	0～5
原虫	
ランブル鞭毛虫	0～5
赤痢アメーバ	0～5
クリプトスポリジウム	0～5
サイクロスポーラ	0～2
ウイルス	
ロタウイルス	2～10
ノーウォークウイルス	0～5
カリシウイルス	0～5
エンテロウイルス	0～5
複数病原体検出	35
病原体陰性	20

発生頻度は調査により異なる．一部は地域性，季節による．

表63.3 便性から推定される病原体

血便	水様便	緑色便	白色便
腸管出血性大腸菌 カンピロバクター サルモネラ 腸炎ビブリオ 赤痢菌 赤痢アメーバ *K. oxytoca* *C. difficile*	血清型腸管病原性大腸菌 毒素原性大腸菌 サルモネラ O1, O139型コレラ菌 MRSA	サルモネラ	ロタウイルス

出血性大腸菌感染症では溶血性尿毒症症候群（HUS），サルモネラでは菌血症，髄膜炎，心内膜炎，骨髄炎，関節炎などを起こすことがある．

ひとくちに下痢といってもその性状や程度はさまざまである．典型的な例では傷害部位あるいは病原体を推測できることも多い．下痢が水様性で大量に排泄される場合には小腸性，血便で回数が多く，しぶり腹を伴っている場合は大腸性である．便性は診断の重要な手がかりとなるので，性状，色調，血液・膿・粘液などの混入の有無，1日の排便回数などを詳細に問診し，できれば実際に便を観察する．表63.3に便性状から推定される主な病原体を示す[1]．

63.4 典型的な症例（図63.1）

22歳女性．主訴は発熱，下痢．6月10日より水様性下痢（非血性）および39℃の発熱が出現した．翌11日には38.7℃，水様性下痢15回，腹痛も増強し，近医受診．解熱剤などの投与を受け，解熱傾向がみられたが下痢は持続していた．同居の母および祖母も同様の症状を呈しているため13日受診，3人とも入院となった．この時点で保健所に食中毒として届出を行った．入院時体温は37.1℃，下腹部に圧痛があり，舌は乾燥していた．入院時の検査所見では白血球は$4800/\mu l$と正常であったが，CRPは25.6 mg/dlと著しく上昇していた．入院時解熱傾向にあったが下痢が激しいため，補液および整腸剤の投与などの対症療法とともにtosufloxacin（TFLX）450 mg/日を3日間投与した．16日に入院時の糞便培養で*Salmonella*血清群O9が検出されたことが判明した．TFLXは3日間で中止，5～6回/日の下痢が続いていたがCRPは低下したため，20日に退院した．退院後7月24, 25日に2回糞便培養を施行，いずれも腸管系病原細菌は陰性であり，除菌を確認した．同時に入院した母，祖母からも糞便培養にて*Salmonella* O9群が検出された．発症前日の6月9日に家族で生卵，ポテトサラダを食べており，家庭内での食中毒が疑われた．保健所の調査でポテトサラダから同菌が検出され，血清型Enteritidisと判明した．検出菌株に対する抗菌薬感受性試験ではST合剤には耐性であったが，ニューキノロン薬には感受性であった．

63.5 診　　断

a. 臨床診断

臨床的には下痢，腹痛，悪心・嘔吐といった消化器症状がそろえば，急性胃腸炎としての診断は比較的容易である．しかし急性胃腸炎の中には非感染性のものも含まれ，感染性胃腸炎であるとしても細菌，ウイルス，原虫など病原体診断をするのは，臨床的には必ずしも容易ではない．先にも述べたとおり，患者背景や症状，便性状からある程度の病原体の推定は可能であるが，確実とはいえない．確定診断は，糞便培養，顕微鏡検査，あるいは血清抗体測定による．

b. 病原体検査

細菌性胃腸炎の病原診断に際して最も重要な検査は糞便の細菌培養である．検体の採取は必ず抗菌薬投与開始前に行う．細菌性胃腸炎の経過は急速であり，自然治癒傾向も強いため，すでに抗菌薬が投与されている症例では，原因菌の検出頻度は著しく低下する．検体は自然排便を用いるのが理想的であるが，外来患者ではすぐに排便できな

いことも多く，通常は直腸スワブで代用している．培地に添付された綿棒を肛門内に数 cm 挿入して直腸粘液を採取し，キャリーブレア培地に刺し込んだものを検体とする．検体採取後は速やかに検査室に提出するのが望ましいが，夜間・休日などの場合は冷蔵庫に保存する．嫌気性菌の場合には空気に触れると死滅するので，できるだけ大量の便を採取し，空気に触れていない中心部の材料を検体として直ちに検査室へ搬送するか，嫌気ポーターを用いる．直腸スワブでは便の性状がわかりにくいので，臨床側から検査室側へ糞便の性状や患者背景，目標菌などを伝えることが重要である．なお，集団発生の場合には，検体を保存しておけば，後からでも追加検査が可能である．

発熱を伴う場合は血液培養も合わせて採取する．チフス性疾患では血液からの分離率が高いが，非チフス性サルモネラ症でも数％の頻度で血液より菌が分離される[5]．それ以外の腸管系病原細菌では血液から分離されることはごくまれであるが，乳幼児や免疫機能低下者では菌血症をきたすこともあるので原則として採取する．嘔吐がみられる場合には吐物も培養の検体となる．食中毒が疑われる場合には保健所に連絡し，推定原因食品を保存しておく．

鏡検はカンピロバクター，ブドウ球菌，*C. difficile* など特徴的な形態の菌の観察には有用である．その他迅速診断法として *C. difficile* の D-1 毒素，腸管出血性大腸菌 O 157 抗原，ベロ毒素などが検出可能である．いずれの検査も数十分～数時間で結果が判明する．

63.6 治　　療

細菌性胃腸炎の治療には原因療法である抗菌薬療法と，全身状態の改善を図る対症療法がある．細菌性胃腸炎では，自然治癒傾向が強く，細菌感染症であっても抗菌薬は必須でないことが多く，原則として対症療法を優先させる．

対症療法としては，脱水に対する補液，消化管安静のための絶食，腸管常在菌叢の回復を図り病原体の定着を抑制する生菌整腸剤の投与，腹痛や悪心に対する鎮痙剤・鎮痛剤の投与，発熱に対する解熱剤の投与などがある．

脱水は程度の差こそあれ，ほぼ必発である．コレラや毒素原性大腸菌感染症などで高度の脱水を伴う場合は経静脈的な補液が必要となるが，中等度以下の脱水で，経口摂取が可能な場合には経口輸液でよい．発展途上国では oral rehydration salts (ORS) と呼ばれる経口輸液が用いられているが，塩分濃度が高すぎるとの指摘もある[7]．わが国では市販のスポーツ飲料で代用可能である．長期の絶食はむしろ回復を遅らせるので，嘔吐がなければ早期に経口摂取を開始する．生菌整腸剤は乳酸菌，ビフィズス菌などからなり，病原菌の定着を抑制し，腸管常在菌叢のバランスを整え

図 63.1　22 歳女性，サルモネラ腸炎臨床経過

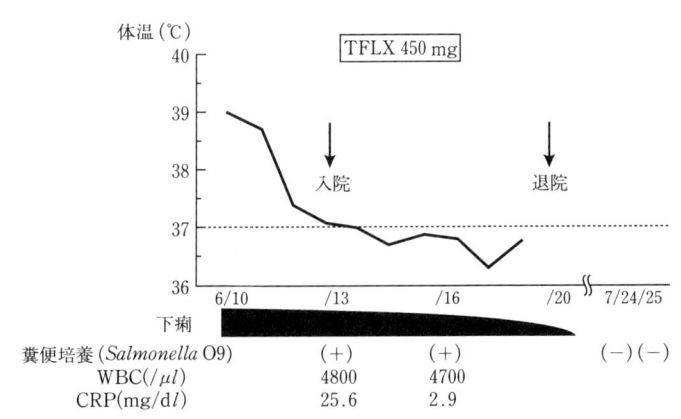

検出菌薬剤感受性 (K-B 法)
　S：ABPC, CEZ, KM, GM, TC, CP, FOM, OFLX，R：EM, ST.
　S：感受性，R：耐性．

る．強力な止痢剤（ロペラミドなど）の投与は腸内容物を停滞させ，かえって除菌を遅らせるので原則として投与しない．腹痛が著しい場合には臭化ブチルスポコラミンなど蠕動運動抑制剤を使用せざるをえないが，前述の理由により好ましくないので最小限にとどめる．高熱を伴う場合には解熱剤として非ステロイド性抗炎症剤（NSAIDs）が投与されることが多いが，この系統の薬剤は脱水を助長する可能性や，治療薬であるニューキノロン系薬との相互作用により痙攣が誘発される危険がある．投与する場合にはサリチル酸系（アスピリンなど）あるいはフェナム酸系（メフェナム酸など）を選択するが，最小限にとどめる．

抗菌薬を使用する場合，初期には原因菌が不明であるので症状の重症度や患者背景から抗菌薬の適応を決定する．重症度の判定は感染性腸炎研究会の重症度判定基準[8]が参考になる．すなわち38℃以上の発熱，1日10回以上の水様便，膿粘血便，日常生活に支障をきたすほどの腹痛あるいは嘔吐のうち，下痢項目を含む2項目以上が認められれば重症と判定され，抗菌薬の適応となる．小児や高齢者，免疫低下をきたすような基礎疾患をもつ症例（糖尿病，肝硬変，腎不全，HIV感染症など）では中等度でも適応となる場合がある．その他，海外渡航歴をもつ症例（旅行者下痢症）ではさまざまな病原体が検出される可能性が高いため，保育園や施設などで集団生活をしている小児や高齢者では二次感染の危険性が高いため，食品取扱い者や乳幼児介護者では就業制限を受けることがあるので，それぞれ抗菌薬の適応としている．

初期治療としては成人ではニューキノロン系薬，小児ではホスホマイシンを第1選択とし，経口投与する．セフェム系薬は in vitro での抗菌力は優れていても，臨床的には無効の場合が多いので使用しない．カンピロバクターではマクロライド系薬が選択薬であるが，同系薬はカンピロバクター以外の腸管系病原菌には抗菌力が劣るため，初期治療には用いない．投与期間は3日間とし，結果が判明した時点で薬剤の中止，追加，変更を考慮する．原因菌が判明した場合には表63.4のように抗菌薬の適応を判断する[9]．感染症法で2類感染症の原因菌（赤痢菌，O1およびO139コレラ菌，チフス菌，パラチフスA菌）が検出された場合には，法律上確実な除菌が求められるので，無症状であっても抗菌薬の適応となる．それ

表63.4 細菌性腸炎に対する抗菌薬療法

原因菌/疾患	選択薬	1日量	日数
初期治療 原因菌不明	1. ニューキノロン薬[*1] 2. ホスホマイシン	下記 2.0	3日間
サルモネラ	1. ニューキノロン薬[*1] 2. ホスホマイシン 3. アンピシリン	下記 2.0 1.5〜2.0	3〜7日間
腸管出血性大腸菌	1. ニューキノロン薬[*1] 2. ホスホマイシン 3. カナマイシン	下記 2.0 2.0	3日間
カンピロバクター	1. マクロライド薬[*2] 2. ホスホマイシン	下記 2.0	3〜5日間
その他の原因菌	初期治療に準じる		
薬剤関連性腸炎 　C. difficile 　MRSA	バンコマイシン	0.75〜2.0	7〜14日間
K. oxytoca	（生菌製剤）		

[*1] ノルフロキサシン 600 mg, シプロフロキサシン 300〜600 mg, トスフロキサシン 450 mg, レボフロキサシン 300 mg.
[*2] クラリスロマイシン 400 mg, ロキタマイシン 600 mg.

以外の細菌では症状が重篤な場合や二次感染の危険性が高い場合などを除いて抗菌薬は必須ではない．特にサルモネラの場合には抗菌薬を使用することによって病後の保菌状態が長くなる傾向があり，海外では単純な胃腸炎に対する抗菌薬は禁忌とされている．初期治療でニューキノロン系薬を用いてカンピロバクターが検出された場合には，症状が持続していればマクロライド系薬に変更するが，症状が改善傾向を示していれば抗菌薬を中止する．カンピロバクターはニューキノロン系薬の投与により急速に耐性化することがあるためである．投与期間は赤痢菌では5日間であるが，それ以外では3日間である．抗菌薬中止以後も下痢が持続する場合には，生菌整腸剤の投与など対症療法のみ継続する．

治癒の判定は，2類および3類感染症の場合には法律により治癒判定基準が定められているのでそれに従う．詳細は各項を参照されたい．その他の細菌の場合，臨床症状が消失すれば排菌も停止するため，症状の消失をもって治癒と判定してよい．ただし，サルモネラでは症状消失後に再排菌がみられる場合があるが再燃することは少ない．菌陰性化を確認する必要がある場合には，症状消失後10日～2週間以降2回連続菌陰性であることを確認する．引き続き排菌のみられる場合は，原則的には抗菌薬を使用せずに経過観察する．

63.7 予　　防

細菌性胃腸炎は基本的には食品・水媒介感染症であり，一般的な食中毒の予防対策を行う．すなわち，飲食物の衛生管理，手洗いの励行などである．海外においては，生もの，生水や調理後時間を経た食品などは摂取しないなどの注意が必要である．成人の場合，ヒトからヒトへの二次感染はほとんどないが，食品取扱い者では有症期には就業を避ける．小児や知的障害者では下痢が激しくなくても二次感染の危険性があるため，家庭や学校，施設などにおける衛生管理や教育が重要である．

〔相楽裕子・坂本光男〕

文　献

1) 相楽裕子：腸管感染症の動向．*G. I. Res.*, **7**：443-450, 1999.
2) 相楽裕子：旅行者下痢症．*Biomed. Perspect.*, **8**：297-303, 1999.
3) Falagas, M. E. and Gorbach, S. L.: Travelers' diarrhea. Gastrointestinal Infections — Diagnosis and Management, pp. 125-147, Marcel Dekker, 1997.
4) 稲松孝思：抗菌薬関連腸炎．最新内科学大系45 炎症性腸疾患（井村裕夫，尾形悦郎，高久史麿ほか編），pp. 295-307, 中山書店，1992.
5) 相楽裕子：サルモネラ感染症．日本臨牀別冊感染症症候群Ⅰ，pp. 134-137, 1999.
6) Bartlett, J. G.: Gastrointestinal complications of human immunodeficiency virus infection. Infectious Diseases, 2nd ed., pp. 1094-1106, W. B. Saunders, 1998.
7) 相楽裕子，坂本光男：細菌性赤痢．エマージングディジーズ（竹田美文，五十嵐　章，小島荘明編），pp. 30-35, 近代出版，1999.
8) 入交昭一郎：細菌性腸炎に対する抗菌薬臨床試験ならびに臨床効果の判定基準．日本の感染性腸炎Ⅱ（入交昭一郎，齋藤　誠，中谷林太郎，松原義雄編），pp. 363-374, 菜根出版，1997.
9) 相楽裕子：腸管感染症．平成11年度副作用予防と菌耐性化防止のための抗菌薬使用ガイドライン（日本化学療法学会，日本感染症学会編），pp. 96-99, 2001.

64. 感染性胃腸炎（ウイルス）

64.1 病原体の性状

ヒトに急性胃腸炎を引き起こす主要原因ウイルスとしては，現在，ロタウイルス[1]，アデノウイルス[2]，ノーウォークウイルス[3]，サッポロウイルス[3]，アストロウイルス[4]の5種類が知られている（表64.1，図64.1）．以下にそれぞれのウイルスの性状を簡単に解説する．

1) **ロタウイルス**[1]（図64.1（A）） 核酸として11本の分節型の二本鎖RNAをもつウイルスで，レオウイルス科に分類される．直径約70 nmで外殻蛋白，内殻蛋白およびコア蛋白からなる．内殻蛋白の主要構成蛋白であるVP-6上に群特異抗原があり，抗原性の違いによりA～F群に分類される．一般にロタウイルスといえばA群をさす．また，A群はさらにVP-6上にある亜群特異抗原により亜群ⅠとⅡに分けられる．外殻蛋白上にはウイルスの中和に関与する2種類の蛋白，VP-7（G血清型：glycoproteinのG）とVP-4（P血清型：proteolytic cleavageのP）がある．動物RVを含めると14種類のG血清型があるが，ヒトロタウイルスに限ると10種類に分類される．一方，P血清型は少なくとも20種類存在し，ヒトロタウイルスに限ると少なくとも7種類に分類される．

2) **アデノウイルス**[2]（図64.1（B）） アデノウイルス科に属する直径80 nm，正二十面体の二本鎖DNAウイルスで，エンベロープはもたない．外殻蛋白は，大部分を占めるヘキソン，5辺が集まる頂点のペントン，そこから突き出しているファイバーからなる．DNAの相同性に基づいてA～F群に分かれ，少なくとも51の血清型がある．急性胃腸炎の原因となるのはF群の血清型40，41型で腸管アデノウイルスと呼ばれる．

3) **サッポロウイルス**[3]（図64.1（C）） カリシウイルス科の中の*Sapovirus*属に属する正二十面体の小型ウイルスで，直径27～35 nmの＋鎖の一本鎖RNAウイルスである．構造蛋白は1種類で分子量は59～62 kdの範囲にある．抗原性や遺伝子レベルで多様性がみられ，ヒトでは少なく

表64.1 ヒトの急性胃腸炎の主な起因ウイルス

ウイルス	直径(nm)	核酸	構造蛋白	培養系	血清型	診断法
ロタウイルス	70	二本鎖RNA	7	＋ (A, C群)	A, B, C群 A群：亜群Ⅰ, Ⅱ G血清型10 (1, 2, 3, 4, 5, 6, 8, 9, 10, 12)	ELISA, EM PAGE, RPHA LA, PCR
アデノウイルス	80	二本鎖DNA	11～15	＋	2 (40, 41)	ELISA, EM LA, PCR
サッポロウイルス	27～35	一本鎖RNA ＋鎖	1	－	不明	ELISA, EM PCR
ノーウォークウイルス	27～32	一本鎖RNA ＋鎖	1	－	不明	ELISA, EM PCR
アストロウイルス	28	一本鎖RNA ＋鎖	3(4 ?)	＋	8 (1, 2, 3, 4, 5, 6, 7, 8)	ELISA, EM LA, PCR

ELISA：enzyme linked immunosorbent assay（酵素免疫測定法），EM：electron microscopy（電子顕微鏡法），PAGE：polyacrylamide gel electrophoresis（ポリアクリルアミドゲル電気泳動法），RPHA：reversed passive hemagglutination（逆受身血球凝集），LA：latex agglutination（ラテックス凝集法），PCR：polymerase chain reaction（ポリメラーゼ連鎖反応）．

図64.1
A：ロタウイルス，B：アデノウイルス，C：サッポロウイルス，D：ノーウォークウイルス，E：アストロウイルス．

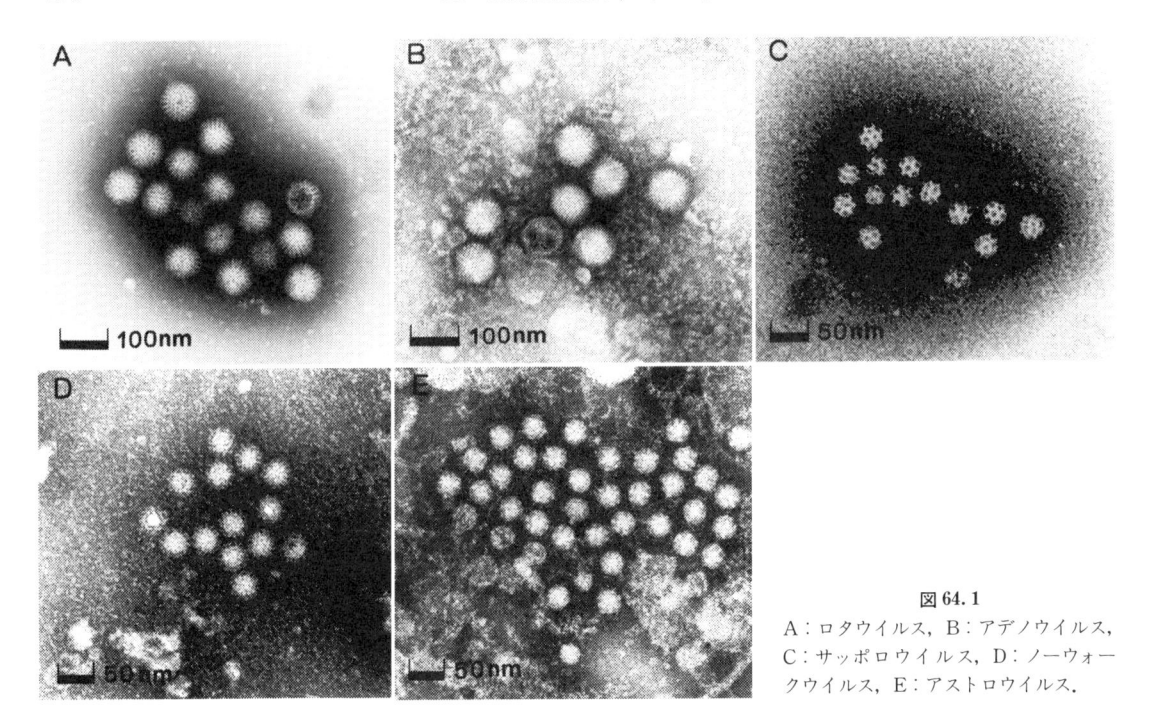

とも2つのgenogroupに分かれる．

4) **ノーウォークウイルス**[3]（図64.1(D)）

カリシウイルス科の中のNorovirus属に属する正二十面体，直径27〜35 nmの小型ウイルスで，＋鎖の一本鎖RNAウイルスである．構造蛋白は1種類で分子量は59〜62 kdの範囲にある．抗原性や遺伝子レベルで非常に多様性に富んでおり，まずgenogroup ⅠとⅡに大きく分けられ，さらにそれぞれの中で多くのクラスターに分かれている．

5) **アストロウイルス**[4]（図64.1(E)） 直径約28 nmで，電顕上5ないし6ポイントの星形の特徴的な表面構造をもつ＋鎖の一本鎖RNAウイルスで，アストロウイルス科に属する．ウイルス感染細胞は約90 kdのprecursor蛋白を産生し，実験的にはトリプシンで31, 29, 20 kdの3種類の蛋白に分解することが判明している．現在まで少なくとも8つの血清型が知られている．

64.2　国内外の流行状況

ウイルス性胃腸炎は先進国か発展途上国かを問わず世界各地において流行し，主に乳幼児を中心とした小児が，またウイルスによっては成人までの，幅広い年齢層が罹患する．その検出頻度は各ウイルスの検査法や検出感度の変遷とともに変化してきた[5]．しかし，A群ロタウイルスが3歳未満の乳幼児の重症下痢症の主要原因であり，ノーウォークウイルスが成人のウイルス性食中毒の主要原因であるというドグマは変わらない．

a. **小児のウイルス性胃腸炎**

日本や欧米諸国においては，A群ロタウイルス，アデノウイルス，ノーウォークウイルス，サッポロウイルス，アストロウイルスの5種類のウイルスが，小児の急性胃腸炎の原因の大部分を占めていることが判明しつつある[6]．秋〜初春までの冬季を中心に流行することが多いが，頻度は低くとも通年性に検出されると考えられる．特にアデノウイルスは季節性がなく通年性に検出される．C群ロタウイルスは検出頻度は低いものの世界各地から検出されている．

発展途上国においても，A群ロタウイルスが小児の急性胃腸炎の主要原因であることは明らかで，年間約80万人がA群ロタウイルス胃腸炎との関連で死亡すると考えられている[1]．検査法が普及していないので，他の4つのウイルスに関する正確な情報はまだないが，程度の差はあれ原因

ウイルスとして関与しているものと考えられる.

b. 成人のウイルス性胃腸炎

成人にみられるウイルス性胃腸炎の原因としては,世界的にはノーウォークウイルスが重要である.ウイルスで汚染された飲料水や食物(生カキ,水,サラダなど)から感染を受け,ウイルス性食中毒の集団発生を引き起こす.日本における検討では,成人にみられるウイルス性食中毒は主に冬季にみられ,カキの生食と関連していることが示された.発展途上国における本ウイルスの臨床的意義は不明である.

B群ロタウイルスが主に成人にコレラ様の急性胃腸炎を引き起こすことが知られている.これまでその発生は中国に限られてきたが,最近インドにおいても散発例の報告がみられた.乳幼児にみられるA群ロタウイルスとは抗原性が異なるため,一般の検査センターや市販のキットでは検出できない.A群ロタウイルスによる胃腸炎も少なからずみられるので,成人でも検査してみる必要がある.

64.3 臨床症状

a. 感染様式

糞-口感染であり,主な感染経路は間接接触感染である.発症後少なくとも1週間は糞便中にウイルスが排出され感染源となる.ヒト-ヒト感染による散発性の急性胃腸炎もしくは施設内における集団発生を引き起こす.一方,ウイルスで汚染された食品を媒介することにより,患者の発生が短期間に集中するウイルス性食中毒の形をとるものがある.ノーウォークウイルスは両方の形をとりうることがわかっているが,他のウイルスと食品媒介によるウイルス性食中毒との関係はあまり高くないと考えられる.

b. 主要症状

血便のない下痢,嘔吐,発熱,腹痛である.発病は急激で,48〜72時間の潜伏期を経て発症する.典型例では発熱,嘔吐,下痢の3主徴がそろう.その際,病初期に発熱と嘔吐がみられることが多く,2日目以降は嘔吐はなくなり下痢が始まる.下痢の性状は水様便から軟便までさまざまで,色調も白色,黄白色便から緑白色,茶褐色までいろいろである.回数は1日数回〜10数回に及ぶ.A群ロタウイルスによるものは水様便が多く,色調は白色や黄白色が典型的とされ,下痢の回数も多い傾向にある.3〜7日間くらいで治癒することが多い.

c. 各胃腸炎ウイルスによる特徴

各ウイルスによる胃腸炎の臨床的特徴は,集団発生の分析から明らかとなってきた.A群ロタウイルスによるものは発熱,嘔吐,下痢の3主徴がそろうことが多く,中等度〜高度の脱水をきたすなど臨床的にも重症例が多い.ノーウォークウイルスによるものでは発熱の頻度がやや少なくなるが嘔吐は高率にみられ,集団としてみた場合の臨床的重症度は中等症が多くなる.サッポロウイルスやアデノウイルスによるものでは発熱の頻度がさらに低く,下痢と嘔吐のみもしくは下痢だけの場合が多い.アストロウイルスでは嘔吐も少なく,下痢のみの軽症例や不顕性感染が多い.

集団としてではなく個々の症例でみると,その頻度は異なるが,どのウイルスによっても軽症例から重症例までがみられる[6].したがって,外来を受診する散発例では,症状のみから原因ウイルスを特定することはできない.しかし,秋〜春先にかけて3歳未満の乳幼児が発熱,嘔吐,下痢の3主徴をきたして来院した場合には,その多くはロタウイルスが原因と考えて迅速診断を行い,陰性であればノーウォークウイルスの可能性が高い.

A群ロタウイルスの感染力は強く,容易に院内感染を引き起こす.また,乳幼児の保育施設においては,毎年のようにノーウォークウイルス,サッポロウイルスやA群ロタウイルスによる胃腸炎の集団発生が起こる.

64.4 典型的な症例

生後8か月の男児,体重8.6 kg.2月下旬,突然39.2℃の高熱を呈し,また離乳食を嘔吐したため,小児科外来を受診した.来院時は元気がなく外来でも1回嘔吐したが,大泉門膨隆なく項部硬直もみられなかった.検血一般,電解質,CRP

検査を施行したが，白血球数9800，電解質異常なくCRP陰性であったので，外来で経静脈輸液を行い帰宅させた．翌日，嘔吐は消失し微熱となったが，頻回の水様下痢が始まったため再度外来を受診した．便中のロタウイルス抗原検査を行ったところ陽性であった．水分の経口摂取が可能であったため，ソリタ顆粒と整腸剤を処方して経過をみたところ，徐々に便性が改善していった．

64.5 診断

a. 臨床診断

冬季（秋～春）の発症，周囲での流行状況，血便がないなどの情報を総合して行う．臨床的には，初冬～初春にかけて3歳未満の乳幼児が血便のない下痢，嘔吐，発熱のうち，水様下痢のみまたは下痢を含めた2つ以上を呈した場合，ウイルス性胃腸炎を考える．病初期で発熱と嘔吐のみで来院した場合は，髄膜炎，敗血症，咽頭炎などとの鑑別が必要で，その際，患児より受ける全身状態に関する印象が大切である．ウイルス性胃腸炎であれば，数日以内に発熱と嘔吐は治まり，下痢が出現してくることが多い．

冬季に，食品媒介（特にカキの生食）による食中毒が発生した場合で，細菌検査が陰性であればノーウォークウイルス（小型球形ウイルス：small round structured virus, SRSVと呼ばれてきたものの大部分）によるウイルス性食中毒が考えられる．いずれにしても，原因ウイルスの確定には次項のウイルス学的検査が必要である．

b. 病原体診断[7]

下痢糞便中のウイルス粒子，ウイルス遺伝子またはウイルス抗原を検出するか，各々のウイルスに対する血清抗体反応により確定診断を行う．電顕法によるウイルス粒子の検出はすべてのウイルスを確認できるという利点をもっているが，特殊な技術と施設が必要で一般的ではない．日常診療におけるロタウイルス胃腸炎とアデノウイルス胃腸炎の診断は，ウイルス抗原迅速診断キット（ロタレックス，アデノレックス，イムノカードSTロタウイルス，ディップスティック栄研ロタ）により簡便に行える．アストロウイルスも診断キットが発売されており，結果が出るまで時間はかかるが検討は可能である．

研究室レベルでは，ロタウイルスでは核酸の電気泳動パターンの解析，亜群別，G血清型別，P血清型別や核酸のシークエンス解析が，検出された株の解析に用いられる．アデノウイルスでは酵素抗体法による40型と41型の血清型別，制限酵素による遺伝子の切断パターンの解析がある．アストロウイルスでは酵素抗体法やRT-PCR法によるスクリーニングと，酵素抗体法，ラテックス凝集法，RT-PCR法による血清型別（1～8型）が行われる．ノーウォークウイルスとサッポロウイルスは抗原的にも遺伝学的にも多様性に富むため，その診断には研究施設におけるRT-PCR法とPCR産物のSouthern hybridizationまたはシークエンス解析が必要である．

64.6 治療[7]

抗ウイルス剤といった特異的な治療法はない．また，たとえ抗ウイルス剤ができたとしても，胃腸炎発症後にその臨床症状を軽減するという意味ではあまり効果は期待できない．しかし，免疫抑制状態の患者でウイルスを長期間排出する場合には適応となろう．一般的にはORS（oral rehydration solution）などによる経口補液，または経静脈輸液による水分補充と電解質の補正が基本的治療である．さらにBRAT（banana, rice, apple, toast）を中心とした食餌療法と，乳酸菌製剤などの投与でほとんどが1週間以内に軽快する．抗生剤は無効であり下痢を遷延させることがあるので禁忌である．詳細は他の文献を参照されたい．

64.7 予防[8,9]

ウイルス性胃腸炎の対策に関しては，最終的にはワクチンによる予防法の確立が望まれるが，cost benefitを考えるとA群ロタウイルスが最優先である．1998年，アメリカにおいてRotashieldの製品名でロタウイルスワクチンが市販されたが[10]，ワクチン接種者に腸重積の頻度が高いという結果から現在は中止されている．現在，次

世代のワクチンが開発中である．

　ノーウォークウイルスに関しては，バキュロウイルス蛋白発現系でつくられたノーウォークウイルス様粒子がワクチン候補であり，動物実験やヒトの志願試験が行われている[11]．しかし，その免疫学的防御機構の特殊性と抗原的多様性から，現時点では実用性のあるワクチン開発は難しいと考えられる．他の胃腸炎ウイルスではその臨床的重症度・重要性は高くないので，ワクチン開発の対象とはならないと考えられる．　〔中田修二〕

文献

1) Kapikian, A. Z., Hoshino, Y. and Chanock, R. M.: Rotaviruses. Virology (Fields, B. N. *et al.* eds.), 4th ed., pp. 1784-1834, Lippincott Williams & Wilkins Publishers, 2001.
2) Albert, M. J.: Enteric adenoviruses; Brief review. *Arch. Virol.*, **88**: 1-17, 1986.
3) Green, K. Y., Chanock, R. M. and Kapikian, A. Z.: Human caliciviruses. Virology (Fields, B. N. *et al.* eds.), 4th ed., pp. 841-874, Lippincott Williams & Wilkins Publishers, 2001.
4) Matsui, S. M. and Greenberg, H. B.: Astroviruses. Virology (Fields, B. N. *et al.* eds.), 4th ed., pp. 875-894, Lippincott Williams & Wilkins Publishers, 2001.
5) Pang, X-L., Honma, S., Nakata, S. and Vesikari, T.: Human caliciviruses in acute gastroenteritis of young children in the community. *J. Infect. Dis.* (suppl. 2): S288-S294, 2000.
6) 中田修二：小児の下痢症における病因の変遷「ウイルス性下痢症」．小児科，**41**：13-20, 2000.
7) 中田修二：ウイルス性胃腸炎．小児消化器疾患マニュアル（友政　剛，藤沢知雄編），pp. 174-179, 診断と治療社，2003.
8) 中田修二：ロタウイルスワクチン，最近話題の用語―知っておきたい豆知識―．小児科，**44**：53-54, 2003.
9) 中田修二：ノーウォークウイルスワクチンの研究開発，特集：食中毒．日本臨床，**60**：1222-1227, 2002.
10) Bernstein, D. I., Glass, R. I., Rodger, E. *et al.*: Evaluation of rehsus rotavirus monovalent and tetravalent reassortant vaccines in US children. *JAMA*, **273**: 1191-1196, 1995.
11) Mason, H. S., Ball, J. M., Shi, J-J. *et al.*: Expression of Norwalk virus capsid protein in transgenic tobacco and potato and its oral immunogenicity in mice. *Proc. Natl. Acad. Sci. USA*, **93**: 5335-5340, 1996.

65. 急性出血性結膜炎

65.1 病原体の性状

発症は少ないものの,刺激症状の強い出血性結膜炎である急性出血性結膜炎(acute hemorrhagic conjunctivitis:AHC)は,Enterovirus属によって引き起こされる.PicornaviridaeのEnterovirus属のウイルスは,一本鎖RNAと4本の構造蛋白質からなる.中和抗体は,この構造蛋白質に対して誘導されるものである[1].Enterovirus 70(EV70)あるいはCoxsackievirus A 24 varient(CA24V)が主な原因ウイルスとされている[2,3].まれに,Adenovirus 11(AD11)が惹起することもある.

65.2 国内外の流行状況

家族内感染をすることが多い.夏期に流行を起こすことが多い.国立感染症研究所感染症情報センターによる感染症発生動向調査週報(http://idsc.nih.go.jp/index-j.html)によると,1998年におけるAHCの発生総数は486名であった(定点観測のみ:図65.1).国内における実数はその数十倍程度と想像される.1971～1972年の夏に国内流行をきたし,アポロ11号宇宙船が月着陸を成功させたのにちなんで,「アポロ熱」と呼ばれた.

65.3 臨床症状(表65.1)

潜伏期は約1日と,かなり短く,感染経路も比較的同定しやすい.家族内発生が多い.結膜下出血を伴う急性濾胞性結膜炎をきたす.充血も激しい.発病初期に,点状角膜上皮びらんがみられることもあるが,EKCのような点状上皮下混濁を長く残すことはまれである.眼脂が多い.夏期に流行を起こす.耳前リンパ節が腫脹することもある.症状は約3～5日続いて,消退していく[4].

表65.1 AHCおよびEKCの典型例における症状比較

	AHC	EKC
潜伏期	1～2日	4～14日
炎症持続	3～5日間	2～4週間
濾胞形成	+	+++
結膜下出血	+++	+
角膜混濁	±	+++
結膜刺激症状	++	+
耳前リンパ節腫脹	±	++
治療	抗生物質	抗生物質とステロイド剤

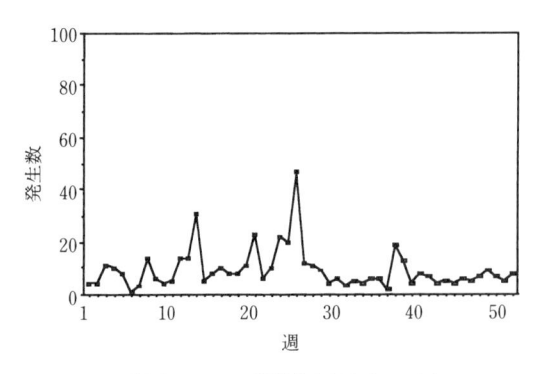

図65.1 AHCの週間発生頻度(1998年)

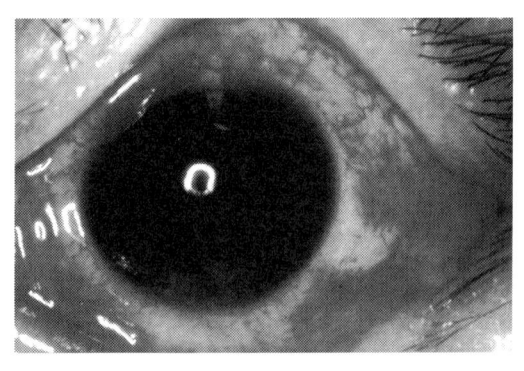

図65.2 AHCの典型例(東京女子医大・松原正男教授のご厚意による)
点状の結膜下出血および結膜円蓋の濾胞を認める.

65.4 典型的な症例

結膜充血，および点状の結膜下出血，濾胞形成を認める（図65.2）．角膜は正常であることが多い．

65.5 診　　断

a. 臨床診断

点状の結膜下出血，充血，濾胞を伴う刺激症状の強い結膜炎をみれば，診断は比較的容易である．

b. 病原体検査

EV70は分離培養が不可能で，中和抗体法あるいはRT-PCRによる検出がなされる[1〜4]．CA24Vは分離培養が可能である．回復期とのペア血清による診断も可能である．

65.6 治　　療

特異的治療法は確立されていないので，二次的感染予防としての抗生物質点眼を行う．ステロイド剤投薬の必要はない．

65.7 予　　防

基本的にウイルスは，90℃5秒間，56℃5分間で失活する[5]．0.1％次亜塩素酸ナトリウム，ポビドンヨード（イソジン液50〜100倍希釈），消毒用アルコールなどでも失活できる．基本は手洗いすなわち十分な流水のもと，ポビドンヨードや石鹸で機械的にウイルスを除去し，紫外線照射エアードライヤーかペーパータオルなどで水分をとり，最後に消毒用アルコールにてぬぐう．検査器具（眼圧チップ，スリーミラーなど）はポビドンヨード液に浸すか，そのたびに消毒用アルコールで十分に拭く．ガス滅菌，煮沸消毒などができるものはそれで対処可である．

感染の疑わしい患者は，可能であれば専用のスリット台で，不可能なら，なるべく後の順で診察することを了解してもらう．また，感染した患者を診察した可能性のある場合は，スリット台，椅子，待合い室の椅子，手摺などを消毒用アルコールにて清拭する．ディスポーザブルタオル，足踏み式水道は即導入できる対処である．

病棟では，点眼は個人持ちが基本だが，そうでない場合は，点眼時，睫毛に触れないように注意する．感染患者は，可及的に早めの退院をうながす．あるいは，逆隔離の意味から，病棟閉鎖もやむをえない場合もあろうが，地域医療における社会的打撃は否めない．

〔川島秀俊〕

文　献

1) Rosa, R. H. Jr. and Alfonso, E. C. : Enterovirus Keratoconjunctivitis. Ocular Infection and Immunity (Pepose, J. S., Holland, G. N. and Wilhelmus, K. R. eds.), pp. 895-904, Mosby, 1996.
2) Uchio, E., Yamazaki, K., Aoki, K. and Ohno, S. : Detection of enterovirus 70 by polymerase chain reaction in acute hemorrhagic conjunctivitis. Am. J. Ophthalmol., **122** : 273-275, 1996.
3) Shulman, L. M., Manor, Y., Azar, R., Handsher, R., Vonsover, A., Mendelson, E., Rothman, S., Hassin, D., Halmut, T., Abramovitz, B. and Varsano, N. : Identification of a new strain of fastidious enterovirus 70 as the causative agent of an outbreak of hemorrhagic conjunctivitis. J. Clin. Microbiol., **35** : 2145-2149, 1997.
4) 内尾英一：エンテロウイルス結膜炎．眼の感染・免疫疾患（大野重昭，大橋裕一編），pp. 52-53, メジカルビュー社，1997．
5) 原　二郎，岡本茂樹：ウイルス性結膜炎の感染防御．眼科，**33** : 1251-1257, 1991.

66. クラミジア肺炎（オウム病を除く）

本来，クラミジア肺炎とは，クラミジアによる肺炎という意味であり，肺炎クラミジア *Chlamydia pneumoniae*，オウム病クラミジア *C. psittaci*，トラコーマ・クラミジア（クラミジア・トラコマティス） *C. trachomatis* の3種による肺炎が含まれるが，感染症法では人獣共通感染症でしかも症状の強いオウム病と，*C. pneumoniae* ならびに *C. trachomatis* による肺炎については対応が異なるため，分けて考えている．ここでは後の2者の肺炎について述べる．

66.1 病原体と分類

クラミジアは細胞内でのみ増殖する偏性細胞内寄生細菌であり，DNAとRNAを有し二分裂で増殖する．感染性の基本小体が宿主細胞に吸着・侵入し，封入体の中で増殖形態である網様体に変化して分裂増殖した後に，再び基本小体に戻り，細胞破壊とともに細胞外に放出されるという特異なライフサイクルを有する．病原体と分類についての詳細は19章「オウム病」を参照いただきたい．なお，新分類の提唱が世界的にもまだ容認されていないため，本章では便宜上，従来の分類に添って記載する．

a. 疫　学

1) *C. trachomatis* 肺炎　　*C. trachomatis* 肺炎の発生は新生児，乳児期にほぼ限られる．感染母体からの新生児・乳児肺炎の発症は3〜20％と高率であるとの報告があるが，実態は不明な点が多い．日本の妊婦のクラミジア感染率が6％とされることからも，妊婦検診にクラミジア検査を取り入れている地域とそうでない地域で，クラミジア新生児肺炎の発生率に差がある可能性もある．成人では，性感染症として咽頭に感染することが知られているが，免疫低下時以外は肺炎に至ることはきわめてまれである．

2) *C. pneumoniae* 肺炎　　血清疫学では，世界的にも感染既往を示す抗体保有率は小児期に急増し，成人で5〜6割と高い（図66.1）．血清中の抗 *C. pneumoniae* 抗体には感染防御の機能はなく，抗体保有者も何度でも感染し発症しうる．

C. pneumoniae による疾患としては急性上気道炎，急性副鼻腔炎，急性気管支炎，また慢性閉塞性肺疾患（COPD）を主とする慢性呼吸器疾患の感染増悪および肺炎である．*C. pneumoniae* は市中肺炎の約1割に関与するが，発症年齢がマイコプラズマ肺炎と異なり，小児のみならず，高齢者にも多い（図66.1）．症例はやや男性が多い．また他の細菌との重複感染も少なくない．家族内感染や集団内流行もしばしばみられ，集団発生は小児のみならず高齢者施設でも報告されている．

1999年の感染症法施行以来，クラミジア肺炎の定点からの年間報告数は1999年（14週以降）が129例であり，また2000年では178例であった．性別では1999年が男性63％，女性37％で，2000年が男性58％，女性42％でいずれも男性が多かった．年齢ではいずれも0〜14歳と65歳以

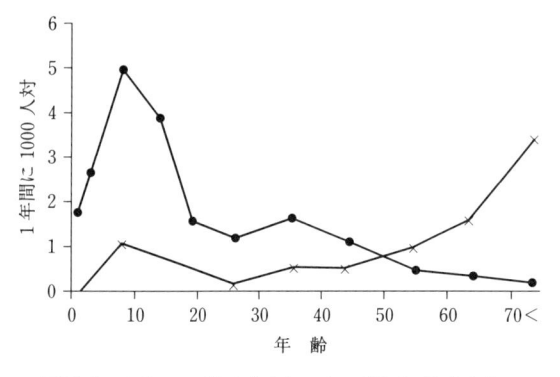

図66.1　クラミジア肺炎（×）とマイコプラズマ肺炎（●）の年齢別発生頻度

上に多くみられた．季節的には特定の傾向は認めていない．実際にはマイコプラズマ肺炎と同様に，かなりの症例が確定診断をされずに異型肺炎として治療されている可能性があり，この報告数は実際には実情よりかなり低いものと思われる．また生後6か月未満の症例には，*C. pneumoniae* と *C. trachomatis* が混在しているものと思われるが，現時点での把握は困難である．

b．病態生理

1) ***C. trachomatis* 肺炎** クラミジア子宮頸管炎をもつ母親から分娩時に産道感染し，生後3か月までの間に肺炎をきたす．結膜炎，鼻炎を先行することが多い（図66.2）．

2) ***C. pneumoniae* 肺炎** ヒトを宿主とし，飛沫感染でヒトからヒトに伝播して主に急性呼吸器感染症を起こす．感染から症状発現までの潜伏期間は3～4週間で，接触が密接な者の間で小規模に緩徐に広がる．肺炎発症の機序としては，上気道に初感染し下降して肺炎に至るものが主とされるが，上気道感染巣から血行性に至る経路もありうる．本菌による肺炎では非定型肺炎の病態を示し，クラミジアの即時細胞毒性や免疫反応の関与も考えられている．また最近，*C. pneumoniae* は血管などに慢性感染も起こしうることが明らかとなり，動脈硬化性疾患にかかわる疑いが指摘されている（後述）．

66.2 臨床症状

1) ***C. trachomatis* 肺炎** 新生児・乳児肺炎は通常は無熱であり，多呼吸，喘鳴，湿性咳嗽などの呼吸器症状を呈する．一般に，酸素投与や人工呼吸を要する症例は少ないが，低出生体重児などでは重症化する場合もある．

2) ***C. pneumoniae* 肺炎** 上気道炎，気管支炎では乾性咳嗽が主体で，肺炎では喀痰を伴うこともある．遷延性の激しい咳嗽を有する症例が比較的多い．38℃以上の高熱を呈する症例はあまり多くない．小児においては比較的軽症の症例が多いが，高齢者や基礎疾患をもつ例では重症例もみられる．一方で症状を欠く無症候性感染もまれでなく，本来は自然治癒傾向が強い．他は咽頭痛，鼻汁，嗄声，呼吸困難などであるが特異的な臨床所見に乏しい．

66.3 検査・診断

1) ***C. trachomatis* 肺炎** 新生児肺炎では，胸部X線像で両側肺野にびまん性の粒状影やスリガラス影などの間質性肺炎を認め，時に過膨張を呈する．また白血球増多はないが，末梢血好酸球数は増加する．CRPや赤沈は上昇，時に免疫グロブリン（IgM）の上昇を認める．病原体検出法としては，抗原検出法として，直接蛍光抗体法，酵素抗体法などでクラミジア抗原を検出するほか，DNA診断法（PCR, LCR）で特異遺伝子を検出する．分離も一部の施設では試みられる．また血清の抗 *C. trachomatis* 抗体測定が ELISA 法などで可能である．

2) ***C. pneumoniae* 肺炎** 胸部X線陰影の分布は，主として中下肺野に多く，複数の部位に認めることもある．陰影の性状は軽症では間質性陰影が主体であるが，実質性陰影を呈するものも多く特徴的な所見はない．CRPや赤沈上昇が多く認められるが，10000/mm³以上の白血球増多は肺炎でも約半数にとどまる．

特異的診断としては，病原体検出を咽頭スワブなどから試みるが，分離は困難なため，酵素抗体法（属特異抗原検出キット），DNA診断法（PCR）などが用いられる．通常は，血清の抗 *C. pneumoniae* 抗体を証明する抗体価測定法がもっぱら利用される．micro-immunofluorescence (micro-

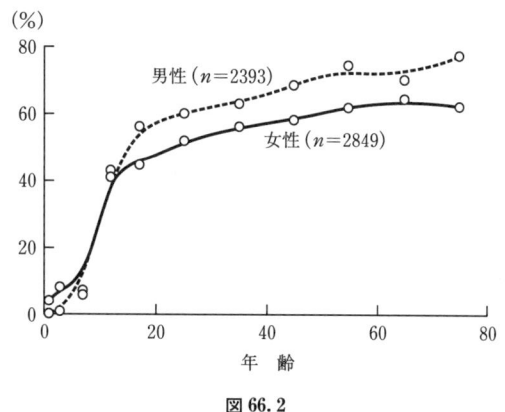

図 66.2

表 66.1 肺炎クラミジア急性感染症診断基準(案)

1) 病原体検出
   確診：分離・培養または PCR 陽性
   疑診：抗原陽性 (IDEIA など EIA 法は，現在，属特異抗原検出法のみ)
2) 血清診断

抗体		測定法・測定キット	micro-IF 法	MFA 法	ヒタザイム® C. pneumoniae (日立化成)	クラミジア Ab キット「MX」*** (協和メデックス)	オウム病 CF***
確診	シングル血清	IgM	≧16倍*	≧8倍*	ID** ≧1.0 (小児) ≧1.6 (成人)[1]	≧50倍[2]	
	ペア血清	IgG	2管以上の上昇	どちらか一方が 2管以上の上昇	ID 1.35 以上の上昇	2管以上の上昇	
		IgA			ID 1.00 以上の上昇	2管以上の上昇	
疑診	シングル血清	IgG	≧512倍	≧1024倍 かつ ≧32倍	ID≧3.00	≧200倍	≧8倍
		IgA			ID≧3.00	判定保留域	
		IgM					

* リウマチ因子陽性の場合は偽陽性に注意，** ID は吸光度から換算したインデックス，*** クラミジア属抗体を検出するキットである．したがって，正確には C. pneumoniae, C. trachomatis, C. psittaci の種の判別が必要である．
[1] IgM は現在申請準備中，[2] 研究用試薬．

[確診の場合]
1) 病原体検出の確診もしくは 2) 血清診断の確診

[疑診の場合]
1) 病原体検出の疑診もしくは 2) 血清診断の疑診

【臨床症状など参考となるポイント】
・肺炎マイコプラズマ感染症に似る．
・全身症状は軽いことが多いが，高齢者では重症化する場合もある．
・長期に続く咳嗽．
・家族内や集団内での流行あり．
・βラクタム系薬が無効である．

IF) 法は標準法とされるが，施行は研究施設に限られ，一般には ELISA 法による特異抗体測定キットが保険適応で利用されている．血清診断は原則としてペア血清での有意な抗体価上昇で診断する．表 66.1 に提唱されている診断基準案を示す．

鑑別すべきものにはマイコプラズマやウイルス，リケッチア，他のクラミジアの感染症などがあるが，これらや，一般細菌との混合感染もしばしば認められる．臨床所見のみから鑑別することは困難である．

66.4 症 例

C. pneumoniae 肺炎 37歳男性．主訴は発熱と咳．33歳のときに右胸膜炎，2000年4月初めから少量の喀痰を伴う咳が出現し，37.8℃の微熱も認めた．激しい咳のため胸痛や睡眠障害を訴え 12 日近医を受診．肝，脾腫なし，胸部聴診にて右下肺野にクラックルを聴取した．白血球数 7600/mm³，CRP 10.0 mg/dl，GOT 34 IU/L，GPT 71 IU/L，胸部 X 線で右肺野肺炎像を認め

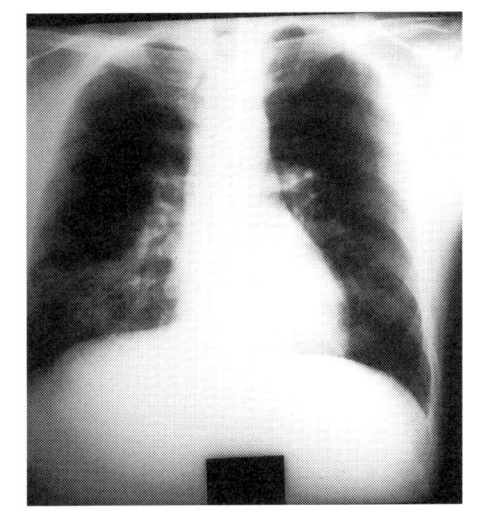

図 66.3

た (図 66.3)．臨床所見から非定型肺炎として，クラリスロマイシン (CAM) 400 mg/日を開始，2日目には解熱し，2週間の投与で喀痰，咳も次第に改善した．肺炎クラミジア抗体価は入院時と1週間後のペア血清で有意な上昇を認めた．ヒタザイム C. pneumoniae による抗体価 4/19 IgG ID

0.12→4/25 1.19，また IgM ID 7.11 と高値．micro-IF でも 4/19 IgG 1024 IgM 1024．また患者咽頭スワブから *C. pneumoniae* が分離された．

66.5 治療と予後

1) *C. trachomatis* 肺炎 細胞壁合成阻害薬であるペニシリン系やセフェム系などのβラクタム系薬ではクラミジアの増殖を阻害できず，臨床的に無効である．またアミノ配糖体も無効である．

新生児・乳児の *C. trachomatis* 肺炎では，テトラサイクリン系薬が児の歯牙黄染や骨発育障害をきたすおそれがあるため投与しない．通常はマクロライド系薬を使用する．新生児・乳児肺炎ではエリスロマイシンの点滴静注を行う．母親に対する治療も行うが，授乳の関係でマクロライド系薬が望ましい．

2) *C. pneumoniae* 肺炎 成人での第1選択薬はミノサイクリン，ドキシサイクリンなどのテトラサイクリン系薬や，ニューマクロライド系のクラリスロマイシン，アジスロマイシンなどであるが，ニューキノロン系薬も抗クラミジア効果が優れたものがある．投与期間はクラミジアの特殊な増殖様式から，10日～2週間と長めの投与が望ましい．軽症例に対して通常は内服抗菌薬で十分効果が得られるが，肺炎で入院が必要な場合はミノサイクリンなどの点滴静注を行う．予後は通常良好であるが，高齢者や基礎疾患をもつ患者では重症化することもある．

一般治療として，激しい咳には鎮咳剤を投与する．肺炎が広範囲で呼吸困難が強く低酸素血症があれば，酸素吸入を行う．ARDSや器質化肺炎をきたした場合は，有効な抗菌薬とステロイドの併用も考慮する．

家族や身近な人の症状を聞いて家族内感染や流行が疑われた場合には，有症者の検査，治療を行うことが望ましい．

また，*C. pneumoniae* は慢性疾患との関連が問題となる．元来，クラミジアは持続感染しやすいことが，*C. trachomatis* による，トラコーマや子宮付属器炎などでの経験からよく知られている．一方 *C. pneumoniae* でも同様に近年，持続感染が引き起こす病態や疾患について，注目されるようになった．特に，血管への持続感染が動脈硬化に関与することを支持する報告が相次いでなされたことから，ここ数年，急速に研究成果が集積されつつある．解決すべき課題も多く残されているが，これまでの成績を総合すると，*C. pneumoniae* は動脈硬化の原因あるいは促進因子の1つである疑いは非常に高いといえる．さらに喘息や，中枢神経系の慢性疾患についても *C. pneumoniae* の持続感染が関連する可能性が指摘されている．これらはまだ研究の緒についたばかりであり不明な点が多い．しかし，*C. pneumoniae* 感染が冠動脈疾患や動脈硬化症の発症や進展にリスクファクターとしてかかわっている可能性はその証拠がそろいつつあり，今後の展開が期待されている．これまでの研究の現状を表66.2に要約した．

今後の課題として，いくつかの疑問を解決していかなければならない．まず *C. pneumoniae* が動脈硬化に活動性の関与をしているかどうかを診断する方法を確立する必要がある．従来の抗体価測定の指標では，疫学的な意義を検討する場合に用いることは可能でも，臨床的に病態を反映しているとはいえない．今後，動脈での感染で特異的に上昇するサブクラスを検討することも必要であろう．また流血中の単球を分離しPCRで *C. pneumoniae* を検出することができるが，まだ精度については確立されたとはいえない．確立されれば病態や治療効果を反映する有力な方法になる可能性もある．ほかにはクラミジアとその他の危険因子との相乗作用，たとえば高コレステロール血症との相乗作用，また他の病原体との相互作用などについても，もともと動脈硬化はマルチファクターによって起こると考えられていることからも当然ありうるが，詳細は不明であり検討すべき点である．

以上のような点を含めてメカニズム解明のための基礎的な研究の進展が望まれる．さらに，現在進行中の大規模試験の結果を待つ必要があるが，もし抗菌薬による二次虚血性心疾患の予防が有効

表 66.2 *C. pneumoniae* と動脈硬化症との関連報告

1. 血清疫学的成績
   - 修正オッズ比約 2 倍 (1.6〜4.4) で関連あり
     プロスペクティブスタディー 4 件含め 30 件以上
   - 関連がない
     プロスペクティブスタディー 1 件含め 3 件
2. 動脈硬化病変からの検出
   - 検出される (38〜83%)　25 件
   - 検出されない　　　　　5 件
   - 方法：PCR，免疫組織染色，電子顕微鏡分離培養 (3 件で成功)
   - 材料：剖検組織 (冠動脈，大動脈，頸動脈，四肢動脈，アテレクトミー，手術材料)
3. 特異性
   - 正常動脈，小児の動脈からは検出はまれ
   - ほかの組織からはまれ (0〜5%)
4. 動物実験モデルで動脈硬化を進展 (抗菌薬で進展阻止)
   - ApoE ノックアウトマウス　　　進展あり 1 件，なし 1 件
   - ニュージーランドシロウサギ　 進展あり 4 件，なし 0 件
     　　　　　　　　　　　　　　治療効果あり 2 件，なし 1 件
5. 抗菌薬による虚血性心疾患二次イベント予防効果
   - マクロライド系抗菌薬で効果あり 2 件，なし 2 件
   - 現在大規模臨床試験が 3 件欧米で進行中

であった場合，その機序として *C. pneumoniae* の除菌効果によるものなのか，マクロライド系薬剤のもつ抗炎症効果なのか，またその両者なのか，適切な治療の期間はどれぐらいかなどの問題を解決する必要もある．一方，これらの予防に広域で強力な抗菌薬を長期にわたって投与することは，当然耐性菌を増やしてしまう懸念が大きい．投与するとしても適応や期間を限定して使用するなどの考慮が必要であろう．また小児期の呼吸器感染が将来の動脈硬化につながるとすれば，ワクチンの開発についての検討も重要になってくる．最近 *C. pneumoniae* のゲノムの全塩基配列が明らかになったことから，このワクチン開発の可能性も期待される．　　　　　　　　　　　〔岸本寿男〕

67. 細菌性髄膜炎

67.1 起炎菌の状況

　細菌性髄膜炎は年齢によって好発する起炎菌が異なり，新生児ではB群レンサ球菌（group B β-hemolytic streptococci：GBS）や大腸菌 *Escherichia coli* などが産道感染として頻度が高く[1]，乳幼児期にはインフルエンザ菌 *Haemophilus influenzae* type b（Hib）が最も多くを占め，次いで肺炎球菌 *Streptococcus pneumoniae*，髄膜炎菌 *Neisseria meningitidis* などが多い[2]．少年期には肺炎球菌が増加，成人での細菌性髄膜炎では肺炎球菌が最も多く，高齢者では肺炎球菌とグラム陰性桿菌によるものが起炎菌の主たるものである[3]．また，新生児，高齢者，免疫不全者ではリステリア *Listeria monocytogenes* も起炎菌となる．黄色ブドウ球菌 *Staphylococcus aureus* や表皮ブドウ球菌 *Staphylococcus epidermidis* による髄膜炎は比較的まれであるが，あらゆる年齢層で発症し，脳脊髄液シャントなどからの由来のものが多く，特に院内発症の髄膜炎の場合にはこれらの菌の関与を考慮する必要がある[4]．

67.2 国内外の発生状況

　わが国では戦後，小児での細菌性髄膜炎の発症数は激減した．しかし，抗生物質が容易に用いられる医療環境の中で，起炎菌の耐性化が急速に進行しており，ペニシリン耐性肺炎球菌（PRSP）や β-lactamase negative ampicillin resistant *H. influenzae*（BLNAR）の増加がわが国でも報告されている[2,5]．海外，特に発展途上国でも小児の髄膜炎では Hib が多くを占めていることが共同研究を通じて明らかになりつつある．一方，地域によっては今でも髄膜炎菌性髄膜炎の流行がみられるが，human immunodeficiency virus（HIV）感

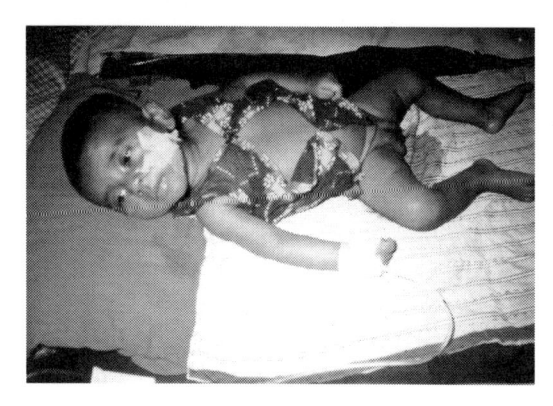

図 67.1

染の拡大に伴い，髄膜炎の発症数はさらに増加しており，その中でも肺炎球菌や *Cryptococcus neoformans* によるものが主になってきているとの報告もある[6]．

67.3 臨床症状

　種々の起炎菌があり，明らかな潜伏期間の基準を示すことは困難である．発症および症状の重症度には病原性の強さや宿主条件の違いが大きく影響するものと思われる．ただし，髄膜炎菌性髄膜炎の潜伏期間が2～5日であることから，他の化膿性髄膜炎の起炎菌でも感染成立の条件が整えば同様な潜伏期間になることが推察される．発熱，頭痛，嘔吐，意識障害，痙攣が主症状であり（図67.1），項部硬直，Kernig 徴候など髄膜刺激症状を認める．小児の細菌性髄膜炎では髄膜刺激症状を欠き，むしろ敗血症症状が前面に出ることがある．起炎菌によっては電撃型をとることも多く，今日なお重症感染症の代表的なものである．

67.4 検査所見および診断

　髄膜炎を疑った場合は直ちに髄液検査を試行し，髄液沈渣の塗抹標本をつくりグラム染色を行

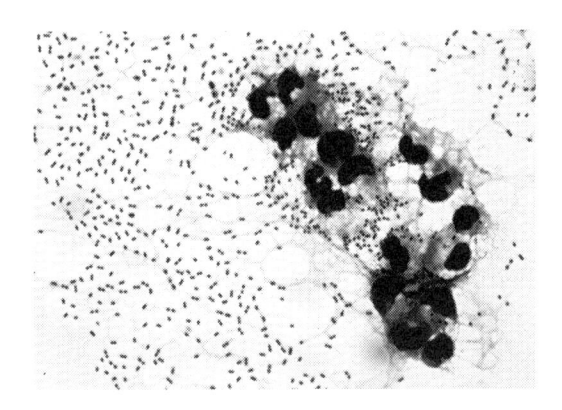

図67.2

う。非細菌性が疑われれば抗酸菌染色，墨汁染色なども行い，早期の病原体推定を試みる．また，この際に細胞成分の分析が診断上重要である．髄液培養は沈渣の染色所見を参考にして細菌，真菌，結核など疑わしい病原体についてすべて行う．髄液検査での髄液圧上昇，蛋白増加，糖減少，染色で好中球増加を認めれば細菌性髄膜炎が強く疑われ，グラム染色で起炎菌を推定できることも多い（図67.2）．血液生化学検査では，白血球増加と核左方移動，CRP上昇，血沈亢進などの炎症所見がみられるが，重症型では出血傾向，肝・腎障害にも注意する．診断は臨床症状と検査結果を合わせて総合的に行う．

67.5 治 療

第1選択薬となるのは広域抗菌剤で抗菌力も強く十分量の髄液移行が期待できるものでなければならない．インフルエンザ菌（ほとんどtype b）では先進国，発展途上国を問わず，広域ペニシリンのアンピシリン（ABPC）耐性，クロラムフェニコール（CP）耐性株が増加しており，今日抗菌力が最も優れているものとしては第3世代セフェム注射剤がある．また，PRSPの増加，耐性化の進行はすでに世界的な問題となっており[7]，もはやペニシリン感受性菌と確認できない肺炎球菌性髄膜炎にペニシリンを用いることは危険である．肺炎球菌は今日わが国ではペニシリンのみならず，セフェム，テトラサイクリン，マクロライド，ST合剤などに耐性化が進んでおり，PRSPに対して強い抗菌力を維持しているのはカルバペネム系などに限られている．細菌性髄膜炎が疑われれば，直ちに抗菌化学療法を開始すべきであるが，起炎菌推定ができていない場合，患者の年齢と重症度から病原体を推測する．まず広域スペクトラムで抗菌力の強い第3世代セフェム注射剤（セフトリアキソン：CTRX，セフォタキシム：CTXなど）が推奨されるが，3か月以内の乳児，高齢者，免疫低下が予想される基礎疾患を有する患者ではStreptococcus agalactiae, L. monocytogenes感染も考慮してABPCを併用する．

67.6 予 後

診断，治療開始の遅れは直ちに予後不良，神経学的重度の後遺症につながる．最近のわが国の報告では小児細菌性髄膜炎の死亡率は4.9～15.2％，後遺症は16.2～29.3％となっている[2,8]．後遺症の内容は難聴のみの例が最も多いが，てんかん，脳性麻痺などの重篤な例が少なくなく，特に新生児，乳児期に発症した例では脳性麻痺，発達障害など重篤な例が多い．また起炎菌によっても予後が異なり，肺炎球菌による髄膜炎はインフルエンザ菌によるものよりも予後不良であるとの報告が多くみられる[2,8,9]．

67.7 予 防

すでにHibワクチンは欧米での小児Hib髄膜炎やHib保菌者を激減させ，その有効性は確立されたものとなっている[10]．肺炎球菌ワクチン（多糖体23価ワクチン）はすべての肺炎球菌をカバーしているわけではないが，2歳以上の小児にはある程度予防効果が期待できる．しかし，2歳以下の小児に対しても有効な肺炎球菌ワクチンとしてprotein-conjugate vaccineの開発が期待されている．また，海外では髄膜炎菌ワクチンも臨床応用されている． 〔渡辺 浩・永武 毅〕

文 献

1) Chang Chien, H. Y., Chin, N. C., Li, W. C. and Huang, F. Y.: Characteristics of neonatal bacterial meningitis in a teaching hospital in Taiwan from 1984-1997. *J. Microbiol. Immunol. Infect.*, **33**: 100-104, 2000.

2) 坂田　宏, 丸山静男：1994年から1998年における北海道の小児細菌性髄膜炎. 感染症誌, **74**：339-344, 2000.
3) Fang, C. T., Chang, S. C., IIsueh, P. R., Chen, Y. C., Sau, W. Y. and Luh, K. T.：Microbiologic features of adult community-acquired bacterial meningitis in Taiwan. *J. Formos. Med. Assoc.*, **99**：300-304, 2000.
4) Mihalache, D., Luca, V., Teodorescu, I., Luca, C., Corcaci, C., Miftode, E. and Turcu, T.：Nosocomial staphylococcal meningitis. *Rev. Med. Chir. Soc. Med. Natlasi.*, **103**：167-171, 1999.
5) 岩田　敏：ペニシリン耐性肺炎球菌―臨床の立場から―. 小児感染免疫, **10**：139-146, 1998.
6) Gordon, S. B., Walsh, A. L., Chaponda, M. *et al.*：Bacterial meningitis in Malawian adults：pneumococcal disease is common, severe, and seasonal. *Clin. Infect. Dis.*, **31**：53-57, 2000.
7) Appelbaum, P. C.：Antimicrobial resistance in *Streptococcus pneumoniae*：An over view. *Clin. Infect. Dis.*, **15**：77-83, 1992.
8) 北村賢司, 庵原俊昭, 神谷　齊：三重県における最近10年半(昭和58年〜平成5年)の小児細菌性髄膜炎の動向. 日本小児科会誌, **100**：45-48, 1996.
9) 上原すゞ子, 神谷　齊, 富樫武弘, 加藤達夫, 白木和夫, 森島恒雄：我が国の小児インフルエンザ菌髄膜炎の疫学的調査(1994)―細菌性髄膜炎との対比ならびに罹患率―. 日本小児科会誌, **102**：656-665, 1998.
10) Buttery, J. P. and Moxon, E. R.：Designing meningitis vaccines. *J. R. Coll. Physicians. Lond.*, **34**：163-168, 2000.

68. 水痘

68.1 病原体の性状

水痘はヘルペスウイルスグループの帯状疱疹ウイルス (varicella zoster virus : VZV) が原因であり，初期感染によって水痘を発症し，後に知覚神経節に潜伏感染し，その後知覚神経に沿った領域に帯状疱疹を発症する場合がある．

感染経路は通常気道粘膜から侵入し，その部分のリンパ節で増殖した後に一次ウイルス血症（感染後4～6日）を起こして肝臓や脾臓に運ばれ，そこで増殖した後に，末梢単核球に存在して再び二次ウイルス血症（感染後10～12日）を起こして皮膚に到達して発疹を引き起こす．また呼吸器に運ばれて体外に排泄され，潜伏期間中の感染源となる．

68.2 国内外の流行状況

自然宿主はヒトであり，世界中に分布している．その感染力は麻疹より弱く，風疹や流行性耳下腺炎より強いとされており，世界各地で流行がみられる．

水痘生ワクチンが1984年にヨーロッパでハイリスク小児を対象に，日本では1986年にハイリスクおよび健康小児を対象に認可され，その後1995年アメリカおよびヨーロッパで小児を対象に接種がされるようになって以来[1]，発生数は減少の傾向にある．

1999年4月以降のわが国の定点の届出数は毎週3000～9000件みられる．

毎年11月ごろから水痘の発症数は増加し，冬～春にかけて多発し，夏～秋にかけて減少する傾向がみられる．

68.3 臨床症状

潜伏期は10～21日で，発熱と同時に発疹が認められる．免疫不全の場合には潜伏期がさらに長くなり，年長児や成人では発熱が先行する場合や，倦怠感，食欲不振，頭痛，腹痛などの前駆症状がみられる場合もある．

発疹は特徴的で，最初は頭部や軀幹に出現し，その後四肢や口腔粘膜へと出現範囲は広がっていく．

性状は，初期は淡紅色の小丘疹で，その後中央部が水疱となる．次第に水疱内容は混濁し，破れて潰瘍となるが，やがて痂皮を形成するようになる．その後痂皮は脱落し色素脱出状態となる（発疹の全経過4～5日）．各時期の発疹が混在することが水痘の特徴である．重症例では水疱内が血液となる場合がある．

搔痒は強く，ひっかき傷から細菌の二次感染を発症する場合もあり，瘢痕形成として残る場合もある．

発熱は通常2～4日で解熱する．

治癒後は終生免疫を獲得する．

成人の水痘は重症になる傾向があり，死亡率は小児の25倍との報告もある[2]．

新生児の水痘は出生前後1週間に母親が発症した場合に，母親からの移行抗体が不十分のために重症となる．

合併症としては皮膚の細菌二次感染，肺炎，脳炎，髄膜炎がある．

また，水痘罹患時と Reye 症候群の関連が注目されている[3]．

68.4 典型的な症例

14歳男子．全身の倦怠，食欲不振，38.5℃の

68. 水痘

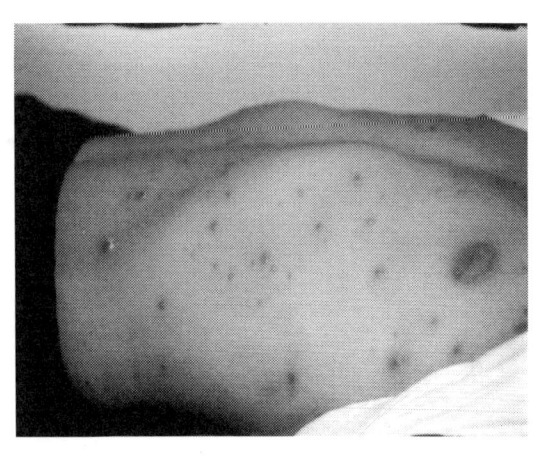

図 68.1 水痘の発疹

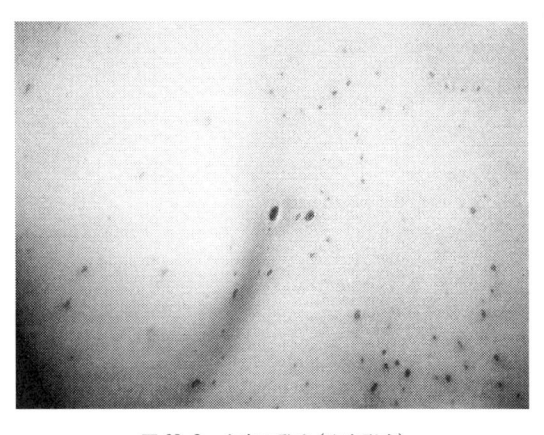

図 68.2 水痘の発疹 (痂皮形成)

発熱があり来院した．外来診察時に額と胸部に赤い小丘疹があり，弟が約 2 週間前に水痘に罹患していたことから水痘を疑った．解熱薬と外用剤で外来通院としたが，その後発疹は水疱を形成して全身に広がり，掻痒が強く，数も増加した．高熱が持続し頭痛も訴えたことから入院となった．

入院後，外用薬の塗布，抗ヒスタミン薬の投与，輸液を行ったところ次第に解熱し，発疹も痂皮を形成した時点で退院となった (図 68.1, 68.2)．

68.5 診　　断

a．臨床診断

水痘の既往，ワクチン接種歴，水痘患者との接触の有無を参考に，発熱と発疹の性状から臨床診断は比較的容易である．

表 68.1 水痘治療薬

	保険適応	投与量
顆粒	水痘	小児 1 回 20 mg/kg，1 日 4 回
注射	免疫機能低下患者の水痘	1 回 5 mk/kg，1 日 3 回 7 日間

プロベネシド，テオフィリンと相互作用あり．

b．病原体検査

確定診断には水疱内容のウイルス分離か抗水痘帯状疱疹ウイルスモノクロナール抗体を用いた蛍光抗体法を用いた抗原検出を行う．

このほかに血清学的としては急性期と回復期の IgG 抗体の 4 倍以上の上昇か，IgM 抗体の上昇を確認するが，早期の診断には役立たない．

68.6 治　　療

抗水痘帯状疱疹ウイルス薬としてアシクロビル (acyclovir : ACV) 顆粒剤，注射剤が有効であるが，その使用は制限されている．わが国での適応ならびに投与方法を表 68.1 に示した．

その他の対症療法として，発疹の掻痒に対しては石炭酸亜鉛化リニメントの塗布，発熱に対してはアスピリン以外の解熱剤を使用する．

皮膚の細菌二次感染に対しては抗菌薬 (ブドウ球菌を目標とした選択が必要) を投与する．

その他，二次感染予防の目的で皮膚の清潔を保ち，爪を短くする．

68.7 予　　防

予防の第 1 は水痘感染者との接触を避けることが重要である．発疹出現の 1～2 日前から痂皮化するまでの間は感染力があるといわれているので，この間は特に注意する．

水痘生ワクチンは効果が期待できるが，接種後の抗体陽性率は 100％とはならないので[1]，ワクチンを接種したのにもかかわらず発症する場合があるが，この場合は軽症に経過することが多い．

水痘生ワクチン接種対象者を表 68.2 に示した[4]．

水痘患者接触者に対する感染予防法は，接触後速やかなアシクロビルの投与，抗体価の高い免疫

表 68.2 水痘ワクチンの接種対象者(文献[4]より引用)

ハイリスク患者
急性白血病,悪性腫瘍患者
ステロイド使用(ネフローゼ,喘息,膠原病)
ハイリスク患者の周囲の者
医療従事者(未罹患者)
入院中の者(接触者の感染予防)
健康小児で予防接種希望者

表 68.3 水痘の接触者感染予防法(文献[4]より引用)

接触後72時間以内にワクチンを接種:
80〜90%の発病予防が可.発症しても軽症の場合が多い.副反応と水痘に罹患した場合のリスクを考慮して決定する.
患者の条件が悪い場合:
72時間以内に水痘抗体価の高い静注用γグロブリンを投与.
発症時にはアシクロビルの投与.
禁忌:
カナマイシン,エリスロマイシンに過敏症.
妊娠中の女性.

グロブリン製剤の投与が有効とされている[4](表68.3).

〔砂川慶介〕

文 献

1) 高橋理明,尾崎隆男:水痘生ワクチンの世界的動向.ワクチン最前線Ⅱ(高橋理明,神谷 齊編), pp.27-39,医薬ジャーナル社,1999.
2) Prebuld, S. Orenstein, W. and Bark, K.: Varicella ; clinical manifestation, epidemiology, and healthimpact on children. *Pediatr. Infect. Dis.*, **3** : 505-509, 1984.
3) Gershon, A. A. and LaRussa, P.: Vaticella-Zoster virus infection. Krugman's Infectious Diseases of Children (Katz, S. L., Gershon, A. A. and Hotez, P. J. eds.), 10th ed., pp.620-649, Mosby, 1998.
4) 高橋理明:水痘ワクチン.ワクチンハンドブック(国立予防衛生研究所学友会編集), pp.202-210,丸善,1996.

69. 性器クラミジア感染症

69.1 病原体の性状

現在クラミジア属は，*Chlamydia trachomatis*, *C. psittaci*, *C. pneumoniae*, *C. pecorum* の4菌種が知られている．このうち，*C. trachomatis* や *C. pneumoniae* はヒトを宿主としてヒトからヒトへと伝播するが，前者は非淋菌性尿道炎や子宮頸管炎，封入体結膜炎などの病原体として知られており，後者は急性呼吸器感染症の病原体として知られている．また，*C. psittaci* はオウム病の原因微生物として，主にペットの鳥類からヒトに感染し肺炎や髄膜炎の原因となる．このうち，性感染症の原因となるのは *C. trachomatis*（以下クラミジアと略す）だけである．

クラミジアは特異な増殖形態を有する細胞偏性寄生性細菌である．感染性を有する基本小体（elementary body：EB）が貪食により宿主細胞に取り込まれ，増殖はすべて細胞質内空胞（封入体）で行われて網様体（reticulate body：RB）へと変化する．RBの二分裂増殖から中間体を経て再びEBへと成熟変換し，封入体の破裂，細胞破壊による放出の過程をたどって，EBは新たな細胞に感染するとされている（図69.1）[1]．

69.2 国内外の流行状況

性器クラミジア感染症は現在世界的にみて最も多い性感染症（sexually transmitted disease：STD）であるが，わが国においてもサーベイランス開始以来多少の増減はあるものの漸増傾向が続いている．厚生労働省の定点調査によれば，STD全体に占める各性感染症の頻度は1991年には淋病様疾患34％，性器クラミジア感染症33.3％とほぼ同率であったのが，1992年にはその順位が入れ替わり，1998年にはそれぞれ26.5％，46.1％と性器クラミジア感染症の増加が著しく，STDの約半数は性器クラミジア感染症となっている（図69.2）．

これらの厚生労働省の定点調査とは別に，熊本らは1998年以後，日本における性感染症流行の実態調査を行い，疾患，性，年齢別，10万人・年対罹患率をセンチネルサーベイランスとして報告している[2,3]．それによれば，1999年には，クラ

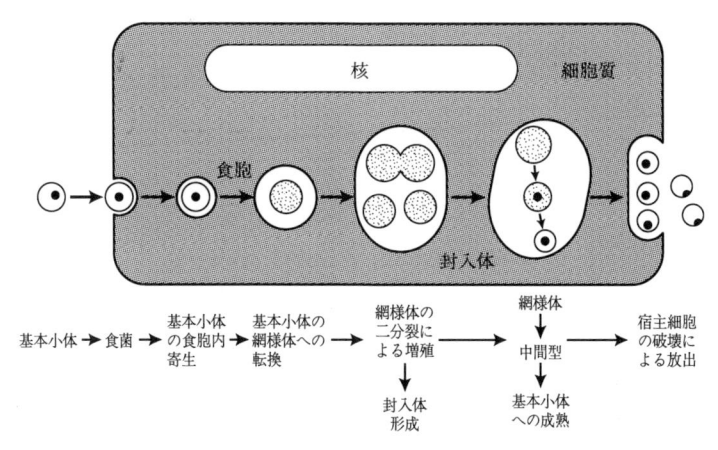

図69.1　クラミジアの増殖環（文献[1]より引用）

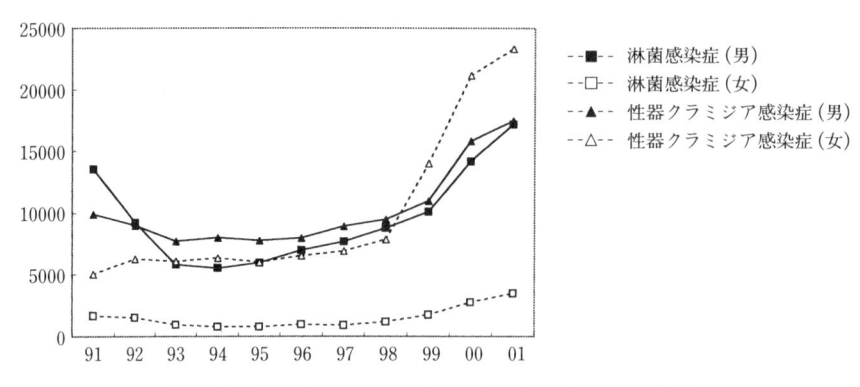

図 69.2 性感染症報告数(厚生省感染症発生動向調査資料より)

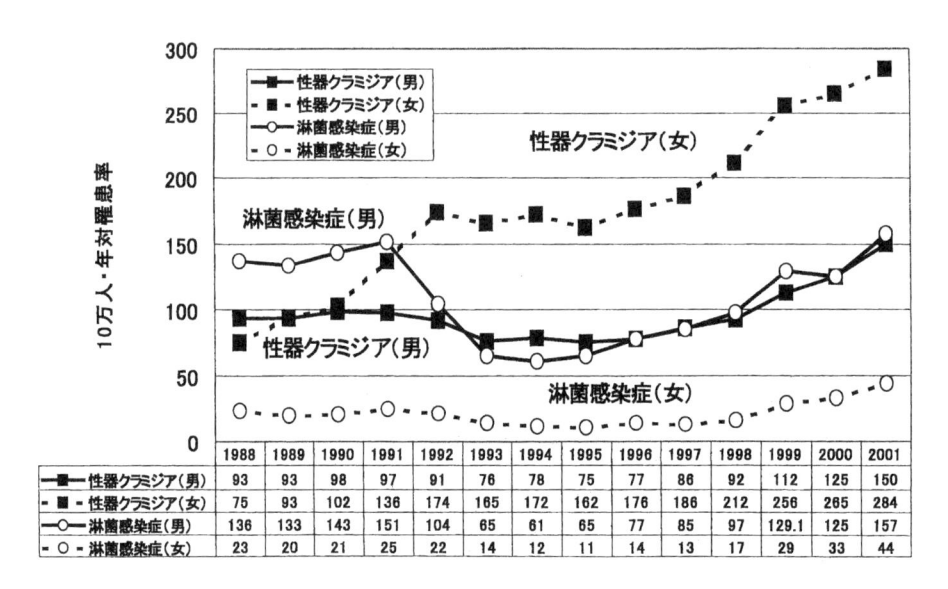

	1988	1989	1990	1991	1992	1993	1994	1995	1996	1997	1998	1999	2000	2001
■ 性器クラミジア(男)	93	93	98	97	91	76	78	75	77	86	92	112	125	150
□ 性器クラミジア(女)	75	93	102	136	174	165	172	162	176	186	212	256	265	284
○ 淋菌感染症(男)	136	133	143	151	104	65	61	65	77	85	97	129.1	157	
○ 淋菌感染症(女)	23	20	21	25	22	14	12	11	14	13	17	29	33	44

図 69.3 日本における10万人あたりの性別STD推定年間罹患数の推移[3]

ミジア感染症は全 STD の中で最大の 34% を占め，女性では STD の 42% が本感染症である．クラミジア感染症の女/男比は 1998 年が 2.3，2001 年が 1.9 と明らかに女性優位の罹患率である．年齢別発生率をみると，特に女性では 15 歳後半〜 20 歳前半の罹患率が高く，34 歳以下の症例が全性器クラミジア感染症の 80% になると報告している．また，過去の定点あたりの報告数から，補正計算により各性感染症群の 10 万人・年対罹患率を推定して，流行の年次的動向を図示すると図 69.3 のようになるとしており，最近の性器クラミジア感染症の著しい増加傾向について指摘している[3]．既婚妊婦のスクリーニングでは 4〜5% がクラミジア陽性であることを考えると今後の性感染症対策において女性にかなり力点を置く必要性があることは明らかである．さらに重要な問題は，性器クラミジア感染症の中で最近，無症候の感染者が増えているということであり，女性の約 70%，男性では約 40% 程度は無症候感染であるとされている[4]．一方で無症候の若年男性の初尿スクリーニング検査で 4〜5% に陽性例がみられるとの報告もある[5]．男性のクラミジア性尿道炎の感染源としては従来から筆者らが指摘してきたように，いわゆる素人女性からの感染が多く[6]，最近はその傾向がさらに顕著になってきているように思える[7]．

先進諸国において STD 患者がいまだに増加傾向を示しているのは日本だけともいわれており，

早急にSTDに関する正しい知識の普及と蔓延予防のための対策を図らなければ将来さらに大きな問題に発展する可能性がある．

69.3　臨床症状

クラミジアは，男性では尿道炎と精巣上体炎を，女性では子宮頸管炎と骨盤内炎症性疾患を発症する（図69.4）．男性ではクラミジアによる尿道炎は非淋菌性尿道炎の約半数を占め，淋菌性尿道炎におけるクラミジアの合併頻度は20～30%である．男性におけるクラミジアの主たる感染部位は尿道で，精巣上体炎の原因としても重要であるが，前立腺炎においてクラミジアが原因微生物となりうるか否かについてはいまだ結論が出ていない．

男性のクラミジア性尿道炎は，感染機会後1～4週間で発症する．淋菌性尿道炎と比べ潜伏期間は長く症状も軽度の場合が多い．男性の尿道分泌物は白色か透明に近い場合もあり，漿液性から粘液性で量も中等量以下である．排尿痛も軽度で，ほとんど症状がなく，軽度の尿道掻痒感や不快感だけで無症候に近い症例も少なくない．しかし，たとえ分泌物の訴えがなくても尿道を中央腹側より外尿道口に向かって圧迫することにより分泌物を確認できる場合が多い．男性クラミジア性尿道炎の5%程度に精巣上体炎（副睾丸炎）を併発するが，中年以下の精巣上体炎の多くはクラミジアが原因とされる．クラミジア性精巣上体炎は，細菌性精巣上体炎に比べ腫脹は軽く，精巣上体の尾部に限局し，発熱も軽度のことが多い．

女性では，クラミジアが子宮頸管に感染し，約1～2週間潜伏感染した後発症する．この経過中に上行性に子宮から子宮内膜，卵管を経て骨盤腔内へと進むものがあるが，さらに骨盤内感染から肝周囲へと進み右季肋部痛の原因となることもある（Fitz-Hugh-Curtis症候群）．

子宮頸管炎での主な症状は帯下であり，その性状は漿液性あるいは粘液膿性である．卵管では卵管炎から卵管周囲炎を併発し，不妊症になる頻度も高い．クラミジアが小骨盤腔内へ侵入した場合は骨盤内炎症性疾患（pelvic inflammatory disease：PID）を引き起こし，下腹痛，骨盤痛，発熱などを呈する．妊婦が感染している場合は，産道において垂直感染が起こり，新生児の結膜炎や肺炎の原因となる．

69.4　病原診断

男性のクラミジア検出法としては，初尿を検体とするEIA法のIDEIA PCE Chlamydia法や，核酸増幅法のPCR法やLCR法などがある．いずれも感度は高いが，PCR法，LCR法におけるクラミジア検出法の問題点として，検体中の血液や粘液などの増幅阻害物質が偽陰性の結果をもたらすことが報告されている[8,9]．なお，現在では，従来の男性の尿道擦過物を用いるChlamydiazyme法，DNAプローブ法などの検出法は，患者の苦痛を考慮し行われるべきではない．また，男性のクラミジア感染症の診断法としての血清診断法は現時点において確立されてはいない．血清診断法により陽性所見が得られた場合でも局所の所見と一致しない場合が多く，感染時期を特定できない場合がほとんどである．なお，クラミジア性精巣上体炎の診断ではクラミジア性尿道炎に準じ，初尿検体を用いて行われる．

一方，女性では，すでに述べたように性器クラミジア感染症の70%が全く症状を感じないとさ

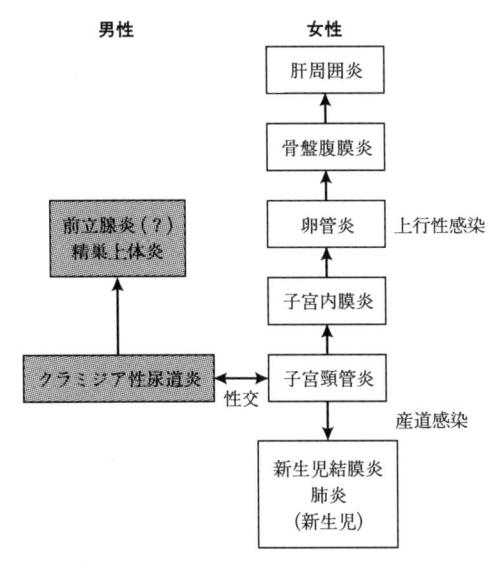

図69.4　*C. trachomatis* の感染経路

れている．したがって，腟鏡診の場合は，子宮頸管からの分泌物の量や性状に注意し，積極的にクラミジアの検索を行うことが必要である[10]．女性では子宮頸管の分泌物か，擦過検体からの病原検出が原則であり，子宮頸管分泌物を男性の場合と同じようにPCR法やLCR法などの核酸増幅法により診断するのが最も正確である．その他，EIA法も用いられる．ただし，女性におけるクラミジア感染症はその範囲が広いため，子宮頸管分泌物のみでは診断できないことも多く，腹腔内感染があっても子宮頸管から診断できないこともある．このような場合は症状を有するものでは血清抗体検査を行い，陽性例においては治療の対象とするべきと考えられている[11]．

69.5 治療

使用抗菌薬は，マクロライド系薬とテトラサイクリン系薬，それにニューキノロン系薬のうちクラミジアに対して抗菌力のあるものが適応となる．その他のペニシリン系やセフェム系アミノ配糖体系薬は無効である．

クラミジア感染症の治療期間は原則として2週間とし，セックスパートナーの治療も合わせて行うことが必要である．

性感染症学会の治療ガイドライン[10]に示されているクラミジア感染症に推奨される治療法を以下に示す．

1) 投与方法

(1) クラリスロマイシン： 1日200 mg×2，7〜14日間（妊婦にも使用可能）．
(2) ミノサイクリン： 1日100 mg×2，7〜14日間．
(3) レボフロキサシン： 1日100 mg×3，7〜14日間．
(4) トスフロキサシン： 1日150 mg×2，7〜14日間．
(5) アジスロマイシン： 1日1000 mg×1，1日間（2003年7月現在未承認）．

なお，(2)〜(5)は妊婦には使用できない．

2) 注射

劇症骨盤内炎症性疾患においてはミノサイクリン100 mg×2，点滴投与5日間．

クラミジアに対しては現在，テトラサイクリン系抗生物質をはじめ，抗菌薬に耐性を示すとの報告はきわめてまれであり，上記薬剤の7〜14日間投与が行われればほとんどの症例で治癒が期待できる．

69.6 治癒の判定

投薬開始2週間後の核酸増幅法か，EIA法によって行う．血清抗体検査では治癒判定はできない．確実な服薬が行われないための不完全治癒の可能性も少なくないため，治療後3〜4週後に治癒を判定する必要がある[10]．

予後に関しては，薬剤の服用とパートナーの同時治療があれば再発はないと考えてよいとされる．

69.7 予防

2000（平成12）年に厚生労働省から公示された「性感染症に関する特定感染症予防指針」によれば，性感染症発生の予防および蔓延防止の基本的な考え方として，正しい知識の普及啓発を中心とした予防対策を行っていくことの重要性が指摘されている．特に，具体的な予防方法として，コンドームの使用ならびに検査や医療の積極的な受診による早期発見，早期治療の有効性を情報として提供していくことの重要性についても述べられている．

さらに，性器クラミジア感染症は，セックスパートナーが複数いるような若年女性にきわめて多い現状を考えれば，産婦人科を受診した若年女性には積極的にクラミジアの検査を行うようすすめていくことも必要であろう．わが国ではSTDとしてのAIDSへの恐怖感は強くても，クラミジア感染症や淋菌感染症などを軽視するような風潮が特に若い世代において蔓延しているようにも思われる．若年層に対する性教育の普及と，性感染症に関する正しい知識の普及啓発が重要である．

〔小野寺昭一〕

文献

1) 永山在明：クラミジア．戸田新細菌学（天児和暢，

南嶋洋一編), 31版, pp.620-628, 南山堂, 1997.
2) 熊本悦明ほか：本邦における性感染症流行の実態調査 (疾患, 性, 年齢別, 10万人・罹患率)《1998年度報告》. 日本性感染症学会誌, **10**(1): 40-60, 1999.
3) 熊本悦明：この性感染症流行の現状を直視して欲しい. 日本性感染症学会誌, **13**(1): 14-20, 2002.
4) 熊本悦明：性感染症 わが国における性感染症の疫学 — 性のあるところ感染あり. 新女性医学大系 10 女性と感染症, pp.87-100, 中山書店.
5) 熊本悦明：わが国における性感染症の現状と問題点. 臨床検査, **40**(6): 631-637, 1996.
6) 岡崎武二郎ほか：男子尿道炎の疫学的検討. 日本性感染症学会誌, **4**(1): 23-33, 1993.
7) 前田真一ほか：トヨタ記念病院における10年間の男子尿道炎の臨床的検討. 日本性感染症学会誌, **10**(1): 61-67, 1999.
8) 熊沢浄一ほか：STD：検査法と治療法の課題. 日本性感染症学会誌, **7**(1): 11-19, 1996.
9) 広瀬崇興：新しい免疫学的検査法・遺伝子診断法 クラミジア・トラコマティス. 臨床検査, **40**(6): 693-698, 1996.
10) 『性感染症診断・治療guideline』〈日本性感染症学会1999年度版〉：性器クラミジア感染症. 日本性感染症学会誌, **10**(1): 21-23, 1999.
11) 野口昌良：クラミジア・トラコマティス感染 — 検査法の評価 —. 産婦人科の世界, **50**: 95-102, 1998.

70. 性器ヘルペスウイルス感染症

70.1 病原体の性状

本疾患は，単純ヘルペスウイルス（Herpes simplex virus：HSV）1型（HSV-1）または2型（HSV-2）の感染によって性器に浅い潰瘍性または水疱性病変を形成する疾患である[1]．HSVは，性器に感染すると神経を伝わって上行し仙髄神経節に潜伏感染する．潜伏感染したHSVは何らかの刺激によって再活性化され，神経を伝わって下行し，再び皮膚や粘膜に現れ，病変を形成する．したがって，HSVに初めて感染したときと，すでに潜伏感染していたHSVの再活性化によって発症する場合がある．

一般に前者は症状が強く病巣が広く，全身的症状を伴うことが多く，後者は症状が軽い．初めて症状が現れた場合を初発といい，初めて感染した場合（初感染初発と呼ぶ）と，感染したときは無症状であったが全身的あるいは局所的な免疫能が抑制されたために潜伏していたHSVが再活性化され症状が出現する場合がある（非初感染初発または誘発と呼ぶ）[2,3]．症状の出現がしばしば繰り返されることが多い（再発あるいは回帰発症と呼ぶ）．性器に病変を形成することなく男性では尿道に，女性では子宮頸管にHSVが時に排出されることがあり，感染源となったと思われる性行為のパートナーに症状がないこともしばしばみられる．このような潜伏感染と再活性化という独特なHSVの自然誌が性器ヘルペスウイルス感染症の蔓延に大きく関与している．

70.2 国内の流行状況（図70.1, 70.2）

厚生省（当時）の感染症サーベイランスによると，性器ヘルペスは，性感染症の中で男性では性器クラミジア感染症および淋菌感染症に次いで第3位に，女性では性器クラミジア感染症に次いで第2位に位置する．この11年間の推移をみると男女ともほとんど変化がないか，やや増加傾向にある．性器ヘルペスの治療薬としてアシクロビルが用いられているが，この薬剤は，前述の潜伏しているHSVを排除することはできないので薬剤を用いて治療しても再発を繰り返し，感染源となることがある．HSVを無症候に排泄している人は意外に多いらしく，また，症状が軽微な場合は本人も気づいていないことが多い[4]．このような

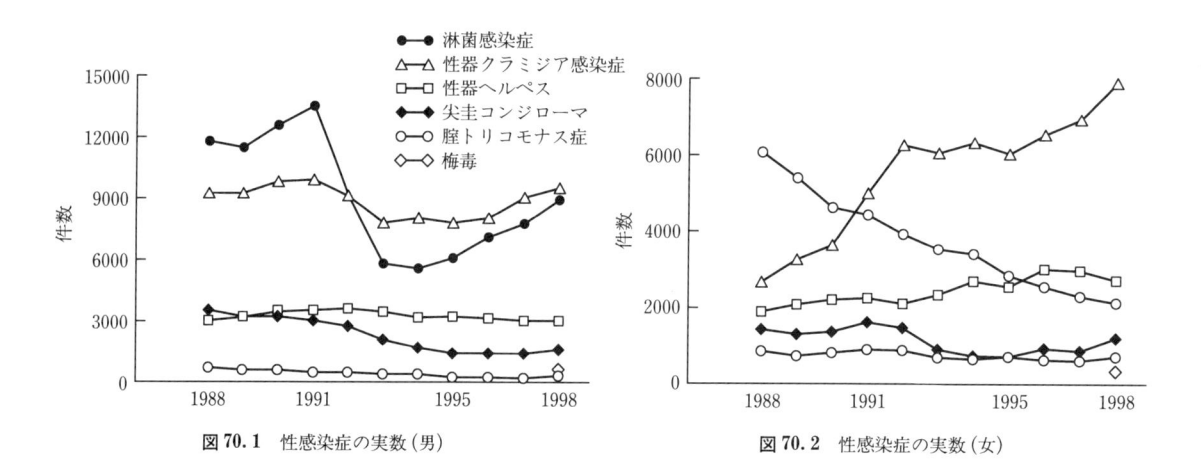

図70.1 性感染症の実数（男）

図70.2 性感染症の実数（女）

場合でももちろん感染性はある．

性器ヘルペスの初感染例では，1型によるものが40〜50％で残りの50〜60％が2型によるが，再発例では90％以上が2型である．つまり，性器に関しては2型に感染した方がより再発しやすいといえる[5]．

最近行われた厚生省研究班の調査では，女性の症例が男性の症例の2倍以上も多いと報告されている[6]．女性の方が感染を受ける粘膜面が男性よりもはるかに広いことや，膣や子宮頸管は，ウイルスの増殖に都合のよい湿潤と温度を保っていることが関連しているのであろう．

70.3 臨床症状

a. 男 性

1) 初感染 外陰部または口や口唇周囲から，症候性または無症候性にHSVが放出されているセックスパートナーとの性的接触により，2〜10日間の潜伏期後に外性器に病変が出現する．初感染時には性器のかゆみや違和感を伴った直径1〜2 mmの複数の水疱が出現し，第3〜5病日から水疱が破れて融合し円形の有痛性の浅い潰瘍となり，1週間前後に最も重症化する．その間，鼠径リンパ節腫脹や尿道分泌物もみられる．病変は，亀頭，陰茎体部に多いが，大腿部，臀部にもみられることがある．ホモセクシャルの肛門性交では肛門周囲や直腸粘膜にも病変が出現する．非初感染初発では，初感染の場合よりも症状は軽いことが多く，治癒までの期間も短い．

2) 再 発 本疾患は再発することが多い．再発はほぼ同じ部位に水疱性あるいは浅い潰瘍性病変を形成するが症状は軽く，治癒までの期間も1週間以内と短い．しかし免疫不全患者では長期化し難治性となる．病変の出現と同時に全身倦怠感，下肢の違和感などが1週間程度続くことがある．

b. 女 性

1) 初感染（図70.3） 性行為などの感染の機会があってから2〜10日間の潜伏期をおいて，比較的突然に発症する．38℃以上の発熱を伴うこともある．小陰唇や大陰唇から膣前庭部，会陰部

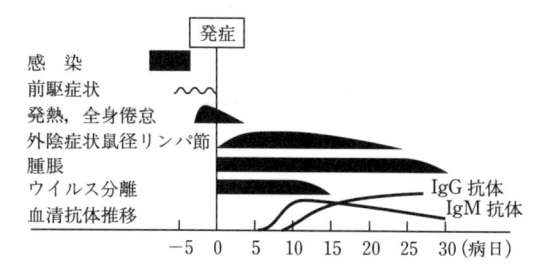

図70.3 初感染性器ヘルペスの経過

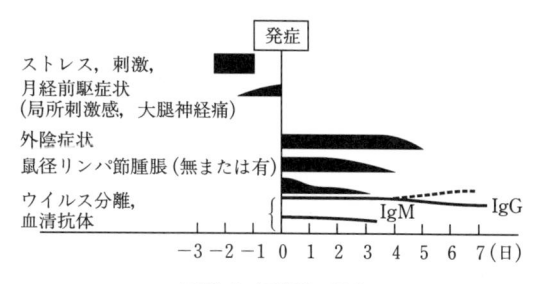

図70.4 再発型の経過

にかけて，浅い潰瘍性または水疱性病変が多発する．両側性のことが多いが，片側性のこともある．感染は外陰だけではなく子宮頸管や膀胱にまで及ぶことも多い．疼痛が強く，排尿や時に歩行も困難になる．鼠径リンパ節の腫脹と圧痛がほとんどの症例でみられる．2〜3週間で自然治癒するが，抗ヘルペスウイルス剤を投与すれば1週間前後で治る．時に強い頭痛，項部硬直などの髄膜刺激症状を伴うことや，排尿困難や便秘など末梢神経麻痺（Elsberg症候群）を伴う．非初感染初発の場合の症状は初感染より軽く治癒までの期間も短い．

2) 再 発（図70.4） 再発時の症状は軽く，小さな潰瘍性または水疱性病変を1〜数個形成するだけのことが多い．大体は1週間以内に治癒するが，時に10日程度に及ぶ．再発する前に外陰の違和感や大腿から下肢にかけての神経痛様の疼痛を訴えることもある．再発の頻度は月に2〜3回から年に1〜2回とバラツキが大きい．頻繁に再発する場合には心身に多大のストレスを与える．

70.4 診 断

外陰部に浅い潰瘍性や水疱性病変を認めた場合

は，性器ヘルペスを疑う．病変の数は初発では数個〜多数あり，広い範囲に及ぶこともあるが，再発は一般に少なく，限局性で大きさも小さく，時にピンホール程度のこともある．外陰部に潰瘍性病変を形成する疾患は多くあるので，臨床検査を行って診断を確定するようにする．HSVの分離培養法が最もよいが，時間と費用がかかるので，HSV抗原を蛍光抗体法（マイクロトラックヘルペス）[8]で検出するのが実際的である．血清抗体による診断は初感染の場合急性期では陰性で回復期になって初めて陽転するので，回復期にならないと診断できないし，再発や非初感染初発の場合抗体が発症時から検出され回復期における上昇がないことも多いので診断には役立たない．ただし，初感染ではIgM分画の抗体は7〜10病日には出現するので病変が治りかけのときには診断に役立つことがある[9]．

感染しているHSVの型を調べておくことは，再発の予後を推定する上で有用である．分離培養法かマイクロトラックヘルペスによって行う．

血清抗体により感染しているHSVの型を決定することが最近可能になった．1型と2型は，共通抗原が多いがHSVの表面にあるglycoprotein Gは1型（gG-1）と2型（gG-2）で交差がないことがわかったのでこれを抗原に用いて型特異抗体の測定ができる[10]．

70.5 治療

HSVの増殖を抑制する抗HSV薬を使用すると治癒までの期間が有意に短縮する．

a. 初発例

局所症状の強い初発例には，アシクロビル錠200 mgを1日5回，またはバラシクロビル500 mg 1日2回，5〜10日間経口投与する．重症例では，アシクロビル注射液を5 mg/kgで1日3回，5〜10日間点滴静注する．

b. 再発例

アシクロビル錠200 mgを1日5回，またはバラシクロビル500 mg 1日2回，5日間経口投与する．また軽症例に対しては3％ビダラビン軟膏または5％アシクロビル軟膏を1日数回，5〜7日間塗布する．再発の前駆症状である局所の違和感や神経痛様の痛みがあるときに本剤を服用すると病変の出現を予防できることがある．

c. 免疫不全の重症例

アシクロビル注射液を5 mg/kgで1日3回点滴静注，7〜14日間投与する．

現在の抗HSV薬は潜伏感染しているHSVを排除することはできない．病変が出現したときには，すでにHSVは神経節に潜伏感染しているので，抗HSV薬で治療しても再発を免れることはできない．

難治性の場合は，AIDSなどの免疫抑制状態を考慮する．まれに薬剤耐性のHSVの報告がある．

70.6 予防

HSVは初感染後，感染部位で増殖し，局所の神経終末より後根神経節に潜伏し，宿主の抵抗力の低下や日光などさまざまな刺激で潜伏ウイルスが再活性化し，再発を繰り返すか，または，無症候性にウイルスを排泄する．現在のところは，潜伏ウイルスを排除し，完治させることはできないので，再発についてのカウンセリングが必要である．

年6回以上再発を繰り返す患者に対して，患者の精神的な苦痛を取り除くためや他人への感染を予防するため，抗HSV薬を継続投与することによる抑制療法がすすめられている[11]．

抗HSV薬として，アシクロビル（200 mg，1日2回）またはバラシクロビル（500 mg，1日1回）が用いられている．1年間治療後中断させ，再投与するかを検討することがすすめられている．アシクロビルでは数年にわたり長期投与しても副作用はほとんどないとされている．実際には個人差が大きいので，再発を防ぐ最小投与量を決めるのがよい．

固定したカップル間での感染率は1年間に約10％といわれている[12]．

性器ヘルペス患者は，パートナーも含めて，抑制療法中であってもHSVが排出されることがあるのでコンドームの使用がすすめられている．し

かし，再発部位は，肛門，臀部，大腿などにも起こり，コンドームの使用だけでは完全に防止できない．

　妊婦が分娩時に性器ヘルペスを発症するとHSVが児に感染し，新生児ヘルペスを発症することがある．新生児ヘルペスは20～30%は死の転帰をとる予後の悪い疾患である．母子感染のリスクは初感染では50%と特に高く，再発では0～5%程度といわれている．母子感染の予防のため，性器ヘルペス性病変がある場合は帝王切開で胎児を分娩させることがすすめられている[13]．今までのデータでは，ヒトにおけるアシクロビルの催奇形作用はほとんどないとされており，妊娠中に性器ヘルペスに罹患した場合，アシクロビルの投与は可能であるとされている．

　ただし，現時点では児の長期追跡のデータも含めて完全に安全であることを示すだけの十分な症例の集積がない．　　　　　　　　〔川名　尚〕

文　献

1) Nahmias, A. J. and Roizman, B.: Infection with herpes simplex virus 1 and 2. *N. Engl. J. Med.*, **282**: 667, 1973.
2) Corey, L.: Genital herpes. Sexually Transmitted Diseases (Holmes, K. H. *et al.* eds.), 2nd ed., pp. 391-414, McGraw-Hill Information Services Company, Health Professions Division, 1990.
3) Kawana, T., Kawaguchi, T. and Sakamoto, S.: Clinical and virological studies on genital herpes. *Lancet*, **2**: 964, 1976.
4) Wald, A., Zeh, J., Selke, S. *et al.*: Virologic characteristics of subclinical and symptomatic genital herpes infection. *N. Engl. J. Med.*, **333**: 770-775, 1995.
5) 川名　尚：単純ヘルペスウイルス2型感染症．医学のあゆみ，**177**: 890-893, 1996.
6) 熊本悦明，塚本泰司，西谷　厳ほか：日本における性感染症（STD）流行の実態調査―1999年度のSTD・センチネル・サーベイランス報告―．日本性感染症学会誌，**11**: 72-103, 2000.
7) 川名　尚，広瀬崇興，本田まり子：性器ヘルペスウイルス感染症．日本性感染症学会誌，**10**: 24-26, 1999.
8) 川名　尚ほか：蛍光標識モノクロノール抗体（Micro Trak herpes）による単純ヘルペスウイルス感染症の診断．感染症学会誌，**61**: 1030-1037, 1987.
9) 小泉佳男，川名　尚：女性性器の単純ヘルペスウイルス初感染における抗体推移に関する研究．日本産科婦人科学会誌，**51**: 65-72, 1999.
10) Hashido, M., Lee, F. K., Nahmias, A. J. and Kawana, T.: Prevalence of herpes simpiex virus type 1- and 2-specific antibodies among acute, recurrent and provoked types of female genital herpes. *Miclobiol. Immunol.*, **41**: 823-827, 1997.
11) Centers for Diseases and Prevention: 1998, Sexually Transmitted Diseases, treatment guidelines. *MMWR*, **47** (RR-1): 12-17, 2002.
12) Mertz, G. J. *et al.*: Risk factors for the sexual transmission of genital herpes. *Ann. Int. Med.*, **166**: 197-202, 1992.
13) 川名　尚：性器ヘルペスと母子感染．産婦人科の世界，**50**: 59-68, 1998.

71. 成人麻疹

第81章「麻疹」(pp. 338〜341) 参照.

72. 尖圭コンジローマ

72.1 病原体の性状

尖圭コンジローマ(condyloma acuminatum)は，human papillomavirus(HPV)より引き起こされる疣贅で，性感染症の1つである．HPVは，Polyomavirus, Simian virus 40 (SV 40)とともにPapovavirus科に属するDNAウイルスである．ウイルス粒子は，直径45～55 nmの小型のウイルスであり，72個のcapsomereで構成される正二十面体構造のカプシドと，約8000塩基対の環状二本鎖DNAを有する．HPVは，そのDNA homologyの相違により約80種類以上の型に分類される[1]．尖圭コンジローマの原因としては，6型(HPV-6)と11型(HPV-11)で約90%を占める．頻度は低いが16, 18, 52, 56型も原因となるが，この場合には，子宮頸癌や陰茎癌など悪性化する危険性がある[1,2]（表72.1）．HPVは，直接的接触によって皮膚の上皮細胞や粘膜に感染する．

72.2 国内外の流行状況

厚生省(当時)性感染症センチネル・サーベイランス研究班[3]によると，尖圭コンジローマの年間罹患率(10万人・年対)は，男性で23.8，女性で27.8であり，女/男比は1.17で，やや女性の罹患率が高く，年齢別罹患率では，20歳代にピークがあった．罹患率としては，男性では性器ヘルペスよりもやや低く，女性では性器ヘルペスよりもかなり少なく淋菌感染症とほぼ同じであった．尖圭コンジローマは性器クラミジア感染症，性器ヘルペス，淋菌感染症，梅毒などの全性感染症の約5%を占めており，年間罹患数の推移としてはほぼ横這いであったが，15～24歳の若年女性では，1998年度と比較して1999年度では20%弱の増加が認められ，若年女性への広がりが注目される．

72.3 臨床症状

男性では，亀頭，冠状溝，包皮，肛門周囲，外尿道口に好発し，まれに尿道や膀胱に発生する．女性では，腟，陰唇，肛門周囲，外尿道口に発生するが，子宮頸部にも感染している場合がある．16型などのoncogenic riskを有するHPV感染では，陰茎癌，子宮頸部異形成上皮や子宮頸癌の原因となる．

潜伏期間は1～6か月(平均3か月)である．病変は，無痛性で，乳頭状あるいは鶏冠状に増殖し，集簇したり多発する傾向がある．接触により出血したり，二次感染にてびらん，壊死となることもある．

72.4 典型的な症例

30歳男性，冠状溝から包皮にかけての多発性の疣状の腫瘤を主訴に受診．明らかな自覚症状はないものの，尿沈渣検鏡で白血球を10/hpf認めたため，念のためChlamydia trachomatisのPCR検査を提出した．PCR検査では陽性であり，後日抗菌薬による治療を行った．腫瘤の視触

表72.1 尖圭コンジローマのHPV型別と悪性化の有無
（文献[1,2]を改変）

型	頻度	悪性化との関連
6	高	low or no oncogenic risk
11	高	low or no oncogenic risk
16	稀	oncogenic risk
18	稀	oncogenic risk
41	稀	low or no oncogenic risk
44	稀	low or no oncogenic risk
45	稀	oncogenic risk
52	稀	oncogenic risk
56	稀	oncogenic risk

診から，尖圭コンジローマが疑われたため，局所麻酔下に，やや大きめのものは外科的切除を，小病変は電気メスにて電気焼灼を行った．手術の翌日と1週間後に創部の診察を行い，問題がないことを確認した．しかし，1か月後に再び，切除後の近位部より小さな再発病変を認めたため，再度外科的切除を行った．

このように，尖圭コンジローマは再発の可能性があるために外来的な経過観察が必要な場合があり，その旨を患者にも説明することが好ましい．かつ，他の性感染症との合併も念頭に置くことが重要である．

72.5 診　　断

a. 臨床診断

尖圭コンジローマはその特徴的な外観から，視触診により診断が容易である（図72.1）．しかし，確定診断には病理組織学的診断が必要であり，可能であればHPVのDNA型別を調べることが望ましい．病理組織学的診断のためには，後述する外科的切除が必要となる．診断に習熟していない場合には，冠状溝や陰茎亀頭冠などによくみられる良性の疣贅である pearly penile papules と誤らないように注意が必要である．pearly penile papules は，男性（主に若年）の30%にみられる1～2 mmの丘疹で，治療を必要としない．

b. 病原体検査[2]

現在までのところ，HPVを増殖させる培養細胞系は確立されておらず，ウイルスを直接分離，培養することはできない．したがって，HPVの検出にはHPVのウイルスDNAを証明する方法が主に行われている．HPV蛋白の存在を免疫化学的方法により検出する方法もあるが，遺伝子検出法と比べて感度が高くない．HPV DNAのhybridizationによる診断法は，HPV型をプローベとして，病変由来のDNAをhybridization反応を行う (Southern) blot hybridization法と，組織片そのものと標識したHPV DNAとの間でhybridization反応を行う in situ hybridization 法があり，感度は高い．さらに，PCR法やさらに高感度な nested PCR 法などの遺伝子増幅法により，HPV DNAのコピー数が少ない場合にも診断が可能となった．HPV DNAの増幅後に hybridization 反応を行うことにより型別も可能である．

72.6 治　　療

尖圭コンジローマは3か月以内に20～30%が自然消失するとされているが，基本的には何らかの治療が必要となる．現在，物理（外科）的治療と薬物治療がある．日本では，外科的切除，電気焼灼や凍結療法などの物理的治療が中心である．尖圭コンジローマに有効な抗ウイルス剤は現時点ではなく，したがって，絶対的に有効な治療法はないといってよい．後述の方法を，個々の症例に合わせて選択することになる．

1) 外科的切除と電気焼灼　　外来的に局所麻酔下で可能であり，日本では広く行われている治療法である．病変の基底部を含めた切除が再発予防に必要であるが，最も有効な方法である．しかも，病理組織学的検査が可能であり，特に初発例などで診断の確実性を考慮するならば，本法を選択すべきであろう．再発は，0～30%とされている[4]．比較的小さな病変では，電気焼灼のみでも有効である．

2) 凍結療法　　液体窒素を綿棒などに染み込ませ，病変部に押し付けて凍結させる方法である．有効率も高く，局所麻酔も必ずしも必要としない．比較的大きな病変では，本法では困難な場合がある．再発は，0～40%程度である[4]．

3) レーザー　　病変が広範囲の場合に有効で

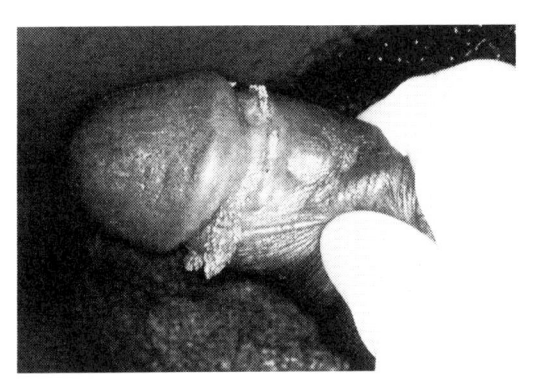

図72.1

あり，有効率は27～89%である．再発は，7～45%程度とされている[4]．

4) ポドフィリンおよびポドフィロトキシン

欧米では，第1選択薬として，10～25%の外用剤が使われている．日本では，製造販売されていない．副作用として，潰瘍や瘢痕形成があり，催奇形性や脱落膜血管への影響より妊婦には使用できない．有効率は32～88%で，再発率は10～91%である[4]．

5) フルオロウラシル(5-FU)軟膏 DNA合成阻害剤であり，膣や尿道など物理的治療が困難な場合に用いられる．正常粘膜に対しては，炎症による刺激症状を認めることがある．

6) インターフェロン 再発を繰り返す症例にインターフェロン α または β の局注または全身投与が行われる．発熱などの副作用があり，上記の薬物治療の補助療法として用いられることが多い．有効率は，60～90%である[4]．

72.7 予 防

感染様式より，他の性感染症と同様にコンドームの装着が基本となる．そして，セックスパートナーの診察も行い，臨床症状があれば治療が必要である．また，他の性感染症の合併も考慮に入れて診察することが重要である．

〔髙橋　聡・松川雅則・塚本泰司〕

文 献

1) Richart, R. M., Masood, S., Syrjanen, K., Vassilakos, P., Kaufman, R. H., Meisels, A., Olszewski, W. T., Sakamoto, A., Stoler, M. H., Vooijs, G. P. and Wilbur, D. C.: Human papillomavirus IAC task force summary. *Acta Cytol.*, **42**: 50-58, 1998.
2) 山下利春, 福島道夫, 藤永 恵: 尖圭コンジローマ及び性器・外陰癌. 性感染症—症候からみた検査の進め方—(熊本悦明編), pp. 169-185, 医薬ジャーナル社, 1991.
3) 熊本悦明, 塚本泰司, 西谷 巖, 利部輝雄, 赤座英之, 野口昌良, 守殿貞夫, 碓井 亞, 香川 征, 柏木征三郎, 内藤誠二, 蓑輪眞澄, 谷畑健生: 日本における性感染症(STD)流行の実態調査—1999年度のSTD・センチネル・サーベイランス報告—. 日本性感染症学会誌, **11**: 72-103, 2000.
4) Beutner, K. R. and Wiley, D. J.: Recurrent external genital warts: a literature review. *Papillomavirus Rep.*, **8**: 69-74, 1997.

73. 手足口病

　手足口病(hand, foot and mouth disease)は，その名前のとおり，手，足の皮膚および口腔粘膜に水疱性の発疹が出現する急性ウイルス性発疹性疾患で，夏～秋を中心に発生し，学童期前の乳幼児に好発する．1957年に初めて報告されて以来，広く世界中に患者発生が認められているが，日本においても，1960年代になってからその存在が認識されるようになり，以後流行を繰り返している[1]．

73.1　病原体の性状

　原因となるウイルスは，コクサッキーウイルスA5，A7，A9，A10，A16，B2，B5，エンテロウイルス71などのエンテロウイルスである[2]．これらのうちコクサッキーウイルスA16とエンテロウイルス71が最も多いが，年によってはコクサッキーウイルスA10が流行する場合もある．どのウイルスが原因となっても発現する臨床症状は同じであるので，病原診断を確立するためにはウイルス分離・同定が必要となる．

　複数のウイルスが原因となるため，一度手足口病に罹患して免疫が成立しても，異なる血清型のエンテロウイルスに感染し，再度手足口病を発症することがありうる．

　エンテロウイルスは患者の上気道および糞便から排泄されるため，感染経路としては経口，飛沫，接触の3つの経路が考えられる．一般にエンテロウイルス感染症の患者では，主要症状が消失した後も，長期間(3～4週間)にわたり糞便中にウイルスが排泄されるため，手足口病の患者が急性症状から回復した後も，しばらくの間感染源となりうるので注意が必要である．潜伏期間は比較的短く，4～6日である[2]．

73.2　国内外の流行状況

　広く世界中に患者発生が認められている．感染症サーベイランス情報による日本での流行状況をみると，毎年夏～秋にかけて流行のピークがみられるが，最近では1985年，1988年，1990年，1995年に大きな流行が認められている(図73.1)[3]．流行状況には年により若干の地域差が認められるようである．また原因となる頻度の高い

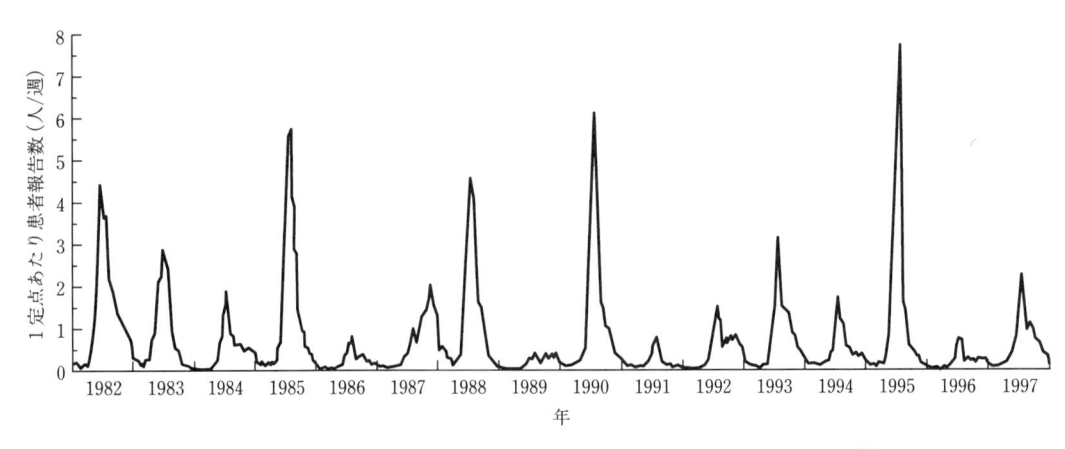

図 73.1　手足口病患者報告数の推移，1982～1997年(感染症サーベイランス情報)[3]

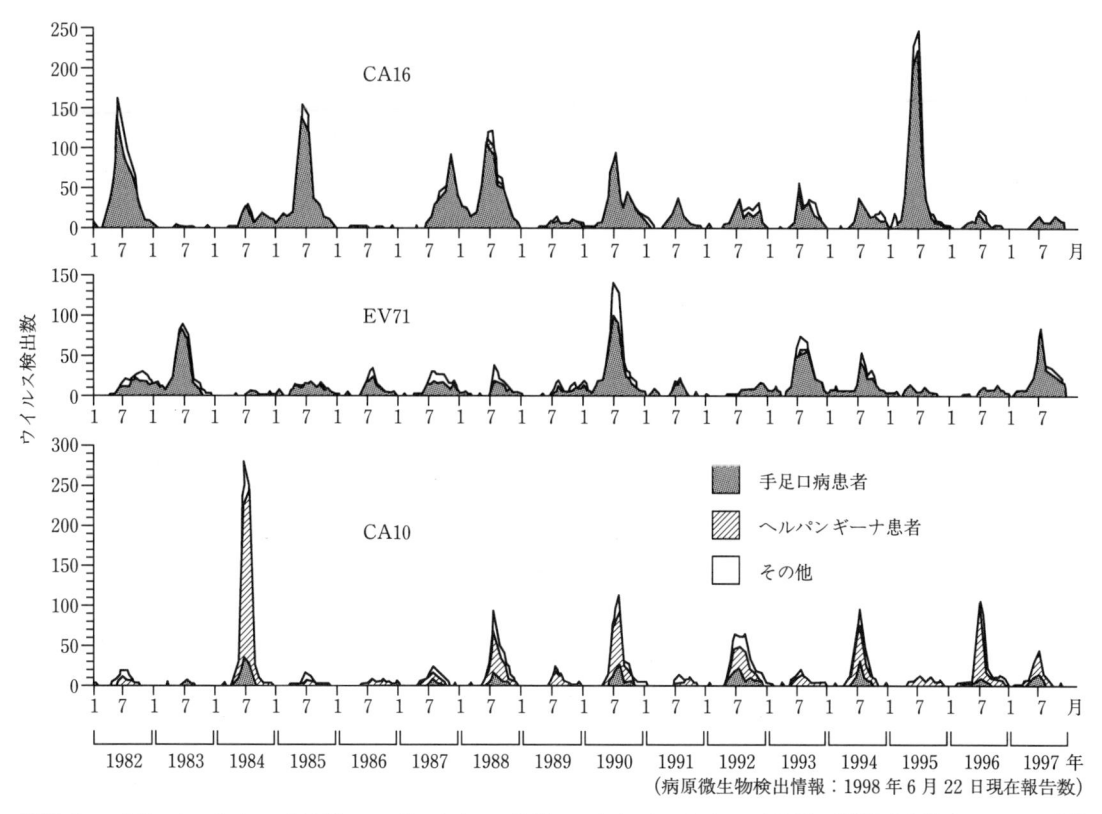

図 73.2 コクサッキーウイルス A16 型，エンテロウイルス 71 型，コクサッキーウイルス A10 型の月別検出状況，1982〜1997 年[3]

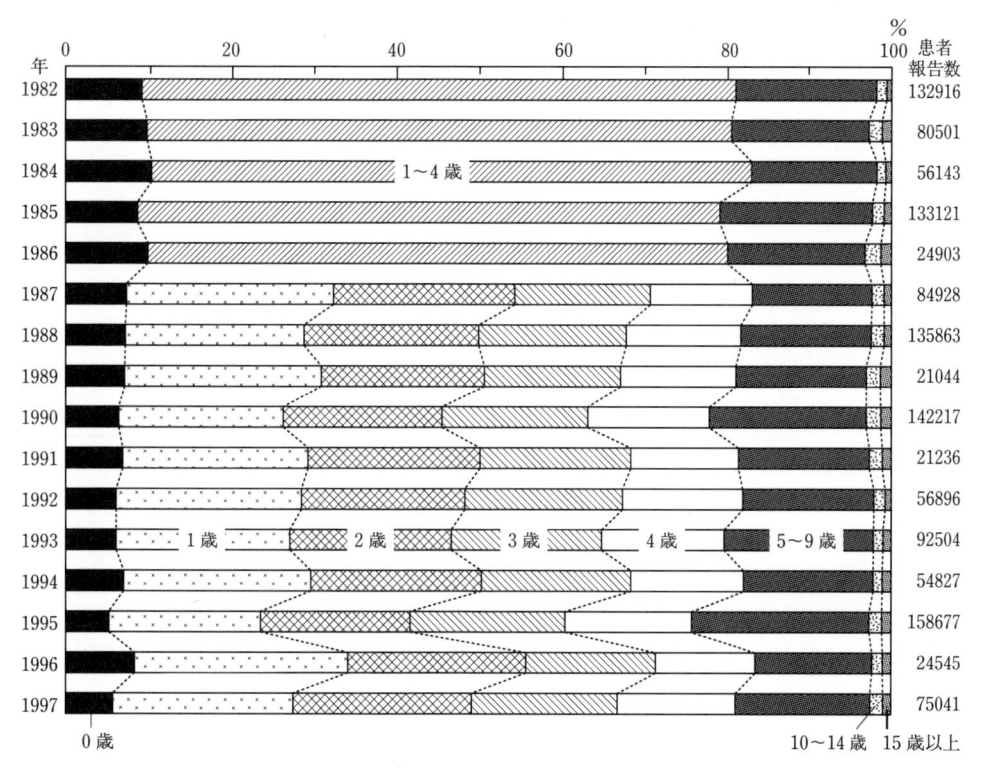

図 73.3 手足口病患者年齢分布の年別比較，1982〜1997 年（感染症サーベイランス情報）[3]

コクサッキーウイルス A10, A16, およびエンテロウイルス 71 の分離状況をみると，原因となるウイルスも年によって変化がみられており，1985年，1988年，1995年の流行は主としてコクサッキーウイルス A16 によるものであり，1990年，1997年の流行ではエンテロウイルス 71 が中心となっている（図 73.2）[3]．年齢別に発症状況をみると，患者のほとんどは 10 歳未満の小児であり，特に 4 歳以下の乳幼児の占める割合が高い（図73.3）[3]．罹患した小児から家族への家族内感染もよく認められる．

最近問題となっているのは，エンテロウイルス71 が原因による手足口病で，死亡例を含む重篤な合併症が認められる点である．1997年のマレーシア[4,5] および日本[6] での流行，1998年の台湾[7〜9] での流行の際に，脳幹脳炎などの重症の神経系合併症を起こし死亡する例が多く認められたものである．これらの重症例から分離されたエンテロウイルス 71 の分析では，特定の遺伝子型のウイルスの関与は証明されていないが[10]，今後さらに注意して分析する必要がある．

73.3 臨床症状

手（手掌，指の側面），足（足背，足底，趾の側面）の直径 3〜7 mm の小丘疹と水疱疹，口腔粘膜の口内炎様の小水疱と潰瘍が特徴である．発疹は臀部や膝部，肘部にも認められる場合もあり，経過とともに乾燥して淡褐色となって，3〜7 日の経過で瘢痕を残すことなく消退する．水疱疹を形成することから水痘や単純疱疹の発疹との鑑別が必要となるが，手足口病の水疱疹は硬くて破れにくく，時に疼痛を伴うがかゆみを伴うことは少ない．一方粘膜疹は口腔内全体にみられ，初期には紅斑で始まって，その後水疱から潰瘍を形成し数日で治癒する．同じエンテロウイルスによって起こるヘルパンギーナに比し，疼痛の程度は軽いが，乳児では，粘膜疹の痛みのために経口摂取ができなくなる場合もある．発熱は全症例で認められるわけではないが，1/3〜1/2 の症例では急性期に 38〜39℃ の高熱が 1〜2 日間続く．

合併症としては，下痢，無菌性髄膜炎・脳炎などの中枢神経感染症，心筋炎などがあげられる．中枢神経系合併症はエンテロウイルス 71 感染による場合が多く，心筋炎はコクサッキーウイルスA16 で報告されている．高熱が続き，嘔吐，不機嫌，頭痛，痙攣，意識障害などの症状が認められた場合は，中枢神経系合併症を疑う必要がある．

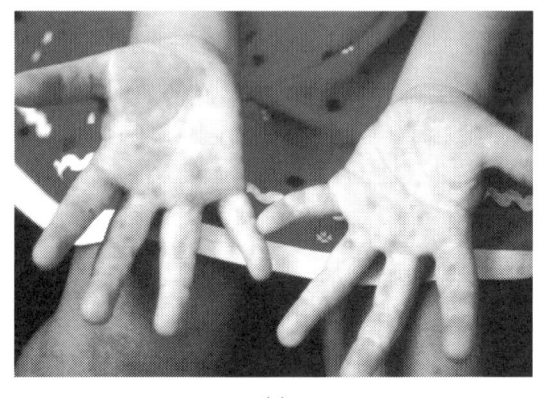

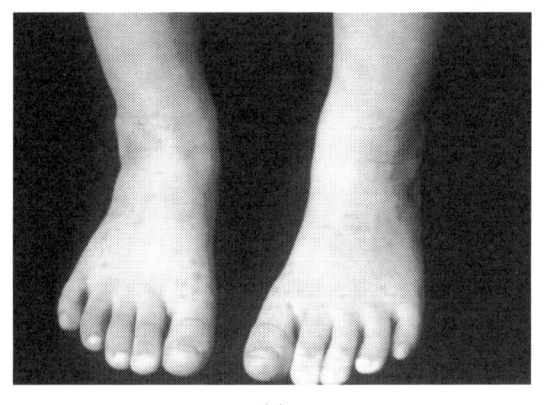

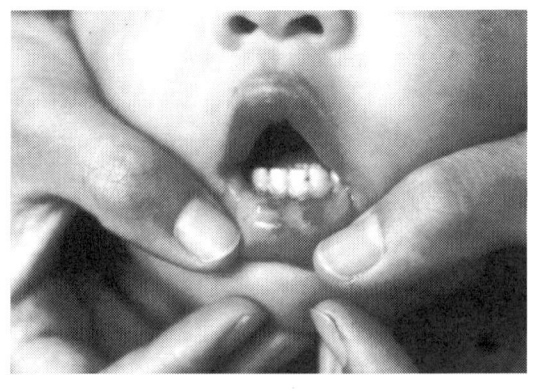

図 73.4 手足口病皮疹および粘膜疹

73.4 典型的な症例

典型的な症例の発疹を図73.4に示した．

73.5 診　　断

a. 臨床診断

地域や集団内での流行状況，特徴的な皮疹の出現部位と性状，口腔内の粘膜疹から診断は容易である．

水痘，単純疱疹の皮疹との鑑別は，手足口病では皮疹がかゆみを伴わない点，皮疹の出現部位が四肢に限局している点などから容易に鑑別できる．口腔内の粘膜疹はヘルパンギーナとの鑑別が必要になるが，本症の粘膜疹が口腔内全体に認められるのに対し，ヘルパンギーナでは口峡部，口蓋弓を中心に出現し，皮疹を伴わない点から鑑別が可能である．

中枢神経系合併症を起こした場合には，項部硬直，Kernig徴候などの髄膜刺激症状が出現する．

一般の血液生化学検査，尿検査では特異的な所見は認められない．中枢神経系合併症を起こした場合，髄液細胞数増多，脳波異常などが認められる．

b. 病原体検査

日常診療の場では臨床診断のみで十分であるが，疫学調査や原因ウイルスを確定するためには，咽頭ぬぐい液，髄液，糞便を検体として，ウイルスの分離，培養，同定を行うか，PCR法によりウイルスゲノムの検出を行う．中和抗体の測定による血清診断も可能であるが，原因となりうるエンテロウイルスが多数あるので測定項目は多くなる．他のいくつかのウイルスで用いられているウイルス抗原を直接検出する迅速診断法は，エンテロウイルスでは開発されていない．

73.6 治　　療

ウイルス感染症であるため，特異的な治療法はなく対症療法が中心となる．高熱に対してはまずクーリングを行い，それでも解熱しない場合には解熱剤の投与を考慮する．口腔内の粘膜疹による疼痛に対しては，刺激とならないような，柔らかくて薄味の食物をすすめるが，水分摂取量が不足しないように注意することが最も重要である．疼痛が強く経口摂取ができなくなった場合には輸液を行う．

合併症に対してはそれぞれの治療を行う．基本的には予後良好の疾患であるので，急性期の発熱を伴う時期に合併症に対しての注意を払いながら経過観察するようにすれば，あまり大きな心配はない．

73.7 予　　防

排泄物に対する注意と手洗いの励行は，一般的なエンテロウイルス感染の予防として必要なことであるが，ワクチンなどの特異的な予防法は現在のところない．

本疾患では，前述のように主症状から回復した後もウイルスが糞便中に長期にわたって排泄されることがあるので，急性期のみの登校登園停止による学校，幼稚園，保育園などでの流行阻止効果はあまり期待ができない．ただ大部分は軽症であり，経口摂取低下による脱水と中枢神経系合併症について注意が払われていれば問題は少ないため，登園，登校停止については，患者本人の状態によって判断すればよいと考えられる．筆者は発熱などを伴う急性期のみ登園，登校を避けるよう指導するようにしている．　　　　〔岩田　敏〕

文　献

1) 砂川慶介：手足口病．感染症症候群III（諏訪庸夫編），pp. 173-174，日本臨牀社，1999.
2) Modlin, J. F. : Coxsackieviruses, Echoviruses and new Enteroviruses. Principles and Practice of Infectious Diseases (Mandell, G. L., Bennett, J. E and Dolin, R. eds.), 5th ed., pp. 1621-1636, Churchill Livingstone, 2000.
3) 手足口病．IASR, **19**(7) : 1998.
4) AbuBakar, S. et al. : Identification of enterovirus 71 isolates from an outbreak of hand, foot and mouth disease (HFMD) with fatal cases of encephalomyelitis in Malaysia. Virus Res., **61** : 1-9, 1999.
5) Chan, L. G. et al. : Death of children during an outbreak of hand, foot, and mouth disease in Sarawak Malaysia : clinical and pathological characteristics of the disease. Clin. Infect. Dis.,

31 : 678-683, 2000.
6) 岡部信彦：手足口病と小児の死亡例．小児科，**40** : 1342-1350, 1999.
7) *MMWR Morb. Mortal. Wkly. Rep.*, **47** : 629-632, 1998.
8) Huang, C. C. *et al.* : Neurologic complications in children with enterovirus 71 infection. *N. Eng. J. Med.*, **341** : 936-942, 1999.
9) Liu, C. C. *et al.* : An outbreak of enterovirus 71 infection in Taiwan, 1998 : epidemiologic and clinical manifestations. *J. Clin. Virolo.*, **17** : 23-30, 2000.
10) Shimizu, H. *et al.* : Enterovirus 71 from fatal and nonfatal cases of hand, foot and mouth disease epidemics in Malaysia, Japan and Taiwan in 1997-1998. *Jpn. J. Infect. Dis.*, **52** : 12-15, 1999.

74. 伝染性紅斑

頬部の紅斑に始まり，次いで四肢を中心に融合傾向を有するレース模様状紅斑を特徴とする急性発疹性疾患で，ヒトパルボウイルス B19 により起こる．頬部の発疹の性状から，日本では俗に「リンゴ病」と呼ばれている．英語では erythema infectiosum のほか，fifth disease, slapped-cheek disease, academy rash, Sticker's disease などの呼称がある．

感染経路は飛沫感染で，潜伏期間は 14〜18 日である．学童期を中心とする小児に好発する．

74.1 病原体の性状

ヒトパルボウイルス B19 は，線状一本鎖 DNA を有するエンベロープをもたない 18〜26 nm の小さな DNA ウイルスで，1983 年に Anderson らにより伝染性紅斑の原因ウイルスであることが初めて明らかにされた[1]．組織培養を用いた培養法で分離するのは困難であるため，本ウイルスの存在を証明するためには，PCR 法を用いたウイルスゲノムの検出が用いられる．

気道に感染したヒトパルボウイルス B19 はウイルス血症を起こし，この時期には咽頭や尿からウイルスが証明されるが，その後特異抗体の産生とともにウイルス血症は消失し，発疹が出現する．また，ヒトパルボウイルス B19 は赤芽球系の前駆細胞を標的細胞としており，体内では主に骨髄で増殖する．骨髄では本ウイルスに感染した赤芽球系細胞が破壊され，赤血球産生が停止するが，ウイルス血症が消失し発疹期になると回復する．

74.2 国内外の流行状況

国内外で広く流行が認められており，日本における感染症サーベイランスではほぼ 5 年周期で流行が認められている[2]．また患者の年齢分布をみると幼児期〜学童にかけてが多く，10 歳未満の症例が 80％以上を占めている（図 74.1, 74.2)[2]．またヒトパルボウイルス B19 特異抗体を用いた検討では，日本における健常人の IgG 抗体保有率は，0〜4 歳で 10％程度，5〜14 歳では約 60％，15〜29 歳ではそれより低く，30 歳以降では年齢が高くなる傾向が認められている[2]．

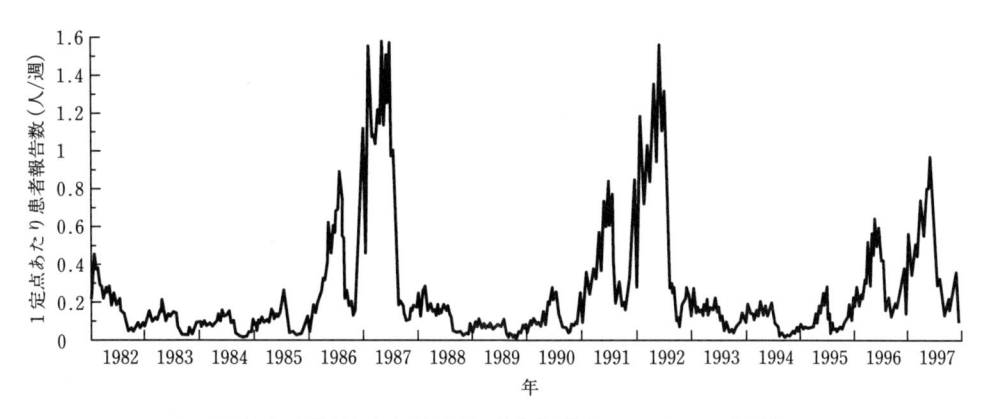

図 74.1 伝染性紅斑患者報告数の推移（感染症サーベイランス情報）[2]

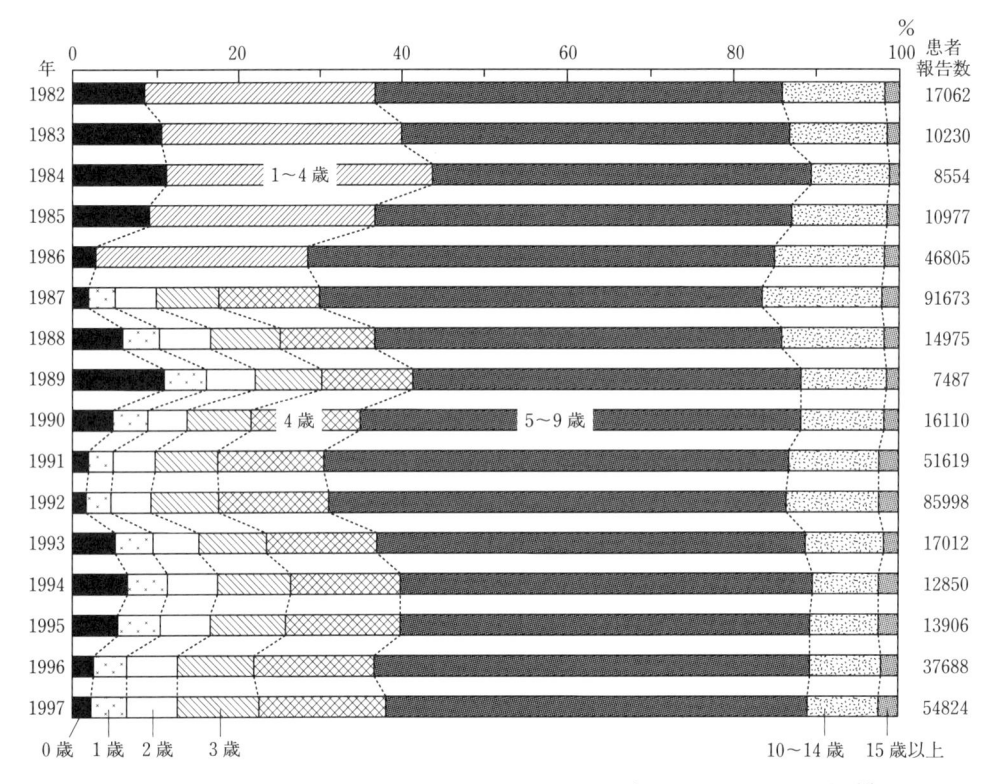

図74.2 伝染性紅斑患者年齢分布の年別比較，1982〜1997年（感染症サーベイランス情報）[2]

74.3 臨床症状

感染後1週間ほどで微熱，関節痛，鼻汁などの感冒様症状を認める場合もあるが，多くの場合は前駆症状を呈することなく発疹が出現する．発疹はまず両側頬部に紅色の斑状丘疹として出現し，急速に拡大融合して，蝶形ないし楕円形の紅斑となる．その後2〜3日で体幹から四肢に遠心性に広がり，四肢ではレース模様状，網目状の紅斑となる．発疹は10日前後で色素沈着や落屑を残すことなく消退するが，四肢の紅斑は長期間にわたり続く場合がある．予後は良好である．時にかゆみを伴う．

頻度の高い合併症としては関節炎がある．関節症状は年長児や成人の症例で頻度が高く，軽い関節痛から，明らかな発赤，腫脹，熱感を伴う関節炎まで種々の程度が認められる．対称性の多関節炎で，小さな関節が侵される場合が多く，通常2〜4週間で後遺症を残すことなく軽快する．その他の合併症としては肝機能障害，血小板減少症，顆粒球減少症，血球貪食症候群，溶血性貧血などが報告されている．

ヒトパルボウイルスB19は赤芽球に感染し，その増殖を停止させるため，赤血球寿命が著明に低下している，遺伝性球状赤血球症や赤血球の酵素異常などの溶血性貧血患者では，急速に貧血が進行する骨髄無形成発作（aplastic crisis）を起こすことが知られている[3]．特殊な宿主に起こった病態である本症では，発疹の出現頻度は少ないが，赤芽球系細胞が過形成状態にある骨髄にヒトパルボウイルスB19が感染するため，ウイルス産生量が多く，院内感染の感染源として注意が必要である．

またヒトパルボウイルスB19感染症で最も注意するべき点として，妊婦が感染した場合の胎児水腫や胎児死亡の問題がある[4]．これは胎児が感染したためにaplastic crisisを起こし，高度の貧血から心不全を生ずるためと考えられている．妊娠3週ごろの母体感染から胎児に感染が起こり，その後妊娠全期間にわたって感染が成立すると考

えられている．イギリスにおける前方視的研究では，ヒトパルボウイルス B19 に感染した妊婦において，胎児の感染率は33％，胎児死亡の頻度は9％であったとする報告がある[5]．また，日本では，伝染性紅斑流行時における胎児水腫の発生頻度は，出生1000に対して0.7であったとする福岡市からの報告がある[6]．ヒトパルボウイルス B19 の妊婦感染の場合，胎児水腫，胎児死亡が問題で，風疹のような先天奇形をもって生まれてくる可能性は少ないようであるが，超音波検査などで胎児の状態を把握することが重要となる．

その他，不顕性感染例や非定型発疹例もあるので注意が必要である．

74.4 典型的な症例

図 74.3 に典型的な発疹を呈した症例の写真を示した．この症例では四肢の紅斑が数週間にわたって消失せずに認められていた．

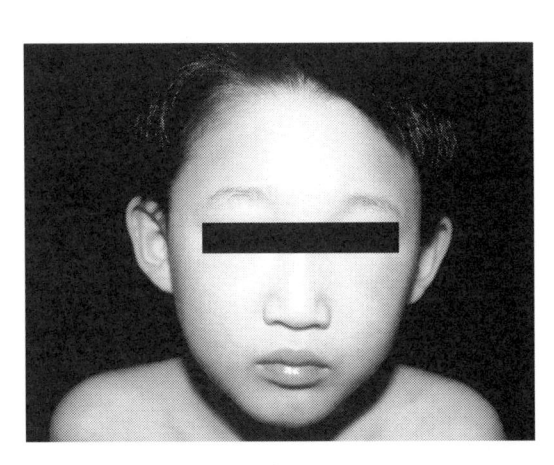

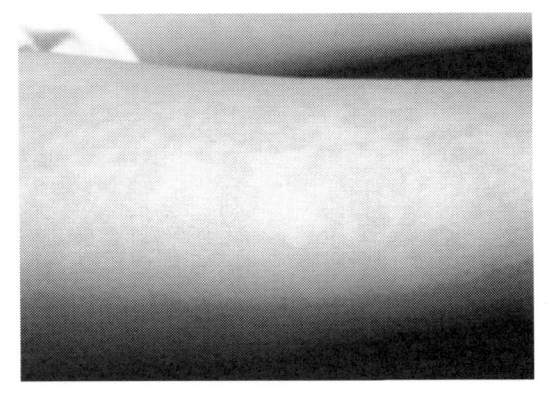

74.5 診　　断

a. 臨床診断

前述の特徴的な発疹を中心とする臨床症状から診断は可能であるが，非定型発疹例では風疹をはじめとする各種発疹性疾患との鑑別が必要となる．定型的な伝染性紅斑は診断が容易であるが，ヒトパルボウイルス B19 感染症自体は多彩な症状を呈するので注意が必要である．

一般検査では，発疹期に前後して，末梢血検査で網状赤血球の著減，著増が認められることがある．

b. 病原体検査

前述したとおり，ヒトパルボウイルス B19 の分離，培養は困難であるので，ウイルスの存在を確認するためには，PCR 法を用いてウイルスゲノムを検出する必要がある．一般的には，酵素抗体法により特異的 IgM 抗体，IgG 抗体を測定し，血清学的診断により診断する．IgM 抗体は感染後 10～14 日で陽性となり，通常 6～8 週間持続する．IgG 抗体は IgM 抗体より遅れて出現し，終生持続する[7]．

74.6 治　　療

特異的な治療法はない．基本的には予後良好の疾患であるので，かゆみや関節痛に対しては抗ヒスタミン剤，非ステロイド系消炎剤などの対症療法を行う．aplastic crisis などにより重度の貧血をきたした場合には輸血を行う．

74.7 予　　防

現在のところ特別な予防手段はないが，ワクチンの開発が検討されている[7,8]．

発疹が出現する時期には感染力はないので，隔離の必要はない．　　　　　　　　〔岩田　敏〕

文　献

1) Anderson, M. J. *et al*.: An outbreak of erythema infectiosum associated with human parvovirus

(a)

(b)

図 74.3　伝染性紅斑の皮疹

infection. *J. Hyg. Lond.*, **93** : 85-93, 1984.
2) 伝染性紅斑. *IASR*, **19** (3) : 1998.
3) Pattison, J. R. *et al.* : Parvovirus infections and hypoplastic crisis in sickle-cell anemia. *Lancet*, **i** : 664-665, 1981.
4) Anand, A. *et al.* : Human parvovirus infection in pregnancy and hydrops fetalis. *N. Engl. J. Med.*, **316** : 183-186, 1987.
5) Hall, S. M. and Public Health Laboratory Service Working Party on Fifth Disease : Prospective study of human parvovirus (B19) infection in pregnancy. *Br. Med. J.*, **300** : 1166-1170, 1990.
6) 布上 薫 : ヒトパルボウイルス B19 感染症の臨床像と診断法の問題. 臨床とウイルス, **22** : 15-20, 1994.
7) Brown, K. E. : Parvovirus B19. Principles and Practice of Infectious Diseases (Mandell, G. L., Bennett, J. E. and Dolin, R. eds.), 5th ed., pp. 1621-1636, Churchill Livingstone, 2000.
8) Connor, E. *et al.* : A phase 1 vaccine trial with recombinant parvovirus B19 virus-like particles in seronegative healthy adult volunteers. *Blood*, **86** (suppl. 1) : 135a, 1995 (abstract).

75. 突発性発疹（突発疹）

　突発性発疹（exanthem subitum：ES）は主として生後1年以内の乳児が罹患する急性感染症で，約2～4日高熱が持続した後，分利性に解熱し，ほぼ同時～1日遅れて主に体幹に麻疹様または風疹様の発疹を生じ，2～3日で色素沈着，落屑などを残さず消退する疾患である．1910年のZahorskyの記載以来，本症の病原体は長年にわたって不明であったが，1988年，山西らは本症急性期患児の末梢血からヒトヘルペスウイルス6型（human herpesvirus 6：HHV-6）が分離されること，対血清で本ウイルスに対する抗体陽転がみられることを報告し，HHV-6と本症との関連を初めて明らかにした[1]．その後の研究により，本症の多くがHHV-6の初感染によって起こることが明らかになった．一方で，従来から本症類似の発疹症を起こしうると指摘されていたエンテロウイルスのほかに，1990年に新しく発見されたヒトヘルペスウイルス7型（HHV-7）も本症の原因となりうることが判明した[2,3]．

75.1　病原体の性状

　HHV-6[4]，HHV-7は二本鎖のDNAウイルスであり，ヘルペスウイルス科に属する．塩基配列やウイルス学的性状は同じβヘルペスウイルス亜科に属するサイトメガロウイルスに最も近い．他のヘルペスウイルスと同様，初感染に引き続いて持続感染に移行し，宿主の免疫状態により再活性化すると考えられている．ESは初感染による病態であり，再活性化でES様の病像をとることは確認されていない．HHV-6，7は健康な抗体陽性者の唾液から排泄されており，乳幼児は周囲にいる成人や小児の唾液を介して水平感染を受けるものと考えられている．母乳を介した感染は否定的である[5]．侵入門戸は口腔～咽頭と推定されているが，侵入時の標的器官や標的細胞はまだ明らかにされていない．HHV-6によるESの有熱期はウイルス血症の時期に一致し，Tリンパ球への感染がみられるが，その大部分はCD4陽性細胞である．このウイルス血症は発疹期に入ると急激に終息に向かう．回復期に入るとmonocyte系の細胞への感染がみられるようになり，これらの細胞が潜伏感染のreservoirとなっているものと考えられている．HHV-7の潜伏感染がどのような細胞で起こっているかはまだ明らかでないが，CD4陽性細胞が候補としてあがっている．PCR法を用いてES症例の髄液中のHHV-6 DNAを検索した成績では，大泉門膨隆や痙攣のみで明らかな脳炎，髄膜炎を起こしていない症例でもHHV-6 DNAが検出されており，HHV-6はESの急性期に高率に中枢神経系に侵入すると考えられている．

　HHV-6は，生物学的特性，遺伝子の塩基配列，モノクローナル抗体に対する反応性によりHHV-6AとHHV-6Bの2つのvariantに分けられる．これまでのところES患児から分離されるのはHHV-6Bに限られている．HHV-6Aは主にAIDSや白血病などの免疫抑制状態の患者から分離され，その初感染像はいまだ不明であるが，急性発疹症との関連を示唆する報告もある．HHV-7の細胞レセプターはCD4であり，また最近，麻疹ウイルスのレセプターとして同定されていた補体制御因子，CD46がHHV-6の細胞レセプターであることが報告された[6]．

75.2　国内外の流行状況

　HHV-6，HHV-7はヒト社会に遍在するウイルスであり，いずれも幼児期後半までにほとんどの小児が初感染を受ける．次節で述べるように

HHV-6初感染が必ずしもESになるわけではないが，欧米諸国では10～30％という低いES罹患率が報告されている．一方，わが国のESの罹患率はこれらに比べて高く，小児科医の子どもを対象にした筆者らの調査でも約60％という結果であった[7]．年齢別のHHV-6抗体保有状況には国による違いがほとんどみられず，またESの大部分がHHV-6によるものであるので，わが国ではHHV-6感染症に占めるESの割合が高いといえる[4]．この原因として，人種差やウイルスの株の違いなどの可能性が指摘されているが，発疹が軽い症例での診断精度の違いなども影響しているものと考えられる．HHV-7感染症では，一部の症例がESを呈するにすぎない．

75.3 臨床症状

1) HHV-6によるES[8]　本症の中核をなし，その多くは冒頭で述べた臨床症状と重なる．罹患月齢は4～12か月が多く，6～7か月前後にピークを有する．図75.1は吉川ら[9]の報告した年齢別HHV-6抗体陽性率のデータをグラフにしたものであるが，抗体陽性率が最低になる月齢はES罹患のピークとほぼ一致しており，母親からの移行抗体の消失に伴って乳児がHHV-6に感染し本症を発症している様子がうかがえる．2歳までにほぼ100％の小児がHHV-6抗体陽性となるので，2歳以上の症例はきわめてまれである．潜伏期は約10日とされている．発熱は突然始まり，稽留熱であることが多い．最高体温は通常38.5～39℃をこえる．罹患月齢が低いこともあり，生後初めての発熱であるケースが全体の約半数を占める．高熱のわりに機嫌や食欲が比較的保たれることが本症の特徴であるが，軽度の易刺激性や不活発を呈する症例もある．鼓膜発赤は本症の有熱期によくみられる所見であり，そのために中耳炎として治療されるケースも少なくない．しかし，鼓膜発赤はほとんどの場合それ以外の中耳炎の所見を伴わないまま消失する．永山斑は口蓋垂付着部両側の軟口蓋にみられる所見で，有熱期にまず小さな数個の隆起の集簇として出現し，次第に周囲に発赤を伴うようになる．発疹期には隆起が消失し発赤のみとなる．発疹はまず体幹に紅斑または斑状丘疹が出現し，次第に顔面や四肢に拡大するが，四肢の発疹を欠くものも少なくない．部分的または全体に融合傾向を有する例が多い．随伴症状や所見として頻度が高いのは，下痢，咳，頸部リンパ節腫脹，大泉門膨隆，眼瞼浮腫，肝腫大などである．筆者らの検討では，臨床的に本症と診断した症例の約75％がHHV-6の初感染によるものであった[8]．一方，HHV-6の初感染を受けた児がすべて本症を発症するわけではなく，無熱性発疹症や発疹を伴わない熱性疾患を呈したり，不顕性で経過する例もあるため，ESは広い臨床スペクトラムを有するHHV-6感染症の代表的な病像と位置づけられている．

2) HHV-7によるES　HHV-6によるものとの臨床的な鑑別は難しい．しかし，両者を比較すると，HHV-7によるものは，発熱期間が短い，発疹の出現が遅い，発疹の程度が軽いなどの傾向があることが指摘されている．また，罹患年齢がやや高い傾向にあること，これと関連して，すでに本症の罹患歴を有する症例（再罹患例[10]）が多いことが診断の助けになる場合がある．再罹患例では，初回がHHV-6，再罹患時がHHV-7というパターンであることが多い．

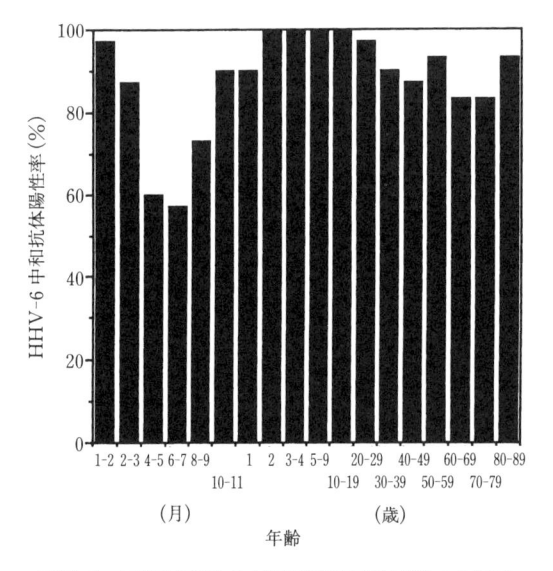

図75.1　年齢別HHV-6中和抗体陽性率（文献[9]より作図）

3） エンテロウイルスによる ES 様疾患

ECHO9，ECHO16，ECHO18，Coxsackie virus B5 などによる発疹症の一部が本症と類似の病像を呈しうる．ECHO16 によるものは Boston exanthem と呼称されており，数日間の発熱の下がり始めまたは解熱のころに発疹をみるが，体幹部より頬部，四肢の発疹が目立つという特徴がある．ECHO18 感染症も Boston exanthem と同様の発疹分布を示し，また，ES と異なり発熱の途中から発疹が出現する例が多いとされている．筆者らは臨床的に ES と診断した症例を前方視的に収集しウイルス学的検討を行った際，ECHO18 による急性発疹症の紛れ込みを経験したが，四肢優位の発疹がみられた 1 例を除いて臨床所見のみで HHV-6 による突発性発疹と鑑別することは困難であった[8]．

4） 合併症

HHV-6 初感染の合併症としては，中枢神経障害，肝機能障害，劇症肝炎，腸重積，血小板減少性紫斑病，血球貪食症候群，顔面神経麻痺，脊髄炎，慢性疲労症候群などが報告されている．従来，ES は，熱性痙攣の合併頻度が高いものの，脳炎などの重篤な中枢神経合併症を起こすことはきわめてまれであるとされてきた．しかし，HHV-6 の発見によって本症のウイルス学的診断が可能になり，HHV-6 感染が確認された本症における脳炎，脳症の合併例が相次いで報告されるようになった．脳炎，脳症の発症は，有熱期のみでなく発疹期にもみられている．また，突発性発疹後に熱性痙攣を繰り返す例では長期にわたって髄液中に HHV-6 DNA が検出されることが報告されており，HHV-6 による中枢神経障害は急性期にとどまらないことも明らかになった．HHV-7 DNA も髄液中での存在が証明されており，まだ例数は少ないものの HHV-7 感染症に伴う中枢神経合併症も報告されている．HHV-7 感染症では HHV-6 感染症に比べて痙攣の頻度が高いとの報告もみられる[11]．臓器移植などの免疫抑制状態における HHV-6，7 の再活性化が種々の臨床像を呈することはすでに報告されているが，健康児で再活性化が起こるか否か，特定の臨床症状に結びつくか否かについては明らかにさ

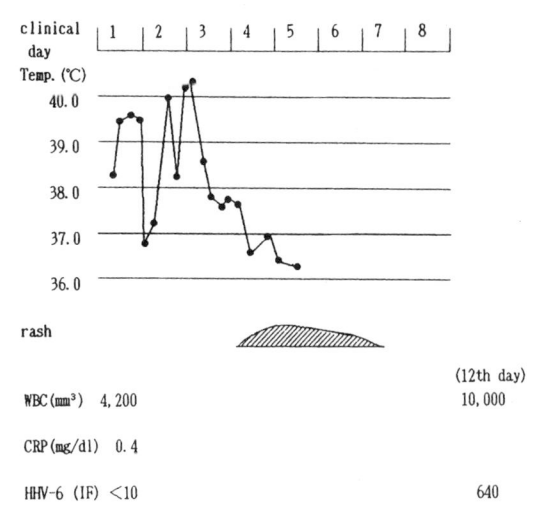

図 75.2　HHV-6 による突発性発疹の典型的な経過（1 歳 1 か月女児）

れていない．

75.4　典型的な症例

HHV-6 による突発性発疹の典型的な経過を図 75.2 に示す．経過を通じて気道症状は認めず，有熱期間中に軟便が数回みられた．なお，第 2 病日にみられた一時的な解熱は解熱剤の使用によるものである．

75.5　診　　断

a．臨床診断

典型例では発症年齢，発熱と発疹の時間的関係，発疹の性状などから臨床診断は容易である．発疹出現前の早期診断は一般に困難であるが，生後初めての発熱，発熱以外の症状に乏しい，エンテロウイルスが流行する夏以外の時期にみられる軟口蓋の限局性病変（発赤や永山斑）などの所見が参考となる．

一般検査所見としては，有熱期後半の白血球減少とリンパ球増多が知られているが，リンパ球増多は相対的なものであり，絶対数は病日を経てもあまり変化しないか，やや減少することが多い[8]．赤血球沈降速度や CRP などの炎症反応は，正常〜軽度異常にとどまる．

鑑別診断として，麻疹（特に移行抗体が残存し

ている時期の軽症麻疹），風疹，エンテロウイルスによる発疹症があげられる．エンテロウイルスによる発疹症の多くは，発熱と発疹の時間的関係，発疹の性状・分布などから ES の定義に当てはまらない．しかし，すでに述べたように，一部には HHV-6，7 による ES と臨床的に区別できない症例もみられ，このような場合にはウイルスが分離されるか，原因ウイルスが確定した大きな流行でそのウイルスに対する中和抗体が測定可能な場合を除いて，鑑別困難である．ただし，年齢別抗体陽性率からみて HHV-6，7 による ES が考えにくい 2 歳以上の症例では，エンテロウイルスによるものである可能性が高くなる．

b．病原体検査

非典型例の確定診断や原因ウイルスの同定には，抗体検査やウイルス分離が必要となる．HHV-6，7 感染の場合，急性期（発症後 1 週間以内）と回復期（発症後 2〜4 週間）に採取したペア血清で IgG 抗体の陽転がみられる．HHV-6 では，移行抗体が残存している場合，急性期から IgG 抗体陽性であり回復期血清で抗体価の有意上昇がみられる．一方，HHV-7 の初感染は HHV-6 の初感染よりも遅れることが多く，その場合，HHV-7 IgG の抗体陽転とともに HHV-6 IgG 抗体価の有意上昇がみられる[2,3]．この現象の説明として HHV-7 感染によって HHV-6 の再活性化が起こる可能性などが考えられている．移行抗体の残存が考えにくい 9 か月以上の ES 症例や ES 再罹患例で HHV-6 IgG 抗体価の有意上昇がみられた場合には，HHV-7 の初感染を考慮する必要がある．HHV-6 IgM 抗体の有用性については，初感染例で必ずしも陽性にならない，既感染例でも再活性化に際して検出されることがあるなどの問題点が指摘されている．HHV-6A と HHV-6B の感染は抗体検査では区別できない．HHV-6，7 とも急性期の末梢血からウイルスが分離された場合は病原としての診断的価値が高いが，ルーチン検査としては行いにくい．PCR 法は高感度のウイルス DNA 検出法として用いられる．しかし，HHV-6，7 とも急性期を過ぎてからも末梢血から長期間ウイルス DNA が検出されたり，特に症状なく間欠的にウイルス DNA 陽性となることがあるため，単独で初感染の診断に用いることはできない．最近開発された real-time PCR 法による末梢血の HHV-6 DNA 定量は，移植後などの免疫抑制状態における HHV-6 のモニタリングに有用である．

75.6 治　　療

基本的には予後良好の疾患であり，対症療法を除いて特別の治療は要しない．HHV-6 の *in vitro* での抗ウイルス剤に対する感受性は cytomegalovirus に類似しており，臓器移植後などの免疫抑制状態で起こった HHV-6 感染症には ganciclovir，foscarnet などの使用が検討されている．基礎疾患のない児の突発性発疹は治療の適応とならないが，重篤な合併症をきたした症例で試みられる可能性はある．　〔楠原浩一〕

文　献

1) Yamanishi, K., Okuno, T., Shiraki, K. *et al.*: Identification of human herpesvirus-6 as a causal agent for exanthem subitum. *Lancet*, **8594**: 1065-1067, 1988.
2) Tanaka, K., Kondo, T., Torigoe, S. *et al.*: Human herpesvirus 7: another causal agent for roseola (exanthem subitum). *J. Pediatr.*, **125**: 1-5, 1994.
3) Ueda, K., Kusuhara, K., Okada, K. *et al.*: Primary human herpesvirus 7 infection and exanthema subitum. *Pediatr. Infect. Dis. J.*, **13**: 167-168, 1994.
4) Clark, D. A.: Human herpesvirus 6. *Rev. Med. Virol.*, **10**: 155-173, 2000.
5) Kusuhara, K., Takabayashi, A., Ueda, K. *et al.*: Breast milk is not a significant source for early Epstein-Barr virus or human herpesvirus 6 infection in infants: a seroepidemiologic study in 2 endemic areas of human T-cell lymphotropic virus type I in Japan. *Microbiol. Immunol.*, **41**: 309-312, 1997.
6) Santoro, F., Kennedy, P. E., Locatelli, G. *et al.*: CD46 is a cellular receptor for human herpesvirus 6. *Cell*, **99**: 817-827, 1999.
7) Kusuhara, K., Ueda, K., Miyazaki, C. *et al.*: Attack rate of exanthem subitum in Japan. *Lancet*, **340** (8817): 482, 1992.
8) Okada, K., Ueda, K., Kusuhara, K. *et al.*: Exanthema subitum and human herpesvirus 6 infection: clinical observations in fifty-seven

cases. *Pediatr. Infect. Dis. J.*, **12** : 204-208, 1993.
9) Yoshikawa, T., Suga, S., Asano, Y. *et al.* : Neutralizing antibodies to human herpesvirus-6 in healthy individuals. *Pediatr. Infect. Dis. J.*, **9** : 589-590, 1990.
10) Kusuhara, K., Ueda, K., Okada, K. *et al.* : Do second attacks of exanthema subitum result from human herpesvirus 6 reactivation or reinfection? *Pediatr. Infect. Dis. J.*, **10** : 468-470, 1991.
11) Caserta, M. T., Hall, C. B., Schnabel, K. *et al.* : Primary human herpesvirus 7 infection : a comparison of human herpesvirus 7 and human herpesvirus 6 infections in children. *J. Pediatr.*, **133** : 386-389, 1998.

76. 百日咳

　百日咳は，1970年代中ごろに百日咳予防接種率が低下したことにより，一時は幻の疾患といわれたにもかかわらず，再び全国に流行が起こり死亡者も多数出た．その後改良されたワクチンが開発され，現在では発病者は1970年代前半のレベルに戻った．しかしワクチン接種を行っていないものの発病は散発ながらみられる．世界各国でもまだ多くの流行がみられ予防接種を怠ると再び流行しうる再興感染症の代表の1つである．

　グラム陰性桿菌である *B. pertussis* によって起こる小児に特有な気道感染症で，特有な臨床症状と検査所見，菌の同定から診断する．類似疾患にパラ百日咳，アデノウイルス感染症がある．

76.1　病因・発症機序

　百日咳菌には数多くの生物学的活性物質が存在する．このうち発症に関係の深い因子は菌体表面にある繊維状赤血球凝集素 (filamentous hemagglutininn：FHA)，および百日咳毒素 (pertussis toxin：PT) の両者であると考えられている．このほかに Pertactin, Fimbriae 2 などが関与している．百日咳菌は生体に侵入すると FHA が気管支上皮細胞の繊毛に付着しここで増殖する．増殖した菌からは PT が産生され百日咳特有の臨床症状や末梢白血球の異常増多が起こる．adenilate cyclase, tracheal cytotoxin は宿主の免疫機構を破壊し菌排除機能を失わせる．

76.2　症　　候

　1）**カタル期**　発症前の1～2週はごく普通の上気道感染の症状で，この時期に百日咳菌が増殖する．

　2）**痙咳期**　百日咳特有の咳が出現する．連続性の発作性の咳が続き，急に吸気に入るので笛声音を発する．息を詰めて咳発作が起こるため顔面の静脈圧が上がり，顔面の浮腫，点状出血，眼球結膜出血，鼻出血をみることがある．咳のたびに舌を出し入れすることにより舌小帯潰瘍をみる．咳発作は嘔吐，喀痰の排出で終末する．発作のないときは無症状であることも特徴である．発作は何らかの刺激が加わったときに起こりやすい．乳児期早期ではこのような典型的な症状を呈さず，単に息を止める状態が続くことがありチアノーゼ，痙攣，呼吸停止という重症発作を起こすこともある．この痙咳期は2～3週間続く．

　3）**回復期**　激しい咳発作はまれとなり，忘れたころに軽い発作が起こる．

　これら百日咳の全経過は約2～3か月である．

76.3　診断・検査

　一般の細菌感染症にみられる赤沈の亢進，CRP の陽転化などは百日咳にはみられない．診断には先述した臨床症状のほかに末梢血のリンパ球の異常増多が参考になる．痙咳期のリンパ球数は数万以上になることもある．確定診断は鼻咽頭からの百日咳菌の同定である．培養には腰の柔らかいネーザルスワブを用い生食水で先端を浸した後鼻咽頭に出し入れし検体とする．同定には BG 培地など特定の培地が必要なので検査室と密接な連絡をとる必要がある．補助診断として血清中百日咳抗体の測定がある．痙咳期のはじめと終わりにペアで百日咳菌凝集素価を測定する．山口・小林株で40倍以上であれば有意としてよい．FHA, PT の抗体も測定できる．

76.4　治　　療

　百日咳発症の機序を考えると痙咳期での抗菌剤投与の効果は期待できない．しかしながら可及的

に除菌する必要性があるので適切な抗菌剤の投与は不可欠である．保険適応のある抗菌剤はクラリスロマイシンとセフジトレンであるが，一般的にはマクロライド系が圧倒的な抗菌力をもつ．一般的にはクラリスロマイシンを2週間10 mg/kg投与することで完全に *bacterial relapse* が防止できるといわれる．

静注用γグロブリンを痙咳期の初期に大量投与する方法は，同剤に抗PT抗体が十分に含まれていれば体内のPTを中和すると考えられるので，有効な治療方法であろう．

76.4 予　　防

精製沈降百日咳ワクチンを接種する．ジフテリアトキソイド，破傷風トキソイドとの3種混合ワクチンを初回0.5 mlを3〜8週間隔で3回，1〜1.5年後追加接種を同量接種する．1981年以来接種が開始され，百日咳罹患者は激減した．

〔加藤達夫〕

文　献

1) Cherry, J. D. : Pertussis. *Vaccine*, **10**(14) : 1033-1037, 1992.
2) 加藤達夫：百日咳とその治療．臨床と研究, **66**(10) : 3210-3213, 1989.
3) 加藤達夫：百日咳及びパラ百日咳．小児内科, **20** : 539-541, 1990.
4) 加藤達夫：百日咳．日本臨床, **49**(増刊号) : 641-642, 1991.
5) 加藤達夫：DPT：効果と局所反応．医報フジ, **99** : 32-38, 1996.
6) 加藤達夫：百日咳の診断と対応．*Medical Tribune*, 5月号：1997.

77. 風疹

第54章「風疹および先天性風疹症候群」(pp. 231〜235) 参照.

78. ペニシリン耐性肺炎球菌感染症

78.1 病原体の性状

　肺炎球菌 Streptococcus pneumoniae はグラム陽性の双球菌で (図78.1)，通常口腔内や鼻咽腔に常在し，市中肺炎や慢性気道感染症の急性増悪など，呼吸器感染症におけるきわめて重要な原因菌であり，そのほか髄膜炎，中耳炎，敗血症などの原因菌の1つでもある．通性嫌気性菌であり，培養は血液寒天培地で行い，CO_2 の存在下で発育が促進される．

　ペニシリン耐性肺炎球菌の定義としては，NCCLS (National Committee for Clinical Laboratory Standards) の定義が一般的で，ペニシリンGの肺炎球菌に対する最小発育阻止濃度 (minimum inhibitory concentration : MIC) から，MIC $\leq 0.06\,\mu g/ml$ をペニシリン感受性肺炎球菌 (penicillin-susceptible Streptococcus pneumoniae : PSSP)，MIC $0.1 \sim 1.0\,\mu g/ml$ をペニシリン中等度耐性肺炎球菌 (penicillin-intermediate Streptococcus pneumoniae : PISP)，MIC $\geq 2.0\,\mu g/ml$ をペニシリン耐性肺炎球菌 (penicillin-resistant Streptococcus pneumoniae : PRSP) と分類・定義している．しかし，通常「ペニシリン耐性肺炎球菌」といえば PISP と PRSP を合わせたものを指す場合が多く，本章でも特に断らない限り，これに従って以下取り扱うこととする．

　肺炎球菌はそもそもペニシリン系抗菌薬のみならず，セフェム系抗菌薬やマクロライド系抗菌薬に高い感受性を有していたが，1967年オーストラリアで低γグロブリン血症の女性患者から，ペニシリンに対する MIC が $0.6\,\mu g/ml$ の肺炎球菌が分離され，初めてペニシリン耐性肺炎球菌の存在が報告された[1]．その後，1977年には南アフリカで髄膜炎患者から MIC $2.0\,\mu g/ml$ のペニシリン高度耐性株が分離され[2]，世界的に注目を集めることとなった．以後，世界各国でペニシリン耐性肺炎球菌が分離されるようになったが，日本でも1980年代に入るとペニシリン耐性肺炎球菌の存在が報告され始め，1990年代に入ると全国規模でペニシリン耐性肺炎球菌の増加が認められるようになった．さらに，1999年に施行された感染症法では，ペニシリン耐性肺炎球菌感染症は4類感染症に分類され，その動向把握の対象疾患としてとらえられるようになった．

　肺炎球菌の毒力は比較的強く，細菌側の病原因子として，莢膜，pneumolysin, autolysin, neuraminidase, IgA1 protease などが知られている[3]．中でも，莢膜には多糖体抗原が存在し，これにより84種類の血清型別に分類され，PRSP においては19型，6型，23型が多く認められる．一方，pneumolysin は肺胞上皮を破壊する作用，autolysin は菌体を自己融解させ pneumolysin や細胞壁産生物を放出する作用，neuraminidase は菌を付着させるためのレセプターを露出させる作用を有しており，これらの病原因子に関しては PSSP，PRSP との間に差はみられないとされている．

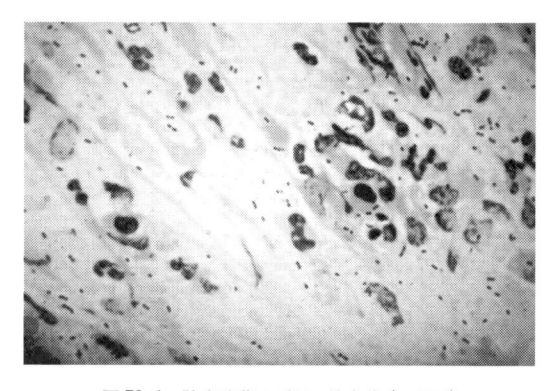

図78.1 肺炎球菌のグラム染色像 (×1000)
莢膜に覆われたグラム陽性双球菌がびまん性に認められる．

長崎大学医学部附属病院検査部において，臨床検体から分離された肺炎球菌株をペニシリンGに対する感受性でPSSPとPRSPの2群に分け，各群での各種抗菌薬に対する感受性を表78.1に示す．PRSP群ではPSSP群に比べ，エリスロマイシン，テトラサイクリンにも耐性を示す菌が多く，またMIC90をみるとエリスロマイシン，ミノサイクリン，クリンダマイシンなどはPSSP群に対しても抗菌力が低下していた．中でもエリスロマイシンに対する全肺炎球菌の感受性をみると，MIC≦0.5μg/mlと≧32μg/mlとに二峰性のピークが認められている(図78.2)．一方，カルバペネム系抗菌薬は両群に対し優れた抗菌力を保っていた．

PRSPにおけるペニシリン耐性機構はβラクタマーゼ産生によるものではなく，ペニシリン結合蛋白(PBPs)に対する薬剤の結合親和性低下によるものである[3]．肺炎球菌のPBPsには1A，1B，2A，2X，2B，3の6種類が知られているが，PRSPにおいてはこのうち1A，2X，2Bをコードする遺伝子 pbp1a, pbp2x, pbp2b の部分的な変異により薬剤の結合親和性が低下し耐性化すると考えられている．これらの遺伝子変異は点突然変異の積み重ねではなく，ペニシリンに自然耐性である口腔内常在レンサ球菌のPBP遺伝子の一部が肺炎球菌のPBP遺伝子に組み込まれた，いわゆるモザイク遺伝子の形成によるものであることが明らかにされている[4]．さらに，PBPs遺伝子変異の組合せにより各種βラクタム系抗菌薬の感受性パターンも変化するとされ，ペニシリン系抗菌薬に対してはPBP1AとPBP2Bが，セフェム系抗菌薬に対してはPBP1AとPBP2Xが関与しているといわれている．その他，マクロライド系抗菌薬に対する耐性化には薬剤排出機構(mefE 遺伝子)やメチラーゼ(ermAM 遺伝子)が関与しているとされている．mefE 遺伝子により肺炎球菌は主に14，15員環マクロライドに対し耐性を示すが，16員環マクロライドには感受性を示す傾向が認められる．さらに，erm 遺伝子陽性の菌の方が mef 遺伝子陽性の菌よりもマクロライドに対し高度耐性化する傾向が認められると報告されている[5]．

78.2　国内外の流行状況

前にも述べたとおり，PRSPの世界で初めての報告は1967年のオーストラリアの症例であるが，その後1974年にはアメリカで，また1977年には南アフリカでそれぞれ初めてPRSPが分離され，特に南アフリカのPRSP株は現在世界中に拡散しているPRSPの源の1つとされている．PRSPが世界的に問題となり始めたのは1970年代後半～1980年代初めにかけてといわれており，今やPRSPは世界中で分離される．

表78.1　肺炎球菌の各種抗菌薬に対するMIC

	PSSP ($n=34$)		PRSP ($n=30$)	
	MIC50	MIC90	MIC50	MIC90
PCG	≦0.06	≦0.06	1.0	2.0
ABPC	≦0.06	0.1	1.0	2.0
CCL	0.5	1.0	8.0≦	8.0≦
CTM	0.5	0.5	4.0	4.0
CZX	0.1	0.1	8.0≦	8.0≦
CAZ	0.5	4.0	8.0≦	8.0≦
IPM	≦0.06	≦0.06	0.1	0.5
GM	8.0≦	8.0≦	8.0≦	8.0≦
EM	0.1	8.0≦	4.0	8.0≦
MINO	0.1	8.0≦	4.0	4.0
CLDM	0.1	8.0≦	0.1	8.0≦
OFLX	2.0	4.0	2.0	2.0

PCG：ペニシリンG，ABPC：アンピシリン，CCL：セファクロル，CTM：セフォチアム，CZX：セフチゾキシム，CAZ：セフタジジム，IPM：イミペネム，GM：ゲンタマイシン，EM：エリスロマイシン，MINO：ミノサイクリン，CLDM：クリンダマイシン，OFLX：オフロキサシン．

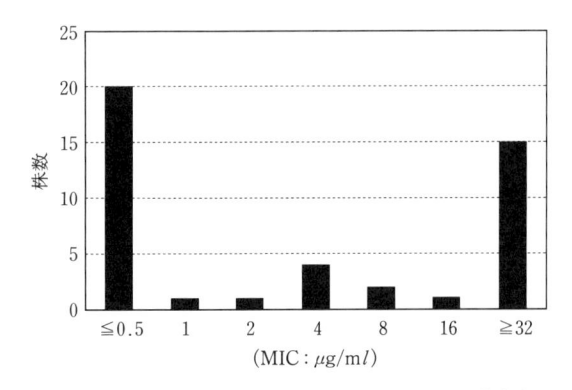

図78.2　全肺炎球菌臨床分離株のエリスロマイシン感受性
(長崎大学医学部附属病院検査部，1999年)
MIC≦0.5μg/mlと≧32μg/mlとに二峰性のピークを認める．

PRSPの分離頻度は国によってさまざまで，ヨーロッパではスペイン，ハンガリーでの分離頻度が高く，1992年でそれぞれ34.3％，35％となっている[3]．一方，イギリスやアメリカでは比較的低く，数％程度である．また，アジア諸国でも同様で国により分離頻度に大きな開きがある．1999年のAsian Network for Surveillance of Resistant Pathogens (ANSORP) の調査では[6]，PRSPの分離頻度が特に高いのは韓国で79.8％，ベトナムが60.8％，タイが57.9％であるが，中国，インドではそれぞれ9.8％，3.8％と報告されている．

一方，日本においては世界的にはやや遅れて1980年代後半よりPRSPの分離が報告され出したが，1990年代に入ると急速に分離頻度の増加が認められるようになった．図78.3に長崎大学医学部附属病院検査部におけるPRSPの年次分離株数の推移を示す．1988年には全肺炎球菌の約10％程度がPRSPであったが，1990年代に入ると急激に増加し，ここ数年では50〜60％がPRSPとなっている．中でもMIC 2μg/ml以上の高度耐性株の増加が目立つようになってきており，今後の動向が注目される．また，日本における他施設からの報告でも当院と同様の傾向が認められており[7]，全国的にも同様の分離頻度ではないかと推測される．また，前出のANSORPの調査でも日本におけるPRSP分離頻度は65.3％と，アジアでは韓国に次いで高い頻度となっている[6]．

78.3 臨床症状

PRSPによる感染症であっても，臨床症状や理学的所見などでPSSP感染症となんら違いはない．したがって，本章では主要な肺炎球菌感染症の一般的臨床症状について述べる．

1) 肺炎球菌性肺炎　市中肺炎の代表的疾患であり，市中肺炎の中で最も多くみられ，全体の60％程度を占めるともいわれている[8]．また，院内肺炎においても頻度は高くないものの，肺炎球菌は原因菌の上位5菌種に数えられている．

典型的には突然の悪寒，発熱が特徴的であり，次いで咳嗽，喀痰を伴う．炎症が臓側胸膜まで及べば胸痛も認められ，時に頭痛や髄膜炎の合併もみられることがある．一方，高齢者では活動性低下や精神症状を示すのみで典型的症状を示さないことや，ショック症状のみで発症することもある．また，小児や高齢者では死亡例も少なくないため注意を要する．

2) 急性化膿性中耳炎　小児に多く認められる感染症であり，原因菌として肺炎球菌が*Moraxella catarrhalis*と並んで最も多い．臨床症状としては，急激で激しい耳痛，発熱，急性上気道炎様症状が認められる．

3) 化膿性髄膜炎　化膿性髄膜炎の中で，肺炎球菌性髄膜炎はインフルエンザ菌によるものに次いで多く認められる．発熱，頭痛，嘔吐，意識障害，痙攣が主要症状であるが，特に意識障害や痙攣は肺炎球菌性髄膜炎の場合に強く現れ，電撃型が多いことが特徴とされる[9]．

78.4 典型的症例

当科で経験したPRSP感染症（PRSP院内肺炎）について以下に提示する．

24歳女性，基礎疾患として血球貪食症候群で治療中であった．入院3週後より39℃台の発熱を認め，胸部X線写真で右上肺野に浸潤影の出現を認めた（図78.4）．喀痰のグラム染色にて，グラ

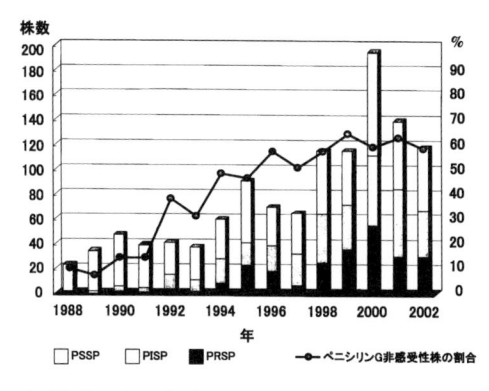

図78.3 長崎大学医学部附属病院におけるペニシリン耐性肺炎球菌の年次別検出状況
1988年にはPRSPの全肺炎球菌に占める割合は8.9％であったが，1990年代に入ると急激に増加し，1999年には65.2％となっており，特に高度耐性株の増加が顕著である．

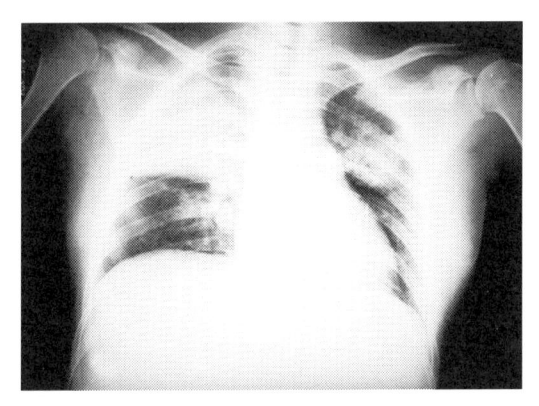

図78.4 PRSP肺炎の胸部X線像
右上葉に大葉性肺炎，左上葉に気管支肺炎の像が認められる．

ム陽性の双球菌ならびにその貪食像が認められたことより肺炎球菌肺炎を最も疑った．治療においては，基礎疾患を考慮し，肺炎の急速な進行が懸念されたためメロペネムを開始したところ速やかに解熱し，他の臨床症状ならびに検査所見の改善が認められた．後に喀痰の培養で肺炎球菌が証明され，薬剤感受性試験の結果，ペニシリンに対するMICが$2\mu g/ml$と，PRSPであったことが判明した．

78.5 診　　断

診断に当たってはまず臨床症状，理学的所見，画像所見をもとに細菌感染症か否か，細菌感染症を疑えば臨床検体の塗抹所見や培養をもとに肺炎球菌感染症か否かの鑑別が基本的に必須である．PRSPによる感染症かどうかは，最終的には薬剤感受性試験の結果が判明しないと確定診断はできない．

肺炎球菌感染症では前記臨床症状に加え，肺炎であれば理学的所見で頻脈，頻呼吸が認められ，聴診所見では大葉性肺炎であれば呼吸音減弱，気管支肺炎であれば水泡音を聴取する．典型的な胸部X線像では大葉性肺炎像と気管支肺炎像の2型をとる．また10～20%に胸水貯留が認められ，一部の症例では膿胸にまで進展することがある．菌血症は1/3の症例で認められる．急性化膿性中耳炎では局所の熱感を伴った腫脹や耳漏などが，急性化膿性髄膜炎では項部硬直が認められるが，肺炎球菌感染症に特異的ではない．

血液生化学所見は，肺炎においてほとんど全例で白血球増加(好中球増加，核の左方移動)，CRP陽性化，血沈の亢進を認める．

肺炎球菌感染症の診断に，喀痰などの臨床検体のグラム染色や培養検査は最も重要であるが，肺炎球菌はしばしば健常人の口腔内からも検出されるので，感染症であるかの判断に注意を要する．グラム染色所見にて，特徴的なグラム陽性双球菌を好中球が貪食していることが確認されればほぼ診断は確実である．培養は通常血液寒天培地を用い，CO_2存在下で行う．同じ口腔内常在菌であるα溶血性連鎖球菌との鑑別には，培地上にオプトヒンディスクなどを置いて行うのが有用であり，肺炎球菌はオプトヒン感受性であり，α溶血性レンサ球菌は耐性を示す．

一方，培養で得られた肺炎球菌がPSSPかPRSPかの判定，すなわち薬剤感受性試験法としては，微量液体希釈法とディスク法がNCCLSにより勧告されている．微量液体希釈法ではMICにより，またディスク法では抗菌薬による発育阻止円の大きさ(阻止円≥ 20 mmを感受性)をもとに，それぞれ冒頭でも述べた基準に従いペニシリン耐性か感受性か判定を行う．しかし，これらの方法は手技的にやや煩雑であるため，より簡便なPRSPスクリーニングディスク(SPチェック)やオキサシリンディスクなどが用いられることもある．

78.6 治　　療

感染症の存在が明らかで，グラム染色などより原因菌が肺炎球菌であると推定された場合，治療に際しPRSPの分離頻度を考慮することなしには抗菌薬の選択は困難であるといっても過言ではない．日本でも，多くの施設でPRSPの分離頻度が50～60%程度である現状では十分にPRSPも念頭に置いて初期治療を行うことが必要である．すなわち，日本では肺炎球菌感染症例の約半数は，経口ペニシリン，セフェム系抗菌薬が無効の症例であるということである．

PRSP感染症，中でもPRSP肺炎に対する治療法として，わが国では日本呼吸器学会の「呼吸

器感染症に関するガイドライン」が有用である[10]．このガイドラインでは，まず肺炎を胸部レントゲン所見や身体所見，検査成績などから軽症，中等症，重症に分けて考えることから始まる．

PRSP 肺炎でも軽症～中等症，ならびに基礎疾患のないものや若年者では経口剤として抗肺炎球菌活性の良好なフルオロキノロン系抗菌薬（スパルフロキサシン，トスフロキサシン）やペネム系抗菌薬（ファロペネム）を，注射剤としてペニシリン系抗菌薬（増量して使用），セフェム系抗菌薬（セフトリアキソン，セフピロム）などの使用を推奨している．また，菌血症や重症，基礎疾患が重篤の場合，ならびに上記抗菌薬が無効と判断された場合にはカルバペネム系抗菌薬（イミペネム，パニペネム，メロペネム），もしくは保険適応外ではあるがグリコペプチド系抗菌薬（バンコマイシン，テイコプラニン）を使用するとしている．

これら化学療法の効果は 3 日後に判定するのが原則とされ，治療開始によりほかに問題のない患者では急速に解熱し，若干遅れて各種炎症パラメーターの改善が認められる．治療期間については，アメリカ感染症学会（IDSA）のガイドラインによれば解熱して 72 時間とされている[11]．

急性化膿性中耳炎においては，一般的に肺炎球菌やインフルエンザ菌に有効で，かつ小児に好発することを考慮し比較的安全性の高いペニシリン系抗菌薬（アンピシリン，アモキシシリン）や，β ラクタマーゼに安定なセフェム系抗菌薬（セフポドキシム，セフジトレン）などが使用される．また，PRSP によるものでは増量したペニシリン系抗菌薬やカルバペネム系抗菌薬の点滴静注などが用いられる．

さらに髄膜炎においては，PSSP に対してはペニシリン系抗菌薬（ペニシリン G）が，PRSP に対してはセフェム系抗菌薬（セフォタキシム，セフトリアキソン），またはバンコマイシンが用いられる．

78.7 予　防

肺炎球菌感染症に対する予防法として，ワクチン（ニューモバックス）接種があげられるが，PRSP に対し特異的なものではない．この肺炎球菌ワクチンの特徴として，莢膜ポリサッカリドのみを含むこと，肺炎球菌感染症の原因菌の約 80％の莢膜型をカバーしうる 23 価ワクチンであること，1 回の接種で肺炎球菌に対する抗体価が有意に上昇することなどがいわれている[12]．

接種対象者としては，肺炎球菌感染症の予防はもとより，65 歳以上の高齢者，基礎疾患（心疾患，呼吸器疾患，腎不全，糖尿病，肝硬変，脾機能低下，HIV 感染者，血液疾患，慢性髄液漏など）をもつ者，免疫抑制剤の使用予定者などがあげられる．このワクチンの感染症発症予防効果については一部疑問視する向きもあるが，高齢者や重篤な基礎疾患を有する者では念頭に置いて診療に当たることが望まれる．

〔大野秀明・宮崎義継・河野　茂〕

文　献

1) Hansman, D. and Bullen, M. M.: A resistant pneumococcus. Lancet, **2**: 264-265, 1967.
2) Appelbaum, P. C., Bhamjee, A., Scragg, J. N., Hallett, A. F., Bowen, A. J. and Cooper, R. C.: Streptococcus pneuminiae resistant to penicillin and chloramphenicol. Lancet, **2**: 995-997, 1977.
3) 紺野昌俊, 生方公子：ペニシリン耐性肺炎球菌, pp. 17-128, 協和企画通信, 1997.
4) Spratt, B. G.: Resistance to antibiotics mediated by target alterations. Science, **264**: 388-393, 1994.
5) Shortridge, V. D., Doern, G. V., Brueggemann, A. B., Beyer, J. M. and Flamm, R. K.: Prevalence of macrolide resistance mechanisms in Streptococcus pneumoniae isolates from multicenter antibiotic resistance surveillance study conducted in the United States in 1994-1995. CID, **29**: 1186-1188, 1999.
6) Song, J. H., Lee, N. Y., Ichiyama, S., Yoshida, R., Hirakata, Y. et al.: Spread of drug-resistant Streptococcus pneumoniae in Asian countries: Asian network for surveillance of resistant pathogens (ANSORP) study. CID, **28**: 1206-1211, 1999.
7) 千酌浩樹, 松本行雄：耐性肺炎双球菌性肺炎. 臨床と研究, **77**: 79-85, 2000.
8) Fine, M. J., Smith, M. A., Carson, C. A., Mutha, S. S., Sankey, S. S. et al.: Prognosis and outcomes of patients with community-acquired pneumonia. A meta-analysis. JAMA, **275**: 134-141, 1996.

9) 春田恒和：肺炎球菌性髄膜炎. 感染症症候群 I, pp. 289-292, 日本臨牀社, 1999.
10) 日本呼吸器学会市中肺炎診療ガイドライン作成委員会：成人市中肺炎診療の基本的考え方, pp. 1-49, 日本呼吸器学会, 2000.
11) Bartlett, J. G., Breiman, R. F., Mandell, L. A. and Fille, T. M. Jr.: Community-acquired pneumonia in adults: Guidelines for management. CID, **26**: 811-838, 1998.
12) 加藤達夫：肺炎球菌ワクチン. 臨床と研究, **77**: 100-102, 2000.

79. ヘルパンギーナ

79.1 病原体の性状

　ヘルパンギーナの病原体として最も多いものは，コクサッキーA群ウイルス（Coxsackie virus, Group A；Cox A）のうち，2，4，5，6，8，10型である．Cox A群ウイルスは，ピコルナウイルス科（*Picornaviridae*）のエンテロウイルス属（*Enterovirinae*）に含まれるPolio，Cox A群，B群，Echo virusesの仲間で，夏風邪の主要ウイルスである．直径27 nmの小さな（pico），一本鎖のRNA（rna）ウイルスでエンベロープ（外被）をもたない．このことは溶媒では失活しにくいことを意味する．感染細胞の細胞質内で増殖し，増殖サイクルは約6時間で，1個の細胞で10^5まで増える．pH 3でなかなか失活せず，胃酸に耐えて腸に達し，そこで増殖する．乾燥や熱には弱い．−20℃以下で数年間は感染性を失わない．4℃で数週間，室温でも数日間は失活しない．

　コクサッキーウイルスをA群とB群に分けたのは，生物学的性状による．乳飲みマウス（suckling mouse）に接種した場合，弛緩性麻痺をきたすのをA群，痙性麻痺をきたすのをB群とした．

　エンテロウイルスは，さまざまな臨床像を示し，亜型により特徴的な独立疾患との関連が確立しているものも少なくない．感染経路は，腸管で増殖して糞便に排泄されるので，本体は糞-口感染（fecal-oral infection）であるが，手足口病やヘルパンギーナでは咽頭や口腔からの飛沫を直接浴びたり，接触による感染経路も少なくない．しかし，汚染された手を介する間接的感染経路はきわめて重要である．

79.2 国内外の流行状況

　WHOは，1963年にアルボウイルス（arbovirus）以外のウイルスによる神経系感染症のサーベイランスを開始した．しかしエンテロウイルスの場合，不顕性感染が少なくないため，主に合併症に重きを置いた監視となっている．そのため，ヘルパンギーナについての調査資料は求めにくい．あるのは，Cox A群ウイルスについての疫学である．

　わが国では，1981年感染症サーベイランス事業が開始され，ヘルパンギーナは小児の代表的な夏風邪として，無菌性髄膜炎，手足口病とともに集計されるようになった．1999年に感染症法が施行され，ヘルパンギーナは4類感染症の1つとして，全国の小児科・内科から届けられるようになった．そして，各都道府県および政令市の衛生研究所に咽頭ぬぐい液や直腸スワブまたは糞便が提出され，ウイルス疫学調査が続けられている．

　ヘルパンギーナは，毎年7月にピークを示す（図79.1）．年によっては，沖縄や九州は6月下旬〜7月に，北海道は7月下旬から7〜8月にピークがずれることがある．1982〜1999年の集計では，ヘルパンギーナ8289例から分離された

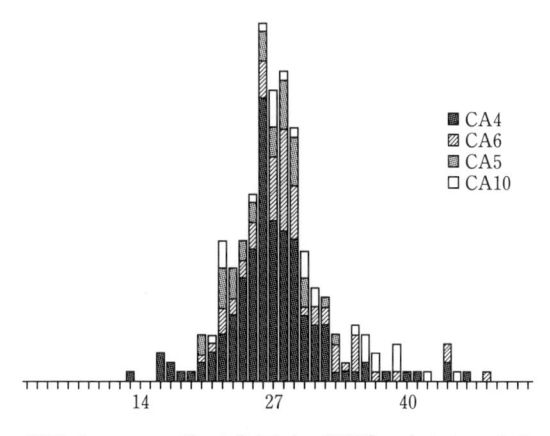

図79.1　ヘルパンギーナ患者からの週別Cox Aウイルス分離報告（1995年）[3]

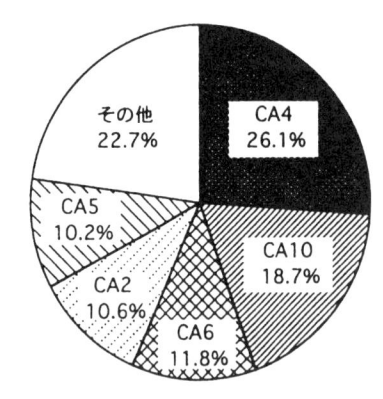

図79.2 ヘルパンギーナ患者から分離されたエンテロウイルス（1982〜1999年，8289例）[4]

ウイルスは，Cox A-4 が 26.1％と最多で，以下 Cox A-10, Cox A-6, Cox A-2, Cox A-5 の順であった（図79.2）。その他のウイルスとして 22.7％は，Cox A-3 や A-1, A-7, A-9, A-16, A-22；Cox B 1〜5；Echo 3, 6, 9, 16, 17, 30 などが関与しているものと考えられる。

好発年齢は 1〜4 歳である。手足口病と同じパターンである。

79.3 臨床症状

夏風邪の特徴として発熱が前景に出る。2〜4日の潜伏期の後，急な発熱で発症する。咽頭痛，嚥下困難，拒食，食思不振，嘔吐，流涎，不機嫌，頭痛，筋肉痛，関節痛，発疹などを伴う。発熱は 38〜40℃で，有熱期間は 1〜3 日である。

咽頭は軽度に発赤し，軟口蓋中心に紅暈を伴う直径 2〜5 mm の小水疱または浅い潰瘍を 1〜5，6個認める（図79.3, 79.4）。口峡部のみならず，舌表面も含め口腔粘膜のどこにでも内疹は出現しうる。ただし歯齦そのものは冒されず，単純ヘルペスウイルスによる歯齦口内炎とは区別できる（図79.5）。エンテロウイルス感染症の固有の症状の1つとして非特異的な発疹をしばしば認めるが，ヘルパンギーナでもさまざまな斑丘疹を伴うことがある（図79.6）。しばしば薬疹と勘違いされる。一般的に予後は良好で，熱が下がれば 2〜3 日で復調する。

Cox A 群ウイルスの感染症であるから，ヘルパンギーナにとどまらず無菌性髄膜炎も合併する

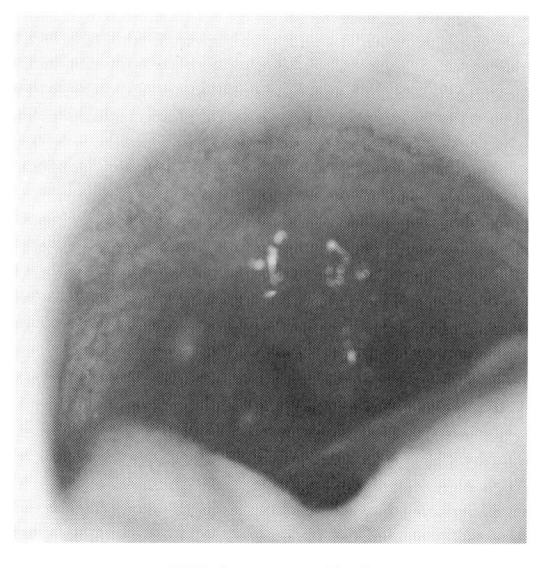

図79.3 ヘルパンギーナ
軟口蓋や扁桃に内疹を認め，周辺は発赤している。

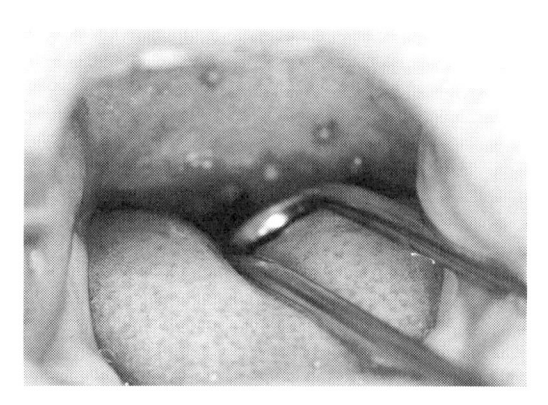

図79.4 ヘルパンギーナ
軟口蓋から硬口蓋にかけて数個の小水疱を認める。

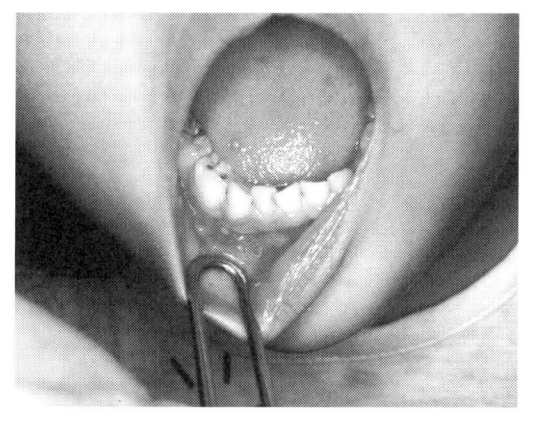

図79.5 ヘルパンギーナ
下口唇粘膜と歯齦との境界部位および舌表面に内疹を認める。手足には発疹を認めなかった。

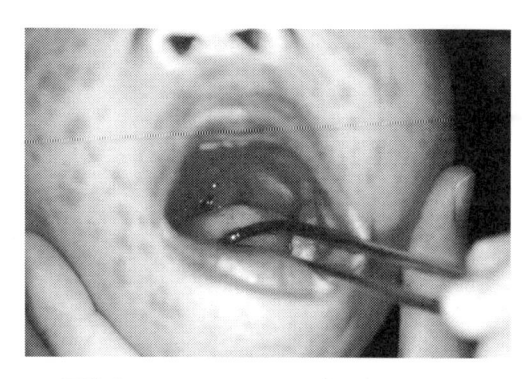

図79.6 ヘルパンギーナに麻疹様発疹を伴った例

ことがある．発熱，頭痛，嘔吐がそろえば髄膜炎を考える必要がある．発熱が長引くときも髄膜炎を疑う．ただし項部硬直は認められないことが少なくない．羞明は髄膜炎のヒントになる．

79.4 診　　断

a. 臨床診断
夏期，好発年齢，発熱，咽頭痛，咽頭・口腔粘膜所見から臨床診断は容易である．

b. 確定診断
典型的な例は臨床診断で必要十分であるが，ウイルス学的診断，すなわちどういうウイルスによって惹起されたヘルパンギーナであるかを決めるにはやはりウイルス分離によらなければならない．

材料には，咽頭ぬぐい液あるいは直腸ぬぐい液を用いる．4℃に保管するのがよい．家庭用冷蔵庫の冷凍室は不適である．－15℃とうたってあっても，開閉により－5℃ぐらいがせいぜいで，この温度ではウイルスは凝集を起こしやすく，失活してしまう．

ウイルス分離には，乳飲みマウスに検体を接種する方法で最もよい成績が得られる．特にCox A群ウイルスはそうであるが，RD18S細胞の単層培養に材料を接種する方法も広く行われている．細胞変性効果は1つ1つの細胞が風船のように丸くなり，はがれていくタイプで，決して合胞細胞の形成や複数の細胞が積み上がるような細胞変性はきたさない．同定はSchmidtの抗血清による中和法で縦横の組合せ結果をみて決定される．現在日本ではデンカ生研製の抗血清で同定されている．

ペア血清による抗体価の4倍以上の上昇が確認されればウイルス血清学的な確定診断が可能であると考えると，エンテロウイルス感染の場合は失敗する．CF抗体はCox A群でも測定可能ではあるが，亜型間に交差反応があり，亜型を特定できない．中和抗体を測定した場合でも，ある亜型ウイルスに対し有意な上昇を認めたからといって，エンテロウイルス感染では，それだけで因果関係を特定することはきわめて危険である．中和抗体価の数字が大きい方がより関連性が高いと考えるのも誤りである．バイオアッセイとはそういうものである．

末梢血所見としては，免疫反応はあまり亢進しない．SAAは軽度に上昇する．末梢血白血球数は正常範囲内かやや増加する．急性期には好中球優位のことが多い．髄液で細胞増加を認めた場合，やはり急性期には好中球優位となる．

79.5 治　　療

コクサッキーウイルスに有効な抗ウイルス薬は存在しないので，対症療法が基本となる．ただしRNA型ウイルスに対して，茶の成分であるカテキンがあたかも中和抗体のような作用をして増殖を抑制したり，ウイルス活性を失わせることが実験で確かめられていることから，ヘルパンギーナの初期には茶でうがいをすることを試みる価値はある．

発熱や頭痛に対してはアセトアミノフェン10 mg/kgを頓用する．抗生剤は用いない．

アイスクリームのような冷たくて，咽頭に刺激の少ないと思われるものを与える．

79.6 予　　防

保育園や幼稚園のような好発年齢層が集団生活を営む場は，まさに市中感染症の坩堝である．糞便に排泄されるエンテロウイルスは排泄が十分自立していない乳幼児の起居する環境では，床，机，椅子，ベッド柵，おもちゃなどに付着していて，多くの場合手を介して感染する．また直接そ

れらに口で触れる性癖のある乳幼児は，直接的感染の方が機会は多いかもしれない．手を介する間接的感染は，彼らを世話する介助者が大きな役割を担っている．それゆえ，床やプラスチック製などの器物は，次亜塩素酸ソーダでの消毒を心がけることが大切であり，介助者の頻繁な流水での手洗いはぜひ励行すべきことがらである．そして洗った手はペーパータオルで拭くようにしたい．

〔武内可尚〕

文　献

1) Melnick, J. L. : Enteroviruses. Viral Infections of Humans, Epidemiology and Control (Evans, A. S. ed.), pp. 163-207, Plenum Medical Books, 1978.
2) 武内可尚：ヘルパンギーナ．感染症の診断・治療ガイドライン（日本医師会編），pp. 214-215, 1999.
3) 病原微生物検出情報，**17**(9)：1, 1996.
4) 病原微生物検出情報，**21**(10)：1, 2000.

80. マイコプラズマ肺炎

　1944年にEatonらが原発性異型肺炎患者より分離したウイルス様病原体は，1962年にChanockらが無細胞人工培地上で増殖することに成功し，*Mycoplasma pneumoniae*と命名された．マイコプラズマ肺炎はこの*M. pneumoniae*によって惹起される肺炎で，代表的な市中肺炎の1つであり，異型肺炎の中で高い頻度を占めている．小児や学童ならびに若年成人など若年層を中心に発症するのも特徴である．

　マイコプラズマ肺炎病変の成立は，*M. pneumoniae*による直接作用および間接作用の両者と考えられている．直接作用とは*M. pneumoniae*の局所での感染そのものによるもので，*M. pneumoniae*が上皮細胞に付着・定着し過酸化水素などを産生して組織障害を起こすものである．これに対し間接作用とは*M. pneumoniae*の感染に引き続き起こる宿主の免疫学的反応によるもので，感染局所での単核球の浸潤をはじめとする*M. pneumoniae*に対する生体側の反応などにより，組織障害を起こすものである．

　ヒトのマイコプラズマ肺炎の病理組織像では，気管支や血管周囲の単核球の浸潤が認められ，気管支上皮細胞の破壊や胞隔炎の像を認める．

80.1　病原体の性状

　マイコプラズマのサイズは0.15～0.25μm程度で，一般細菌と比較してきわめて小型の微生物である．細胞の構造は原核細胞の特徴を備えており，宿主細胞を必要とせず，無細胞培地（PPLO培地）での増殖が可能であることが，ウイルス，リケッチアならびにクラミジアなどと異なる点である．寒天培地上集落は寒天中にくい込んで発育し，目玉焼き状を呈する．細胞壁を有しないため，形態的には多様であり，球形，西洋梨形，繊維状などさまざまな形をとる．小型であることと，細胞の可塑性のため，孔径0.45μmのメンブレンフィルターを通過することが，一般細菌との大きな違いである．細胞壁を欠くことは，抗菌薬に対する感受性に重大な影響を与え，細胞壁合成阻害剤であるβラクタム系薬（ペニシリン系，セフェム系，カルバペネム系など）はマイコプラズマに対して無効である．

　ヒトから分離されるマイコプラズマは*M. pneumoniae*, *M. hominis*, *M. genitalium*など10種類以上が知られているが，ヒトの呼吸器に病原性を有し，肺炎を起こすのは*M. pneumoniae*のみである．*M. pneumoniae*は，健常成人から分離されることはなく，分離されればそれだけで病原的意義を有すると考えられている．

80.2　国内外の流行状況

　*M. pneumoniae*は，市中肺炎の重要な病原菌の1つであり，非定型肺炎の半数以上を占めるとされる．最近の国内におけるプロスペクティブスタディーでは，市中肺炎の原因微生物の約5％がマイコプラズマであり，欧米と比べるとやや低い頻度であった[1]．欧米では報告によって若干異なるものの，約10～20％とする報告が多い[2]．またマイコプラズマ肺炎は，濃厚な飛沫感染により伝播することが知られており，家族内や学校内などヒトが密接に接触する環境において集団発生がみられる．

80.3　臨床症状

　マイコプラズマ肺炎の臨床症状の特徴は咳嗽であり，ほとんどすべての症例で認められる．きわめて頑固で長期にわたるのが特徴で，夜間にしばしば睡眠障害をきたすほどである．発熱，喀痰な

ど他の呼吸器感染症と同様の症状がみられるものの特徴的とはいえない．ほとんどの症例が，軽症～中等症であるが，時に重症化することがあり注意を要する．同じ異型肺炎であるクラミジア肺炎との鑑別は，高熱を呈することと若年者に発症しやすいことである．従来指摘されていた4年周期の流行性は，1990年以降はみられないとの報告が多い．

80.4 典型的な症例

(1) 軽症例：　63歳女性，咽頭違和感や全身倦怠感，頭痛，乾性咳嗽が出現したため近医を受診し，セフェム系抗菌薬と消炎鎮痛剤の投与受けるも改善しなかった．当科の外来を受診し，肺炎の診断にて当科へ入院となった．同じ時期に，孫がマイコプラズマ肺炎の診断で近医にて入院加療を受けていた．入院時，38℃台の発熱や乾性咳嗽を認め，白血球数は正常，CRP 3.56μg/mlと若干高値であった．胸部レントゲン写真にて右中肺野に索状影および左上肺野にスリガラス状陰影を認めた（図80.1）．胸部CT検査（図80.2）では，左S10に肺野濃度上昇域を認め，その内部の気管支壁の肥厚像および小葉間隔壁の肥厚像を認めた．右S6にも同様の所見を認めた．グラム染色では，炎症細胞は単核球が主体で，有意な原因菌は特定できなかった．臨床経過，検査成績，画像所見より，異型肺炎と診断し，ニューキノロン系抗菌薬の投与を開始した．投与後，速やかに臨床症状は改善し，CRP値も低下した．ペア血清（CF法およびPA法）にて，マイコプラズマ抗体価の上昇を認め，マイコプラズマ肺炎と診断された（図80.3）．

(2) 重症例：　36歳男性．生来健康であったが，39℃の発熱にて近医でセフェム系の抗菌薬の投薬を受けるも軽快しなかった．胸部レントゲン写真にて浸潤影を認めたため，当科へ紹介入院となった．入院後，細菌性肺炎の疑いにてカルバペネム系抗菌薬を開始したが，軽快傾向を認めな

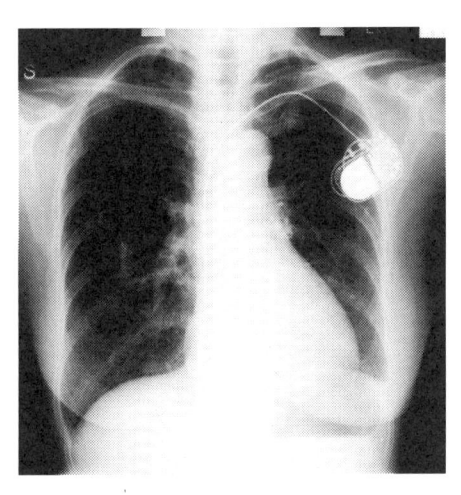

図80.1

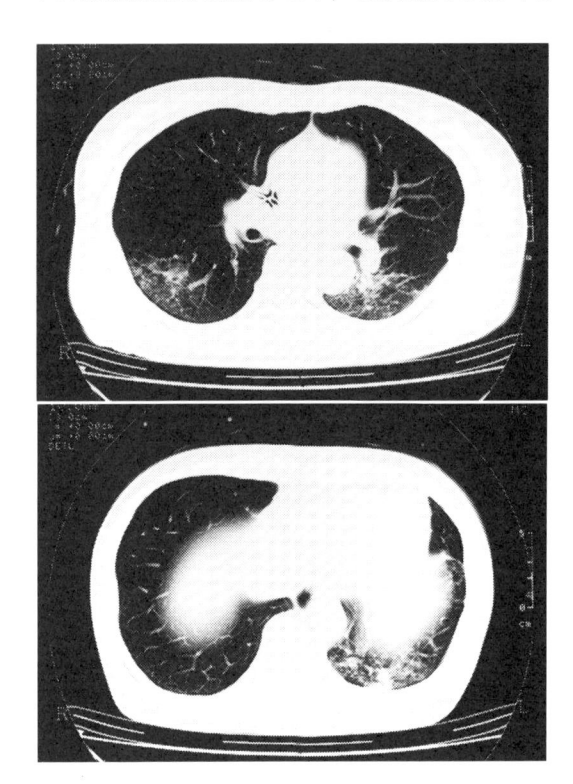

図80.2

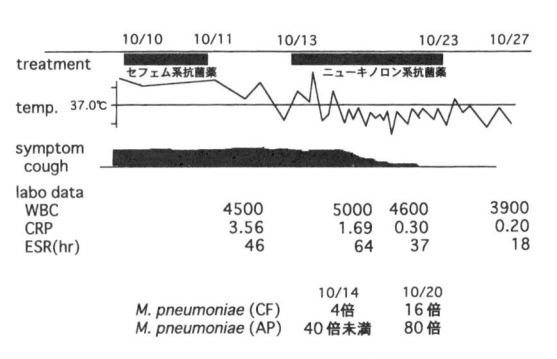

図80.3　臨床経過（T.A, 63歳女性）

かった．第3病日目の胸部レントゲン写真では陰影が増悪しており(図80.4)．臨床症状や検査成績より，重症の非定型肺炎を疑い，マクロライド系抗菌薬ならびにリファンピシンを併用した．開始後，速やかに解熱し，CRP値，胸部レントゲン写真上の陰影も軽快した．2週間後のマイコプラズマ抗体価は2560倍と著明高値であり，マイコプラズマ肺炎と診断した(図80.5)．

80.5 診　　　断

a. 臨床診断

1) 胸部レントゲン検査　マイコプラズマ肺炎の胸部レントゲン像は，細かな粒状影(スリガラス様陰影)と，浸潤影からなる陰影を呈する．すなわち間質性陰影，肺胞性陰影または両者の混合した陰影を示す．また，陰影が時間的，空間的に多発することが特徴であり，skip lesion といわれる．

2) 血液検査　白血球数は増加しないことが多く，増加しても $10000/mm^3$ をこえることは少ない．$10000/mm^3$ をこえるようなときは，一般細菌との混合感染を疑う．CRPやESR(赤血球沈降速度)は，他の肺炎と同様に上昇する．寒冷凝集素価の上昇が約半数にみられるといわれている．特異的なものは乏しく，診断はほとんどの症例において，ペア血清による特異的抗体価の上昇によって行われる．

3) 血清抗体価　M. pneumoniae に感染す

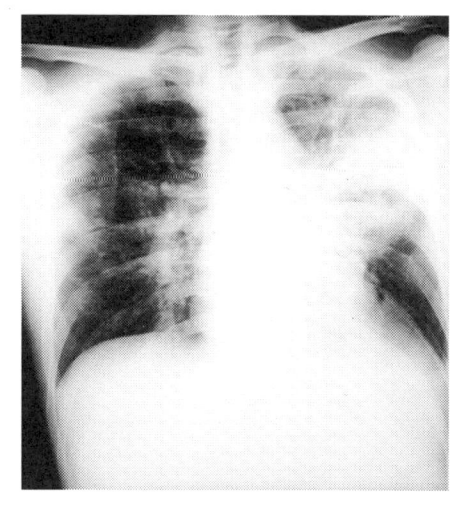

図80.4

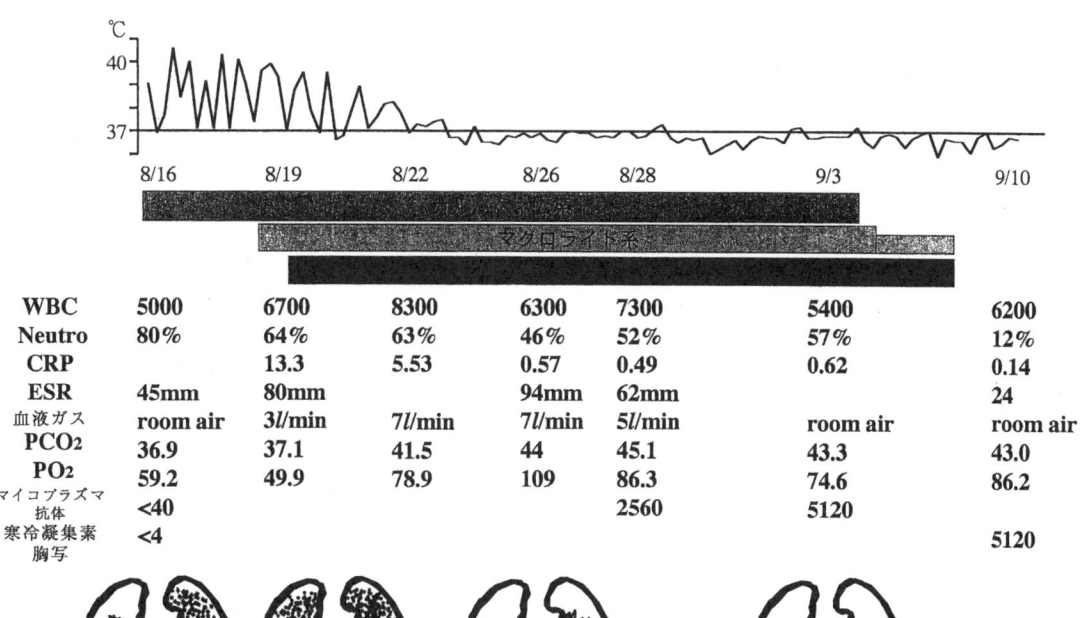

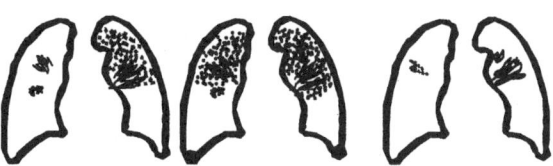

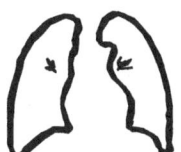

WBC	5000	6700	8300	6300	7300	5400	6200
Neutro	80%	64%	63%	46%	52%	57%	12%
CRP		13.3	5.53	0.57	0.49	0.62	0.14
ESR	45mm	80mm		94mm	62mm		24
血液ガス	room air	3l/min	7l/min	7l/min	5l/min	room air	room air
PCO2	36.9	37.1	41.5	44	45.1	43.3	43.0
PO2	59.2	49.9	78.9	109	86.3	74.6	86.2
マイコプラズマ抗体	<40			2560		5120	
寒冷凝集素	<4						5120
胸写							

図80.5　36歳男性，マイコプラズマ肺炎

ると，生体の反応として特異的抗体が産生されるため，抗体価の測定は本症の診断に不可欠な診断法である．感染初期と2週間後のペア血清を用い，4倍以上の抗体価の上昇がみられたときに M. pneumoniae の感染と診断する．

b. 病原体検査（M. pneumoniae の証明）

1) M. pneumoniae の培養　M. pneumoniae を咽頭スワブなどより検出するのが，最も直接的な診断となる．しかし PPLO 培地を用いた培養は容易ではなく，陽性率も低いのであまり有用でない．現段階ではまだ一般的ではないが，PCR により M. pneumoniae の遺伝子を検体から検出する方法は，迅速かつ高感度である．

2) 市中肺炎ガイドラインにおけるマイコプラズマ肺炎の臨床診断　臨床的には，マイコプラズマ肺炎に代表される異型肺炎と細菌性肺炎の鑑別が治療法を決定する上で重要である．そのため，日本呼吸器学会が2000年に発表した市中肺炎診療ガイドライン[3]では，症状・所見で6項目，検査成績で3項目，合わせて9項目の鑑別項目を推奨している（表80.1）．この鑑別法を用いることで約80%の症例が診断可能であったとしている[3]．

80.6 治　療

マイコプラズマ肺炎は細菌性肺炎と異なり，喀痰のグラム染色による原因菌の推定はできず，確定診断まで時間を要する．そのため，原因菌を標的にした target therapy ではなく，empiric therapy が行われる．非定型肺炎が疑われたら，マクロライド系またはテトラサイクリン系の抗菌薬が投与される．マイコプラズマ肺炎にはマクロライド系，クラミジア肺炎にはテトラサイクリン系抗菌薬が投与される．表80.2に各種抗菌薬の M. pneumoniae に対する MIC を示す[4]．クラリスロマイシンやアジスロマイシンなどのマクロライド系抗菌薬は，ニューキノロン系やテトラサイクリン系抗菌薬に比較して，高い抗菌活性を示している．軽症例〜中等症例には原則として，クラリスロマイシンやアジスロマイシンなどの経口薬を投与し，重症例には，注射用のマクロライド系抗菌薬を使用する．

最近では，呼吸器病原微生物に幅広く有効なレスピラトリーキノロンといわれるニューキノロン系抗菌薬が使用または開発されており，今後は呼吸器感染症の治療薬として重要な位置を占めていくものと予想される．一方，臨床分離された M. hominis のキノロン耐性がすでに報告されており[5]，M. pneumoniae のキノロン耐性も今後出現する可能性がある．耐性菌を誘導しないためにも，呼吸器感染症に対して，抗菌スペクトルが広いという理由で，漫然とキノロン薬を使用することは避けられるべきである．

治療期間は臨床症状，CRP値，胸部レントゲン陰影の改善などより，決定される．一般には，細菌性肺炎よりも若干長く，7〜14日間の投与が行われる．

表80.1 非定型肺炎群と細菌性肺炎群の鑑別

症状・所見	1. 60歳未満である 2. 基礎疾患がない 3. 肺炎が家族内，集団内で流行している 4. 頑固な咳がある 5. 比較的徐脈がある 6. 胸部理学所見に乏しい	
検査成績	7. 末梢血白血球数が正常である 8. スリガラス状陰影または skip lesion 9. グラム染色で原因菌らしいものがない	
鑑別	非定型肺炎疑	細菌性肺炎疑
症状・所見 6項目中 症状・所見，検査成績 9項目中	3項目以上 5項目以上	2項目以下 4項目以下

表80.2 Mycoplasma pneumoniae に対する各種抗菌薬のMIC[4]

	MIC (mg/L)		
	range	MIC50	MIC90
clarithromycin	≦0.008	≦0.008	≦0.008
azithromycin	≦0.008	≦0.008	≦0.008
gemifloxacin	≦0.008〜0.125	0.063	0.125
trovafloxacin	≦0.008〜1.0	0.125	0.25
grepafloxacin	0.062〜0.25	0.063	0.125
levofloxacin	≦0.008	0.5	0.5
tetracycline	0.008〜1.0	0.125	0.5

80.7 予　防

予後は良好な疾患であり，特に効果的な予防法はなく，またその必要もない．しかし，時に重症化することがあるので，肺炎患者を治療する際に，常にマイコプラズマ肺炎などの非定型肺炎の存在を考え，診断治療が遅れないようにすることが重要である．　　　　　〔柳原克紀・河野　茂〕

文　献

1) Ishida, T. et al. : Etiology of community-acquired pneumonia in hospitalized patients ; A 3-year prospective study in Japan. *Chest*, **114** : 1588-1593, 1998.
2) Bartlett, J. G. and Mundy, L. M. : Community-acquired pneumonia. *N. Engl. J. Med.*, **333** : 1618-1624, 1995.
3) 日本呼吸器学会市中肺炎診療ガイドライン作製委員会：成人市中肺炎診療の基本的考え方，杏林舎，2000.
4) Duffy, L. B. et al. : Comparative potency of gemifloxacin, new quinolones, macrolides, tetracycline and clindamycin against *Mycoplasma* spp. *J. Antimicrob. Chemother.*, **45** (suppl. S1) : 29-33, 2000.
5) Bebear, C. M. et al. : Mutations in the gyrA, ParC, and ParE genes associated with fluoroquinolones resistance in clinical isolates of *Mycoplasma hominis*. *Antimicrob. Agent. Chemother.*, **43** : 954-956, 1999.

81. 麻疹

81.1 病原体の性状

麻疹の病原体である麻疹ウイルスはパラミクソウイルス科モルビリウイルス属に分類される一本鎖RNAウイルスである。ウイルス粒子は150〜250 nmの大きさで，表面にスパイクが密に配列したエンベロープを有する。エンベロープを構成する蛋白は，H (hemagglutinin) 蛋白，F (fusion) 蛋白，M (matrix) 蛋白である。H蛋白は赤血球凝集能をもち，F蛋白は細胞膜との融合活性をもつ。すなわち，麻疹ウイルスはH蛋白で細胞に吸着し，F蛋白の作用で細胞に侵入する[2,3]。M蛋白はエンベロープの裏打ちをしている。

麻疹ウイルスの抗原型は単一であるが，N蛋白 (nucleoprotein) およびH蛋白遺伝子の塩基配列の相違により，A〜Hの8群22遺伝子型に分類されている。最近日本で流行している麻疹ウイルスはH1型である[4]。H蛋白をコードするH遺伝子およびF蛋白をコードするF遺伝子に塩基配列の変化が検出されている。H蛋白もF蛋白も感染防御抗体が標的とする蛋白であるが，現在のところ，麻疹ワクチンによって産生された抗体の効果が減弱するような影響は出ていない[4]。

麻疹ウイルスはサルに感染することがあるが，自然宿主は人間だけと考えてよい。

81.2 国内外の流行状況

麻疹患者は世界各地で発生しているが，患者数は把握されていない。1997年における全世界での麻疹患者の報告数は70万〜100万と集計されているが，報告されない例が多いので実数は報告数の30倍程度と推定されている[5]。アフリカ地域での患者発生が最も多く，麻疹ワクチン接種率が高い地域での患者数は少ない。

アメリカでは麻疹生ワクチンの導入以降，麻疹患者の発生は減少の一途をたどり，麻疹患者発生減少に10年遅れて，遅発性合併症である亜急性硬化性全脳炎 (subacute sclerosing panencephalitis : SSPE) の発生数も劇的に低下している。1999年には麻疹の潜伏期にアメリカに入国ないし帰国した後にアメリカ国内で発病した輸入例および輸入例から感染した症例を除く国内発生例は34例で[6]，麻疹撲滅も現実味を帯びてきている。

一方，日本では麻疹生ワクチンの接種率が75%前後と低迷しているため，患者発生動向に変化はみられるものの（図81.1），患者の減少は顕著ではない。日本での麻疹患者報告数は年間1〜2万例，死亡者も年間数十例程度で推移しているが[1]，患者の実数は報告数の10〜20倍と推定されている。有効なワクチンが容易に入手できる現在，麻疹は治療よりも予防を重視すべきであり，

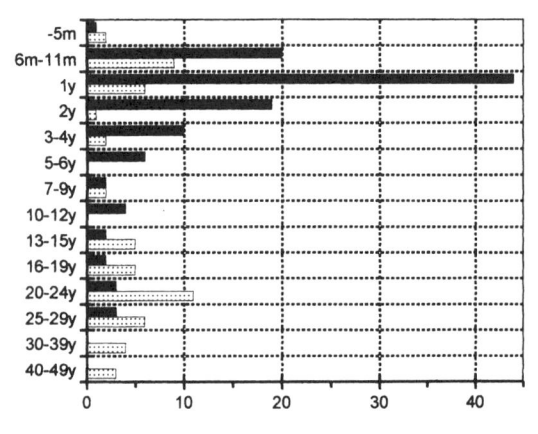

図81.1 麻疹入院患者年齢分布の変化
東京都立駒込病院における1988年の麻疹入院患者116名と2000年7月までの入院患者56名の年齢分布。2000年には0〜6歳児の患者数は減少しているが，乳児期の患者が相対的に多くなり，成人年齢の麻疹患者も増加している。患者の年齢分布の変化には，小児人口の減少，生活様式の変化，麻疹ワクチンの効果などが関与していると思われる。

いかにワクチン接種率を高くして麻疹を撲滅するかを検討する時期にある．

81.3 臨床症状

麻疹の臨床経過はカタル期，発疹期，回復期に分けられる．麻疹の感染経路は飛沫・空気感染であり，麻疹ウイルスに感染すると，約10日間の潜伏期を経て発熱，咳，鼻汁，眼結膜充血，眼脂などの症状が現れる（カタル期）．カタル期は3～5日続くが，カタル期の終わりごろになると，頬粘膜に周囲に発赤を伴う灰白色の小斑点（コプリック斑）が現れる．コプリック斑は麻疹に特徴的な所見であり，診断の決め手になる．体温が一時的に下がった後，再び高熱となるが，これと同時に赤い小斑点状の発疹が顔面から出始めて次第に下方へ，胸背部，腹部から下肢へと広がっていく（発疹期）．発疹は互いに融合して地図状となることがあるが，一部に健康な皮膚面が残る．発疹期は4～5日続いて，発疹が下肢先端に達するころに体温が下降し始める（回復期）．発疹は色素沈着を残して消退し，全身状態も次第に回復する（図81.2）．

81.4 合併症

麻疹の合併症としては，中耳炎，肺炎，喉頭炎，脳炎などがあり，晩発性合併症として亜急性硬化性全脳炎（SSPE）がある．

1) 麻疹肺炎 麻疹に合併する肺炎には二次的な細菌感染によるものと麻疹ウイルスそのものが引き起こす間質性肺炎がある．さらに細胞免疫不全状態にある患者が麻疹に罹患すると，巨細胞性肺炎を合併することがある．

2) 麻疹脳炎 麻疹患者1000～2000例に1例くらいの頻度で，麻疹の重症度に関係なく発生する．特異的治療法はない．麻疹脳炎の死亡率は約10%で，回復した患者の約半数には後遺症が残るとされている．

3) SSPE 麻疹の遅発性合併症であり一度麻疹が治癒した後ほぼ5～10年を経て発症する．発生頻度は約10万対1とされている．SSPEの発症には欠損麻疹ウイルスの関与が知られている．

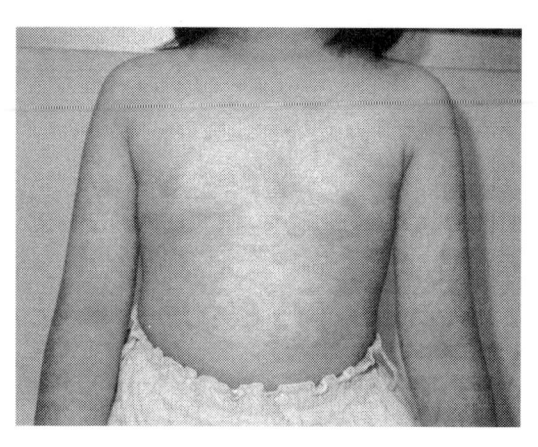

図81.2 麻疹の色素沈着
基礎疾患のない8歳女児．6月12日に兄が麻疹と診断された．18日に38.7℃の発熱あり．19日に発疹が出始め，コプリック斑も認められて麻疹と診断された．38～40℃台の発熱が続き，23日に発疹が足まで出た．26日に解熱し，27日には発疹も色素沈着を残して消退した．

81.5 非典型的な麻疹

1) 修飾麻疹 麻疹ワクチン接種を受けて，抗体が産生された後，数年を経て通常の麻疹よりも軽症の麻疹に罹患することがある（図81.3, 81.4）．これは修飾麻疹と呼ばれ，麻疹ワクチン接種によって獲得された免疫が，自然麻疹の不顕性感染による追加免疫効果がなかったために，発症を抑えきれないレベルまで減衰したことが原因と考えられている．有熱期間が短く発疹も軽度の症例では臨床的診断は困難である．血清反応により，IgG抗体の早期かつ高値上昇を確認して診断が可能となる．

2) 異型麻疹 1965年にアメリカで，1968年に日本でも，不活化麻疹ワクチン接種数年後に自然麻疹に罹患した小児の症状が通常の麻疹と異なっていることが報告され，異型麻疹と呼ばれた．異型麻疹では，高熱はあるが，カタル症状やコプリック斑がほとんどみられず，丘疹状の発疹が四肢末端部から出始めて体幹部に向かって広がり（図81.5），高率に肺炎を合併した．不活化麻疹ワクチン接種が行われていない現在では，異型麻疹を発症する可能性があるのは，かつて不活化麻疹ワクチン接種を受けた成人のみである．

暦日	6/13	6/14	6/15	6/16	6/17
病日	3	4	5	6	7

体温(℃): 39, 38, 37

発疹					
Koplik 斑					
麻疹 EIA-IgG	>128				
麻疹 EIA-IgM	12.51				
WBC/CRP	2900/4.4		4800/0.8		
RBC/血小板	536万/12.2万		521万/17.4万		
GOT/GPT	47/26		74/73		

図 81.3 修飾麻疹の 1 例

基礎疾患のない 19 歳男子, 1 歳のとき麻疹ワクチン接種済み. 6 月 8 日に鼻汁, 咳嗽, 39℃ 台の発熱あり. その後も発熱が続き, 11 日には顔面に発疹が出現した. 13 日 (第 3 病日) に当院に入院した. 入院時に体温は 39℃, 発疹は全身に広がっており, 口腔内にかすかにコプリック斑を認めた. 第 4 病日には 38℃ 台, 第 5 病日には 37℃ 台となり, 第 6 病日には解熱し, 発疹も消えた. 第 3 病日で麻疹 IgM 抗体は軽度上昇し, IgG 抗体が高値であった. 本症例は修飾麻疹としては症状が重かった.

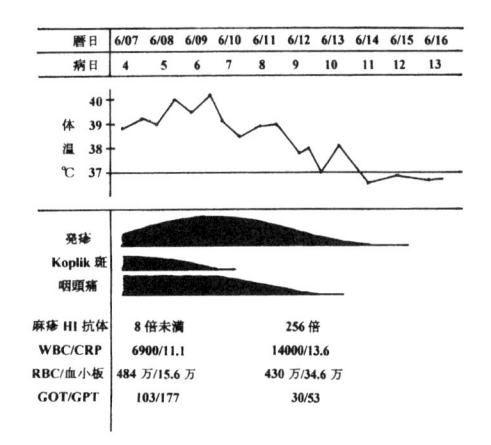

暦日	6/07	6/08	6/09	6/10	6/11	6/12	6/13	6/14	6/15	6/16
病日	4	5	6	7	8	9	10	11	12	13

体温(℃): 40, 39, 38, 37

発疹		
Koplik 斑		
咽頭痛		
麻疹 HI 抗体	8 倍未満	256 倍
WBC/CRP	6900/11.1	14000/13.6
RBC/血小板	484 万/15.6 万	430 万/34.6 万
GOT/GPT	103/177	30/53

図 81.4 成人麻疹の 1 例

基礎疾患のない 44 歳男性, 麻疹ワクチン接種歴なし. 5 月 31 日より 39℃ 台の発熱および咽頭痛あり. 6 月 3 日より咳嗽あり. 4 日 (第 1 病日) には頸部より発疹が出現した. 7 日 (第 4 病日) に発熱, 発疹, 咽頭痛, 口腔内潰瘍を主訴として当院に入院した. 入院時顔面, 上半身に紅斑あり. 口腔粘膜にはコプリック斑のほかに多数のびらん, 小潰瘍がみられた. レ線上両下肺野に異常陰影を認めた. 補液と抗生剤投与により経過を観察した. 第 7 病日に発疹は下肢まで広がった. 第 11 病日から解熱し, 第 12 病日にはレ線所見も改善した. 成人の麻疹は, 合併症発現率も高く, 重症化するとされている. 本症例も口腔粘膜の病変が強く, 肺炎を合併し, 重症であった. 一方で, 医療機関を受診しない軽症の成人麻疹を見落としているという見解もある.

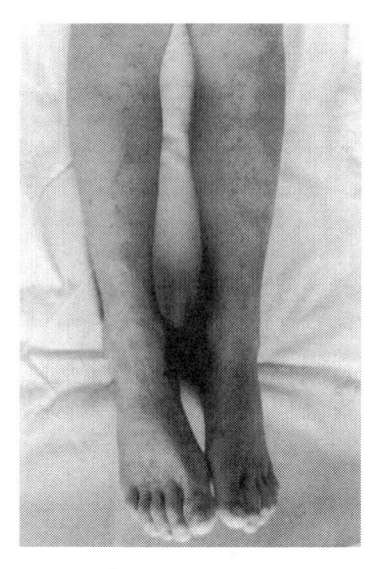

図 81.5 異型麻疹の発疹

6 歳男児. 生後 5 か月, 6 か月, 13 か月に麻疹不活化ワクチン接種, 生後 7 か月, 15 か月に麻疹生ワクチン接種. 39〜40℃ の発熱 3 日目に下肢に丘疹が出現し, 上行性に広がった. コプリック斑なし. 発疹出現 3 日目の麻疹 HI 抗体は 1024 倍であった. 異型麻疹の発疹は丘疹で一部水疱となることも, 出血を伴うこともある. 自然麻疹とは逆に四肢末端から発疹が出始め, 体幹部に向かって広がる.

81.6 診 断

a. 臨床診断

38.5℃ 以上の発熱, 咳, 鼻水, 結膜充血などのカタル症状があり, 口腔内にコプリック斑を認め, 顔面頸部から下方に広がる発疹があれば, 臨床的に麻疹と診断できる. 発疹消退後の色素沈着も麻疹に特徴的所見である. 修飾麻疹ではコプリック斑を認めないことが多いので, 麻疹ワクチン接種歴を確認する.

b. 病原診断

咽頭ぬぐい液または末梢血からの麻疹ウイルス分離が最も確実な病原診断であるが, ウイルス分離が可能な施設は限られているため, 一般的な方法ではない. 通常は血清反応により病原診断を行う.

一般的には HI 抗体検査が用いられ, 急性期と回復期のペア血清で 4 倍以上の上昇があれば, 麻疹と診断できる. 中和抗体測定法は感度もよく信頼性も高いが, 生きたウイルスを必要とするため

検査できる施設は限られる．酵素抗体法（EIA）はIgM抗体とIgG抗体を区別して測定できるので，初感染麻疹ばかりでなく，修飾麻疹を疑う症例の検査にも適している．近年開発されたゼラチン粒子凝集（PA）法は手技も簡便で感度もよいが[8]，まだ一般化していない．

81.7 治　　療

麻疹ウイルスに対して有効な薬剤がないため，特異的な治療法はない．適度の室温と湿度が保てて，明るすぎない室内で安静にさせる．発熱，咳嗽には対症療法を行い，食欲不振には水分補給を優先する．脱水症状がみられれば，早期に改善を図る．肺炎，急性喉頭炎，中耳炎などの合併症を早期に発見して早期に治療を開始できるように努める．二次的細菌感染があれば，抗生剤の投与も必要になる．

81.8 予　　防

免疫抑制状態にある者を除き，麻疹予防は生ワクチン接種による方法が基本であり，麻疹生ワクチンを適切に使用すれば，麻疹の発病を阻止できる．麻疹は90％が免疫になっている集団でも流行するとされており，保育園や幼稚園などで集団生活をする小児には麻疹ワクチン接種が必須である．ワクチンは通常生後12か月以降に接種するが，麻疹の流行期には生後9か月から接種してよい．ただし，生後1歳未満で接種を受けた場合には1年後を目安に再度接種を受ける必要がある．実際に，台湾，インド，トルコなどでは，生後9か月で麻疹生ワクチンを接種し，15か月で麻疹ムンプス風疹生3種混合ワクチン（measles-mumps-rubella trivalent vaccine：MMR）を接種し，さらに台湾やトルコでは10～15歳でMMRを追加接種している[9]．

麻疹生ワクチンの接種によって獲得できる免疫の持続は10年程度と考えた方がよい．したがって，1歳で第1回のワクチン接種を受けた者では小学校低学年で追加接種が必要になる．麻疹生ワクチンを2回接種した後の抗体持続については情報がないが，麻疹の流行がほとんどない状況で母子感染を防止するためには，20歳すぎに3回目の接種が必要になるであろう．

麻疹に免疫がない者が麻疹患者と接触した場合はγグロブリン投与による発症予防ないし軽症化を図る方策がある．麻疹患者と接触後，直ちに麻疹ワクチンを接種して発症を予防する方法もあるが，麻疹ウイルスの排泄はカタル期が始まる1～2日前からみられるので，あまり有効な方法ではない．γグロブリン注射を受けた者には3～6か月の間隔を置いて麻疹ワクチンを接種する．

〔髙山直秀〕

文　献

1) 山崎修道ほか編：感染症予防必携，pp. 311-314, 日本公衆衛生協会，1999.
2) 中山哲夫, 山口真也, 森　孝之：麻疹ウイルスの変異と臨床. ウイルス, **47**：5-13, 1997.
3) 庵原俊昭：麻疹ウイルス. 小児感染免疫, **11**：59-62, 1999.
4) 中山哲夫：麻疹ウイルスの動向. 化学療法の領域, **19**：345-351, 2003.
5) WHO：Measles progress towards global control and regional elimination, 1990-1998. WER, **73**：389-396, 1998.
6) CDC：Measles — United States, 1999. MMWR, **49**：557-560, 2000.
7) 川上勝郎：開業小児科医院における麻疹の実態 Secondary vaccine failure (SVF). 臨床とウイルス, **25**：124-128, 1997.
8) 栄　賢司, 森下高行, 三宅恭司ほか：ゼラチン粒子凝集（PA）法による麻疹抗体価の測定. 臨床とウイルス, **20**：35-40, 1992.
9) 髙山直秀：日本と海外諸国との予防接種方式の差. 熱帯, **29**：123-130, 1996.

82. 無菌性髄膜炎

　無菌性髄膜炎は急性発症で発熱，頭痛や項部硬直などの髄膜刺激症状，また髄液細胞数の増多を示すが，病原細菌や病因を特定することができない疾患の総称である．その病因を表82.1に示すが，多くの病因が存在する．しかし頻度的にはそのほとんどがウイルスによるものである．特にエンテロウイルス属，ムンプスウイルス，単純ヘルペスウイルス，帯状疱疹ウイルスなどが病原となることが多い．したがってウイルス性髄膜炎と同義的に用いられていることが多い．ウイルスの中でもエンテロウイルス属によるものが頻度的に最も多いため，本章ではウイルス性髄膜炎を中心に解説する．

　一般的に髄膜炎で認められる症状は起因ウイルスにより大きく変わるものではない．すなわち発熱，時に消化器症状である吐気，嘔吐，下痢や主たる炎症の場である髄膜の刺激症状である頭痛，項部硬直などの症状を示す．なおこれらのウイルスは不顕性感染に終始し，症状を呈しないこともある．

82.1　病原体の性状

　一般に髄膜炎を起こすエンテロウイルス属はコクサッキーウイルス，エコーウイルス，エンテロウイルス70型，71型がある．これらのウイルスはピコルナウイルス科（*Picornaviridae*）のエンテロウイルス属で直径20〜30 nmの小型のRNAウイルスである．エンベロープはない．それぞれ血清学的に多くの型が知られている（表82.2）．

　同時にこれらのウイルスは神経系以外にも，呼吸器感染症，消化器感染症などを起こし，その結果多彩な症状を示すことでも有名である．

82.2　国内外の流行状況

　コクサッキーウイルス，エコーウイルス，エンテロウイルス70型，71型の分布は世界中に及んでいる．わが国においては髄膜炎の流行は夏〜秋にかけ最も多くみられる．地域的に大きな流行を

表82.2　髄膜炎の原因となるエンテロウイルス属の主な血清型

ウイルス	血清型
コクサッキーA型ウイルス	2, 4, 7, 9, 10型
コクサッキーB型ウイルス	1〜6型
エコーウイルス	流行性：4, 6, 7, 9, 11, 14, 16, 25, 30型
	散発性：1, 2, 3, 5, 12, 13, 18, 19, 20, 21, 23, 27, 31型
エンテロウイルス	70, 71型

表82.1　無菌性髄膜炎に関連する病因

(1) 感染性
　① ウイルス性
　　エコーウイルス，コクサッキーウイルス，エンテロウイルス（70, 71型），ムンプスウイルス，単純ヘルペスウイルス，帯状ヘルペスウイルス，サイトメガロウイルス，EBウイルス，アデノウイルス，ライノウイルス，麻疹ウイルス，風疹ウイルス，日本脳炎ウイルス，インフルエンザウイルス，パラインフルエンザウイルス，ロタウイルス，コロナウイルス，パルボB19ウイルス，HIVウイルスなど
　② 細菌性，真菌性，原虫，寄生虫ほか
　　結核菌，マイコプラズマ，レプトスピラ，梅毒，ボレリア，ブルセラ，コクシジオイデス，カンジダ，クリプトコッカス，ムコール，アスペルギルス，リケッチア，トキソプラズマ，アメーバ，広東住血線虫など
(2) 非感染性
　　悪性疾患，自己免疫疾患（多発性硬化症，SLE，血管炎症候群など），外傷性（髄液穿刺後など），肉芽腫性病変（サルコイドーシスなど），薬剤髄腔内投与後，γグロブリン大量投与後，薬剤性（アザチオプリン，一部の非ステロイド性抗炎症薬，ペニシリン）など

起こすこともあり，そうした流行では単一の型あるいは2～3の型が同時に病原となっているのが普通である．また抗体保有状況により種々のタイプの流行が周期的に起こることが予想される．

好発は小児であるが成人にも発症する．成人でも主に40歳以下の発症が多い．性差はない．無菌性髄膜炎の統計では9歳以下の罹患者が80％以上を占めると推測されており，その大部分はこれらエンテロウイルス属の病原によるものである．

82.3 病　　態

感染経路は主に経口感染と考えられている．通常は糞-口感染であるが飛沫感染も認められる．ウイルスは咽頭や消化管で増殖し，便中に排泄される．排泄はかなり長期間(2～3週間)にわたる．これらウイルス感染の多くは不顕性感染で終わるが，一部は腸管リンパ組織で増殖し，ウイルス血症を起こし全身へと広がり髄膜が侵される．

82.4 臨床症状

潜伏期間は2～7日とされ，感冒様の症状を初発症状にするものや，消化器症状に引き続いて発症するものもあるが，これらの症状を欠き，発熱と頭痛で発症する場合もある．ほとんどの症例で発熱と頭痛は必発症状である．このほか項部硬直，嘔吐などの症状が出現する．

通常成人では項部硬直や髄膜刺激症状以外の神経症状が出現する症例はまれである．一般状態も比較的良好なことが多い．発熱および頭痛が食欲低下など起こし脱水傾向を示すこともある．新生児や乳幼児では典型的な症状を示さず，特に乳児では不機嫌，哺乳力低下，易刺激性，痙攣，意識障害などを示したり，乳幼児では発熱，嘔吐のみの例や，発熱が持続する症例などがみられることがある．病原ウイルスによっては発疹や水泡を認めることもある．

成人では感冒様症状を示さず，突然の発熱・頭痛により発症する症例も少なくない．症例によっては眼底もしくは眼周囲の痛みを訴える症例や，羞明を訴える症例も認められる．これらは視神経が髄膜と密接に関与しているために起こる症状とも考えられている．

発熱については二相性のこともある．すなわち発熱と不定症状がはじめにみられ，その後1～2日間の無症状期の後，発熱と髄膜炎症状を呈するものである．

理学的には乳児で大泉門の膨隆などや小児では項部硬直，Kernig徴候，Brudzinski徴候などが認められる．新生児では上記所見がみられないこともある．

成人では臨床症状と軽度項部硬直が認められることが多いが，発病早期になるほど項部硬直がはっきりしない症例が多い．また成人では典型的なKernig徴候，Brudzinski徴候がみられることは比較的少ない．一方髄膜炎のごく早期，新生児，高齢者，免疫不全状態の患者でははっきりとした髄膜刺激症状が出ないこともある．痙攣はまれであり，意識障害や脳の巣症状までも伴うときは，病変が脳実質にまで及んでいると考えた方がよい．

なお，頭痛については頭を振ったときや体動時に増強することが多い．さらに立位で頭痛が軽減することもある．また多くの訴えが「ガンガンする頭痛」，「割れるような痛み」と表現されることが多い．特に成人ではこの頭痛が髄液検査後に改善することもあるが，ほぼ症状が消失するまでには2週間程度の経過を要するのが通常である．

82.5 診　　断

a. 臨床診断

検査成績では白血球が正常範囲の症例から高度の白血球増多を認める症例まであるが，多くは軽度の白血球増多を示す．また一般生化学検査ではCRP弱陽性を示すことが多い．通常の塗抹染色標本および一般細菌培養で病原が見つからないものを無菌性と称するのは前述のとおりであるが，実際には髄液中の細胞数や糖値も重要であり，この結果により鑑別診断を行うことも多い．ウイルスが原因の場合の多くは，髄液検査で通常100～300個/μl程度のリンパ球優位の細胞増多を認め，糖値は正常，蛋白は正常もしくは軽度増加を

示すことが多い．しかし発病から検査までの期間によっては髄液細胞数があまり増加していないものや，ウイルスが原因でも発病当初の髄液中白血球分類で好中球優位であることもある．またエンテロウイルス属の感染時には髄液細胞に異型リンパ球（成人T細胞性白血病に類似した分葉状リンパ球）がしばしば認められる（図82.1）．このほか治療も髄液所見に影響を与える．たとえば細菌性髄膜炎の不完全な治療例でも無菌性髄膜炎類似の所見となることがある．また化膿性髄膜炎では髄液中のCRPが高い場合があり参考になることがある．その他髄膜炎における髄液所見の相違点を表82.3に示す．

b．病原診断

エンテロウイルス属は比較的安定なウイルスのため，培養による検出率も高い（40～80％といわれる）．また最近はPCR法により各ウイルス群に共通なプローブを用いて検出が可能となってきたが，この方法では型の判別までは困難である．

c．血清学的診断

血清中抗体測定による診断は，一部のウイルス（単純ヘルペスウイルスなど）以外のウイルスにもいえることであるが，特にエンテロウイルス属の種類が多いため，ウイルスの型決定までは事実上困難であり補助的診断としての意味をもつといえる．分離ウイルスまたはその時期の流行株に対する中和抗体などを検査して補助的に用いることもある．しかしウイルス分離ができなかったときには急性期および回復期のペア血清を用いてウイルス抗体（特に流行株に対する）を検討し感染を推測することも可能であるため，血清の保存は必要である．

このほか最近では髄液中のサイトカインも検討され始めているが，ウイルスに特異的な所見は見出されていない．

CTでは特に所見は認められない．またMRIでは造影で時に髄膜がエンハンスされるときがある．脳波で軽度の徐波化を認めることもある．

d．鑑別疾患

診断には臨床所見が第一である．まず症状（発熱，頭痛など），および神経学的所見で項部硬直，Kernig徴候，Brudzinski徴候などが診断の参考となる．成人でははっきりした項部硬直がなくても，頭部を前屈させたときに顎が体部につかず，

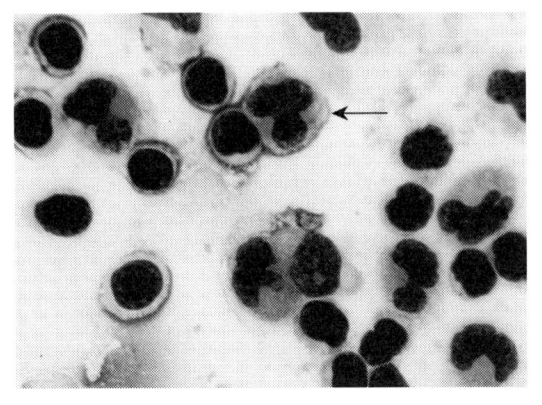

図82.1 メイギムザ染色（×300）（佐藤能啓博士提供）髄液中にリンパ球に混じって，ATL様（→）の分葉した細胞が認められる．

表82.3 各種髄膜炎の髄液所見

病原	外観	圧 (mmH$_2$O)	細胞数 (/mm^3)	糖 (mg/dl)	蛋白 (mg/dl)	その他
正常	水様透明	70～180	5以下	50～80	45以下	
細菌性	混濁，膿性	200～600以上	500以上 多核白血数	0～20	50～1000	培養，乳酸↑，CRP，IL-6↑，TNF-α，ラテックス凝集反応
ウイルス性	水様	100～500	10～300 リンパ球	50～80	50～100	PCR，各種抗体検査，培養
結核性	水様または キサントクロミー	200～600	25～500 リンパ球	40以下	50～500	ADA，Cl低下，フィブリン析出 トリプトファン陽性
真菌性	水様または キサントクロミー	200～600	25～500 リンパ球	40以下	50～500	クリプトコッカスが多い．カンジダでは好中球優位のことがある．墨汁染色

指がその中に入るなどの所見や，前屈時に後頸部，背部の軽い痛みなどが参考になることがある．また眼痛や眼周囲痛なども同様である．特に小児では発疹なども参考となる．

髄膜炎の確定診断には髄液検査を行い細胞数の増加を認め，さらにウイルス培養を行い起因ウイルスを同定できれば診断に至る．

無菌性髄膜炎の鑑別診断としては，ヘルペスウイルス属やムンプスウイルスなどの他のウイルスとの鑑別や結核性髄膜炎，細菌性髄膜炎などとの鑑別，さらに非感染性疾患である髄膜癌腫症，白血病，悪性リンパ腫，膠原病などの疾患との鑑別が必要である．

82.6 治療と予後

ヘルペスウイルス属以外に対しては有効な抗ウイルス薬はない．そのため治療はもっぱら対症療法を行う．基本的には安静が必要で，易刺激性があるので，部屋を暗くし静かな環境をつくるなどする．

頭痛や髄膜刺激症状は髄圧上昇に起因すると考えられるため，排液により症状は軽快することが多い．1回の排液で症状の著明な改善がみられれば本症の可能性が大きい．その際急激な髄液圧低下をきたさないように注意する．また反復穿刺は患者の負担を増すだけでなく，髄液所見の正常化を遅らせるので避ける．

次いで対症療法としては頭痛，発熱に対して鎮痛解熱剤，脱水の補正のための輸液などである．また頭痛が強いときにはグリセオールなどの使用で改善することもある．一方，ほとんどの症例では二次感染はないが，発病早期には細菌性髄膜炎との鑑別が困難な症例もあり，予防的に抗生剤を使わざるをえない場合もある．また経過中，症状や髄液所見の改善が遅い症例ではγグロブリン製剤が有効なことがある．

必要であれば7〜10日前後の間隔で髄液検査を行い経過観察を行う．

予後は比較的良好である．経過としては2週間〜1か月程度で後遺症もなく治癒するのが普通である．しかし小児では無菌性髄膜炎の長期観察で脳萎縮，発達遅延，てんかんなどがみられたとの報告もあるので注意を要する．

82.7 予防

有効なワクチンはない．感染経路から考えて衛生に気をつけて，手洗いなどを励行する．

〔加地正英〕

文献

1) 宮崎千明：無菌性髄膜炎．小児科診療，8：1383-1388，1998．
2) 島田 馨：神経をおかす微生物．日本内科学会雑誌，85：3-12，1996．
3) 佐藤能啓，太田喜孝：髄液細胞アトラス（加地正郎監修），朝倉書店，1987．
4) 庄司紘史，加地正英：コクサッキーウイルス抗体．臨床医，19：506-508，1993．
5) 庄司紘史，加地正英：エコーウイルス抗体．臨床医，19：509-511，1993．
6) 中野省三：乳幼児無菌性髄膜炎の長期予後．日本小児科会誌，85：1686-1690，1981．
7) 加地正英，庄司紘史：神経系の感染症の疫学．日本内科学会雑誌，85：693-698，1996．
8) 加地正英：感染症症候群II エンテロウイルス性髄膜炎．日本臨床，24：7-10，1999．
9) 加地正英：コクサッキーウイルス．総合臨床，57：328-330，1999．

83. メチシリン耐性黄色ブドウ球菌感染症

　メチシリン耐性黄色ブドウ球菌 (MRSA) 感染症は，1999年施行の感染症法では4類に分類された．一時のパニック状態は鎮静化したものの，MRSAの分離頻度はいまだに高く，気道由来のMRSAに対する起炎性評価も不十分である．単なる分離菌を濃厚に治療している例がいまだにみられるが，MRSAを含む黄色ブドウ球菌は鼻腔や皮膚，腸管の常在菌であり，健康人も保菌しているので，起炎性判断が重要である．以下，これを中心に述べたい．

83.1　病原体の歴史と疫学状況

　1941年のpenicillin G (PCG) の開発の数年後に現れた耐性黄色ブドウ球菌の耐性機序はβラクタマーゼ産生であった．この薬剤不活化酵素に分解されないpenicillinとしてmethicillin (DMPPC) が1960年に実用化されたが，翌年，DMPPCに耐性の黄色ブドウ球菌 (MRSA) がイギリスから報告された[1]．耐性の機序は，細胞壁を合成するpenicillin結合蛋白 (penicllin binding protein：PBP) の変異・新生である．

　MRSAは，MSSAより病原性や毒力が弱いため健康人での発症は少なく，抗菌薬投与中の術後患者や免疫不全患者における日和見的発症が多い．1960～1970年代の欧米で，このような患者の院内感染の起炎菌としてMRSAが増加し始めたが，その拡大の原因は，医療スタッフの手指を介する接触感染とされた[2,3]．

　日本のMRSAは，欧米より遅れて1970年代後半に出現した．欧米がPCase産生黄色ブドウ球菌に対して多用したDMPPCは，PCaseに安定ではあるが抗菌力は強くはない．DMPPCの日本での使用量は少なく，第1世代セフェム薬のcephalothinやcefazolinなどが使われたが，これらはPCaseに分解されず，黄色ブドウ球菌への抗菌力はかなり強い．一般的に，抗菌力が弱い薬剤を長期使用すると耐性菌が選択・誘導されるが，DMPPCの使用状況の差が彼我のMRSAの出現時期を左右したと考えられる．

　日本でMRSAが出現・増加した1970年代後半～1980年代前半には，抗菌薬の主流が第1世代セフェム薬から第2，第3世代セフェム薬へ大きく変わった．特に第3世代セフェム薬は，グラム陰性桿菌への抗菌力は強いものの，グラム陽性球菌，特に黄色ブドウ球菌には抗菌力が弱くなっており，MRSAが出現するのは当然といえた．欧米でのMRSA出現の経緯を15～20年遅れて再現したのであり，抗菌薬の適正使用がいかに重要かを示すものでもある．

83.2　病原体の耐性機序とその進展

　抗菌薬の作用機序は，①細胞壁合成阻害，②細胞質膜障害，③蛋白合成阻害，④葉酸合成阻害，⑤核酸合成阻害の5つに分けられる．βラクタム薬は細胞壁合成阻害薬であるが，細胞質膜直上のPBPが細胞壁を合成している．PBPは数種類あって異なる作業を行うが，細胞壁を通過した抗菌薬がPBPに結合すると細胞壁合成が阻害されて構造が破綻し，高浸透圧の菌体内容物が漏出して菌は死滅する．これがβラクタム薬の作用機序であり，PBPはβラクタム薬の作用点であるといえる．

　βラクタム薬に対する耐性の機序には，①グラム陰性桿菌の細胞外膜での薬剤透過性の低下，②βラクタマーゼによる加水分解や捕捉，③PBPの変異の3つがあり，MRSAは③の代表である．MRSAでは，MSSAも有するPBP1～4のほかにPBP2′が新生しており，これにはほとんどす

べてのβラクタム薬が結合しにくいため，薬剤存在下でも細胞壁が合成されるのである．

平松[4]によれば，PBP2′の産生はMRSA-PBP遺伝子(mec gene＝mecA)が司るが，mecAを抑制する遺伝子のmecIによってmecAは働かず，見かけ上感受性となっている．見かけ上感受性のMRSAは，DMPPCやセフェム薬の投与で多くが死滅するが一部分が生残し，mecIが破壊されると初めてPBP2′が産生されて耐性を示すようになる．これが1980年代前期までのMRSAであるが，耐性が中等度止まりのため，cefmetazoleやflomoxef，imipenemが有効であった．しかし，これらの薬剤が多く使われ始めると，一般の黄色ブドウ球菌も保有するhmrA遺伝子の発現量が増加し，その産物のHmrAとPBP2′が一緒に作用して高度耐性化し始めた．これが1980年代後期から増加した高度耐性のMRSAである．ほとんどすべてのβラクタム薬に高度耐性化し，グリコペプタイド薬のvancomycin (VCM)やteicoplanin (TEIC)，アミノ配糖体薬のarbekacin (ABK)などわずかな薬剤のみが抗菌力を示すが，病原性や毒力はさらに弱まり，opportunistic pathogenとしての性格がさらに強くなっている．

なお，過半数の株がtoxic shock syndrome toxin-1 (TSST-1)やエンテロトキシン(A〜D型)を産生し，予後に大きく影響するが，日本の院内感染株の大半がエンテロトキシンC型でコアグラーゼⅡ型である．また，少数ではあるが，VCMに低感受性〜耐性のMRSAが近年報告された[5]．細胞外マトリックスの肥厚がその機序とも考えられるが，さらなる解析と臨床・疫学面での慎重な検討が必要である．

83.3 臨床症状・所見

症状・所見は感染症の発症部位ごとに異なる．頻度の高い病型は敗血症，腸炎，肺炎であり，ほかに，種々の部位の膿瘍(術後創感染や褥瘡を含む)，骨髄炎，尿路感染などがある．

1) MRSA敗血症 SIRS (systemic inflammatory response syndrome：全身性炎症反応症候群)の定義に含まれる項目(①体温が38℃以上または36℃以下，②心拍数が90/分以上，③呼吸回数が20/分以上またはPa$_{CO_2}$が32 mmHg以下，④白血球数が12000/mm³以上または4000/mm³以下，あるいは10％以上の未熟な桿状核球を認める)の中で2つ以上が存在することが多い．MRSAの侵入門戸ごとに異なるが，MRSA敗血症は，心内膜炎や関節炎，骨髄炎を合併しやすく，早期からショック，DIC，心不全を伴いやすい．

2) MRSA腸炎 胃や大腸の切除後に感染予防目的で第2，第3世代セフェム薬を投与されている患者で，術後2〜5日後に発症する例が多い．突然の下痢，発熱で発症し，腹部膨満，胃排液の増加，腹痛，悪心，嘔吐などを伴い，脱水，ショックを呈する例もある．

3) MRSA肺炎 喀痰などの呼吸器由来検体から分離されるMRSAは，起炎性判断を慎重にすべきであり，colonizationにとどまる例が多い．肺炎発症例では発熱，咳，痰を伴い，時に血痰，胸痛，呼吸困難があり，早期から呼吸不全，ショック，心不全，DICを併発しやすい．MSSA肺炎とは異なって，膿瘍形成に至る例がやや少ない．

83.4 典型的な症例

かなり以前の例であるが，示唆に富む例を紹介する．1つ目は，臨床経過が明確な例としては日本の第1例目である[6]．著患のない35歳の主婦であり，1977年12月に某病院で人工妊娠中絶後に発熱が持続，種々の抗菌薬を使用したが発熱と白血球数増多は改善せず，血中分離の黄色ブドウ球菌も消失せず，1978年2月に当科に入院した．図83.1に胸部X線写真を示す．黄色ブドウ球菌による敗血症からの肺膿瘍および化膿性胸膜炎の続発と診断した．血中分離菌はDMPPCとtobramycin (TOB)および多くの抗菌薬に耐性を示した．gentamicin (GM)にわずかに感受性を認めたが，腎機能低下のため十分には投与できず，多くの薬剤の併用投与にもかかわらず，6週間後に死亡した．剖検では，子宮体部内膜面に半ば瘢

痕化しかけた化膿巣を認め，侵入門戸と考えられた．

2例目は，1982年に脳外科から転入した脳動脈瘤術後の肺化膿症の例である[7]．図83.2に当科での治療前後の胸部X線写真を示した．喀痰から分離された黄色ブドウ球菌は，VCM，amikacin (AMK)，GM，minocycline (MINO) の4剤には感受性，DMPPCなど他の薬剤には強い耐性を示した．MINOとAMKの間に *in vitro* 併用効果を確認したため，この2剤を併用投与して著明な改善が得られ，救命に成功した[7]．

当科は多数の肺癌例を診察しており，癌化学療法後の骨髄抑制時にMRSA感染症を起こす例が多いが，一般状態が改善すればMRSAが容易に除菌され，有効となる例が多く，一般栄養状態の改善が化学療法とともに重要であることを知った[8]．また，喀痰分離のMRSAの多くは単なるcolonizationにとどまっており，起炎性の有無の判断が重要であることも学んだ[8]．

83.5 診　　　断

a. 病原体検査と臨床検査

病原体検査では，感染部位ごとに適切な検体（血液，糞便，喀痰など）を正しく採取し，黄色ブドウ球菌を分離した上で，薬剤感受性を測定する．oxacillin (MPIPC) の MIC $\geq 4\mu g/ml$，またはKBディスクの発育阻止円径 ≤ 10 mm を確認すればよい．MRSAの薬剤耐性の本態であるPBP2'や *mecA* 遺伝子の確認を行うこともあり，測定キットが市販されている．黄色ブドウ球菌が常在する部位からの検体（喀痰など）ではMRSAがcolonizationであることとともに，緑膿菌などと複数で分離されることも多い．起炎性の確認が必要であり，喀痰の品質管理，グラム染色，定量培養などの方法を組み合わせて判断する．筆者らは図83.3のようなチャートを使用しているが，鑑別が容易に行える．

なお，特異的な臨床検査はないが，一般的には白血球，CRP，赤沈値をオーダーし，感染部位ごとに必要な検査を追加する．

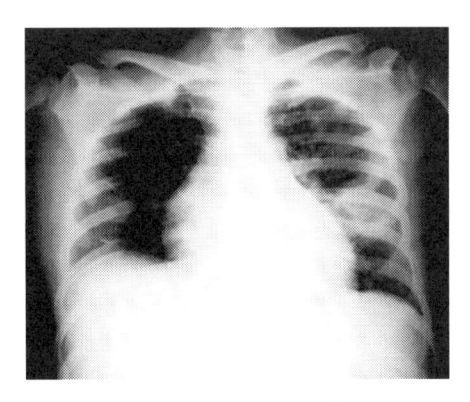

図83.1　症例1の胸部X線写真
MRSA血行感染例[6]の当科転科後3週間の写真である．左中肺野に結節様の陰影と右胸水貯留を認め，この3週間後の剖検でそれぞれMRSAによる肺化膿症と膿胸であることを確認した．なお，ポータブル撮影であり，肺尖撮影になっている．

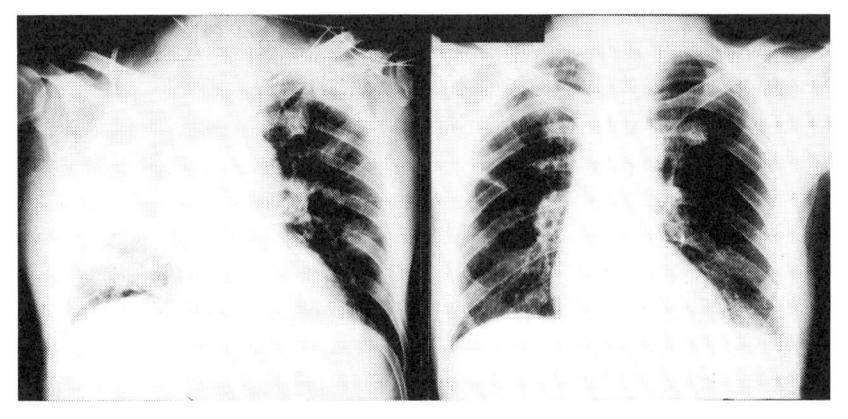

図83.2　症例2の胸部X線写真
脳動脈瘤術後に併発した肺化膿症例[7]であり，*in vitro* で併用効果を確認したMINOとAMKの併用療法を行ったところ，著明な改善が得られた（左が治療開始前，右が治療終了後）．

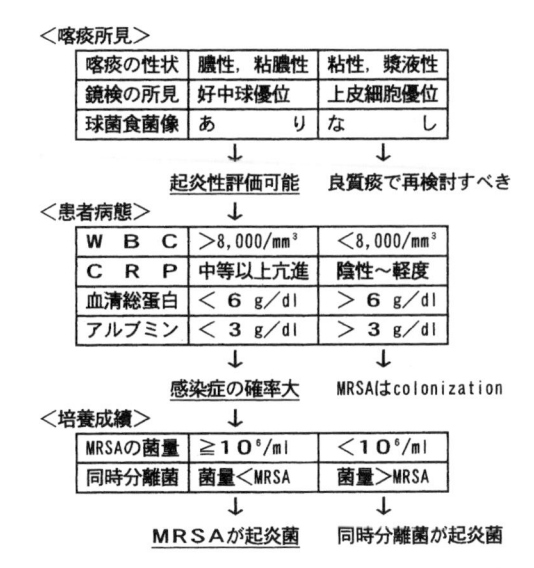

<喀痰所見>		
喀痰の性状	膿性, 粘膿性	粘性, 漿液性
鏡検の所見	好中球優位	上皮細胞優位
球菌食菌像	あ り	な し
	↓	↓
	起炎性評価可能	良質痰で再検討すべき

<患者病態>		
WBC	>8,000/mm³	<8,000/mm³
CRP	中等以上亢進	陰性～軽度
血清総蛋白	<6 g/dl	>6 g/dl
アルブミン	<3 g/dl	>3 g/dl
	↓	↓
	感染症の確率大	MRSAはcolonization

<培養成績>		
MRSAの菌量	≧10⁶/ml	<10⁶/ml
同時分離菌	菌量<MRSA	菌量>MRSA
	↓	↓
	MRSAが起炎菌	同時分離菌が起炎菌

図 83.3　MRSA 肺炎の診断基準（適合条件を選択する）
最初に喀痰所見とグラム染色成績をみる．喀痰が膿粘性で好中球優位ならMRSAは起炎菌であり，粘性・漿液性で上皮細胞優位なら上気道のcolonizationの確率が高い．炎症所見（白血球とCRP）の亢進と栄養（血清総蛋白とアルブミン値）の低下があれば起炎菌であり，なければcolonizationの確率が高い．培養で菌量が多く，かつ他の同時分離菌より多ければMRSAが起炎菌であり，逆ならば同時分離菌が起炎菌である確率が高い．グラム染色でMRSAの食菌像があれば最も確実である．

b. 臨床診断

感染部位ごとに先述の臨床症状・所見を有し，その部位から起炎菌と判断できるMRSAが分離されれば診断は確定する．もちろん，抗MRSA薬を投与して効果が得られなければならない．ただし，効果が得られない例では次節に述べるような要件のある場合があり，注意する．

83.6　治療と経過，予後

第1選択薬はVCMである．副作用防止のため，VCMは時間をかけて1日量1～2gを2～4回に分割して点滴静注するが，血中濃度モニタリングの結果によって投与量と投与間隔を調節すべきである．血中濃度が低いと有効性は極端に低下する．同じ系統の薬剤にTEICがあり，アミノ配糖体薬のABKをも含めてこれら3剤が第1選択薬である．ただし，いずれも腎障害があるので，互いの併用は避ける．

第2選択薬のrifampicinやST合剤，アミノ配糖体薬のGMやnetilimicinなどの単独投与は有効性が期待できず，第1選択薬と併用する．以前は有効例がみられたカルバペネム薬やニューキノロン薬，テトラサイクリン薬でも耐性化が進行しており，有効性は期待できない．

MRSA敗血症は，早期からショック，心不全，DICを併発しやすいので，集学的に治療する．MRSA腸炎にはVCMの経口投与を行うが，大量の下痢から脱水，ショックに移行しやすいので，補液と循環管理を行う．MRSA肺炎は呼吸不全に移行しやすく，呼吸管理を考慮する．

膿瘍形成例などはドレナージを積極的に行い，カテーテルなど異物挿入例は必ず除去する．また，気道にcolonizationしているMRSAに対する上記薬剤による吸入除菌療法の効果は一時的であり，外用使用による耐性獲得も懸念されるので，術前などに限定して行うべきである．

経過と予後は，患者の一般状態・栄養状態に大きく左右される．一旦改善しても患者の状態によっては再発もあるので，培養成績や白血球数，CRP，その他感染部位ごとの効果判定項目を組み合わせて綿密に経過を追う．

83.7　予防と感染管理

MRSA感染症は院内に拡大しやすいので，主治医や病棟レベルだけでなく，院内での発症状況を感染対策委員会などで把握・管理すべきである[9]．個別には，MRSA多量排菌患者は個室などに隔離するとともに，MRSA未感染の免疫不全宿主を他の個室などに予防隔離（逆隔離）し，病棟内での動線を交差させない注意を心がける．また，院内感染拡大の機序として，医療従事者の手指を介する接触感染が多いので，MRSA排菌患者の診察や処置は最後に行うとともに，1処置1手洗いを心がける．処置の際には，MRSAなどの汚染の多い自分の顔面や特に鼻を触れぬよう，肩より上に手をあげてはならない．

なお，現在ワクチンはないが，アメリカなどでいくつか検討されており，実用化の可能性がある．

〔渡辺　彰〕

文 献

1) Jevons, M. P. : "Carbenin"-resistant staphylococci[Letter]. Br. Med. J., **1** : 124-125, 1961.
2) Arnow, P. M. et al. : Control of methicillin-resistant Staphylococcus aureus in a burn unit : Role of nurse staffing. J. Trauma, **22** : 954-959, 1982.
3) Boyce, J. M. et al. : Burn units as a source of methicillin-resistant Staphylococcus aureus infections. JAMA, **249** : 2803-2807, 1983.
4) 平松啓一：進化する MRSA にどう対処するか. Biomed. N., **20** : 1, 1995.
5) Hiramatsu, K. et al. : Methicillin-resistant Staphylococcus aureus clinical strain with reduced vancomycin susceptibility. J. Antimicrob. Chemother., **40** : 135-136, 1997.
6) 渡辺　彰, 庄司　聡：東北における MRSA の分離状況と臨床背景 ― 医療レベル間・施設間の分離較差 ―. 化学療法の領域, **6** : 1157-1166, 1990.
7) 渡辺　彰, 大泉耕太郎, 斎藤園子ほか：多剤耐性黄色ブドウ球菌に関する研究(II), Minocycline と Amikacin の併用効果を基礎的・臨床的に確認した多剤耐性黄色ブドウ球菌による呼吸器感染症症例. Chemotherapy, **34** : 869-874, 1986.
8) 渡辺　彰, 中井祐之, 斎藤純一ほか：肺癌患者に合併する呼吸器感染症の臨床的意義. 胸疾会誌, **30** : 1250-1256, 1992.
9) 厚生省保健医療局監修：院内感染対策の指針 ― MRSA と話題の感染症 ―, 第一法規, 1999.

84. 薬剤耐性緑膿菌感染症

84.1 病原体の性状

緑膿菌 *Pseudomonas aeruginosa* は，偏性好気性のグラム陰性桿菌である．ブドウ糖を嫌気的に分解（発酵）できないのでブドウ糖非発酵グラム陰性桿菌に属している．ピオシアニンと呼ばれる緑色の色素を産生することで，感染創から緑色の膿が分泌されることに緑膿菌の名前が由来している．本菌はヒトからも常在菌として分離されるが，自然界にも広く分布し，栄養分の乏しい環境でも生存が可能である．また院内環境においても洗面台，排水口，トイレなど，湿潤な環境を中心に分離される場合があり，時に消毒薬にも耐性を示す．本菌は弱毒病原体であるが，さまざまな病原因子を有しており，中でも菌体外酵素として elastase, alkaline protease, phospholipase C, および exotoxin A などが有名である．緑膿菌の中でも特にムコイド型の緑膿菌はアルギン酸と呼ばれる多糖体を産生しバイオフィルムを形成する．バイオフィルムはいわゆるよろいの役割を果たし，抗菌薬の透過を妨げ，好中球などの侵入から菌自体を保護している．

本菌はもともと多くの抗菌薬に対して耐性を示すことから，抗菌薬を用いた治療にもしばしば難治性を示す．一般細菌の抗菌薬耐性をもたらすメカニズムとしては，(1) 抗菌薬不活化酵素の産生，(2) 抗菌薬透過性の低下，(3) 作用点の変化，(4) 抗菌薬の排出（efflux）が重要であるが，緑膿菌はこれまでこれらの耐性機構すべてについてその存在が報告[1]されている．中でもメタロ-βラクタマーゼ産生菌は最近注目を集めており，本酵素は分類上，クラスBに属し，Zn^{2+} が活性中心に結合しているのでメタロの名前がついている．メタロ-βラクタマーゼはペニシリンからセフェム，さらにはカルバペネムまで，βラクタム環構造をもつほとんどすべての薬剤を分解し不活化でき，スルバクタム（SBT）などのβラクタマーゼ阻害剤にも抵抗性を示す．メタロ-βラクタマーゼはこれまで緑膿菌に限らず，腸内細菌科の菌などからも検出されており，諸外国に比べるとわが国において分離頻度が高いものの，まだ実際に分離される例は多くはない[2]．

84.2 国内外の流行状況

緑膿菌は日和見感染を起こしやすく，院内感染の主要な起炎菌である．実際に全菌種の中でどれくらいの頻度で本菌が分離されているかというと，2002年に東邦大学医学部大森病院臨床検査部に細菌培養を目的として提出された2万6497検体から分離された菌の集計では，1321株（5.0％）が分離された（同一症例からの複数回分離例も含む）．さらに入院と外来別に本菌の分離頻度を比較すると，入院患者からの分離株が1175株（88.9％）と外来患者からの分離株146株

表84.1 各種臨床検体別にみた緑膿菌の分離頻度

検体の種類	検体数（％）
呼吸器由来	
喀痰	192 (14.5%)
気管チューブ採痰	262 (11.0%)
気管支洗浄液	61 (4.6%)
泌尿器由来	
中間尿	99 (7.5%)
留置カテーテル尿	124 (9.4%)
膿・分泌物	
膿（含耳漏）	144 (10.9%)
褥瘡	11 (0.8%)
血液・カテーテル	
血管カテーテル先端	34 (2.6%)
血液	14 (1.1%)

東邦大学医学部大森病院において2002年に分離された1321株を対象．

(11.1%)を大きく上回っていた．さらにどのような検体から本菌が分離されているかについて集計した結果，表84.1に示すように呼吸器由来，泌尿器由来，膿・分泌物，および血液・カテーテルから分離された菌株がそれぞれ約3割，2割，1割，0.5割を占めた．

欧米においても本菌は院内感染の主要な菌として重要視されており，Mylotteら[3]は院内感染の疫学的調査をもとに，グラム陽性菌ではMRSAと腸球菌，グラム陰性菌では大腸菌と緑膿菌が分離される頻度が高いことを報告している．

84.3 臨床症状

緑膿菌は表84.2に示すようなさまざまな感染症の起炎菌となりうる．ただしなんら基礎疾患のない健常人に緑膿菌感染が起こるのはまれであり，通常は感染抵抗性が低下した宿主，いわゆるコンプロマイズドホスト (compromised host) で起炎菌となりやすい．また本菌は多くの抗菌薬に耐性を示すことから，なんらかの抗菌薬が投与された後で，菌交代症として感染に至る場合も多い．

宿主の免疫能の低下が認められない場合でも，びまん性汎細気管支炎などの慢性閉塞性肺疾患では気道系の障害を有しているため，菌の排除が妨げられ慢性の気道感染を起こしやすい．また各種カテーテルなど人工的な異物が挿入されている例などでは，カテーテル表面にバイオフィルムを形成しやすくなり，慢性的に菌が住み続け，有効な抗菌薬投与を行っても難治性の感染を起こしやすい．

薬剤耐性緑膿菌が出現するメカニズムについては，緑膿菌全体のポピュレーションの中でも特に高い耐性を保有している一部の菌が，抗菌薬投与によって選択を受けてしまう可能性が考えられる．またバイオフィルム内の菌には十分な濃度の抗菌薬が到達しにくいことから，低濃度の抗菌薬に長期間さらされることで耐性を獲得しやすい環境に置かれているのかもしれない．

84.4 典型的な症例

多剤耐性緑膿菌感染症の実際の臨床例を提示する．症例は尿路結石の治療を目的として入院したが，経過中，腎盂腎炎を発症し，2種類のセフェム系抗菌薬が投与されたにもかかわらず無効であった．尿培養を施行した結果，緑膿菌が10^6 CFU/mlにて分離され，薬剤感受性結果は，表84.3に示すようにいずれの抗菌薬に対してもかなり高いMICを示し，多剤耐性を示した．そこ

表84.2 緑膿菌感染症の主な分類

A) 呼吸器感染症
  1) 慢性閉塞性肺疾患(慢性気管支炎，気管支拡張症，びまん性汎細気管支炎など)
  2) 肺炎(院内肺炎)
B) 消化器感染症
  1) 胆道感染症
  2) 腹膜炎
C) 尿路感染症
  1) 慢性尿路感染症
D) 皮膚感染症
  1) 熱傷部感染
  2) 褥瘡感染
  3) 創傷感染(術後)
E) 敗血症
F) 耳鼻科領域感染症
  1) 慢性中耳炎
  2) 慢性副鼻腔炎
G) その他(髄膜炎，細菌性心内膜炎，骨髄炎ほか)

表84.3 臨床分離多剤耐性緑膿菌株の感受性成績の1例

薬　剤	MIC (μg/ml)	薬　剤	MIC (μg/ml)
piperacillin	>128	cefozopran	64
imipenem	64	aztreonam	128
sulbactam/cefoperazone	>128	gentamicin	>128
cefsulodin	>128	amikacin	16
cefoperazone	16	levofloxacin	128
ceftazidime	64	tosufloxacin	>128
cefpirome	>128	ciprofloxacin	128

で本症例では抗菌薬の単剤投与を断念し，カルバペネム(meropenem)とともにアミノグリコシド(gentamicin)の併用療法を開始した．この症例の結石はかなり大きく，尿路閉塞を防ぐために経皮的腎瘻術が施行されていた．そこで腎瘻から生食を流し込んで，尿路の洗浄も合わせて行った．その結果，腎盂腎炎による高熱などの症状は徐々に軽快し，最終的には尿から継続して分離されていた緑膿菌も陰性化してしまった．

多剤耐性緑膿菌による院内感染の例としては，オーストラリアのRoyal Children's Hospitalの小児癌病棟で起こった事例の報告[4]が興味深い．5名の菌血症を含む8名の小児が多剤耐性緑膿菌に感染し，環境調査の結果，水を保持できる風呂用玩具が入ったおもちゃ箱から菌が分離された．この事例ではパルスフィールドによって，環境から分離された菌と患者由来の菌が同一であることが示されており，湿潤な環境にあったおもちゃ箱の中で緑膿菌が増殖したものと考えられる．たとえ小児であっても健常な状態であれば菌血症にまで至ることはなかったものと推測されるが，担癌患者であることで免疫能の低下があったためにこのような流行が起こったものと思われる．

84.5 診　　断

一般的な細菌感染症と同様に，緑膿菌感染症の診断も菌の分離が基本となる．しかし検体から緑膿菌が分離された場合でも，それだけで緑膿菌によって感染しているとはいえない．本菌分離症例においてしばしば問題となるのが感染症か単なるcolonizationかの鑑別であり，特に呼吸器および尿路系から本菌が分離された場合にその判断が問題となることが多い．また当初は単なるcolonizationであっても，宿主の免疫能の変化によっては感染症に進展する可能性があることから，臨床経過の各時点において感染か否かについて判断する必要がある．特に緑膿菌は抗菌薬投与によって選択を受け菌交代症として発症することが多いので，緑膿菌に無効な抗菌薬が投与されていなかったかどうかも考慮すべきである．

分離された菌が薬剤に耐性を示すかどうかについては，薬剤感受性について検査を行う必要がある．その結果をもとに表84.4に示すような基準

表84.4　緑膿菌のブレイクポイント（文献[5]より抜粋して引用）

抗菌薬	MIC (μg/ml)		
	感　性	中等度耐性	耐　性
ペニシリン			
piperacillin	≦64	—	≧128
ampicillin/sulbactam	≦8/4	16/8	≧32/16
セフェム			
cefoperazone	≦16	32	≧64
cefotaxime	≦8	16〜32	≧64
ceftazidime	≦8	16	≧32
cefepime	≦8	16	≧32
カルバペネム			
imipenem	≦4	8	≧16
meropenem	≦4	8	≧16
モノバクタム			
aztreonam	≦8	16	≧32
アミノグリコシド			
gentamicin	≦4	8	≧16
amikacin	≦16	32	≧64
tobramycin	≦4	8	≧16
テトラサイクリン			
doxycyline	≦4	8	≧16
minocycline	≦4	8	≧16
ニューキノロン			
ciprofloxacin	≦1	2	≧4
levofloxacin	≦2	4	≧8

表84.5　薬剤耐性緑膿菌感染症の届出基準

医師により当該疾患が疑われ，かつ以下の1および2をともに満たすもの．
1.　病原体の検出
　　血液，髄液など無菌的検体から分離された場合→起因菌と判定
　　喀痰，膿など無菌的ではない検体からの分離→医師による起因菌としての判定が必要
2.　検査室での判断基準（以下の3つをすべて満たす）
　　a)　イミペネムのMIC≧16 μg/mlまたはディスク法(KB)で阻止円の直径が13 mm以下
　　b)　アミカシンのMIC≧32 μg/mlまたはディスク法(KB)で阻止円の直径が14 mm以下
　　c)　シプロフロキサシンのMIC≧4 μg/mlまたはディスク法(KB)で阻止円の直径が15 mm以下

を参照して判定を行う．なお，わが国において感染症法に関連して定められた薬剤耐性緑膿菌感染症の定義とは，表84.5の2（検査室での判断基準）をすべて満たすものであり，たとえなんらかの薬剤に耐性を示したからといっても，上記の基準を満たさなければ薬剤耐性緑膿菌感染症としては扱われない．なお，本感染症は5類感染症に分類され，表84.5に示す届出基準を満たした場合，医師からの届出が必要となる．

84.6 治　　療

緑膿菌感染症の治療としては，以下の3つの場合が想定される．すなわち，(1)菌は分離されていないが臨床経過から可能性が高い場合，(2)緑膿菌が分離されたがまだ薬剤感受性結果が判明していない場合，(3)薬剤感受性結果をもとに耐性と判断された場合，である．(1)や(2)の場合でも患者の状態によっては抗菌薬投与を開始せざるをえないこともあるが，その際の抗菌薬選択の参考として，当大学における緑膿菌の薬剤感受性成績を表84.6に示した．カルバペネム (imipenemおよびmeropenem) やニューキノロン (levofloxacin, tosufloxacinおよびciprofloxacin) のMIC50 (全対象株の50％が感性を示すMIC値) は，いずれも $2\mu g/ml$ 以下を示し，比較的良好な抗菌活性を有しているといえる．これらの結果をもとに，一般的な緑膿菌感染に対しては，経口薬であればニューキノロンを，点滴静注が必要な例では，カルバペネムやcefozopranやcefepimeなどの第3世代セフェムが候補としてあげられる．

一方，MIC90 (全対象株の90％が感性を示すMIC値) をみると，一部の抗菌薬で $32\mu g/ml$ 以上の高い値を示していることから，高度耐性を示す株が一部に存在することが示唆される．このような症例に対して，抗菌薬の投与量を増やすことも1つの対策と考えられるが，そうしたとしても $32\mu g/ml$ 以上の薬剤濃度を保つのは困難があり，副作用の可能性も考えると実際的ではない．また薬剤感受性結果も出てメタロ-βラクタマーゼ産生菌のように多剤耐性が判明した例では，単独の抗菌薬投与では十分な効果が期待できない例も多い．そのため良好な感受性を示す抗菌薬が認められず高度な耐性を示す例では，残念ながら単独の抗菌薬では有効性は期待できない．そのような症例に対しては抗菌薬の併用療法を考慮すべきであり，基本的にカルバペネムを含むβラクタムとアミノ配糖体の併用療法が最も有効と考えられ，それ以外にβラクタムとニューキノロンの併用をすすめる意見もある．さらに本菌による感染は日和見感染が主体であることから，宿主の免疫状態の改善を図ることが重要である．また抗菌薬療法のみに頼るのではなく，各種カテーテルが挿入されている例では可能ならば抜去し，褥瘡感染などでは排膿や洗浄など外科的処置を含めた治療も考慮すべきである．なお多くの緑膿菌感染症例はMRSAなど他の耐性菌による感染も合併しやすいことが指摘されており，他の菌に対する配慮も必要となる．

84.7 予　　防

緑膿菌感染症に対して，確実に予防できるという方法は今のところみられない．緑膿菌のワクチンはミンクなどの動物に対しては有効性が確立しているが，ヒトには適応は認められていない．あえて緑膿菌感染の予防をあげれば，それはすなわち院内感染の予防一般に通じるものであり，手洗いの励行や抗菌薬の適正使用などを含めて普段の

表84.6　緑膿菌臨床分離株の各種抗菌薬に対する感受性

薬品名	MIC50	MIC90
piperacillin	8	>128
sulbactam/cefoperazone	8	64
ceftazidime	4	32
cefpirome	8	32
cefozopran	2	16
cefepime	4	16
imipenem	≦1	32
meropenem	≦1	8
gentamicin	1	8
amikacin	8	16
levofloxacin	2	32
tosufloxacin	≦0.5	16
ciprofloxacin	≦0.5	16

東邦大学医学部大森病院において2002年に分離された1321株を対象．

医療行為が重要な役割を果たしている.

〔松本哲哉・山口惠三〕

文　献

1) Nikaido, H. : Multidrug efflux pumps of gram-negative bacteria. *J. Bacteriol.*, **178** : 5853-5859, 1996.
2) Senda, K., Arakawa, Y., Nakashima, K., Ito, H., Ichiyama, S., Shimokata, K. *et al.* : Multifocal outbreaks of metallo-beta-lactamase-producing *Pseudomonas aeruginosa* resistant to broad-spectrum beta-lactams, including carbapenems. *Antimicrob. Agent. Chemother.*, **40** : 349-353, 1996.
3) Mylotte, J. M., Graham, R., Kahler, L., Young, L. and Goodnough, S. : Epidemiology of nosocomial infection and resistant organisms in patients admitted for the first time to an acute rehabilitation unit. *Clin. Infect. Dis.*, **30** : 425-432, 2000.
4) Buttery, J. P., Alabaster, S. J., Heine, R. G., Scott, S. M., Crutchfield, R. A., Bigham, A. *et al.* : Multiresistant *Pseudomonas aeruginosa* outbreak in a pediatric oncology ward related to bath toys. *Pediat. Infect. Dis. J.*, **17** : 509-513, 1998.
5) NCCLS : Methods for dilution antimicrobial susceptibility tests for bacteria that grow aerobically ; Approved standard, 5th ed. (M7-A5) 20 : S20-21, 2000.

85. 流行性角結膜炎

85.1 病原体の性状

感染力の強い濾胞性結膜炎である流行性角結膜炎 (epidemic keratoconjunctivitis：EKC) は，アデノウイルスによって引き起こされる．アデノウイルスは，二本鎖DNAをもつ70〜90 nmの大きさのウイルスで，表面はhexonとpentonと呼ばれる構造体が正二十面体を形成し，このDNAを囲んでいる．これまでに47の血清型が登録されているが，これは，penton fiberと呼ばれるウイルス表面上に突出する12本のポール状構造体がもつ抗原性によるとされる (図85.1)[1]．重症型は，Adenovirus D型4, 8, 19, 37, 軽症型はAdenovirus D型3, 7, 11による[2]．いずれの型も，感染力は非常に強く，咽頭結膜熱は，Adenovirus D型4, 7などにより惹起される．

85.2 国内外の流行状況

学校，プール，医療機関内などを中心に流行し，ことに夏期に大流行を起こす．国立感染症研究所感染症情報センターによる感染症発生動向調査週報によると，1998年におけるEKCの発生総数 (定点観測のみ) は1万7000名であった (図85.2) (http://idsc.nih.go.jp/index-j.html). 国内における総患者実数は，80〜120万名/年に及ぶと想定される．

85.3 臨床症状

潜伏期は4〜14日で，急性の濾胞性結膜炎をきたす．発病中期〜後期には，点状上皮下混濁をきたし，視力低下を長期 (3か月以上) に残すこともあるので，注意を要する．眼脂は，結膜の充血消退後もしばらく続く．夏期の流行が通常である

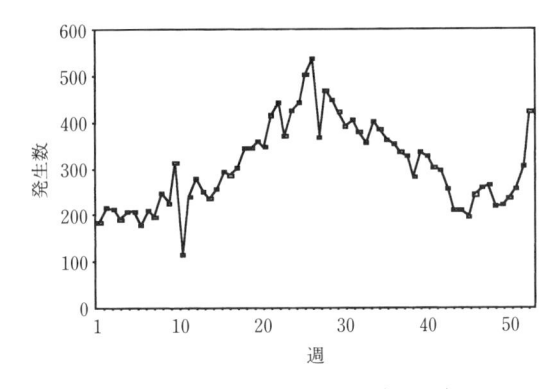

図 85.2　EKC の週間発生頻度 (1998 年)

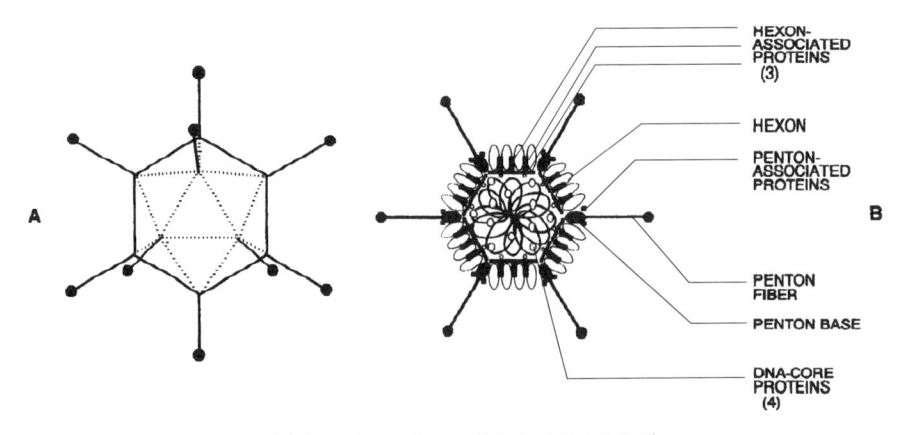

図 85.1　アデノウイルスの構造 (文献[1]より改変)

が，近年は，通年的に観察される．耳前リンパ節が腫脹することがAHCよりも多い．症状は約2〜4週間続く．小児では，偽膜を形成するなど，大人より重篤感がある結膜炎となる．全身症状を起こすと，咽頭結膜熱と呼ばれ，これがいわゆるプール熱である．

85.4 典型的な症例

結膜に強い充血および濾胞を認める（図85.3）．点状結膜下出血もわずかながら認める．小児においては，偽膜を形成することがある（図85.4）．

85.5 診　　断

a．臨床診断

充血，濾胞の強い結膜炎，耳前リンパ節の腫脹，多い眼脂などにより診断をする．潜伏期が比較的長いので，問診にてその感染経路を辿るのは難しいことが多い．

病棟内感染において，特に手術後の症例では，その診断が遅れることがある．耳前リンパ節腫脹あるいは結膜濾胞の形成に留意して，感染が広がってからそれと診断がつくということがないよう常に注意しているほかはない．

b．病原体検査

ELISA法によるアデノクローン®あるいはペーパークロマト酵素法によるアデノチェック®による免疫学的診断なども頻用される[3]．アデノウイルスのhexonをプライマーとしたRT-PCRによる診断がなされる[4,5]．分離培養回復期とのペア血清による診断も可能である．

85.6 治　　療

特異的治療法はないので，二次的感染予防としての抗生物質点眼を行う．合わせて，長期にわたる点状上皮下混濁による長期にわたる視力低下を防ぐ意味で，ステロイド点眼を追加する．その際，ビタミンB_2の点眼を併用してもよい．

85.7 予　　防

アデノウイルスは，90℃5秒間，あるいは56℃5分間で失活する．もしくは，0.1％次亜塩素酸ナトリウム，ポビドンヨード（イソジン液50〜100倍希釈）消毒用アルコールなどでも失活できる．単なる自然乾燥では無理なので，基本は手洗いとなる．十分な流水のもと，ポビドンヨードや石鹸で機械的にウイルスを除去し，紫外線照射エアードライヤーあるいはペーパータオルなどで水分をとり，最後に消毒用アルコールにてぬぐうとよい．検査器具（眼圧チップ，スリーミラーなど）はポビドンヨード液に浸すか，そのたびに消毒用アルコールで十分に拭く．ガス滅菌，煮沸消毒などができるものはそれで対処可．感染した患者を診察した可能性のある場合は，スリット台，椅子，待合い室の椅子，手摺などをきれいにする．病棟では，点眼は個人持ちが基本だが，そうでない場合は，点眼時，睫毛に触れないように注意する．迅速診断キット（アデノチェック）は，

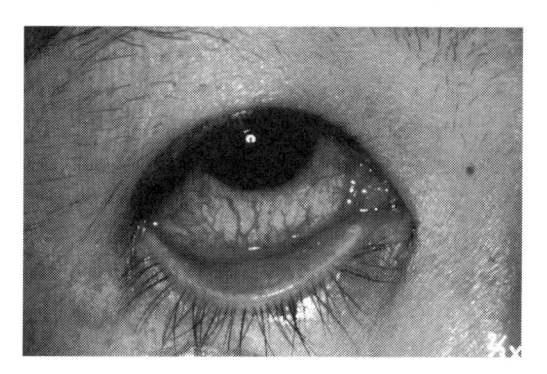

図85.3 EKCの典型例（東京女子医大・松原正男教授のご厚意による）
結膜に強い充血および濾胞を認める．軽度の点状結膜下出血もわずかだが認める．

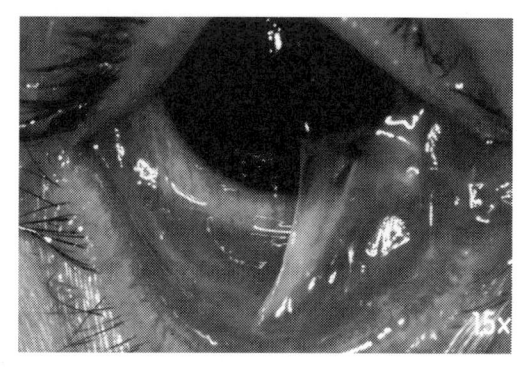

図85.4 EKCの小児発症例（東京女子医大・松原正男教授のご厚意による）
偽膜形成を認め，一般に重篤感が強い結膜炎となる．

感度が約50%と低く偽陰性があり，注意を要する．広がってしまった場合は，感染の拡大防止に努める．プールには，塩素の使用によりその頻度は低くなってはいるが，近年その濃度が低くなってきており，再流行が懸念される．

〔川島秀俊〕

文 献

1) Gordon, Y. J., Aoki, K. and Kinchington, P. R. : Adenoviral keratoconjunctivitis. Ocular Infection and Immunity (Pepose, J. S., Holland, G. N. and Wilhelmus, K. R. eds.), pp. 877-894, Mosby, 1996.
2) 青木功喜：アデノウイルス結膜炎．眼の感染・免疫疾患（大野重昭，大橋裕一編），pp. 48-51, メジカルビュー社, 1997.
3) 内尾英一：ウイルス性結膜炎診断の新しい展開．あたらしい眼科, **15**：1059-1063, 1998.
4) Takeuchi, S., Itoh, N., Uchio, E., Tanaka, K., Kitamura, N., Kanai, H., Isobe, K., Aoki, K. and Ohno, S. : Adenovirus strains of subgenus D associated with nosocomial infection as new etiological agents of epidemic keratoconjunctivitis in Japan. J. Clin. Microbiol., **37**：3392-3394, 1999.
5) Pring-Akerblom, P., Trijssenaar, F. E., Adrian, T. and Hoyer, H. : Multiplex polymerase chain reaction for subgenus-specific detection of human adenoviruses in clinical samples. J. Med. Virol., **58**：87-92, 1999.

86. 流行性耳下腺炎

86.1 病原体の性状と病態生理

　ムンプスウイルスは－鎖の一本鎖RNAのゲノムとエンベロープからなるウイルスでパラミクソウイルス科のパラミクソウイルス属に属する（図86.1）[1]。ゲノム上にNP（核）蛋白，P（リン酸化）蛋白，M（マトリックス）蛋白，F（膜融合）蛋白，SH（small hydrophobic）蛋白，HN（血球凝集素，ノイラミニダーゼ），L（large）蛋白の7遺伝子が存在し，それぞれの蛋白をコードしている。P遺伝子がウイルス株に特有の塩基配列を有すること，また，SH遺伝子は変異が集積しやすいことが明らかとなり，それぞれ分離ウイルス株の同定に用いられている[2]。

　ムンプスウイルスの血清型は1つのみであり，ヒト以外に感染源はない。ウイルスは唾液を介して接触感染または飛沫感染により感染し，上気道の粘膜で一次増殖し，所属リンパ節でさらに増殖し，ウイルス血症によって感染性臓器である唾液腺や髄膜，精巣，膵臓，卵巣，甲状腺，乳腺に広がる。ウイルス血症の持続は3～5日で，その数日後に耳下腺などの腫脹で発症する。潜伏期は14～21日，平均18日といわれている。

　ウイルスは唾液，血液，尿，大便，髄液，乳汁から分離される。唾液中のウイルスは，唾液腺が腫脹する6日前から腫脹後9日まで見出されるが，感染性は耳下腺腫脹開始前後がピークで，実際ヒトへの伝播が起こりうるのは，腫脹出現前1日から第4病日ぐらいまでとされている。不顕性感染も30～40%にみられ，同様にウイルスを排泄する。罹患年齢が高いほど，強い症状が認められ，唾液腺以外の部位の病変も現れやすい。

86.2 国内外の流行状況

　ムンプスはワクチンが行われていない集団においては，地域的な流行を繰り返す。ウイルスはヒトから直接の接触，飛沫，唾液に汚染された器物を介して伝播する。世界中に蔓延しており，両性を同様に侵す。ムンプスワクチン導入前は5歳前後にその発生のピークがあった。

　アメリカでは1968年に弱毒生ワクチンが導入されて後，患者数が劇的に減少し，1997年には，1968年の1%未満に当たる683名の報告にとどまった[3]。

　わが国のムンプスワクチンの開発は1960年に始められ，1981年に任意接種として一般接種が始められた。当初接種率はそれほど高くなかったが，1989年4月にMMRワクチンが導入され，麻疹ワクチンの定期接種の際に使用できるようになるとともに接種率が増加し，ムンプス罹患者の減少もみられた。その後，ワクチン後の無菌性髄

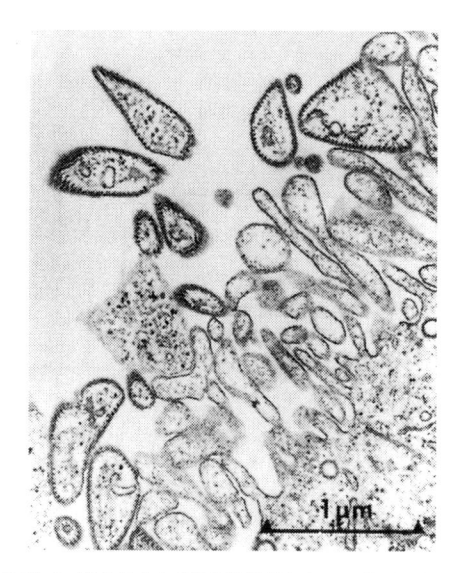

図86.1　脈絡叢上皮細胞より発芽するムンプスウイルス粒子の電子顕微鏡写真（文献[1]より引用）多形性が著明である。

膜炎の発生をめぐる諸問題から，1993年4月末にMMRワクチン接種は中止となった[4]．MMRワクチンの効果でしばらく大きな流行がなかったものの，近年，ムンプス感受性者が幼稚園，保育所，小学校低学年にあふれてきており，大きな流行の発生が危惧されている．

86.3　臨床症状（表86.1）

1) 唾液腺炎　前駆症状は，微熱，食欲不振，倦怠感，頭痛などで特徴的なものはない．片側または両側の疼痛，嚥下痛を伴う耳下腺部の腫脹で発症する．発熱は中程度で40℃以上になることはまれである．1～6日の持続で耳下腺腫脹が消失する前に解熱する．約20%は正常体温のまま経過する．耳下腺腫脹は最初下顎の縁に沿った方向に拡大し，緊張していて弾力がある．境界が不明瞭で圧痛がある．発赤はみられないが，2～3日で急速に腫大し，痛みも強くなるが1週間以内に消退する．耳介は上外方に挙上される．通常1～2日後には他側の耳下腺炎を認めるが，片側だけで終わるものも25%ある．

顎下腺，舌下腺の腫脹もしばしばみられる．多くは耳下腺の腫脹と同時，またはこれに続いてみられる．顎下腺は下顎骨の角の下に卵形の腫脹としてみられるが，顎下腺のみの腫脹の場合には頸部リンパ節の腫脹との鑑別が重要である．

2) 合併症　無菌性髄膜炎，脳炎，睾丸炎，卵巣炎，膵炎，難聴，甲状腺炎，腎炎，心筋炎などがあげられるが，最もよくみられる合併症は無菌性髄膜炎である．

(1) 髄膜炎，脳炎：　無菌性髄膜炎の27%，脳炎の4.9%がムンプスによるものであることが認められている．耳下腺腫脹と髄膜炎の発症時期との関係をみると，腫脹前10日から腫脹後26日までの広い範囲にわたっている．全ムンプス患者の65%に髄液細胞増多を認めるといわれるように，かなり高率に中枢神経への侵入を伴うがその大部分は神経症状に関しては不顕性であり，一般には10%に髄膜炎を認める程度とされる．神経症状の評価，髄液検査を行う頻度にも影響されるので正確な頻度を出すことは難しい．リンパ球主体の髄液細胞増多を認め，その数は500/mm^{3}となるが，しばしば2000/mm^{3}をこえる．髄膜炎の症状は一般のウイルス性髄膜炎と同じで，発熱，頭痛，嘔吐とともに項部硬直などの髄膜刺激症状を認める．発病時期は耳下腺腫脹時とその前後であるが，耳下腺腫脹のない場合も数%あるとされる．後遺症を残すことなく完治する．

脳炎の頻度は低いが症状は意識障害，痙攣など他のウイルス性脳炎と同様で発熱が続く．後遺症を残す例，死亡例もある．

(2) 睾丸・副睾丸炎，卵巣炎：　ムンプス睾丸炎は成人では14～35%にみられるというが思春期前ではまれである．ムンプス睾丸炎の発症は耳下腺腫脹後3～13日ごろで，1週間前後が多い．つまり，耳下腺腫脹が軽減するころに発熱と同時に睾丸の疼痛を自覚するようになる．発症は急激で，高熱，悪寒，頭痛，嘔吐とともに陰嚢に発赤を認め，睾丸は腫大し激痛を伴う．多くの場合片側で，両側性は2～3%という．副睾丸炎も伴うこともある．一般的な経過日数は約10日である．30～40%は萎縮を残すといわれ，妊娠能力の障害は10数%あるというが完全な不妊はまれである．

卵巣炎は思春期以降の女子に多く幼児ではまれ．発熱，悪心，嘔吐，下腹部痛などの症状を示す．治癒後の不妊はまれと考えられる．

(3) 感音性難聴（ムンプス聾）：　ムンプス感染後に感音性難聴の合併症を呈することは小児科医にはあまり知られていないが，ほとんどの耳鼻科医がムンプス罹患後の難聴を経験しており，決

表86.1　ムンプスウイルス感染症で一般的に認められる病的所見

分泌腺組織	
耳下腺炎	60～70%
顎下腺炎	10～20%
睾丸・副睾丸炎	25%（思春期以降男子）
卵巣炎	5%（思春期以降女子）
膵臓炎	5%
神経系組織	
髄液中細胞増多	50～60%
髄膜炎	10%
脳炎	0.02%
一過性難聴	4%
ムンプス聾	0.0056～0.5%

してまれではなく注意すべき疾患である．ムンプス難聴が疑われた発生頻度は0.4％ともいわれている．難治性のものもまれにみられる．髄膜炎の合併の有無には関係しない．通常は片側であることから，幼小児では発見が遅れることがある．ムンプス発症より難聴出現までの期間をみると同日より16病日までさまざまであるが，平均6.5病日との報告がある．第2～4病日が最も多い．ムンプス聾は予後不良であり，治療法がない現在，当然予防が大切となってくる．

86.4 診　　　断

耳下腺腫脹を伴う典型的なムンプスの場合には臨床診断は比較的容易であり，ウイルス分離や血清診断を行うことは少ないが，他の原因による耳下腺炎との鑑別が必要である．細菌性化膿性耳下腺炎，頸部リンパ節炎（特にムンプス顎下腺炎との鑑別），耳下腺結石，腫瘍などである．ムンプス以外のウイルス感染，たとえばインフルエンザ，パラインフルエンザ，コクサッキー，エコーなどのウイルス感染でもまれではあるが耳下腺腫脹を起こす．流行状況，過去における罹患の有無などを参考にする．耳下腺腫脹を伴わない無菌性髄膜炎や，睾丸炎，難聴などの原因としてムンプスが疑われる場合，血清診断が重要となる．また，ムンプスウイルスワクチン接種後の髄膜炎の起因ウイルスの同定にはウイルス分離が望まれる．

a. 血清診断

対血清を用い，有意な抗体上昇を確認する．CF，HI，NT法などが用いられる．発症後2～4週目にピークの抗体活性が認められる．

近年開発されたELISA法は，その感度，迅速性，簡便さなどから繁用される．IgM ELISA法は感染初期に現れるIgM抗体を簡便に測定できるので早期診断が可能である．

b. ウイルス分離

典型的なムンプスの場合，診断が比較的容易であり，また感度のよい血清診断もあるので，ウイルスを分離する必要は少ないと思われるが，前述のワクチン接種後の髄膜炎とワクチンウイルスとの因果関係を証明するにはウイルス分離が望まれる．Vero，HeLaなどの細胞が用いられる．

c. ウイルス遺伝子による株の同定

ムンプスウイルスは抗原的には同一と考えられ，一般的には血清学的に型別に分類することは不可能である．以前はVero細胞におけるプラークサイズが，ワクチン株か野外株かの判定に用いられたが，それでは不確実であるため，最近はウイルス遺伝子の一部をPCR法で増殖したものを制限酵素で処理し，その切断パターンにより型別を行ったり，あるいは，PCR産物の塩基配列を決定することにより株の同定を行うことが可能となっている[5]．

86.5 治　　　療

本症に有効な抗ウイルス剤は今のところないので，対症，補助療法が中心となる．安静，水分補給，高熱の管理，耳下腺の痛みの処置などが必要となる．多くの場合，通常の食事でかまわないが，急性期には軽い流動食の方が摂取が楽である．γグロブリンの使用は，臨床経過の改善や，睾丸炎，髄膜炎の発症予防効果について一定の見解が得られていないので一般的には使用されない．

耳下腺腫脹部の冷湿布は痛みを軽減する場合もあるので用いる．消炎，鎮痛，解熱剤としてはアセトアミノフェン，メフェナム酸などが頓用で用いられる．髄膜炎発症の際は通常入院治療を行う．他の原因による髄膜炎との鑑別のために腰椎穿刺を行うが，結果として頭痛を軽減することがある．睾丸炎の場合は，前述の消炎，鎮痛剤に加え，陰嚢を吊り包帯で保持し，冷湿布で痛みを軽減する．臨床症状がきわめて強いときはステロイドホルモンを用いることもある．プレドニンを数日間使用し，10～14日以内に減量中止する．性的不能や不妊の原因にならないことを伝え，精神的不安を除くことも大切である．

86.6 予　　　防

潜伏期が長いこと，ウイルス排泄期間が長いこと，不顕性感染者が多いことから，本疾患の予防

には隔離，γグロブリンの投与は有効でなくワクチン接種が唯一の方法である．1966年 Weibel, Buynak, Hillemann らによって Jeryl-Lynn 株生ムンプスワクチンがつくられ，アメリカでは現在もこのワクチンが広く用いられている．わが国でも1989年4月からはMMRワクチン統一株（AIK-C, To 336, 占部）の接種が導入された．しかし，前述したように，接種後の無菌性髄膜炎の発生が社会問題となり，接種を当分見合わせることとなった．現在は任意接種として，単独のムンプスワクチンが用いられている．

接種対象は生後12か月以上であれば年齢に関係なく使用される．年長児，成人では不顕性感染者も多くいると考えられるが，免疫のあるものに接種しても副反応は認められない．ムンプスワクチンによる抗体陽転率は麻疹・風疹ワクチンに比して低く90～95％とされ，獲得抗体価も他の生ワクチンと比べ低いせいか，primary そして secondary vaccine failure が時にみられる[6]．麻疹や水痘と異なり接触直後にワクチン接種を行っても発症阻止効果はないとされる．〔堤　裕幸〕

文　献

1) Carbone, K. M. et al.: Mumps virus. Fields Virology (Knipe, D. M. et al. eds.), pp. 1381-1400, Lippincott-Williams and Wilkins, 2001.
2) Takeuchi, K. et al.: Variation of nucleotide sequence and transcription of the SH gene among mumps virus strains. *Virology*, **181**: 364-366, 1991.
3) Maldonado, Y.: Mumps. Nelson Textbook of Pediatrics (Behrman, R. E. et al. eds.), pp. 954-955, W. B. Saunders, 2000.
4) 丸山　浩ほか：MMRワクチン接種後の無菌性髄膜炎発生状況とその対応．臨床とウイルス，**22**：77-82, 1994.
5) Kashiwagi, Y. et al.: Sequence analysis of F, SH and HN genes among mumps virus strain in Japan. *Arch. Virol.*, **144**: 593-599, 1999.
6) 庵原俊昭ほか：ワクチン後のムンプス罹患例におけるムンプス IgG 抗体とその avidity の検討．臨床とウイルス，**24**：389-393, 1996.

87. 淋菌感染症

87.1 病原体の性状

　淋菌は，グラム染色スメア中の白血球の内外で特徴的な腎臓，もしくはコーヒー豆様の形態を呈するグラム陰性双球菌である．湿潤環境の35～37℃で3～10％濃度炭酸ガス存在下で増殖する．

　淋菌感染症は，代表的な性感染症（sexually transmitted disease：STD）の1つであり，性的接触により尿道，子宮頸管，咽頭，直腸，結膜などに感染する．重症例としては，女性の骨盤内炎症性疾患（pelvic inflammatory disease：PID）や，HIV感染者などのdisseminated gonococcal infection（DGI）[1]などを引き起こすこともある．淋菌により引き起こされる感染症の歴史はきわめて古く，紀元前の旧約聖書やヒポクラテスの記載の中にも認められる．後述する抗菌薬耐性の問題も考えると，古くて新しい感染症であるといえる．

　淋菌感染症の治療としては，まず，ペニシリンが，そして，テトラサイクリン，キノロン系抗菌薬が用いられてきたが，それぞれに対して耐性株が出現してきており，治療上の問題点となっている．

　1）ペニシリン耐性　ペニシリン耐性淋菌は，プラスミド性と染色体性に分けられる．プラスミド性は，ペニシリナーゼ産生淋菌（penicillinase-producing *Neisseria gonorrhoeae*：PPNG）であり，ペニシリン系抗菌薬のβラクタム環を加水分解して失活させるペニシリナーゼを産生する．このプラスミドは，接合（conjugation）により伝達する．淋菌は，分子量が24.5MDaと2.6MDaのプラスミドを元来有しているが，PPNGはそれ以外に4.4MDa（アジア由来株）または3.2MDa（アフリカ由来株）などのペニシリナーゼ産生を支配するプラスミドを有する[2]．染色体性は，MICが1μg/ml以上程度の耐性株であり，染色体上の遺伝子座の*penA*，*mtr*，*penB*などの変異が重複して起こることによる．ペニシリン系に対する親和性の低下，菌側の薬剤汲出し，細胞壁の透過性低下などによる[3]．日本では，PPNGの頻度は低く，数％程度とされており，淋菌感染症に対するペニシリン系薬の使用頻度が低いことによると考えられる．

　2）テトラサイクリン耐性（TRNG）　テトラサイクリン耐性淋菌にも，プラスミド性と染色体性がある．プラスミド性は，テトラサイクリンのMICが16μg/ml以上の高度耐性淋菌で，主に25.2MDaのプラスミド上の*tetM*遺伝子に支配され，接合により伝達する[4]．キノロン，セフェム系抗菌薬，spectinomycin（SPCM）などには感受性である．染色体性は，*penB*に近い遺伝子座の変異による．TRNGの頻度は，3～16％とされている[5]．

　3）キノロン耐性（QRNG）　キノロン耐性機構としては，標的酵素であるDNA gyraseとDNA topoisomerase IVの単独または両者の変異と，細胞壁透過性変異などの単独もしくは組合せが考えられる．キノロン系抗菌薬の作用機序としては，gyrase活性を阻害することによるが，変異株では結合親和性が低下して耐性化する．DNA topoisomerase IV変異（ParC）株については単独では認められず，高度耐性株においてGyrAの変異と同時に存在するとされている[6]．また，キノロン系抗菌薬の細胞壁透過性変異株，菌体外排出ポンプ発現変異株による耐性もある．これらキノロン耐性淋菌は，現在，日本で最も問題になってきており，その頻度は40～50％とされている．つまり，キノロン系抗菌薬はもはや淋

表 87.1　日本以外での抗菌薬耐性淋菌の主な分離頻度（文献[7]を改変）

PPNG	rate (%)	TRNG (TC ; MIC≧16 μg/ml)	rate (%)	QRNG	rate (%)
Manila (Philippines) (1994)	70.7	Manila (Philippines) (1994)	6.5	Manila (Philippines) (1994) (CPFX ; MIC≧0.125 μg/ml)	84
Sumatra (Indonesia) (1996)	72	Atlanta (USA) (1995)	14.2	Atlanta (USA) (1995, 1996) (CPFX ; MIC≧1 μg/ml)	0.9, 0.5
Maryland (USA) (1988〜1994)	2〜31			Sydney (Australia) (1984〜1995) (CPFX ; MIC≧1 μg/ml)	0〜3.6
London (UK) (1981〜1994)	3〜13.3				

菌感染症の第1選択ではなくなった．異なる系統の抗菌薬間の交差耐性については，キノロン系抗菌薬間では相関関係がきわめて強く，したがって異なるキノロン系抗菌薬への変更では効果に乏しいと考えられる．しかし，ペニシリン，セフェム系抗菌薬やSPCMなどとの相関関係が低く，これらの系統薬であればキノロン系抗菌薬無効例に対して有効であると考えられている[7]．参考までに，日本以外での抗菌薬耐性淋菌の主な分離頻度を表87.1に示した．

87.2　国内外の流行状況

厚生省（当時）性感染症センチネル・サーベイランス研究班[8]によると，淋菌感染症は，男性では全STDの27.4%を占めており，性器クラミジアの24.2%を上回っていた．また，男性症例が女性症例の平均4.4倍であった．年齢別では，女性が10歳代後半にピークがあり20歳代より下降傾向であるのに対し，男性では，他のSTDと同様に20歳代にピークがあった．10万人あたりの推定年間罹患数の推移では，1992〜1994年にはAIDS予防キャンペーンなどにより減少傾向であったが，近年増加傾向であり，1998〜1999年度での比較でも男性で31%，女性で68%もの増加が認められていた．他の先進国では減少傾向で，発展途上国では増加傾向であるとされている．

87.3　臨床症状

男性の尿道炎では，感染後7日以内に尿道口よりの膿や排尿痛，尿道痛がみられる．無治療の場合には，急性精巣上体炎，急性前立腺炎や尿道狭窄の原因となりうる．女性では，膣分泌物や排尿障害を認める．数%は無症状とされている．

87.4　典型的な症例

29歳男性，排尿痛と尿道口からの膿性分泌物を主訴に近医を受診．淋菌性尿道炎との診断でニューキノロン系抗菌薬を7日間投与されるも症状が改善せず，他医を受診．尿沈渣鏡検上，多数の白血球と，診察上，尿道口からの膿性分泌物を認めた．淋菌と *Chlamydia trachomatis* のPCR検査を提出し，まず，セフェム系抗菌薬を3日間投与した．その後，症状は徐々に軽快した．PCR検査の結果では，淋菌が陽性，*C. trachomatis* は陰性であった．近年，淋菌感染症に対しては，ニューキノロン系抗菌薬は耐性化傾向が強いために第1選択薬とならない．したがって，淋菌感染症に対しては，ペニシリン系，セフェム系抗菌薬やSPCMを選択すべきであり，*C. trachomatis* との混合感染の有無についても検査することが望ましい．

87.5　診　　断

a．臨床診断

典型的な男子の淋菌性尿道炎の場合には，強い自覚症状（排尿痛など），尿道口からの膿性分泌物の排出などで比較的診断が容易であるが，正確な診断と適切な治療に当たっては，病原体検査が必須である．特に男子の場合には20〜50%の症例で，クラミジア性尿道炎を合併していることを忘れてはならない．女子の淋菌性子宮頸管炎の場合には，男子よりも診断が困難であり，男子同様に病原体検査が欠かせない．また，性風俗の多様化もありオーラルセックスによる淋菌性尿道炎（淋菌の咽頭から尿道への感染）も報告されてい

るのでセックスパートナーの感染の有無などとともに問診上注意すべき点である．

b． 病原体検査[9]

迅速に検査可能なものとしては，尿道分泌物，尿道や子宮頸管スメアのグラム染色鏡検(強倍率)がある．通常は，多核白血球内にグラム陰性双球菌が観察される．しかし，症状が現れて早期の症例では観察されない場合もある．子宮頸管では，頸管粘液などの希釈や腟分泌物のコンタミネーションに気をつける．施設の設備が整っているか検体の輸送が可能であれば，抗菌薬の感受性を調べるために培養検査が有用である．この場合，選択培地や血液寒天培地の温度，炭酸ガス濃度，湿潤環境（乾燥させない）に注意する．淋菌の抗原検出法としては，EIA法を用いた方法があり，男性の尿道炎の尿道分泌物(スメア)や初尿で検査が可能であるが，頸管の検体ではやや感度が落ちる．近年では，感度がきわめて高いPCR法を用いた方法も汎用されてきている．いうまでもなく，PCR法は遺伝子検出法として非常に有用であるが，治療後は死菌のDNAを検出する場合がある．したがって，治療直後の治癒判定はfalse positiveの可能性があることを念頭に置き，また，抗菌薬(特にニューキノロン系)に対する耐性化傾向があるため，1～2週間の後に行うことが望ましい．

日本では，欧米で行われているような単回療法は普及しておらず，1日投与量を2～3回に分け，必要以上の期間(7日間前後)投与することが多いと思われる．この場合，服薬を忘れたり，症状が軽快した際に自己判断により服薬を中断することなどによって，結果的に不十分な抗菌化学療法となり，残存した淋菌が耐性を獲得する可能性が高い[6]．また，必要以上の期間の薬剤投与も耐性出現に関与している可能性がある．したがって，患者に服薬の重要性を十分に伝えることや，投与期間を3日以内にするなどの医療者側の対応も耐性淋菌を蔓延させないために必要であろう．

87.6 治　　療

以前，淋菌感染症に汎用されていたキノロン系抗菌薬は治療の選択肢から除かざるをえない状況であるのは，前述したとおりである．単回投与であれば，SPCM 2.0 g(筋注)，aztreonam (AZT) 2.0 g(筋注)が有効である．cefixime (CFIX) 1日400 mg(分2・経口)の3日間投与も有効である．そのほかにも，sultamicillin tosilate (SBTPC) 1日1125 mg(分3・経口)，cefdinir (CFDN) 1日300 mg(分3・経口)，cefpodoxime proxetil (CPDX-PR) 1日400 mg(分2・経口)，cefcapene povoxil hydrochloride (CFPN-PI) 1日300 mg(分3・経口)の3日間投与も有効である[10]．

87.7 予　　防

他のSTDと同様に感染予防にはコンドームの適切な使用が重要である．セックスパートナーの治療を同時に行うことも再感染の危険を軽減する意味で重要である．

〔髙橋　聡・松川雅則・塚本泰司〕

文　献

1) Jacoby, H. M. and Mady, B. J. : Acute gonococcal sepsis in an HIV-infected woman. *Sex. Transm. Dis.*, **22** : 380-382, 1995.
2) Roberts, M., Elwell, L. P. and Falkow, S. : Molecular characterization of two beta-lactamase specifying plasmid isolated from *Neisseria gonorrhoeae. J. Bacteriol.*, **131** : 557-563, 1977.
3) Ison, C. A. : Antimicrobial agents and gonorrhoeae : therapeutic choice, resistance and susceptibility testing. *Genitourin. Med.*, **72** : 253-257, 1996.
4) Morse, S. A. : High-level tetracycline resistance in *Neisseria gonorrhoeae* is result of acquisition of streptococcal *tetM* determinant. *Antimicrob. Agents. Chemother.*, **30** : 664-670, 1986.
5) Zenilman, J. M. : Gonococcal susceptibility to antimicrobials in Baltimore, 1988-1994. What was the impact of ciprofloxacin as first-line therapy for gonorrhea? *Sex. Transm. Dis.*, **23** : 213-218, 1996.
6) 田中正利：ニューキノロン系薬耐性淋菌．日本性感染症学会誌，**9**：16-23, 1998．
7) 広瀬崇興，松川雅則，丹田　均，宮岸武弘，生垣舜二，坂　丈俊，小谷典之：抗菌薬耐性淋菌の最近の動向─札幌分離株について─．日本性感染症学会誌，**9**：8-15, 1998．
8) 熊本悦明，塚本泰司，西谷　巌，利部輝雄，赤座英之，野口昌良，守殿貞夫，碓井　亞，香川　征，

柏木征三郎, 内藤誠二, 蓑輪眞澄, 谷畑健生：日本における性感染症(STD)流行の実態調査—1999年度のSTD・センチネル・サーベイランス報告—. 日本性感染症学会誌, **11**：72-103, 2000.

9) Knapp, J. S. and Rice, R. J.：Neisseria and Branhamella. Manual of Clinical Microbiology (Murray, P. R. *et al*. eds.), 6th ed., pp. 324-340, ASM PRESS, 1995.

10) 淋菌感染症『性感染症診断・治療 guide line』〈日本性感染症学会 1999 年度版〉. 日本性感染症学会誌, **10**：17-20, 1999.

88. 結　　　　核

　結核はいわゆる再興感染症である．世界的にはHIV感染による宿主の免疫能の低下が大きい．アフリカや東南アジアなどの本来結核の蔓延地域では，新しい結核菌の感染による一次結核と，すでに感染し体内に残存していた菌が増殖すること（内因性再燃と呼ぶ）による発病（二次結核）のいずれにおいても，HIV感染による細胞性免疫の低下が発病に促進的に働く．

　わが国にあってはHIV感染は少ないが，結核既感染率の高い高年齢層にみられる防御免疫能の一般的な低下があり，二次結核の発病率が高い．また，「結核は過去の病気である」との認識の低下が，一般市民のみならず医療従事者の間にもみられることが院内感染や集団感染をもたらし，結核を再興感染症としてクローズアップさせた．

88.1　病原菌の性状

　結核菌 Mycobacterium tuberculosis は，1882年，R. Koch によってヒトの結核の原因菌として発見された．抗酸性を示し Ziehl-Neelsen 染色法で濃紅色の小桿菌（0.2～0.5×1～4 μm）として検出される．構造上の特徴は分厚い細胞壁である．乾燥菌量の40％が脂質であるが，それはミコール酸を主体とするこの細胞壁成分である．

　好気性であるが発育はきわめて遅く，培養してもコロニーが肉眼的に検出されるには3～4週間が必要である．コロニーが互いに接触するとヘビが絡んだひも状（serpentine cord）の菌塊をつくる．かつて結核菌の毒性物質とされたcord factorの本体はTDM（trehalose 6,6' dimycolate）を代表とする糖脂質である．この脂質に富む結核菌の細胞壁がもつ生物学的活性が，ヒトの結核症の病態づくりに関係し，結核を単なる感染症として理解するだけでは不十分ならしめている．

　すなわち，この細胞壁成分は宿主免疫機構に働いて，IFN-γ，IL-12，IL-18，TNF-αなどのいわゆるTh1サイトカインの強力な誘導能を有している．これらのサイトカインが過剰に分泌される結果，Th1免疫系の過剰反応-遅延型アレルギーをもたらす．

88.2　感染と発病

　結核は感染症ではあるが，感染からそのまま発病するのはせいぜい5％である（図88.1）．大部分にあっては感染の証としてツベルクリン反応（ツ反）は陽性化するが，発病することなく健康で経過する．しかし，感染した結核菌はpersisterとして分裂増殖することなく冬眠（dormant）状態で，宿主体内で残存する．

　感染宿主の高齢化や糖尿病，またHIV感染に際して，この体内で「眠っていた」persisterが活動し始め増殖し病巣をつくる．これを内因性再燃と呼ぶ．結核の病態を象徴する空洞内には通常10^8個のオーダーの菌が存在し，気道を通じて痰とともに外部へ排出され感染源となる．このよう

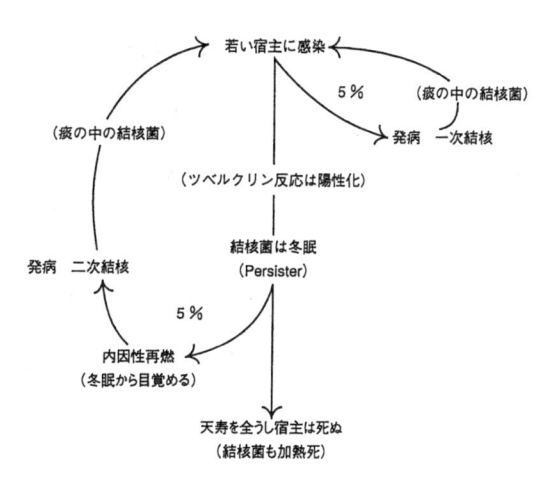

図88.1　ヒトにおける結核感染の自然史

に，感染した個体の10%において生涯を通じての発病がみられる．

結核菌の侵入に対して宿主はTh1系の細胞性免疫反応を起こし，マクロファージとT細胞が主体となった殺菌機構が働く．ところが，上述の細胞壁成分により，Th1に関与する免疫細胞が調節なく刺激され活性化される．菌体の蛋白抗原特異的なTh1反応が局所で過剰に起こり，病変が形成される．この結果，マクロファージから類上皮細胞，ラングハンス巨細胞，結核結節の形成から，最終的には空洞の形成がみられる．このように結核の病態は遅延型アレルギーとして理解される．cord factorをマウスに投与すると致死作用を示すことがあるが，これは破傷風毒素のようにそれ自体の毒性によるのではなく，TNF-αを含む過剰なサイトカイン誘導能による二次的な結果である．

88.3 疫　　学

世界的にみて結核は単一の病原体による最大の感染症である．年間800万人が発病し，300万人が死亡しているといわれる．図88.2は結核死亡率の年次推移を国ごとに比較した成績である[1]．

わが国では2001年にあって，罹患率は人口10万人あたり年間27.9人であるが，長野県の13.6人から大阪府の52.0人まで地域格差が大きい．全国的にみると，年間の発病患者数は3万6000人，死亡者は2500人に上る．喀痰の塗抹陽性結核は10万人あたり9.9人で，横這い傾向にある．

また，最近の傾向として薬剤耐性結核の増加がある．特に初回治療から多剤耐性結核のみられることがあり，外科的手術などに頼らざるをえない．わが国での多剤耐性結核の頻度は，初回治療では0.1%，再発例では10%程度にみられる．

わが国の推定既感染率を表88.1に示す．若年者における既感染率は昔に比べ非常に低下している．その分，十分ではないにせよ自然感染による獲得免疫をもたない若年層が増加している．その結果，病院などでの院内感染を含む集団結核感染が，特に若年者の間で問題視されるようになった．

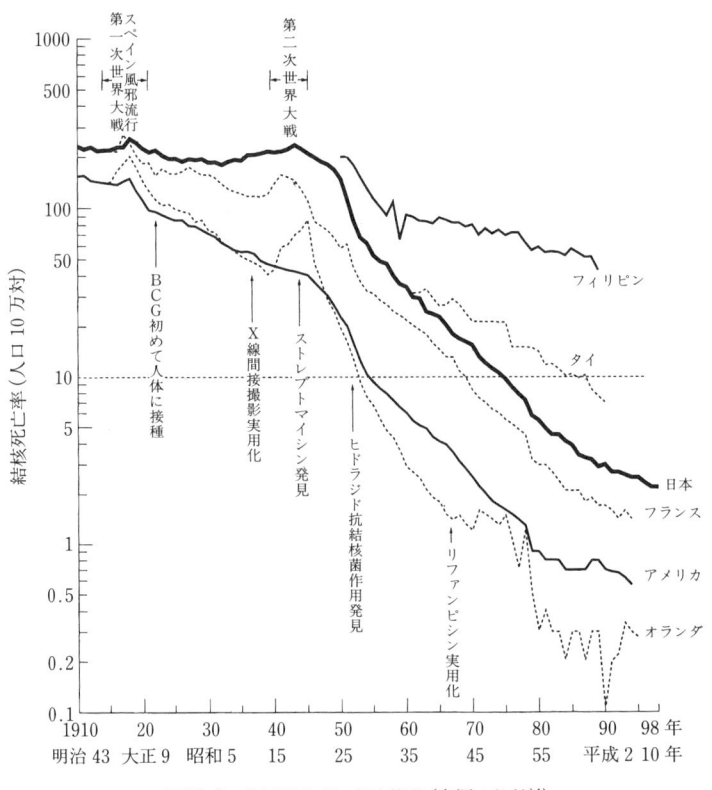

図88.2　結核死亡率の年次推移（各国の比較）[1]

表88.1 年次別・年齢別の推定結核既感染率(%)

年齢(歳)	1950	1965	1980	1995
1	3.3	0.6	0.1	0.05
5	16.8	3.6	0.7	0.3
10	31.9	16.0	1.8	0.6
20	54.3	32.6	7.3	1.7
40	79.5	69.7	46.9	13.9
50	86.2	79.7	64.4	36.2

表88.2 鏡検における検出菌数記載法

ガフキー号数	検出菌数		簡便な記載法
0	全視野に	0	陰性(−)
1	全視野に	1〜4	少数(+)
2	数視野に	1	少数(+)
3	1視野平均	1	中等数(⧺)
4	1視野平均	2〜3	中等数(⧺)
5	1視野平均	4〜6	中等数(⧺)
6	1視野平均	7〜12	中等数(⧺)
7	1視野平均	13〜25	多数(#)
8	1視野平均	26〜50	多数(#)
9	1視野平均	51〜100	多数(#)
10	1視野平均	101以上	多数(#)

88.4 症　　状

肺結核に特徴的な自覚症状はない．咳，膿性痰，血痰，微熱，全身倦怠感，盗汗(寝汗)などである．これらの症状が一般的な抗生剤の投与にもかかわらず2週間以上持続した場合には結核を疑う．しかし自覚症状がなく検診で発見されることもある．

88.5 診　　断

a. 臨床診断

上記の自覚症状が2週間以上長引いた場合，まず胸部レントゲン写真を撮る．必要に応じて断層撮影やCT検査を行い，空洞の有無などを調べる．通常の肺結核は上肺野に多い．胸膜炎では胸水を採取すれば結核性ではアデノシンジアミナーゼ(ADA)は高値である．細胞数は著増し大部分がリンパ球である．

ツ反はBCGを含めた抗酸菌の感染の有無を調べる検査である．水疱や硬結を伴う強い反応が現れた場合は，最近の結核感染が疑われる．しかし，ツ反陰性の結核もある．

b. 結核菌の検査

喀痰を直接鏡検する塗抹検査法は，迅速に感染性の有無を判定しうる簡便な方法である．抗酸性に基づいた染色法にZiehl-Neelsen法がある．また，蛍光法があるが偽陽性が出やすい．成績の記載はガフキー号数で表すが(表88.2)，アメリカなどと同様にわが国でも簡便な記載法へ移行しつつある．

核酸増幅法には，PCRによるアンプリコアマイコバクテリウム®とGen-Probe MTD®がある．いずれも迅速性と感度のよさがあるが，偽陽性と偽陰性が起こりうる．

結核菌は分裂生育が他の細菌に比べきわめて遅く，1分裂に10数時間かかる．固形培地には従来，鶏卵を基礎とした小川培地がある．肉眼的にコロニー形成までに4〜8週間かかる．判定がより短期にできる液体培養法には，ラジオアイソトープを用いたBACTEC®と蛍光発色法のMGIT®(mycobacteria growth indicator tube)がある．後者が主流である．いずれも小川法に比較し約半分の日数で菌の有無を判別しうる．薬剤感受性検査にも液体培養法が導入されつつある．

88.6 治　　療

化学療法が主体である．現在，わが国で使用可能な薬剤は表88.3に示した10種類である．初回治療の標準化学療法を図88.3に示した．結核の場合，「短期治療」は6か月間をいう．化学療法の要点は，3〜4剤を併用して，毎日継続して，規則正しく内服することである．内服中断の原因の1つに副作用がある．PZAのように劇症肝炎から死につながる場合があり，塗抹菌陽性の場合は入院治療が望ましい．

一方，入院治療が困難な場合にはDOTS(directly observed treatment, short course：直接監視下短期化学療法)がある．患者宅に出向き，内服を確認する．これは発展途上国の結核対策として世界保健機関(WHO)が提唱し，よい成果をあげている戦略の1つである[2]．中国やニューヨーク市などの大都市でも盛んに実施され成功が報告されている．

結核の治療で最も重要な点は，再発を防ぐこ

表88.3 結核薬と主な副作用

薬剤	略号	主な副作用
イソニコチン酸ヒドラジド	INH	肝障害，末梢神経炎，痤瘡様発疹
リファンピシン	RFP	肝障害，胃腸障害，白血球減少，血小板減少，発疹
硫酸ストレプトマイシン	SM	聴力障害，平衡障害，腎障害，口唇のしびれ，発熱，発疹
エタンブトール	EB	視力障害，視野狭窄，肝障害，発疹
カナマイシン	KM	聴力障害，腎障害
エチオナミド	TH	胃腸障害，肝障害
エンビオマイシン	EVM	聴力障害，腎障害
ピラジナミド	PZA	肝障害，関節痛，高尿酸血症
パラアミノサリチル酸	PAS	胃腸障害，アレルギー反応
サイクロセリン	CS	不眠，痙攣，精神障害

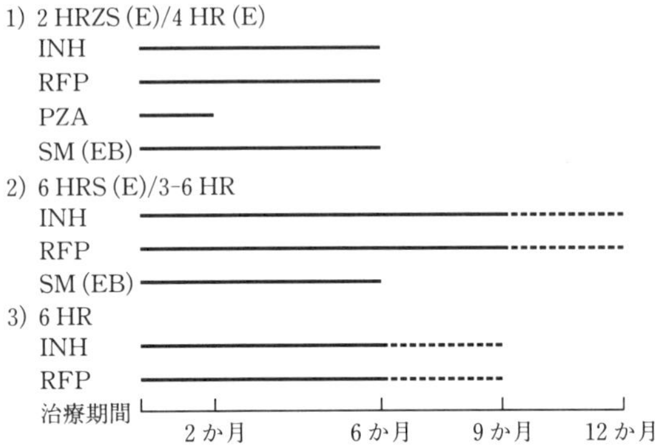

1) 2 HRZS (E)/4 HR (E)
　INH
　RFP
　PZA
　SM (EB)
2) 6 HRS (E)/3-6 HR
　INH
　RFP
　SM (EB)
3) 6 HR
　INH
　RFP
治療期間　2か月　6か月　9か月　12か月

図88.3 新しい結核初回標準化学治療法
数字は月数を示す．例：4 HR (E) は4か月・INH+RFP (またはEB)．
HRZS：INH+RFP+PZA+SM，E：エタンブトール (EB)，INH：イソニコチン酸ヒドラジド，EB：エタンブトール，RFP：リファンピシン，PZA：ピラジナミド，SM：ストレプトマイシン．

と，特に耐性菌による再発の防止である．主要なINHとRFPの両剤に耐性の場合を多剤耐性結核 (multidrug-resistant TB：MDR-TB) という．MDR-TBと判明した場合には，ニューキノロン系抗菌薬をも考慮に入れた化学療法や，場合により外科的切除，宿主への免疫療法をも考慮する必要がある．

88.7 予　防

1) 感染の予防　結核の感染は患者の痰の中に排出された結核菌を吸入する空気感染である．したがって特に塗抹陽性の活動性患者との接触が問題となる．入院治療は隔離の意味合いもある．同室の場合は空気の流れをよくし，換気を頻回に行う．患者には通常のマスクを着用させ，咳をする場合にはタオルなどで口を覆い喀痰の飛散を防止する．

医療従事者などへの感染防止のためのマスクには，アメリカ防疫センター (CDC) の結核ガイドラインが定めた微粒子用マスク (N95マスク) を着用するのが望ましい．

2) BCGワクチン　予防ワクチンとして長年にわたりBCGワクチンが接種されてきた．現行の結核予防法では4歳未満においてツ反陰性者に初接種を行い，小学1年と中学2年時にやはりツ反陰性者に接種する．ただし，現在は義務ではなく勧奨接種である．初接種は生後3か月以降の早い時期に受けることが望ましいとされている．

BCGは小児期にみられる初感染からすぐの発病である一次結核に予防効果があるとされる．しかし，成人の二次結核発病の予防効果に関しては不明である．一旦結核から治癒した個体でも再感染や再発がありうる．自然感染が普通は最強のワクチンであるはずであるが，それが結核では必ずしも当てはまらない．

動物モデルで，BCGに勝る効果を目指したワクチンの開発がなされている．しかしながら，マウスにおける感染実験では，BCG菌体を凌駕する製品は現れていない．DNAワクチンが感染から発病をブロックする，いわゆるtherapeutic vaccineになりうるとの報告があったが[3]，その後の追試報告はない．

21世紀の半ばまでには，結核は世界的に根絶されると予測された時期があった．HIVの出現はその予測を大きく狂わせた．その結果，1980

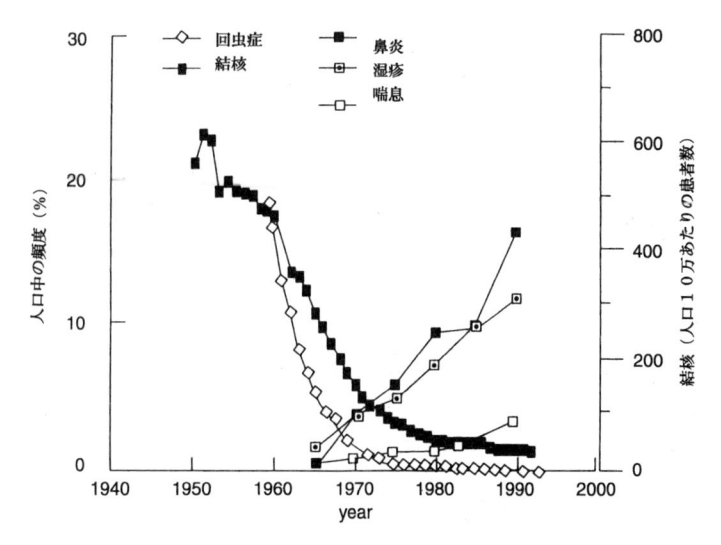

図88.4 結核とアレルギー疾患の有病率の年次変化

年代後半から先進国においてすら結核は増加に転じた．

結核の「根絶」を考えた場合，最大の難点は長年月にわたる健康宿主での persister の存在であり，それを可能にしているのは結核菌体細胞壁成分の脂質である．増殖能を止めた dormant の結核菌に対して，唯一殺菌効果ありとされるのは metronidazole（フラジール®）であるが[4,5]，ヒトでの治験はなされていない．

結核菌はこの強固な細胞壁を「よろい」として自らを保護するとともに，細胞壁の脂質は一方，Th1系に働き細胞性免疫を遅延型アレルギーに移行させる働きを有し，このため結核菌の virulence に関係している．宿主体内で空洞という好気性環境をつくり，そこで増殖し，新たな宿主への感染源となっている．

BCGに勝る強力なワクチンの開発は当分望み薄であろう．しばらくは結核菌との共存を図り，しかしできる限り感染→発病の過程をブロックすることが望ましいのかもしれない．抗酸菌感染はTh1免疫系を活性化するとともに，一方ではTh2免疫系に抑制をかけ，気管支喘息やアトピーなどの即時型アレルギーの発症予防に貢献しているのかもしれない．戦後50年間の結核とアレルギー疾患の消長（図88.4）はこのことを物語っている[6]．

〔露口泉夫〕

文献

1) 厚生省保健医療局結核感染症課監修：結核の統計 1999, 財団法人結核予防会.
2) WHO結核対策部：世界の結核対策1997年版, WHO報告書.
3) Lowrie, D. B., Tascon, R. E., Bonato, V. L. D. et al.: Therapy of tuberculosis in mice by DNA vaccination. Nature, **400**: 269-271, 1999.
4) Wayne, L. G. and Sramek, H. A.: Metronidazole is bactericidal to dormant cells of Mycobacterium tuberculosis. Antimicrob. Agent. Chemother., **38**: 2054-2058, 1994.
5) Stover, C. K., Warrener, P., Van Devanter, D. R. et al.: A small-molecule nitroimidazopyran drug candidate for the treatment of tuberculosis. Nature, **405**: 962-966, 2000.
6) 榎本雅夫, 白川太郎, 嶽 良博, 島津伸一郎, Hopkin, J. M.: 細菌菌体成分によるアトピー疾患の治療. 臨床免疫, **32**: 454-459, 1999.

臓器・部位別

89. 呼吸器感染症

　呼吸器感染症の原因微生物は，ウイルスから原虫まで広範に及ぶが，その病態は原因微生物により異なっている．したがって，これを一括して取り扱うことは実際的でなく，呼吸器感染症は，原因微生物により分類して，その診断，治療を考えることが原則であり，肺炎球菌肺炎，マイコプラズマ肺炎など原因微生物名を冠した疾病として扱う．

　しかし，呼吸器感染症については，(1)上気道には多数の菌種からなる常在菌叢が形成されている，(2)常在菌叢を避け，病巣局所に到達するには侵襲的手段が必要であるなどの理由から，原因微生物の確定は容易ではなく，臨床治験においても原因菌確定率は40～70％にとどまる場合が多い．このため，呼吸器感染症については，発症部位（気道か肺実質か）および発症した環境により，原因微生物をある程度推定できるという経験的事実に基づき，これを以下のように分類し，これに則って診断，治療を進めることが一般化している．

　(1) 肺炎：①市中肺炎：病院外の環境で発症した肺炎，②院内肺炎：入院後48時間以降に発症した肺炎．ただし，入院前に感染し潜伏期にあったものを除く．

　(2) 慢性呼吸器疾患の急性増悪：気道，肺に慢性的な障害をもつ者が，感染を契機として急性に増悪をきたした場合，この群に分類される．障害は，気道系のものと肺実質のものとがある．前者としては，慢性気管支炎，気管支喘息，気管支拡張症，びまん性汎細気管支炎があげられ，後者には，肺気腫症，肺線維症，肺結核後遺症などがある．「慢性呼吸器疾患」と呼ばれることから，感染症自体についても慢性と誤解される場合があるが，本体は基礎疾患の上に生じた急性感染症である．

　このうち，市中肺炎については，アメリカ胸部学会[1]，アメリカ感染症学会[2]，イギリス胸部学会[3]などから診断，治療に関するガイドラインがすでに発表されており，また，院内肺炎についてもアメリカ胸部学会[4]のものなどいくつかのガイドラインが示されている．

　わが国においても2000年4月にこれらに準じる形で，日本呼吸器学会により市中肺炎についてのガイドライン[5]が作成された．日本呼吸器学会では，さらに，院内肺炎，気道感染症についてもガイドラインを作成している．

　こうしたガイドラインは，現時点における呼吸器感染症の診断，治療に対する一般的な考え方を示すものであり，1つの目安として評価される．しかし，個々の症例におけるさまざまな特性は，ガイドラインの範疇をこえるものであることも事実である．したがって，ガイドラインについては，医師個人の診断，および治療内容についての裁量権を制約するものではないことを銘記しておく必要がある．

89.1 原因微生物別発生頻度

　1) 市中肺炎　本症の原因微生物については，細菌以外に，マイコプラズマとクラミジアの頻度が高い点に特徴がある．細菌としては肺炎球

菌が最も多く，インフルエンザ菌，クレブシエラ，黄色ブドウ球菌，*Moraxella catarrhalis* などがこれに次ぐ．非細菌性肺炎としては，マイコプラズマが最多を占める．これらに加え，検出法の進歩に伴い，細菌ではミレリグループが基礎疾患を有するものを中心にしばしばみられることが，また非細菌では肺炎クラミジアも数％程度存在することが報告され始めている．このほかでは，結核が重要であり，常に念頭に置く必要がある．表89.1 に Ishida ら[6]が 1994〜1997 年の期間に市中肺炎の原因微生物について調査した成績を示す．

2）院内肺炎 感染防御能が低下した，いわゆる compromised host に生じた日和見感染症という色彩が強い．わが国においては，院内肺炎の原因微生物に関する調査，報告は少ないが，アメリカの National Nosocomial Infection Surveillance の成績[7]では，黄色ブドウ球菌，緑膿菌，および腸内細菌科のエンテロバクター，クレブシエラなどが院内肺炎の主要原因菌であることが示されている（表89.2）．院内肺炎ではこうした一般細菌のほかに，抗酸菌，真菌，ウイルスなど，多彩な病原微生物がその発症に関与しうることが特徴であり，さらに，複数の菌種によって引き起こされる肺炎もまれではなく，その診断，治療は，市中肺炎より困難である場合が多い．

3）慢性呼吸器疾患の急性増悪 インフルエンザで代表されるウイルス感染が先行することが多い．しかし，先行するウイルス感染を別とすれば非細菌によるものは少ない．原因菌としては，肺炎球菌，インフルエンザ菌の 2 菌種の分離頻度が高いが，基礎疾患の進行に伴い，緑膿菌，腸内細菌科の菌種などグラム陰性桿菌の頻度が増加してくる．

89.2 原因菌の性状

呼吸器感染症の原因菌で現在問題となっている性状は，耐性の発現であり，主なものとして以下のようなものがある．

（1）ペニシリン低感受性，ないし耐性肺炎球菌： ペニシリン結合蛋白（penicillin-binding protein：PBP）と抗菌薬の結合親和性の低下による耐性であり，低感受性株を含めれば臨床分離株の 50％近くを占めるに至っている．院内肺炎ではなく，むしろ市中肺炎として普通にみられること，あるいは，セフェム，マクロライドなど他系統の抗菌薬にも同時に耐性を獲得していることなどの問題を抱えている．

（2）MRSA： 耐性の発現機序は *mecA* 遺伝子による PBP2′ の産生に基づく．MRSA 肺炎は，もっぱら院内肺炎としてみられる．院内で分離される黄色ブドウ球菌の 70％近くを MRSA が占めている状況を背景として compromised host に発症する．

（3）βラクタマーゼ非産生アンピシリン耐性（β-lactamase-negative ampicillin-resistant：BLNAR）インフルエンザ菌： 従来インフルエンザ菌の耐性機序は，βラクラマーゼ産生によるもので，分離株の 10〜20％を占めていた．しかし，最近βラクラマーゼ非産生で，PBP の変

表89.1 市中肺炎の原因微生物[6]

原因微生物	頻度（％）
Streptococcus pneumoniae	23.0
Haemophilus influenzae	7.4
Mycoplasma pneumoniae	4.9
Klebsiella pneumoniae	4.3
Streptococcus milleri group	3.7
Chlamydia pneumoniae	3.4
Pseudomonas aeruginosa	2.5
Anaerobes	2.5
Staphylococcus aureus	2.1
Chlamydia psittaci	2.1
Viruses	2.1
Moraxella catarrhalis	1.8
Mycobacterium tuberculosis	1.5
Others	38.7

表89.2 院内肺炎の原因微生物[7]

原因微生物	頻度（％）
Staphylococcus aureus	20
Pseudomonas aeruginosa	16
Enterobacter spp.	11
Klebsiella pneumoniae	7
Haemophilus influenzae	5
Candida albicans	5
Acinetobacter spp.	4
Escherichia coli	4
Others	28

異，あるいは外膜透過性の低下に基づく耐性が出現している．すでに分離株の30%程度はBLNARとの報告がある．

(4) 基質拡張βラクタマーゼ(extent spectrum β-lactamase：ESBL)産生グラム陰性桿菌：ペニシリンだけではなく第3世代セフェム，モノバクタムも分解するclass A βラクタマーゼをもつクレブシエラや大腸菌が数%の割合で分離され始めている．

(5) メタロβラクタマーゼ産生グラム陰性桿菌：現在最も強力な抗菌力をもつ薬剤であるカルバペネムをも分解するclass B βラクタマーゼを産生する緑膿菌，セラチアが見つかっている．現時点では分離頻度は低いが，カルバペネムも無効であることから今後問題となる可能性がある．

89.3 臨床症状

咳嗽，喀痰，発熱，呼吸困難，胸痛が共通する症状である．しかし，個々の症例にすべての症状がそろうわけではなく，特に高齢者では，食思不振，あるいは元気がないといった非特異的所見のみの場合も多いことに注意する必要がある．

89.4 診　　断

a. 臨床診断

画像所見では，細菌性肺炎は浸潤影，非細菌性肺炎はスリガラス陰影で代表される間質性陰影を呈する場合が多いが，例外も多く，画像のみからの判断には慎重である必要がある．重症例，難治例ではCTによる詳細な病変の観察が有用である．

検査所見では，炎症反応の上昇が基本である．白血球数の増加と核の左方移動，CRP，血沈，フィブリノーゲン，LDH，あるいは$α_2$グロブリン分画の増加，上昇がみられるが，通常は，白血球数，およびCRPの2項目で評価可能である．

以上の成績をもとに，肺炎，慢性呼吸器疾患の急性増悪については，(1)重症度，(2)重症度に宿主の感染防御能の障害の程度を加えた重篤度の2つのパラメーターについて評価を行う．この評価法については，日本化学療法学会[8]から抗菌薬の臨床試験における重症度評価基準(表89.3，89.4)，および重症度に宿主の感染防御能の障害の程度，すなわち基礎疾患・合併症の重症度(表89.5，89.6)を加えた重篤度の評価基準(表89.7，89.8)が発表されている．呼吸器感染症の治療法は，こうして評価された重篤度に基づいて選択する．

b. 病原体検査

通常は喀痰のグラム染色検査が行われる．ただし，口腔内には嫌気性菌が主体をなす常在菌叢が存在するため，嫌気性菌については，喀痰による検索は無意味である．細菌性肺炎では膿性痰が基本であるのに対し，非細菌性肺炎では少なくとも初期にはこれが認めにくい点に特徴がある．したがって，膿性痰以外の喀痰については，診断的な有用性は低い．

グラム染色標本の品質の評価基準としては，Geckler の分類[9]がよく用いられる(表89.9)．グループ4～6群の標本については，病巣局所に由来した検体であり，評価に適していると判断する．こうした標本について，貪食細胞に食菌された像，あるいは食細胞周囲に多数の細菌がみられれば，ほぼ原因菌と考えて間違いない．定量培養の場合は，10^7/ml以上の菌数があれば原因菌の可能性が高いと考える．

表89.3 肺炎重症度[8]

	軽症 4項目中3項目以上	中等症	重症 4項目中3項目以上
体温	<37.5℃	軽症と重症のいずれにも該当しない	≧38.6℃
胸部X線点数	<4点		≧6点
白血球数	<10000/mm³		≧20000/mm³
CRP	<10 mg/dl		≧20 mg/dl

胸部X線点数　4点：陰影範囲が一側肺の1/4程度，6点：陰影範囲が一側肺の1/2程度．

表 89.4 慢性呼吸器疾患急性増悪重症度[8]

	軽症	中等症	重症
体温	<37.5℃	軽症と重症のいずれにも該当しない	≧39℃
白血球数	<10000/mm³		≧15000/mm³
CRP	<5 mg/dl		≧10 mg/dl

表 89.5 肺炎基礎疾患・合併症重症度[8]

軽症	感染症(肺炎)の発症,経過に影響を及ぼさないと考えられるもの(例:高血圧,高脂血症,軽度の肝機能障害など)
中等症	感染症の発症,経過に影響を及ぼす可能性があるが,特に重大と考えられないもの(例:軽度の慢性閉塞性肺疾患,コントロールされた糖尿病,慢性腎炎など)
重症	感染症の発症,経過および治療効果に重大な影響を及ぼすと考えられるもの(例:膠原病,白血病,進行癌などの悪性疾患,うっ血性心不全,呼吸不全を伴う慢性気道疾患など)

表 89.6 慢性呼吸器疾患急性増悪基礎疾患・合併症の重症度[8]

軽症	軽度(Hugh-Johns I 程度)の慢性肺疾患(慢性気管支炎,肺気腫,気管支拡張症など)や心疾患を有するがその他の合併症がないかあるいは感染症の経過に影響を及ぼさない合併症(例:軽度の高血圧,高脂血症,肝機能障害)を有する場合
中等症	中等度の慢性肺疾患(Hugh-Johns II-III 程度)や軽度(潜在性)の心不全または感染症の経過に特に重大と考えられない合併症(例:コントロールされた糖尿病や慢性腎炎)を有する場合
重症	呼吸不全を伴う慢性肺疾患(Hugh-Johns IV-V 程度)やうっ血性心不全を有する場合,あるいは感染症の経過に重大な影響を及ぼす合併症(例:コントロール不良の糖尿病(ケトアシドーシス),膠原病,気管切開(人工呼吸),進行癌など)を有する場合

表 89.7 肺炎重篤度[8]

	感染症重症度		
基礎疾患合併症重症度	軽症	中等症	重症
なし	軽度	中等度	重度
軽症	軽度	中等度	重度
中等症	中等度	中等度	重度
重症	重度	重度	重度

表 89.8 慢性呼吸器疾患急性増悪重篤度[8]

	感染症重症度		
基礎疾患合併症重症度	軽症	中等症	重症
軽症	軽症	中等度	重度
中等症	中等度	中等度	重度
重症	重度	重度	重度

表 89.9 Geckler の分類[9]

グループ	100 倍鏡検での1視野あたりの細胞数	
	扁平上皮細胞	好中球
6	<25	<25
5	<10	>25
4	10〜25	>25
3	>25	>25
2	>25	10〜25
1	>25	<10

侵襲的な検査としては,気管穿刺吸引(transtracheal aspiration:TTA)や気管支鏡検査が行われる.いずれも,上気道の常在細菌叢を回避できる利点があるが,特に後者は病巣局所に接近できるため,診断的価値が大きい.得られた検体については,定量培養で $10^4/ml$ 以上の菌数がみられた場合,原因菌の可能性が高い.

89.5 治 療

a. 原 則

原因微生物を確定し,これに有効な抗菌薬を使用することが感染症治療の原則である.しかし,呼吸器感染症では,上記の理由で原因微生物の確定は過半の症例で困難であり,また原因微生物が確定した場合でも,薬剤感受性試験の結果が出る以前に治療を開始することが必須であることから,原則に則った治療は多くの場合,不可能である.このため治療は,原因微生物の分離,および薬剤感受性分布状況についての疫学的成績に基づいた経験的な方法,すなわちエンピリックセラピー(empiric therapy)として開始しなければなら

ないことが多い．

a. 方　　法
1) 市中肺炎
① 細菌性肺炎

[軽　度]　経口抗菌薬による治療が基本である．βラクタマーゼ阻害薬配合ペニシリン，第2世代以降の，いわゆる新セフェム，および肺炎球菌に抗菌力をもつニューキノロンが選択される．

[中等度以上]　入院治療が原則であり，点滴静注が選択される．薬剤としては，ピペラシリン，あるいは第2世代以降のセフェムを選択する．

[重　度]　第3世代以降のセフェム，あるいはカルバペネムが基本である．特に重症な症例や複数菌感染例では，抗菌スペクトルの拡大，あるいは薬剤相乗効果を期待して，アミノグリコシド(腎機能障害，第8脳神経障害に注意)，クリンダマイシン(嫌気性菌に対して)，マクロライド，あるいはテトラサイクリン(非細菌性肺炎に対して)が併用される．レジオネラ肺炎には，細胞内移行性のないβラクタムやアミノグリコシドは無効であり，マクロライド，ニューキノロン，リファンピシンを2薬剤，あるいは3薬剤併用で使用する．

② 非細菌性肺炎：マイコプラズマ，クラミジアには，βラクタム薬は無効であり，マクロライド(薬物動態が改善されたクラリスロマイシンなどのニューマクロライド)，あるいはテトラサイクリン(一般的にはミノサイクリン)が選択される．一部のニューキノロンも有効性が証明されている．真菌ではクリプトコッカスが時にみられるが，これに対しては，フルコナゾールが有効である．

2) 院内肺炎
表89.5, 89.6のように患者の基礎疾患を考慮すれば，院内肺炎の大半は，市中肺炎の中等度以上に該当するため，選択薬も中等度以上の場合に準じる．非細菌性肺炎のうち，カリニ肺炎についてはスルファメトキサゾール・トリメトプリム(ST)合剤が第1選択薬であり，Pa_{O_2} 70 Torr以下の症例については，副腎皮質ホルモンを併用する(プレドニゾロンで40 mgから漸減)．肺アスペルギルス症については，アンフォテリシンBの点滴静注を選択する．サイトメガロウイルスに対しては，ガンシクロビルが唯一認可された薬剤であるが，ホスカルネットも一部では使用されている．

3) 慢性呼吸器感染の急性増悪
[軽　度]　ニューキノロンのうち肺炎球菌に抗菌力のある薬剤を選択する．

[中等度以上]　市中肺炎の場合に準じる．しかし，最終的には，緑膿菌感染症に移行し，治療に難渋する場合も多い．

4) 治療効果の判定
日本化学療法学会から治療効果の判定基準についても発表されている(表89.10, 89.11)．治療終了時期については一定した見解はないが，一般的にはCRPの陰性化，あるいは発病前の値への回復時点とする．

89.6　予　　防

現在，呼吸器感染症を対象として予防目的で使用されている薬剤には以下のようなものがある．

1) ウイルス性肺炎
(1) インフルエンザ

① インフルエンザワクチン：わが国では，不活化ワクチンが使用されている．低温馴化株による鼻腔内噴霧ワクチンも開発途上にある．

② アマンタジン：治療薬としての用途以外に予防的にも用いられ，有効である．この場合は，ワクチン接種の効果が出るまでの2週間を限度として使用する．

表89.10　肺炎治療効果の判定基準[8]

	有効	無効
体温	<37℃に低下	有効の基準を満たさないもの
胸部X線点数	前値の≦70%に低下	
白血球数	<9000/mm³に低下	
CRP	前値の≦30%に低下	

表89.11　慢性呼吸器疾患急性増悪治療効果の判定基準[8]

	有効条件
咳嗽・喀痰	痰膿性度の改善：膿性が粘性へ，粘性へ or 膿粘性が粘性へ 痰量の減少：≦50%に減少 咳嗽の減少
CRP	前値の≦50%に減少
体温	<37℃へ改善
白血球数	<8000/mm³へ改善

③ ザナミビル，オセルタミビル： 予防的使用の有効性が報告されているが，わが国ではまだ承認されていない．

2） 肺炎球菌肺炎　肺炎球菌ワクチンが使用される．肺炎球菌の23種の血清型(1, 2, 3, 4, 5, 6 B, 6 F, 8, 9 N, 9 V, 10 A, 11 A, 12 F, 14, 15 B, 17 F, 18 C, 19 A, 19 F, 20, 22 F, 23 F, 33 F)の莢膜ポリサッカリドを含むコンポーネントワクチンである．この23型により肺炎球菌の原因菌の80%をカバーし，1回の接種で5～10年間の有効性が期待できる．しかし，実際の有効率については，議論があり，Ortqvistら[10]は，無作為試験で中高年者での有効性は示されなかったと報告している．また本ワクチンは，T細胞非依存性であることから，2歳以下の幼児では抗体産生が低いことが知られている．

3） インフルエンザ菌肺炎　インフルエンザ菌に対するワクチンは血清型bに対するものが開発されている．しかし，成人の肺炎は，血清型nontypableによるものが大半であり，本ワクチンの有効性は期待できない．

4） 結　核　BCGが広く使用されている．その効果は，少なくとも成人に対するものについては議論があり，有効性は実証されていない．

5） カリニ肺炎　副腎皮質ホルモンをプレドニゾロン換算で20 mg以上1か月以上継続使用症例，あるいはヒト免疫不全ウイルス(HIV)感染者でCD4陽性リンパ球数が200個/μl以下の症例についてはST合剤の予防内服が有効である．この目的には，1日2錠週3回以上内服する．　　　　　　　　　　　　　〔後藤　元〕

文　献

1) Niederman, M. S. et al.: Guidelines for the initial management of adult with community acquired pneumonia: diagnosis, assessment of severity, and initial antimicrobial therapy. Am. Rev. Respir. Dis., 148: 1418-1426, 1993.
2) Bartlett, J. G. et al.: Community-acquired pneumonia in adults: guideline for management. Clin. Infect. Dis., 26: 811-838, 1998.
3) Finch, R. et al.: The British Thoracic Society guidelines for the management of community acquired pneumonia in adult admitted to hospital. Br. J. Hosp. Med., 49: 346-350, 1993.
4) American Thoracic Society: Hospital-acquired pneumonia in adults: diagnosis, assessment of severity, initial antimicrobial therapy, and preventive strategies. Am. J. Respir. Crit. Care Med., 153: 1700-1725, 1996.
5) 日本呼吸器学会市中肺炎診療ガイドライン作成委員会：成人市中肺炎診療の基本的考え方．呼吸器感染症に関するガイドライン（日本呼吸器学会編），pp. 1-49，日本呼吸器学会，2000．
6) Ishida, T. et al.: Etiology of community-acquired pneumonia in hospitalized patients: A 3-year prospective study in Japan. Chest, 114: 1588-1593, 1998.
7) Emori, T. G. et al.: An overview of nosocomial infections, including the role of the microbiology laboratory. Clin. Microbiol. Rev., 6: 428-442, 1993.
8) 日本化学療法学会抗菌薬臨床評価法制定委員会呼吸器系委員会：呼吸器感染症における新規抗微生物薬の臨床評価法（案）．1997年6月．日本化学療法学会誌，45: 762-778, 1997．
9) Geckler, R. W. et al.: Microscopic and bacteriological comparison of paired sputa and transtracheal aspirates. J. Clin. Microbiol., 6: 396-399, 1977.
10) Ortqvist, A. et al.: Randomised trial of 23-valent pneumococcal capsular polysaccharide vaccine in prevention of pneumonia in middle-aged and elderly people. Swedish Pneumococcal Vaccination Study Group. Lancet, 351: 399-403, 1998.

90. 循環器系感染症

循環器系感染症の代表的疾患は感染性心内膜炎である．本症の病態は心内膜，あるいは弁膜に，起因微生物の増殖の場である疣贅（verruca あるいは vegetation）と呼ばれる感染巣をもつ循環器感染症であるともいえるが，血液中にその起因微生物を証明し，多彩な臨床症状を呈することの多い全身性感染症と呼ぶのがふさわしい疾患である．図90.1に示したように本症は，古くは亜急性細菌性心内膜炎あるいは遷延性心内膜炎と呼ばれたが，現在のように感染性心内膜炎 (infective endocarditis : IE) と呼称されるまでには，幾度か呼称の変遷をとげてきた[1,2]．しかも図90.1に示したように，呼称の変遷はその起因微生物の変遷と無縁ではない．最近では心臓外科手術の発達により人工弁置換術後の本症が増加している．人工弁置換術後に発症する IE を prosthetic valve endocarditis と呼び，その頭文字をとって PVE と省略し，それ以外の IE を native valve endocarditis すなわち NVE と省略するのが一般的となっている[3]．このほか，不潔な注射器を使用する drug abuser に発症する IE が主としてアメリカでみられるが，PVE および NVE と同列に endocarditis in intravenous drug abusers という項目が立てられている教科書[3,4]もある．

90.1 起因菌別発生頻度

本症の発生頻度は明らかではないが，IE の起因菌は NVE および PVE ならびに endocarditis in intravenous drug abusers のいずれかにより主要菌種が異なっている．NVE の起因菌は現在でもなお α 溶血性レンサ球菌 (α-haemolytic streptococcus) が最も多く，次いで *Staphylococcus aureus* ならびに *Enterococcus faecalis* に代表される D 群 *Streptococcus* である[3,5,6]．これらのレンサ球菌属による本症は古くから報告された SBE (subacute bacterial endocarditis：亜急性細菌性心内膜炎) の経過をとることが多く，*S. aureus* の場合は ABE (acute bacterial endocarditis：急性細菌性心内膜炎) の経過をとる．そのほか種々の一般細菌や真菌さらには *Chlamydia* あるいは *Rickettsia* なども本症の起因菌となることが知られているが，頻度は高いものではない[7]．*Rickettsia* による本症は Q fever endocarditis と呼ばれている[7]．NVE のみならず PVE

---

endocarditis lente (遷延性心内膜炎)
1910 年 Schottmuller
Streptococcus viridans
↓
→ subacute bacterial endocarditis
(亜急性細菌性心内膜炎：SBE)
1910 年 Liebmann & Celler
Streptococcus viridans
Streptococcus pneumoniae
その他の *Streptococcus* spp.

→ acute bacterial endocarditis
(急性細菌性心内膜炎：ABE)
Staphylococcus aureus

bacterial endocarditis (細菌性心内膜炎：BE)
↓
infective endocarditis (感染性心内膜炎：IE)
一般細菌，真菌，*Rickettsia*, *Chlamydia*

→ native valve endocarditis (NVE)
Streptococcus viridans
Enterococous faecalis
Staphylococcus aureus

→ prosthetic valve
endocarditis (PVE)
Staphylococcus epidermidis
Staphylococous aureus

→ endocarditis in intravenous drug
abusers gram negative rods
Staphylococcus spp.

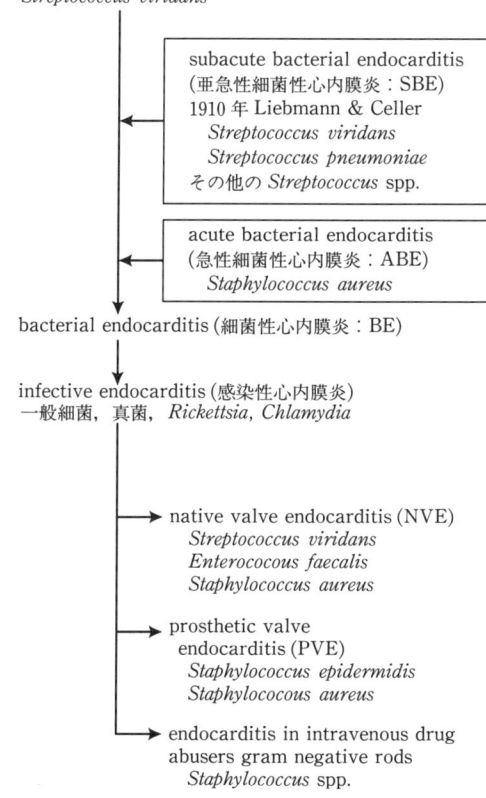

図 90.1　呼称の変遷

の起因菌でもある[7]．ただしPVEの起因菌ではS. aureus および S. epidermidis が2大主要菌種である[5,9]．なお endocarditis in intravenous drug abusers の主要菌種はグラム陰性桿菌やmethicillin resistant S. aureus (MRSA) である[3,7]．1987年4月〜1994年3月に慶應義塾大学病院においてコンサルテーションを受けた本症の起因菌はすでに報告した[5]．その後1994年4月〜1998年3月の5年間に同病院において経験した感染性心内膜炎は28例であったが，そのうち17例は S. viridans が起因菌であった．

90.2 起因菌の性状

1) S. viridans (viridans streptococci) 緑色レンサ球菌と呼ばれ血液寒天培地上に淡い緑色の溶血環（α溶血環）を形成するグラム陽性のレンサ球菌群の総称であり，正式の菌種名ではない．すなわち以下の菌種が含まれる．現在では簡易同定キットである Api Strepto.® により菌種まで同定可能である．しかし本キットによる菌種の同定は確率論によるものであり，たとえば S. sanguis II は正式の S. sanguis ではなく，必ずしもすべての菌が菌種まで同定可能ではない[9]．最近では誤解を避けるために S. viridans の代わりに viridans streptococci と呼ぶ傾向にある[3]．

2) E. faecalis Lancefield の血清群でD群に含まれるレンサ球菌である．S. bovis もD群に含まれるレンサ球菌であるが40%胆汁酸加培地での発育が不良であることにより E. faecalis とは区別される．

3) ブドウ球菌属 鏡検にてブドウの房状にみえる菌塊を形成するグラム陽性球菌で，コアグラーゼを産生しかつマンニットを分解する菌種を S. aureus という．本菌種は古くから化膿菌として知られた菌種である．コアグラーゼ非産生マンニット非分解の菌種を S. epidermidis という．本菌は表皮ブドウ球菌の和名が示すように，人の皮膚の常在菌で非病原性と考えられていたが，PVEやカテーテル菌血症の主要菌種となった．最近コアグラーゼ陰性マンニット分解のブドウ球菌がカテーテル菌血症の起因菌と考えられる症例が増加しており，S. epidermidis を含めて一括してCNS (coagulase-negative staphylococci) と呼ばれている．

表90.1 亜急性心内膜炎の症状の分類[2]

1. 感染症状群
   発熱，発汗，悪寒，脾腫，肝腫，貧血
   白血球増多または減少症，好中球増多症
   血沈値の促進，血清蛋白の減少，A/Gの低下，血清鉄の減少，血清銅の増加
2. 心臓症状群
   心雑音，心肥大，心悸亢進，心電図の変化
3. 血管塞栓症状群
   皮膚および粘膜の溢血斑，Osler病斑，Janeway発疹，爪下出血斑 (splinter hemorrhage) 臓器出血，塞栓硬塞，Rumple Leede 現象
   眼底変化 (Roth 斑など)
   顕微鏡的血尿

90.3 臨床症状

本症の臨床症状は非常に多彩である．古く三方および長谷川はこれらの臨床症状に一部検査所見を加え感染症状，心臓症状および血管塞栓症状に大別した[2]が，それを表90.1に示した．欧米においても取り上げる項目に若干の差異はあるものの，本症の臨床症状，理学所見などを感染症状，心臓症状および血管塞栓症状の3大症状に大別し，診断の根拠としている[3]．ただしこれらの症状や検査所見がすべて出そろうとは限らない．なお，本症に特徴的な所見をあえてあげれば血管塞栓症状である．

90.4 典型的な症例

NVEの起因菌としては典型的とはいいがたいが，臨床経過の詳細はすでに報告した[12]．臨床経過が典型的である S. agalactiae を起因菌とする症例を以下に提示する．

症例は60歳女性で約10年前から高血糖120 mg/dl を指摘されていた．1988年4月下旬から38℃台の発熱が持続し慶應義塾大学病院内科外来受診．受診時424 mg/dl の高血糖値も指摘され緊急入院．入院時の血液培養検査より S. agalactiae を検出し，心エコーにより vegetation を検出し本菌による NVE と診断 PC-G と SM との併用療

法によりNVEは治癒したが，大動脈弁の破壊が高度で心不全が進行し大動脈弁置換術を施行された．弁置換術1年後 S. epidermidis による PVE を発症した．S. agalactiae による IE は比較的まれとされ，心以外の基礎疾患として肝疾患や糖尿病を有する患者に発症することが知られ，かつ弁の破壊も高度であり，治癒後弁置換術が必要とされる場合が多い．本例はその典型例であった．また，その後に発症した S. epidermidis による PVE も典型的な術後経過といえるものである．

90.5 診　　断

a. 臨床診断

本症は心臓に全く異常のない患者に発症することはまずない疾患である．すなわち，先天性心疾患や後天性心弁膜症のある患者に発症する．したがって，このような基礎疾患を有する患者に感染症状を認めた場合には本症を疑う．さらに血管塞栓症状を認めれば本症との臨床診断は確実となる．経食道心エコーによる疣贅の検出は本症との診断を確実性の高いものとする．これに加えて起因菌検出のため血液培養を施行する．血液培養により菌を検出し，上記の症状のいくつか，特に血管塞栓症状があれば本症との診断は容易となる．ただし疣贅が検出されないということは本症を否定する根拠とはならない．また，菌が陰性であるからといって本症は否定できない．菌陰性心内膜炎 (culture negative IE) の存在が認められている．なお本症の診断に関して厳密な診断基準が von Reyn らにより提唱された[12]．ただしこの診断基準には心エコー検査の所見は含まれていなかった．Duke 大学の Durack らは経食道心エコーの検査所見を加味した診断基準を提唱した[13]．表90.2 は慶應義塾大学病院における自験例 28 例を両者の診断基準を用いて評価したものである．本検査は血液培養検査とともに本症の診断に際して必要不可欠であるといいうる検査である．

b. 病原体検査

血液培養により起因菌の検出を行う．S. viridans は比較的発育しがたい菌種であることを理解し，短時間に頻回血液培養を施行する．具体的には最低6時間ごとに1日4回施行する必要がある．血液採取時期は抗生剤無投与時が望ましいが，投与されている場合には，抗生剤の血中濃度が最低となる時間に施行する．

90.6 治　　療

本症を確実に治癒するためには，心内膜や弁膜に付着した疣贅中の細菌を完全に死滅させる必要があるので，IE においては抗生剤の併用投与ならびに長期にわたる投与が必要とされる．また薬剤の投与法においても，大量投与であることおよび確実に吸収され十分な血中濃度を得ることが必要不可欠であるなどの理由により，非経口投与が中心となる．本症の合併症としての心不全および塞栓症は時として致命的となる．したがって起因菌に最も有効な薬剤を投与する．換言すれば常に第1選択であると確立されている治療法を行うべきということになる．本症が抗生剤療法により延命可能となった当時の主要な起因菌はいうまでもなく S. viridans であった．本菌は benzylpenicillin (PCG) には高度感受性であり，当初は単独療法が行われたが，次第により確実な治療効果を得るために amino-glycoside 系抗生剤との併用療法が行われてきたのである[7]．ここでいう「より確実な治療効果」とは，抗生剤療法終了後再発がみられないことを意味する．本症の病態の本質が，冒頭に触れたように「心内膜あるいは弁膜に起因微生物の増殖の場である疣贅を有し心内膜や弁膜に付着した疣贅中の細菌を完全に死滅せしめる必要があるため」である．ここで注意したいのは amino-glycoside 系抗生剤に本菌が耐性であるにもかかわらず，併用投与薬として使用される理由を理解しなければならないということであ

表90.2 IE の診断基準

診　　断	von Reyn の基準[12]	Duke の基準[13]
definite	7	25
probable	18	2
possible	3	1
計	28	28

る.この点に関しては成書にも記載されているが,有名な in vitro の成績がある[14].いわゆる bactericidal synergism(殺菌的相乗作用)と呼ばれる併用効果である.このような併用効果がどうして得られるかというメカニズムに関してはいまだ明らかにされているとはいいがたいものがある.ただし一応以下のように説明されている.すなわち細胞壁の合成阻害剤である PCG に細胞分裂時細胞壁の合成が阻害され,そのため細胞壁が存在するときは細胞内に透過不可能な amino-glycoside 系抗生剤が浸透可能となり,蛋白の合成を阻害しているというものである.一応は合理的な説明といえよう.当初は E. faecalis を被検菌とし,PCG と streptomycin の併用効果の実験が行われたのであるが,その後 S. viridans に対する殺菌的相乗効果の gentamicin(GM)と PCG との相乗効果の基礎的成績や動物実験の成績が報告され,臨床的にも単独療法に比較してより優れた治療成果であるとの報告は多いのである[7,14].したがって本症の確実な治療法は併用療法であることを常に念頭に置いておくことは,臨床家として絶対的に必要な事項である.それと同時にレンサ球菌属の薬剤感受性検査においては amino-glycoside 系抗生剤には耐性であるが併用するのであるということをもう一度繰り返しておきたい.

a. 抗生剤療法

このような理解の上に立ち,American Heart Association の治療指針[15]を参考にしつつ,筆者のこれまでの経験を踏まえて,起因菌ごとの具体的な治療法を述べることとする.もちろん表 90.2 にあげた症例は,このような治療法により治療中自己退院し帰国した某国人の S. aureus による1例と,血管塞栓症状が前景に立ち死亡した culture negative IE の1例を除き,治癒できたものである.

1) S. viridans PCG の1日投与量を 2400 万単位とし,これを 24 時間の持続点滴投与とするか,1回 300 万単位を3時間ごとに1日8回,あるいは1回 400 万単位を4時間ごとに1日6回静注投与する.これに併用薬剤として GM 40 mg を3~4回筋注投与する.なお,症例により異な

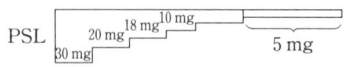

図 90.2 ステロイド剤の投与方法

るが,PCG の投与期間は最短4週間とし,最長6週間とする.GM の投与期間は原則として2週間とする.投与方法は図 90.2 に示した.

2) E. faecalis ampicillin(ABPC)1回2g1日6回静注投与に加え,GM 1回 40 mg 1日4回筋注の投与を併用する.ABPC の投与期間は6週間,GM の投与期間は4週間とする.D群の Streptococcus の場合には,ABPC に対する感受性が低ければ E. faecalis による IE と,高度感受性であれば S. viridans による IE と同様の治療を行う.

3) S. agalactiae S. viridans による IE と全く同様の治療を行う.本菌による IE にはしばしば弁置換術が必要となる[12].したがって常に心臓外科と連携して治療に当たる必要がある.

4) S. aureus すでに触れたように本菌は NVE のみならず S. epidermidis とともに PVE の主要な起因菌でもある[4,5].

(1) PCG 感性菌の場合: S. viridans による IE と同様の治療となる.

(2) PCG 耐性菌の場合: DMPPC 感性菌であれば cloxacillin(MCIPC)1回2g1日6回投与に加え,GM 1回 40 mg 1日4回の筋注投与といった併用療法を行う.DMPPC 耐性菌の場合 fosfomycin(FOM)に感性であれば FOM と cefmetazole(CMZ)併用療法を行う[13].FOM 1回1g1日4回の静注投与に加え,CMZ 1回2g1日4回静注投与する[13].本治療法は vancomycin(VCM)の全身投与が許可されていなかった当時の治療法である.FOM に耐性あるいは感性でも,すでに全身投与が許可された VCM を抗結核薬である rifampicin と併用投与してもよい.本治療法の効果に関してはなお議論の余地が残され

ている[16,17]．また arbekacin を使用しても効果が期待できよう．

一般的に S. aureus による IE は転移性膿瘍をつくりやすい．また弁が破壊しやすく，心筋内膿瘍をつくりやすい．したがって内科的治療では効果不十分で，外科的処置を常に考慮する必要がある．

5) S. epidermidis による IE　DMPPC 感性菌であれば PCG 耐性 DMPPC 感性 S. aureus と全く同様の治療を行う．DMPPC 耐性菌の場合にはやはり VCM の使用ということになろう．本菌による IE は多くは PVE である．再手術の可能性を常に考慮して治療に当たる．

6) culture negative IE　本症は多彩な臨床症状や心エコーにより疣贅も比較的容易に検出可能であり，たとえ菌陰性であっても本症と診断可能で，culture negative IE の存在が認められている[3]．この場合 NVE ではまず S. viridans を想定して治療に当たり，経過により投与薬剤を変更する．また PVE では Staphylococcus 属を想定して治療に当たることとなろうが，むしろ再手術を早期に考慮すべきである．

b．ペニシリンアレルギーの場合

ペニシリン系抗生剤の長期大量投与ではしばしば薬剤アレルギーによる発熱が経験される．この場合ステロイド剤の併用を行うのが原則であると考え，そのように実行している．

90.7 予　防

本症は心に基礎疾患のある患者に何らかの誘因で菌血症が惹起され，菌が心内膜や弁膜に定着し，発症される．誘因として古くからあげられているものは抜歯を含めた歯科・口腔外科的処置である．このほか泌尿器科的処置や婦人科的処置あるいは大腸内視鏡などの医療処置も誘因となる．歯科・口腔外科的処置の施行前後 S. viridans を想定した抗生剤投与が，泌尿器科・婦人科的処置あるいは大腸鏡施術後には E. faecalis を想定した抗生剤の予防投与が行われる．両者をカバーする意味では amoxycillin が第 1 選択薬剤となりうるであろう．　〔小林芳夫〕

文　献

1) 三方一澤，長谷川弥人：I 定義，II 歴史的事項．細菌性心内膜炎，pp. 1-31，南江堂，1965．
2) 三方一澤，長谷川弥人：V 臨床症状．細菌性心内膜炎，pp. 90-116，南江堂，1965．
3) Kaye, D. : Infective Endocarditis. Harrison's Principles of Internal Medicine (Wilson, J. D. et al. eds.), 12th ed., pp. 508-513, McGraw-Hill, 1991.
4) Craven, D. E. et al. : Methicillin-resistant Staphylococcus aureus bacteremia linked to intravenous drug abuser using a "shooting gallery". Am. J. Med., 80 : 770-776, 1986.
5) Kobayashi, Y. and Fujimori, I. : Recent trend of chemotherapy for infective endocarditis in Japan. Jpn. Circ. J., 49 : 529-534, 1985.
6) 小林芳夫：心内膜炎．化学療法の領域，4 : 2003-2006, 1988.
7) Freedman, L. R. : Treatment. Infective Endocarditis and Other Intravascular Infections, pp. 137-206, Plenum Medical Book Company, 1982.
8) 春日井啓悦ほか：救命し得た感染性心内膜炎の 1 例．感染症誌，64 : 636-641, 1990.
9) Hardie, J. M. : Oral streptococci. Bergy's Manual of Systemic Bacteriology, Williams & Wilkins, pp. 1021-1063, 1986.
10) Bisno, A. L. et al. : Antimicrobial treatment of infective endocarditis due to viridans streptococci, enterococci, and staphylococci. JAMA, 261 : 1471-1477, 1989.
11) 高杉知明ほか：Streptococcus agalactiae による感染性心内膜炎の 1 例．感染症誌，63 : 1038-1041, 1989.
12) von Reyn, C. F. et al. : Infective endocarditis—An analysis based on strict case definitions. Ann. Intern. Med., 94 : 505-518, 1981.
13) Durack, D. T. et al. : Am. J. Med., 96 : 200, 1994.
14) Garrod, L. P. et al. : Septicemia and endocarditis. Antibiotic and Chemotherapy, 4th ed., pp. 307-324, Churchil Livingston, 1973.
16) Levine, D. P. et al. : Slow response to vancomycin or vancomycin plus rifampicin in methicillin resistant Staphylococcus aureus endocarditis. Ann. Intern. Med., 115 : 674-678, 1991.
17) Faville, R. J. Jr. et al. : Staphylococcus aureus endocarditis combined therapy with vancomycin and rifampicin. JAMA, 240 : 1963-1968, 1978.
18) 福田恵一ほか：Cefmetazol と Fosfomycin の併用療法にて治癒させた methicillin 耐性ブドウ球菌による感染性心内膜炎の一例．Jpn. J. Antibiot., 42 : 1913-1918, 1989.
19) McAnulty, J. H. et al. : Clinical features of infective endocarditis. Infective Endocarditis (Rahimtoola, S. H. ed.), pp. 125-148, Grune & Stratton, 1978.

91. 肝胆道系感染症

　肝胆道系感染症は胆嚢，胆嚢管，肝内および肝外胆管，肝実質の感染症，すなわち胆嚢炎，胆管炎，肝膿瘍の総称である．近年，画像診断やinterventionalなドレナージ法の進歩により，重篤な肝胆道系感染症をみることは比較的少なくなってきた．しかし，重症化すると菌血症を起こし，敗血症や播種性血管内凝固症候群(disseminated intravascular coagulopathy：DIC)を併発して多臓器不全(multiple organ failure：MOF)に移行するため，今日でも迅速かつ正確な診断と治療が必要であることに変わりはない．本章では，肝胆道系感染症について概説すると同時に，急性閉塞性化膿性胆管炎(acute obstructive suppurative cholangitis：AOSC)，無石胆嚢炎に伴う胆嚢穿孔(acute free perforation)や気腫性胆嚢炎といった保存的治療が禁忌である疾患に関しても述べる．

91.1　起炎菌別発生頻度

　肝胆道系感染症は，その感染経路として，(1)腸内細菌が門脈血中に侵入し，経門脈的に感染する経路と，(2)十二指腸内の細菌が経乳頭的に逆向性に感染する経路の2経路が主に考えられる．(1)の場合は通常，結石や腫瘍といった胆道閉塞を必ず伴っており，(2)の場合は乳頭機能不全や傍乳頭憩室，胆道再建後，内視鏡的乳頭切開(endoscopic sphincterotomy：EST)後といった乳頭の括約機能の不全，廃絶が原因となっている．したがって発症時の起炎菌は本来，ほとんどが腸内細菌由来と思われる．

　1996年8月〜2000年9月の約4年間に獨協医科大学越谷病院で細菌培養された胆汁158検体中，培養陽性であった検体は83検体(53%)であった．分離された起炎菌の内訳を図91.1(a)に示す．Enterococcusが最多で28%，次いでE. coli 11%，Enterobacter 9%，Pseudomonas 8%など，ほとんどが腸内細菌由来のものであった．菌種は24種にもわたり，菌種の分散傾向がみられた．

91.2　起炎菌の性状

1) 肝膿瘍　本症の起炎菌の大半は腸内細菌で，特にKlebsiella pneumoniaeが多い．アメーバ性肝膿瘍はEntamoeba histolyticaの感染によ

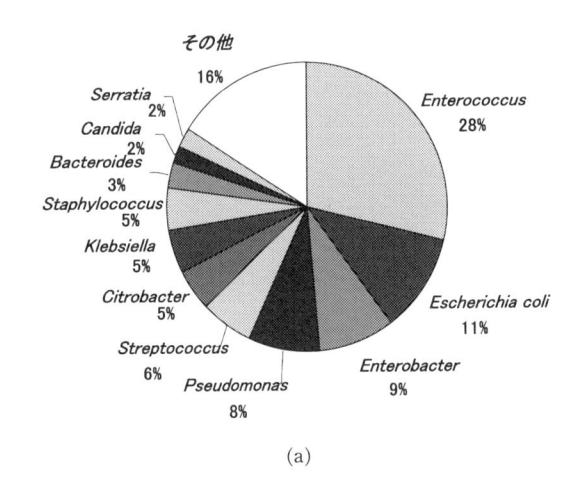

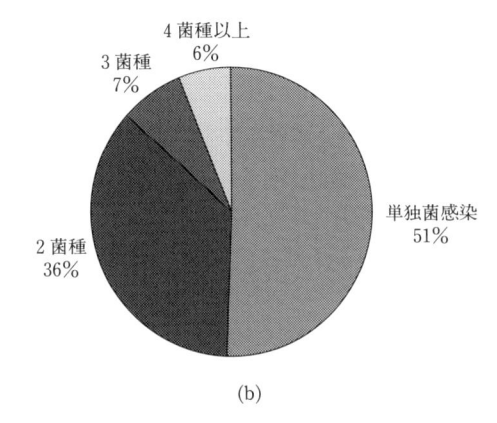

図91.1　(a) 胆汁中分離細菌の種類，(b) 培養陽性検体における分離菌の数

り起こる．男性同性愛者および Treponema pallidum hemagglutination（TPHA）検査陽性の患者が多いことが報告されており，性感染症の側面をもっている[1]．

2) 胆嚢炎，胆管炎　獨協医科大学越谷病院で胆汁培養より分離された145起炎菌の50％はグラム陰性桿菌であったが，41％はグラム陽性球菌であり，従来報告されていたものよりもグラム陽性球菌が多くみられた．培養陽性検体における分離菌の数を図91.1(b)に示す．約半数の検体で複数菌感染が認められた．これは主にセフェム系抗生物質の投与により，従来起炎菌として多いとされてきた E. coli や Klebsiella の感染が減少し，セフェム耐性菌である Enterococcus や Enterobacter, Pseudomonas，さらには嫌気性菌や真菌が多く分離されたものと思われる．

91.3　国内外の流行状況

わが国における肝胆道系感染症は，超音波やCT, MRCPなどの画像診断の飛躍的な発展によって，従来原因不明であった不明熱や腹痛の中からも診断が可能になったことにより，その発生母数は増加傾向にあるものと思われる．しかし，内視鏡的ドレナージなど，interventional な治療が適切に早期に行われてきていることから，AOSC などの重篤な病態は減少してきている．一方，内視鏡的逆向性胆道膵管造影（endoscopic retrograde cholangiopancreatography：ERCP）が普及するにつれてそれに伴う医原性の胆管炎の頻度が国内外で近年増加しており，注目されている[2]．その発生頻度は施設および患者の疾患により大きく異なり1％未満～19％と報告されており，死亡率は10％にものぼる．

Guarda ら[3], Pitlik ら[4] により，Cryptosporidium を起炎菌とする，AIDS に特有な胆管炎の存在が1983年に報告されて以来，AIDS に伴い発症する硬化性胆管炎，十二指腸乳頭狭窄，無石胆嚢炎，胆石症などの存在が注目されている．これを AIDS-cholangiopathy と総称している[5]．AIDS-cholangiopathy は AIDS による慢性的な下痢を起こしている患者の約30％にみられる．起炎菌は Cryptosporidium, Cytomegalovirus などが多い．

91.4　臨床症状

1) 肝膿瘍　本症の臨床症状は発熱，悪寒，戦慄，腹痛などであるが不明熱として発症するものも少なくない．ほとんどの症例は糖尿病，AIDS などの immunocompromised host であるか，肝胆道系の interventional な治療または手術を受けている．容易に敗血症，DIC, MOF に移行するため，初診時すでに血圧低下や乏尿などの重篤な症状を呈していることもある．K. pneumoniae による肝膿瘍では，転移性眼内炎を併発する報告が散見され[6]，注意を要する．

アメーバ性肝膿瘍の臨床症状は発熱，腹痛，肝腫大である．アメーバ赤痢患者の約30％に肝膿瘍が起こるといわれている．好発年齢は30～50歳で，圧倒的に男性に多い（90％以上）．

2) 急性胆嚢炎　本症のほとんどは胆嚢内結石の胆嚢管または胆嚢頸部への嵌頓による閉塞が原因で起こる．急性胆嚢炎の臨床症状としては右季肋部痛，心窩部痛，発熱，圧痛（深呼吸をさせながら右季肋部を圧すると痛みのために吸気を急にやめる：Murphy 徴候），筋性防御，Blumberg 徴候などの腹膜刺激症状があげられる．時に著明に拡張した胆嚢を体表より触れることがある（Courvoisier 徴候）．悪寒，戦慄は比較的少ない．

重症の外傷，熱傷，大手術後などの全身状態不良の患者では，胆石を伴わない急性胆嚢炎（無石胆嚢炎）を起こすことがある．無石胆嚢炎は基礎疾患の症状のために胆嚢炎の症状が見逃されやすい．Johnson[7] によると発症後48時間以内に手術した症例では，穿孔例はわずかに8％であったのに対し，48時間以上経過してから手術した症例の40％が穿孔を起こしていた．原因不明の発熱が唯一の臨床症状であることもしばしばである．胆嚢穿孔例では全身状態の急激な悪化，ショック，腹部全体の腹膜刺激症状を呈する．

気腫性胆嚢炎は胆嚢内にガス産生菌が感染しガスのために胆嚢が緊満した状態の急性胆嚢炎である．その死亡率は15～25％と報告されている．臨

床症状は通常の急性胆嚢炎に加えて，急速に敗血症性ショック，悪寒，戦慄などを起こす．

3) 急性胆管炎 胆管炎では，古典的には Charcot の 3 主徴（腹痛，発熱，黄疸）や，それに意識障害とショック状態を加えた Reynolds の 5 主徴が有名である．腹痛は，主に食後に胆管内圧の上昇によりもたらされる右上腹部から心窩部の痛みが中心であるが，膵胆道系の癌などのように胆管の閉塞が緩徐に起こった場合は腹痛をほとんど伴わないことも多い．また，併発する膵炎や膵癌のために臍上部や背部の痛みが中心になることもある．発熱は，胆管閉塞や胆道系への診断，治療手技による加圧により胆管内圧が上昇し，胆汁中の細菌やエンドトキシンが血中に逆流（cholangio-venous reflux）し菌血症やエンドトキシン血症を生ずることによって起こる．熱型は弛張熱で悪寒，戦慄を伴うことが多い．黄疸の程度はさまざまである．肝内胆管レベルでの部分的な閉塞がある場合は他の胆管よりドレナージされているため，全く黄疸がないことが多々あるので注意が必要である．胆管炎が重症化し AOSC になった場合は敗血症，DIC, MOF, ショックとなり Reynolds の 5 主徴を呈するようになる．

91.5 典型的な症例

79 歳女性．糖尿病と高血圧にて近医で内服治療中．3 日前より発熱と食欲低下あり．前日 39.5℃ の熱発，嘔吐あり 6 月 22 日初診，入院となる．入院時，体温 36.5℃，脈拍 72/分，血圧 90/60 mmHg，倦怠感著明，眼球結膜黄疸あり．上腹部に圧痛を認めた．血液生化学データでは白血球 14700/mm³，Hb 11.8 g/dl，血小板 13.9 万/mm³，BUN 51.7 mg/dl，Cr 3.7 mg/dl，総ビリルビン 4.2 mg/dl，GOT 89 U/L, GPT 46 U/L, LDH 255 U/L, Amy 122 U/L, CRP 35 mg/dl 以上，血糖 181 mg/dl と，著明な炎症所見と中等度の腎障害・肝障害を認めた．輸液，抗生剤，γグロブリン製剤投与にて入院当日より発熱は 37℃ 台で血圧も安定していた．24 日の血液生化学データで白血球 10000/mm³，CRP 22.5 mg/dl と炎症所見は軽快したが，総ビリルビンが 8.3

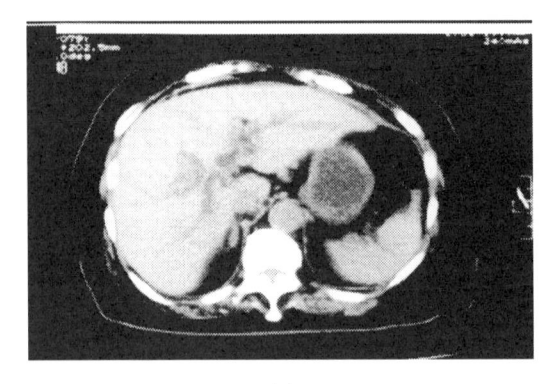

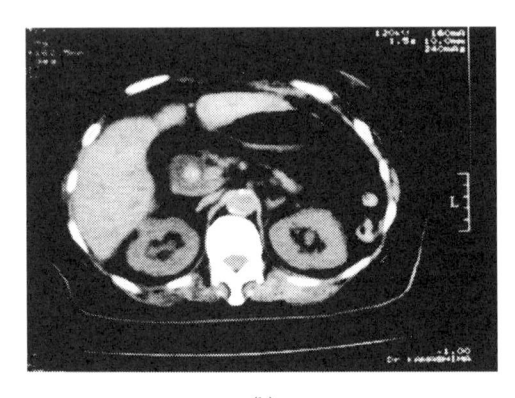

図 91.2　(a) 上腹部単純 CT．肝内胆管の拡張を認める．
　　　　(b) 上腹部単純 CT．著明な総胆管の拡張と high density の結石像を認める．

mg/dl に上昇したこと，CT（図 91.2 (a), (b)），腹部超音波にて巨大な総胆管結石と肝内胆管から総胆管にかけての拡張を認めたことより，AOSC の発症が危惧されたため，緊急に内視鏡的経鼻胆道ドレナージ（endoscopic nasobiliary drainage：ENBD）を施行した．この際 Vater 乳頭より膿汁様胆汁の排出が認められ AOSC がすでに発症していたことが判明した（図 91.3）．ENBD 胆汁培養にて，Enterobacter cloacae を分離した．29 日，EST の後，砕石具を用いた砕石を試みたが，結石の大きさが 3 cm×2 cm と巨大であった（図 91.4）ため，砕石具が結石を把持できず内視鏡的砕石は不能であった．7 月 13 日，小切開開腹胆嚢摘出術，総胆管切開・採石術を施行した．総胆管は EST および ENBD を置いていたため primary closure とし T チューブは挿入しなかった．術後経過良好で術後 11 病日に軽快退院した．

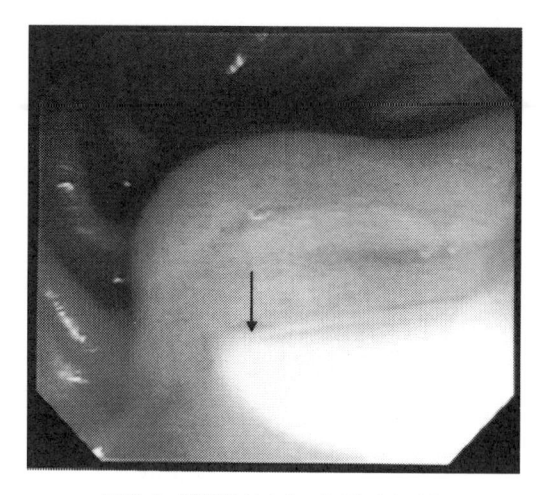

図91.3 ENBD 挿入前の乳頭部内視鏡像
乳頭より膿汁様胆汁の排出を認める.

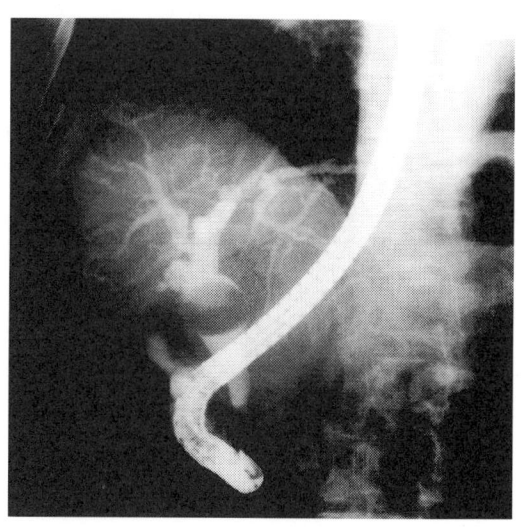

図91.4 ERCP
総胆管内に 3 cm×2 cm の巨大な陰影欠損を認める.

あることは注意すべき点である．直接ビリルビン優位の高ビリルビン血症，GOT，GPT，胆道系酵素の上昇，時にアミラーゼの上昇を認める．

2) 画像診断 腹部 X 線単純写真では正診率は低いが石灰化した結石や限局性麻痺性イレウスが急性胆嚢炎の傍証となる．胆管内のガス像 (pneumobilia) は，①胆道消化管吻合，乳頭形成または EST の既往，②胆道消化管瘻の存在，③気腫性胆嚢炎から併発した気腫性胆管炎の存在を示唆する．①および②では消化管からの腸内細菌の逆行性感染による胆管炎が起こりやすい．胆嚢壁内や胆嚢内腔のガス像は気腫性胆嚢炎の重要な所見である．

腹部超音波検査は肝胆道系感染症の診断の上で最も重要で手軽な検査である．原因不明の発熱や食思不振，腹痛をみたら即時に外来にて腹部超音波を施行することにより肝胆道系感染症の大多数は診断が可能であるといえる．肝膿瘍ではその局在診断，膿瘍内容の評価や隔壁の状態の判断には大変有用であるが，膿瘍内容の性状によっては充実性腫瘍や囊胞のようにみえたり，膿瘍内含気症例では質的診断が困難であることもある．炎症所見を伴う肝臓の腫瘤を認めた場合は CT，MRI など，他の検査を迅速に行うことによって正診率をあげる必要がある．急性胆嚢炎では，胆嚢腫大，胆嚢内の debris 像，胆嚢壁の肥厚，特に sonolucent layer の出現による 3 層構造が特徴的である．しかし，発症直後の急性胆嚢炎では胆嚢壁の肥厚は認めず，胆嚢の緊満が唯一の所見であることもある．腫大胆嚢をプローブや手指で圧迫したときに圧痛を認める sonographic Murphy's sign は正診率が高く重要な所見である．一方，気腫性胆嚢炎では胆嚢内腔および胆嚢壁内に貯留したガスのために腸管との鑑別が難しい．

腹部 CT 検査は胆道感染症の診断のみならず，その原因や治療法の検討に不可欠な検査である．肝膿瘍ではエンハンスされない膿瘍の周囲にエンハンスされる肝実質が存在することが多い (ring enhancement)．胆嚢炎では胆嚢の腫大と胆嚢壁の肥厚を認める．胆嚢炎の原因となる頸部の胆嚢結石の存在や膵頭部領域の腫瘍の有無に注意す

本症例は，入院当日には AOSC をすでに発症していたものと考えられ，糖尿病，高齢，巨大結石というリスクを考慮し，入院当日に ENBD を挿入すべき症例であったと思われる．

91.6 診　　断

a. 臨床診断

1) 血液生化学検査所見　白血球増多，CRP 上昇を認める．重症例や長期抗生剤投与例では白血球が正常もしくは減少している場合があること，また発症初日は CRP がしばしば正常範囲に

る．黄色肉芽腫性胆嚢炎の場合，胆嚢壁の肥厚は高度で胆嚢癌との鑑別が困難である．気腫性胆嚢炎では緊満した胆嚢内腔のガス像や壁内のガス像の存在が特徴的である．胆管炎では肝内・肝外胆管の拡張，総胆管結石，肝内結石の存在，膵頭部領域の腫瘍の存在，胆管内のガス像の存在などが胆管炎を示唆する．

b. 病原体検査

肝胆道系感染症では，その解剖学的理由により病原体検査が必ず侵襲的にならざるをえない．したがって病原体検査は侵襲的初期治療の方針決定に役立つものではない．

肝膿瘍では超音波ガイド下の経皮経肝膿瘍ドレナージ(percutaneus transhepatic abscess drainage：PTAD)，胆嚢炎では経皮経肝胆嚢ドレナージ(percutaneus transhepatic gallbladder drainage：PTGBD)または穿刺(percutaneus transhepatic gallbladder aspiration：PTGBA)，内視鏡的経乳頭的胆嚢ドレナージ(endoscopic transpapillary gallbladder drainage：ETGBD)，胆管炎ではENBDまたは経皮経肝胆道ドレナージ(percutaneus transhepatic biliary drainage：PTBD)により検体検査をする．この際，悪性疾患の合併の可能性を考慮し，細胞診も行うことが望ましい．近年，嫌気性菌が肝胆道系感染症の起炎菌となることが増加している．嫌気培養も忘れずに行いたい．特に，気腫性胆嚢炎・胆管炎の場合や，肝膿瘍内含気症例では必須である．

91.7 治 療

a. 保存的治療

抗菌剤の使用に関しては，肝胆道系感染症の特徴である，①胆汁中の細菌やエンドトキシンの血中への逆流(cholangio-venous reflux)による敗血症への進展の可能性が高いこと，②病原体検査が侵襲的にならざるをえず初期の治療法の選択には培養検査の結果を参考にすることができないことの2点をよく理解しておかねばならない．①に関しては，常にドレナージまたは手術の適応を考慮し治療の時期を逸することのないようにすること，②に関しては，初期治療としてempiric therapy(経験的抗菌剤投与)を行うことが肝要である．empiric therapyを行うためには，個々の症例の病因・病態の把握，および統計的根拠に則った起炎菌の推定，最新の起炎菌の流行状況の把握，各抗菌剤の特徴の理解が必要である．empiric therapyに用いる抗菌剤としては，①抗菌力が良好で抗菌スペクトルが広く，特にβラクタマーゼに安定であること，②胆汁および胆道組織内への移行性が良好であることが大切である．

事前に抗菌剤を投与されていない症例の発症直後では大腸菌やKlebsiellaなどが主であるが，抗菌剤を投与されていた場合，Enterococcus, Pseudomonasなどが増加する．約半数の症例にみられる複数菌感染では単独感染に比べ胆汁中βラクタマーゼ活性が高い．またグラム陰性桿菌はβラクタム剤投与によりβラクタマーゼが誘導される．したがってβラクタマーゼに安定な薬剤を使用することが必要である．胆汁移行性は分子量が大きく血清蛋白結合率の高い薬剤ほどよいとされている．高ビリルビン血症や低アルブミン血症があると蛋白結合率が低下し胆汁への薬剤の移行を妨げる．また，胆嚢炎では胆嚢管閉塞例が多く，胆汁から胆嚢内へ薬剤が移行することを期待できない．胆嚢壁内に血栓を形成するような壊死性胆嚢炎や，炎症を繰り返し繊維化の強い胆嚢では胆嚢組織内への抗菌剤の移行は不良になることに注意する必要がある．

このような点を考慮すると，抗菌剤としては軽症では経口ニューキノロン，経口セフェム，経口ペニシリン剤など，中等症では広域スペクトルのセフェム系やペニシリン系抗菌剤を使用する．特に，胆汁移行性が良好で血中濃度半減期が長く黄疸時にも蛋白結合率があまり低下せずβラクタマーゼに安定なceftriaxone(CTRX)はempiric therapyとして使用しやすい薬剤である．重症例，難治例ではカルバペネム系薬剤，点滴用ニューキノロン剤，βラクタム薬とβラクタマーゼ阻害剤との合剤，βラクタム薬とβラクタマーゼ産生抑制効果のあるclindamycin(CLDM)との併用などが必要となる．

b. 胆道・膿瘍ドレナージ術

1) 肝膿瘍　超音波ガイド下のPTADは肝膿瘍において最も有効な治療法である．肝膿瘍症例はほとんど常にcompromised hostであり，抗菌剤による保存的治療はPTADが困難な位置にある場合を除いて第1選択にすべきではない．超音波で穿刺可能な膿瘍は多発例でもすべて穿刺ドレナージするのがよい．

2) 急性胆嚢炎　本症に対するドレナージ法としてはPTGBDとPTGBA，ETGBDがあるが，ここでは一般的なPTGBDについて述べる．急性胆嚢炎ではそのほとんどが胆石症を合併していることより，基本的には胆嚢摘出術が必要となる．PTGBDは閉塞した胆嚢の減圧による除痛，局所の炎症の消退による全身状態の改善，採取した胆嚢内胆汁の培養同定，胆嚢の直接造影による正確な診断を可能とし，手術を安全に行うためにきわめて重要な治療となっている．また，無石胆嚢炎ではPTGBDのみで治癒する症例も多い．本法の適応として谷村ら[9]は，①高齢者や合併症を有する全身状態不良な例，②発症初期においても胆嚢の高度腫大，壁の不整な肥厚，胆嚢異常エコーを認める例，③2日間の保存的療法でも臨床所見や検査所見に改善がみられない例をあげている．禁忌としては，緊急手術を必要とする汎発性腹膜炎を併発した胆嚢穿孔例のみであり，それ以外の胆嚢周囲膿瘍や限局性腹膜炎合併例，さらには気腫性胆嚢炎例も，PTGBDの適応である．

3) 急性胆管炎　本症では，保存的治療を診断直後より開始するとともに，緊急胆管ドレナージの必要性の有無を速やかに決定しなければならない．胆管ドレナージの適応は①血圧低下，意識障害などのショック症状を呈したり，DICの傾向を認める場合，②抗菌剤などの保存的治療を1～2日しても症状や肝機能の改善がない場合である．①の場合はAOSCが疑われるため，直ちに胆管のドレナージをすべきである．②の場合は保存的治療の間にビタミンKを投与して胆管ドレナージ時の出血の予防に努めておくとよい．ENBDにするかPTBDにするかは，基本的には術者の得意な技術を用いることが肝要である．ENBDは，DICを併発して出血傾向のある症例でも安全に施行可能である．総胆管結石などによる胆管炎ではドレナージと同時にEST，内視鏡的乳頭バルーン拡張術(endoscopic papillary balloon dilation: EPBD)などで採石し，即治療をすることもできる．施行後の疼痛がほとんどないなどの長所をもつ．一方，ENBDチューブが膵管を閉塞してしまったり，頻回の膵管造影をした場合に急性膵炎を起こし，時に重症化するという短所や，確実に胆管に選択的カニュレーションができる技術を要するという問題がある．ESTやEPBDを施行しないでENBDチューブを挿入する場合は5～6 Fr.の細めのチューブを用いて膵管を閉塞しないように注意する必要がある．PTBDは穿刺装置などの改良により比較的手技が容易であること，乳頭側からのガイドワイヤーが通過しないような完全閉塞例にも対応できること，肝門部の狭窄などで何本もの区域枝を別個にドレナージする必要があるときにも対応できるなどの長所がある．一方，血管損傷による胆管内出血や動脈胆管瘻，腹腔内出血，気胸などの合併症があること，悪性疾患の場合はチューブ周囲の瘻孔に播種するおそれがあること，穿刺部周囲の限局性胆汁性腹膜炎による疼痛があることなどの短所もある．

c. 手術

1) 肝膿瘍　本症の手術適応は①超音波ガイドで穿刺ドレナージが困難なため開腹穿刺ドレナージを要する場合，②穿刺ドレナージ不能または無効例で病変が限局されていて肝切除を要する場合，③膿瘍が破裂し腹腔内出血や汎発性腹膜炎を起こしている場合に限られる．

2) 急性胆嚢炎　本症はそのほとんどが胆石を合併しているため，基本的には胆嚢摘出術が必要である．一般的に発症48時間以内に行う緊急手術，発症後2日～2週間以内に行う早期手術，発症後2～3週間以後に行う待期手術に分類される．手術の時期および手術法に関してはさまざまな意見がある．無石胆嚢炎や気腫性胆嚢炎では保存的治療はほとんど無効で，緊急胆嚢摘出術またはPTGBDが必要である．また，Anderssonら[8]

によると汎発性腹膜炎を併発した胆嚢穿孔例では緊急手術における死亡率は5%(4/84)であるのに対し，待期手術では20%(4/20)にも達している．胆嚢穿孔は絶対的な緊急手術の適応であるといえる．これらを除くと，現在のところ急性胆嚢炎の手術に"golden standard"は存在しないといえる．各施設で，安全性と医療コスト，腹腔鏡下手術の習熟度，患者の希望などをふまえて腹腔鏡下手術にするか，開腹手術にするか，手術の時期をどうするかを決定しているのが現状であろう．PTGBDやPTGBAが普及した今日では，全身状態が不良のまま行う緊急手術は上記の胆嚢穿孔，無石胆嚢炎，気腫性胆嚢炎以外はあまり行われない．早期手術は全身状態をある程度改善してから手術を施行できる点，医療コストが安い点が長所である．癒着がまだ繊維化しておらず，待期手術よりも手技的に容易で開腹への移行率も低いとする報告もある．待期手術は全身状態がより安定し，十分な術前検索が可能な点が長所である．しかし，長期の入院を要するなど医療コストがかかる点，PTGBDを事前にしていない場合は炎症の再燃の可能性がある点が問題である．筆者らはPTGBD，あるいは保存的治療後に全身状態の改善を待って腹腔鏡下に早期手術を行うのを基本としている．

3) 急性胆管炎　全身状態が不良のまま行う本症の緊急手術は，ENBDやPTBDの普及によりまれになってきている．適応となるのは，ENBD, PTBDともに不成功に終わり急速に全身状態が悪化して再度ENBD, PTBDを行うまで待てない例や，胃切除後などでENBD施行不可能かつPTBDの禁忌または不成功例などである．胆管炎の手術の大半は，保存的治療やENBD, PTBDなどにより感染が制御され全身状態が改善した後で行う早期手術や待期手術である．全身状態の改善後に胆管炎の原因を精査し，それに応じて術式を決定する．総胆管結石症では内視鏡的採石が主流になりつつあるがこれには胆道系内視鏡に熟練した医師が必要である．一方開腹または腹腔鏡下の総胆管切開術も広く行われている．採石後のドレナージとしてTチューブドレナージのほかに，胆嚢管より総胆管内にカテーテルを留置して弾性糸で固定し，数日後に抜去するCチューブドレナージも普及してきた．これは総胆管切開術の入院期間を大幅に縮めるものとして注目されている．

91.8 予　　防

ERCPやその他の胆道系の内視鏡的手技は腸内細菌を胆道に送り込み，医原性の胆管炎さらには菌血症を容易に起こしうる．特にすでに閉塞や細菌感染が胆管に存在する症例では，内視鏡的処置によりドレナージが完全になされない場合は重篤な胆管炎，敗血症，DICを起こしやすく要注意である．この医原性胆管炎の予防法としては，①閉塞性黄疸が疑われる症例では全例ERCP前に抗生剤を投与する，②ERCPの検査歴のある症例では緑膿菌に抗菌力のある抗生剤を用いる，③胆道ドレナージが完全な場合は抗生剤は検査前の1回投与で十分であるがドレナージが不完全であれば完全ドレナージが得られるまで投与を続ける，の3点が肝要である．

予防的に使用する抗生剤の種類に関しては直接比較したデータはないが，piperacillin, cefazolin, cefuroxime, cefotaxime, ceftriaxoneなどの点滴静注やciprofloxacinなどの経口投与がよく用いられる．　　　　　　　〔二川憲昭〕

文　献

1) Lee, K. C., Yamazaki, O., Hamba, H., Sakaue, Y. et al.: Analysis of 69 patients with amebic liver. J. Gastroenterol., **31**(1): 40-45, 1996.
2) Deviere, J., Motte, S., Dumonceau, J. M. et al.: Septicemia after endoscopic retrograde cholangiopancreatography. Endoscopy, **22**: 72-75, 1990.
3) Guarda, L. A., Stein, S. A., Cleraly, K. A. and Ordonez, N. G.: Human cryptosporidiosis in acquired immunodeficiency syndrome. Arch. Pathol. Lab. Med., **107**: 562-566, 1983.
4) Pitlik, S., Fainstein, V., Garza, D. et al.: Human cryptosporidiosis: spectrum of disease: Report of six cases and review of the literature. Arch. Intern. Med., **143**: 2269-2275, 1983.
5) Wilcox, C. M. and Monkemuller, K. E.: Hepatobiliaru diseases in patients with AIDS: Focus on AIDS cholangiopathy and gallbladder

disease. *Dig. Dis.*, **16** : 205-213, 1998.
6) 村田正敏, 濱井保名：肝膿瘍後にみられた転移性眼内炎の1例. 眼科臨床医報, **91** (11) : 1637-1639, 1997.
7) Johnson, L. B. : The importance of early diagnosis of acute acalculus cholecystitis. *Surg. Gynecol. Obstet.*, **164** (3) : 197-203, 1987.
8) Andersson, R., Tranberg, K. G. and Bengmark, S. : Bile peritonitis in acute cholecystitis. *Hpb Surg.*, **2** : 7-12, 1990.
9) 谷村 弘, 柏木秀夫：肝・胆道系の治療 胆道感染症. 外科治療, **68** : 887-890, 1993.

92. 消化管感染症

92.1 食　　道

a. 病原体の性状

食道炎の原因となる病原体はカンジダ属，単純ヘルペスウイルス(HSV)，サイトメガロウイルス(CMV)にほぼ限定され，多くはカンジダ属である．カンジダ属はヒトの口腔，消化管，皮膚などの常在菌叢を構成する酵母様真菌であり，主な菌種は *Candida albicans*, *C. glabrata*, *C. parapsilosis*, *C. tropicalis* などである．カンジダ属の病原因子としては分泌性アスパラギン酸プロテアーゼおよびホスホリパーゼのような細胞外分泌酵素，CR3様マンナン蛋白質やフィブリノーゲン結合因子のような宿主細胞接着因子があるが，単独では病原性を発揮せず，複合的に作用すると考えられている[1]．HSVとCMVはいずれもヘルペスウイルス科に属し，多くは小児期に初感染し，一度感染すると生涯にわたって潜伏感染し，宿主の免疫能低下により再活性化されて発症する典型的な日和見病原体である．食道炎を起こすHSVは1型である．HSVは口腔・咽頭病変に引き続き知覚神経および自律神経末端から神経節に侵入する．CMVは体液との接触により感染し，ほぼ全臓器に潜伏する[2]．

b. 臨床症状

上記の病原体は健常者に食道炎を起こすことはなく，HIV感染症，悪性腫瘍，臓器移植，糖尿病，高齢などによる免疫能低下状態，あるいは抗菌薬，ステロイド，抗癌剤，免疫抑制剤などを服用している患者，食道の形態的機能的異常をもつ患者で，高頻度に食道炎を引き起こす(表92.1)[2]．カンジダ性およびCMV性食道炎はAIDS指標疾患に指定されている．

症状は前胸部の不快感あるいは疼痛，嚥下痛，嚥下困難である．

c. 典型的な症例

図92.1は複数の合併症を治療中の高齢者のカンジダ性食道炎の症例である．初回の内視鏡時には大きな胃潰瘍もあり，その治療のみで様子を観察していた．しかし，6か月後，胃潰瘍は治癒しているが食道炎の悪化を認めたため抗真菌薬の使用が必要な状況となった．

d. 診　　断

最近の内視鏡検査の普及は目覚ましく，軽度の前胸部の不快感などでも積極的に内視鏡検査が行われ，食道全体に連続性にカッテージチーズ様の厚い白苔が付着していればカンジダ性であることは容易に診断される．通常，深い潰瘍はみられな

表92.1　食道感染症の危険因子

免疫能低下に関連するもの	投薬
HIV感染症	副腎皮質ホルモン
癌	免疫抑制剤
臓器移植	抗菌薬
糖尿病	制酸薬
アルコール中毒	食道異常
高齢・衰弱	運動障害(PSS, アカラジアなど)
クッシング症候群	狭窄
慢性皮膚粘膜カンジダ症	憩室
	腐食性傷害

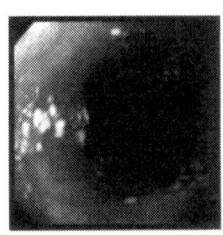

食道粘膜培養にて
Candida albicans 少量(+)
(未治療)

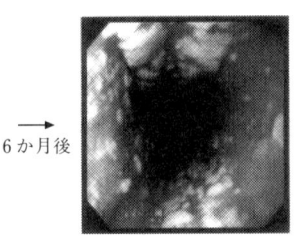

→ 6か月後

組織PAS染色にて
上皮内に *Candida* spp.
感染確認(治療必要)

図92.1　カンジダ性食道炎内視鏡所見(75歳男性)
愁訴：前胸部不快感，合併症：胃潰瘍，脂漏性角化症，高血圧症．

い．カンジダ属としての診断は生検組織における菌の粘膜への浸潤像の確認，菌種の同定は培養による．カンジダ属の組織内形態は直径3～4 μmの球形から卵形の酵母，ソーセージ状に伸長した無隔壁の仮性菌糸，および隔壁をもつ真性菌糸の3型である[3]．

HSV食道炎の内視鏡所見は観察の時期により異なるが，通常，中部から下部食道にみられる辺縁が隆起し，底部が黄色の境界鮮明な小潰瘍である．潰瘍間の粘膜は正常にみえる．重症例では小潰瘍が融合し，カンジダに類似した白苔の付着がみられる．潰瘍辺縁から採取した生検組織では，多核巨細胞と核内封入体がみられる．これらは水痘・帯状疱疹ウイルスでもみられるが，頻度の上ではHSVの方がはるかに高い．確認はウイルス培養あるいは in situ hybridization などによる[2]．

CMV食道炎は長さが15 cmにも及ぶ，打ち抜き (punched out) と呼ばれる境界鮮明な浅い潰瘍を形成する．組織学的にはフクロウの目と呼ばれる腫大した細胞と封入体が特徴的である．確認には in situ hybridization やPCR法が用いられる[2]．

e. 治　　療

カンジダ属の場合，フルコナゾール50～100 mgあるいはイトラコナゾール50 mgを1日1回，1週間程度服薬することによってほとんど治癒するが，合併症の治療薬を極力少なくし，飲酒や刺激的な食品の摂取はやめるよう指導することも大切である．

HSVの場合にはアシクロビルを5 mg/kg，8時間ごとの静脈内投与で開始，改善されれば経口薬に変更し，合わせて少なくとも2週間は続ける．

CMVの場合にはガンシクロビルを5 mg/kg，12時間ごとの静脈内投与を2週間行う．再発例あるいは再発のリスクが高い場合には維持療法を行う[2]．

92.2　胃，十二指腸

a. 病原体の性状[4]

現在，最も注目されている病原体は *Helicobacter pylori* である．本菌は1982年に初めてヒトの胃粘膜から分離された．らせん状あるいはS字状のグラム陰性菌であり，単極に数本の鞭毛があり，活発な運動性を示す．鞭毛には鞭毛鞘があること，鞭毛の先端に球状の "bulb" を形成すること，菌体表面がスムーズであることなど形態学的な特徴がみられる（図92.2）．この鞭毛は胃粘膜への付着にかかわる．酸素5%，炭酸ガス10～15%の微好気性環境あるいは炭酸ガス10%で発育する．微好気条件でも発育速度が遅く，37℃，4～7日間で初めて肉眼的に観察できる集落を形成する．乾燥にきわめて弱く，数分で死滅する．生化学的性状はカンピロバクター属にきわめて類似しているが，特徴的なのはウレアーゼ産生性である．腸内細菌であるプロテウスなどに比べて10数倍の高い活性を示すウレアーゼが産生され，尿素が分解されてアンモニアが形成される．この特徴が胃生検材料中の *H. pylori* を間接的に証明する迅速ウレアーゼ試験や尿素呼気試験に応用されている．

H. pylori は胃粘膜面に定着・増殖するが，通常，上皮細胞内へは侵入しない．感染と発症には本菌が粘膜に定着し，宿主側攻撃・防御因子に抗して感染を持続するさまざまな病原因子が必要である．これまでに知られている主な病原因子には表92.2のものがあげられる[5]．

b. 国内外の流行状況[6]

H. pylori 感染率は地域（国）の経済・衛生状態と密接な関係がある．アジア，アフリカなどの発

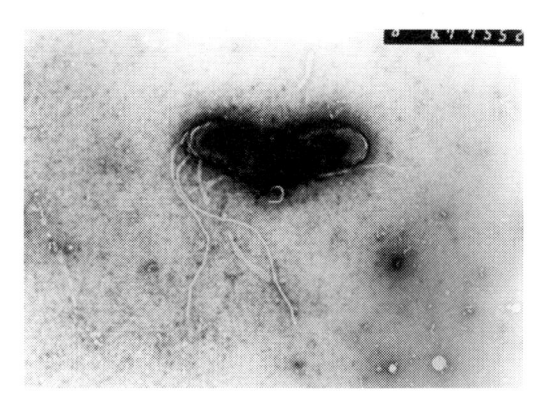

図92.2　*H. pylori* の電子顕微鏡写真（東京都立衛生研究所・伊藤　武氏提供）

表92.2 H. pylori の病原因子

病原因子	作用
鞭毛	菌の運動性を司る．粘液層を通り粘膜上皮へ到達させる．
ウレアーゼ	尿素を分解しアンモニアを産生，胃酸を中和する．アンモニアには細胞傷害性がある．
接着因子(アドヘジン)	胃上皮細胞への菌付着に関与する．
カタラーゼ	過酸化水素を分解し，抗貪食作用を示す．
SOD	スーパーオキサイドを分解し，抗貪食作用を示す．
空胞化毒素(Vac A)	胃上皮細胞に空胞化を引き起こし，傷害を与える．
cag pathogenicity island(PAI)	胃上皮細胞によるサイトカイン産生誘導(Cag A にはない)など．
Cag A	機能不明．
リポ蛋白 LPS (Lewis 抗原)	胃上皮細胞(特に壁細胞)との免疫交差反応を惹起する可能性がある．
熱ショック蛋白(HSP)	胃粘膜上皮細胞との免疫交差反応を惹起する．
サイトカイン (TNF α, IL-6, IL-8 など)	顆粒球の遊走や活性化を引き起こし，炎症を惹起する．
活性酸素 (O_2^-, H_2O_2, OH^-, O_2 など)	胃上皮細胞を傷害する．

発展途上国では低年齢層から感染率が高く，20歳代で60%をこえている．欧米などの先進国では低年齢層での感染率は低く，加齢とともに感染率が上昇するが50%をこえない．わが国では低年齢層では欧米同様の感染率であるが，40歳代以上の感染率は高い．感染経路は不明であるが，疫学的解析などから糞-口感染，口-口感染と考えられている．

c. 臨床診断

本菌が原因の1つと考えられている疾患は，胃炎，消化性潰瘍と胃MALT (mucosa-associated lymphoid tissue)リンパ腫である．さらに，最近では胃癌発生との関係を裏づける動物実験のデータも見受けられるようになり，除菌療法の重要性を掲げる論文も多くなっている．

1) 胃炎[7]　H. pylori の関与が問題となるのは慢性胃炎である．胃炎の80%は本菌が病因と考えられており，その他の病因として自己免疫性，薬剤性，本菌以外の微生物などがある．慢性胃炎のすべてに症状がみられるとは限らないが，持続する上腹部不快感，疼痛，膨満感などが主症状である．

2) 消化性潰瘍[8]　消化性潰瘍(胃潰瘍，十二指腸潰瘍)患者の本菌感染率は高く，疫学的には先行する本菌感染が消化性潰瘍の危険因子であること，臨床的には除菌成功例では再発率が低いが不成功例では50%以上の再発率であることが明らかにされている．その他の危険因子として，喫煙，飲酒，非ステロイド性抗炎症剤，男性，血液型 O型などがあげられている．図92.3 は本菌陽性胃炎の胃粘膜生検組織像である．粘膜表面および腺窩内に H. pylori が，粘膜固有層に炎症性細胞浸潤が認められる．

3) 胃MALTリンパ腫[8]　粘膜関連リンパ組織から発生する低悪性度リンパ腫では胃粘膜に本菌が証明され，その70%は抗菌薬により除菌されると腫瘍が縮小すること，持続感染させた動物の胃粘膜に類似病変が出現することから，一部異論はあるものの本菌との関連が認められるようになった．

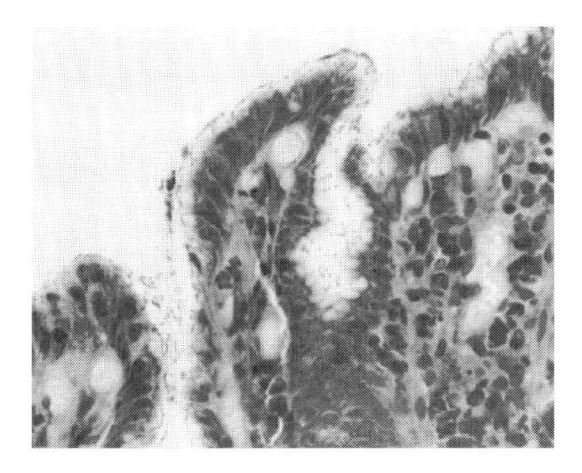

図92.3　H. pylori 陽性活動性胃炎胃粘膜(トルイジンブルー染色)

d. 典型的な症例

図92.4には長期にわたって再発再燃を繰り返す潰瘍患者の病歴を示してあるが，迅速ウレアーゼ試験，鏡検で常に陽性が出ており，除菌療法の

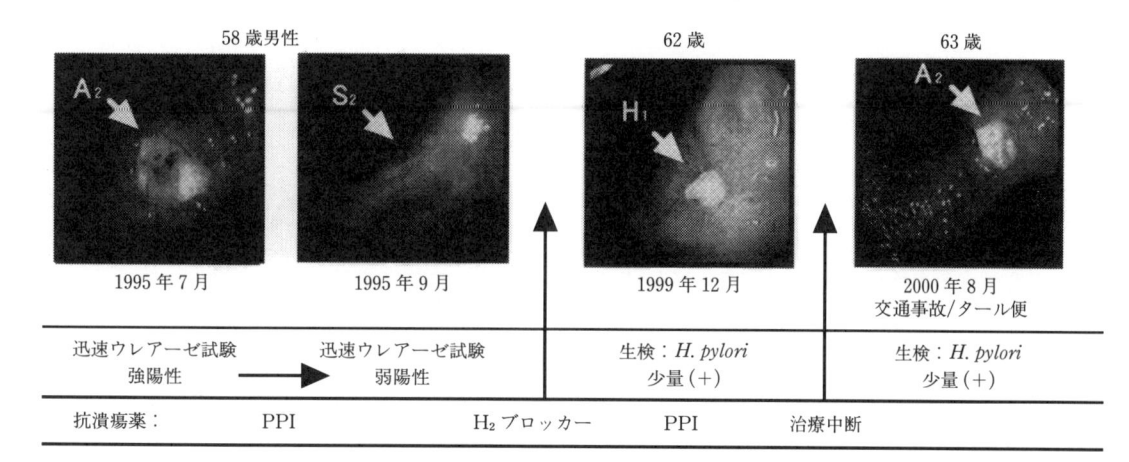

図92.4 *H. pylori*陽性再発胃潰瘍内視鏡所見

適応となった症例である．

e. 診　断

本菌感染を直接，間接的に証明する検査法として，①迅速ウレアーゼ試験，②鏡検法，③培養法，④抗体測定，⑤尿素呼気試験がある．①～③は胃内視鏡による生検組織を必要とする侵襲的検査，④，⑤は内視鏡検査を必要としない非侵襲的方法である．

f. 治　療[9]

胃・十二指腸疾患と*H. pylori*の関連について，最近10年あまり国際的に多くの研究が行われてきた．*H. pylori*感染の有無を決定する診断方法はもとより除菌療法をめぐって，その対象疾患の決定と薬剤の選択，用法量，投薬期間などについて検討され，ガイドラインが作成された．

1) 日本における治療概要

(1) 対象患者： 内視鏡検査またはX線造影検査において胃潰瘍または十二指腸潰瘍の確定診断がなされた患者のうち*H. pylori*感染が疑われる患者．ガイドラインでは治療対象は3つのカテゴリーに分類されている（表92.3）．

(2) 検査法： 上記のように，①迅速ウレアーゼ試験，②鏡検法，③培養法，④抗体測定，⑤尿素呼気試験があり，除菌前の感染診断は①～⑤のうち1項目で判定し，陰性の場合は異なる検査を再度1回のみ可とする．

(3) 除菌療法： 陽性者に対しては，ランソプラゾール1回30 mg，アモキシシリン1回750 mg，クラリスロマイシン1回200～400 mgの3剤を同時に1日朝夕2回，7日間経口投与する．副作用として軟便，下痢，時に発熱，腹痛，血便，味覚異常などがみられる．

(4) 除菌の確認： 除菌治療終了後，4週間以上経過してから上記①～⑤（特に⑤の尿素呼気試験がよい）の検査を行い判定する．④の抗体検査の場合は6か月以上経過後に行い，前後の定量判定が必要である．

2) 除菌治療を行う上での留意点

(1) 適応症例の選択： 対象疾患が消化性潰瘍に限定されたことで，除菌療法と潰瘍治療法の組合せを考慮する必要がある．また，日本では胃癌の発生率が高率であるため，胃潰瘍では生検による良悪性の鑑別診断が必須事項である．したがって，潰瘍の治療過程の中で，除菌治療の1週間をどこで行ってもよいと思われるが，必ず内視鏡検査を行い，確認をしておくことが大切である．さらに，消化性潰瘍の発症と再発の要因は

表92.3 *H. pylori*除菌療法の対象疾患
A：*H. pylori*除菌がすすめられる疾患，B：専門施設での*H. pylori*除菌がすすめられる疾患，C：*H. pylori*除菌治療の意義が検討中の疾患．

1) 胃潰瘍，十二指腸潰瘍	A
2) 低悪性度胃MALTリンパ腫	B
3) 胃癌に対する内視鏡的粘膜切除術後胃および胃癌術後残胃	C
4) 過形成性ポリープ	C
5) 慢性萎縮性胃炎	C
6) non-ulcer dyspepsia (NUD)	C

H. pylori に限定されず，生活状況の変化や胃粘膜に損傷を起こす薬剤の関与も大きい．

(2) 除菌効果判定法，除菌治療後の問題点：

潰瘍治癒状況の判定には内視鏡検査が必要であるが，除菌の確認は4週間以上経過した患者に対して行わなければならず，侵襲の少ない尿素呼気試験が感度の点でも優れており，推奨される．

次に，除菌の確認検査で陽性となった患者に対しては，関根ら[10]が述べているように薬剤耐性の可能性もあり，再発の大きな誘因にもなることから，慎重な検討を行った上で再除菌を考慮するべきである．

また，除菌治療成功例においては，これまでに多くの報告があるように，潰瘍の治癒促進と再発の予防の恩恵を受けることになると思われる．しかし，除菌治療が進むにつれて除菌後に新たに胃・十二指腸のびらんの出現と逆流性食道炎の発生が問題となった報告が散見されるようになった[11]．これらに対しては，再度酸分泌抑制剤の長期投与を余儀なくされ，除菌を行った意義が薄れることになるため，今後この治療法の経過を慎重に見守る必要が残されている．

92.3 腸　管

腸管感染症は腸管内に病原微生物が侵入，定着，増殖して発症する疾患である．発症機序の違いからチフス性疾患と感染性腸炎に分類される．チフス性疾患には，チフス菌による腸チフスとパラチフスA菌によるパラチフスがある．感染性腸炎の原因となる病原体は，細菌，ウイルス，原虫・寄生虫，真菌などさまざまである．腸管感染症の原因となる主な病原体を表92.4に示す．多くの疾患について他章で取り扱われているので，ここでは感染性腸炎の主な原因菌である，非チフス性サルモネラ，カンピロバクター，腸炎ビブリオについて述べる．診断はすべて糞便，血液などからの菌検出による．

a. 病原体の性状

1) **非チフス性サルモネラ**[12]　サルモネラは腸内細菌科に属し，周毛によって活発に運動する

表92.4 腸管感染症の主な病原体

2類感染症原因菌	食中毒型病原体（水系感染を含む）
赤痢菌	非チフス性サルモネラ
O1コレラ菌	*Campyrobacter jejuni/coli*
O139コレラ菌	腸炎ビブリオ
チフス菌*	非O1コレラ菌（NAGビブリオ）
パラチフスA菌*	その他のビブリオ
	（*Vibrio fluvialis/mimicus*）
3類感染症原因菌	腸管病原性大腸菌
ベロ毒素産生性大腸菌	血清型腸管病原性大腸菌
（腸管出血性大腸菌）	組織侵入性大腸菌
	毒素原性大腸菌
ヒト-ヒト感染型/薬剤関連型	*Yersinia enterocolitica*
*Clostridium difficile***	*Y. pseudotuberculosis****
MRSA**	*Plesiomonas shigelloides*
*Klebsiella oxytoca***	*Aeromonas hydrophila/sobria*
ロタウイルス	*Listeria monocytogenes****
赤痢アメーバ	ウエルシュ菌****
	セレウス菌****
	ランブル鞭毛虫
	クリプトスポリジウム
	サイクロスポーラ
	小型球形ウイルス/ノロウイルス
	（SRSV/NV）****
	（ノーウォーク様ウイルス：NLV）

*チフス性疾患原因菌，**菌交代症，抗菌薬関連性腸炎の場合，***非胃腸炎型優位，****食中毒，集団発生の場合．

表92.5 1998年現在で正式に記載されたSalmonella属の菌種

S. choleraesuis subsp. *choleraesuis*
S. choleraesuis subsp. *salamae*
S. choleraesuis subsp. *arizonae*
S. choleraesuis subsp. *diarizonae*
S. choleraesuis subsp. *houtanae*
S. choleraesuis subsp. *indica*
S. enteritidis
S. typhimurium
S. typhi
S. bongori

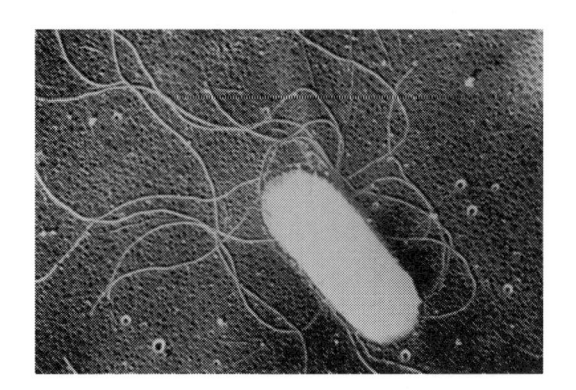

図92.5 サルモネラ電子顕微鏡写真(東京都立衛生研究所提供)

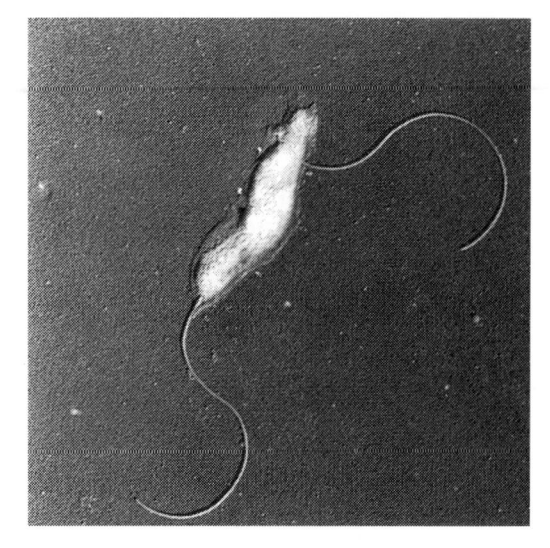

図92.6 *C. jejuni* 電子顕微鏡写真(東京都立衛生研究所提供)

(図92.5). 胆汁, 胆汁酸塩に対する抵抗性が強く, この性状は糞便など無菌的でない検体からの分離用選択培地に利用されている. 細胞内寄生菌であり, マクロファージ内で増殖することができる.

サルモネラの分類は紆余曲折を経て現在では, 表92.5のように分類されている[13]. しかしながら, この正規表示法はパラチフスA菌の記載方法がないなど現状に則さないところがあり, わが国ではWHOの記載法に従って*Salmonella* Typhi, S. Typhimurium, S. Enteritidis のように表示されている[14]. Typhi, Typhimurium, Enteritidis は血清型である. 2000以上の血清型があり, その型別は日常業務には適さないので, 一般検査室では菌体(O)抗原による血清群別を行っている. Typhimurium は O4群, Enteritidis は O9群に属する. チフス菌とパラチフスA菌はチフス性疾患原因菌であり, その他の血清型が非チフス性サルモネラと呼ばれる.

サルモネラ症の発症機序は粘膜組織侵入型である. S. Typhimurium による研究によれば, 胃酸の殺菌作用を免れて小腸内に達したサルモネラは回腸末端および大腸起始部でトランスサイトーシスによって腸粘膜上皮を通過し粘膜下へ侵入, マクロファージ内で増殖する. 炎症が粘膜下にとどまるか腸管外に波及するかは宿主側の防御因子と菌数や血清型など菌側の因子による. Typhimurium や Enteritidis では菌血症を起こしやすい.

2) **カンピロバクター**[21] *Campylobacter* 属の菌は 1.5〜5×0.2〜0.5 μm でグラム染色陰性, S字型にねじれた特徴のある形をしている(図92.6). 選択培地を用いて O_2 3〜15%の微好気性環境下, 37〜42℃, 2〜3日培養する. ヒトに腸炎を起こすものの大部分は *C. jejuni* であり, 一部が *C. coli*, *C. fetus*, *C. lari* などである. *C. jejuni*, *C. coli*, *C. lari* は 30〜46℃, *C. fetus* は 20〜40℃で発育する. *C. jejuni*, *C. coli* は nalidixic acid(NA)感受性, cephalothin(CET)耐性, *C. fetus* は NA 耐性, CET 感受性である(表92.6).

3) **腸炎ビブリオ**(*Vibrio parahaemolyticus*)
本菌はわずかに湾曲したグラム陰性桿菌で, 1本の鞭毛で活発に運動する. 発育に NaCl を要求し 8%濃度まで発育可能である. 本菌は海水中に生息し, 水温15℃以上で増殖, 魚介類を汚染する. 血液寒天培地上で溶血がみられる菌は神奈川

表92.6　*Campylobacter*属菌とヒトにおける臨床像

種	一般的臨床像	まれな臨床像	薬剤感受性		発育温度（℃）		
			NA	CET	25	37	42
C. jejuni	発熱, 下痢, 腹痛	菌血症	S	R	−	+	+
C. coli	発熱, 下痢, 腹痛	菌血症	S	R	−	+	+
C. fetus	菌血症, 敗血症, 髄膜炎, 血管感染症	下痢, 反復性発熱	R	S	+	+	−
C. lari	胃腸炎, 腹痛, 下痢	大腸炎, 虫垂炎	R	R	−	+	+

NA：nalidixic acid, CET：cephalothin.
C. jejuni, *C. coli*の鑑別は馬尿酸加水分解による.

現象陽性と呼ばれ, 病原性が高い. ヒト由来病原株は神奈川現象陽性のものが多く, 耐熱性溶血毒 (thermostable direct hemolysin：TDH) を産生する. 環境由来分離株のほとんどは神奈川現象陰性である. ヒト由来病原株の中に神奈川現象陰性のものがあり, TDHと免疫学的に交差する溶血毒 (TDH-related hemolysin：TRH) を産生する[28].

b. 国内外の流行状況

1) 非チフス性サルモネラ　各種動物が保菌しており, 食肉, 卵, 乳製品を介して食品媒介性に, あるいはペットやヒトとの接触により感染する. しばしばヒトに散発性胃腸炎や食中毒を起こす. 分離される血清型は多岐にわたっている. 1970年代〜1980年代前半までは細菌性食中毒の原因菌として*S.* Typhimuriumが最多血清型であったが, 1980年代後半から世界的に鶏卵関連食品が原因となった*S.* Enteritidis (SE) による食中毒が急増, 1994年にはアメリカで汚染されたアイスクリームプレミックスが原因となって22万人をこえる集団事例が発生した. わが国ではサルモネラ食中毒患者数が1989年以降急増, 1991年以降最多となり, その原因はSEの増加である (図92.7). 食中毒は大型のものが多く, 学校, 福祉施設, 病院で多発している. アメリカでは1985〜1991年の7年間に発生したSE食中毒の死者50名中45名が病院や老人ホームに集中していたというショッキングな事実がある (表92.7)[15]. 最近では再び*S.* Typhimuriumの増加が報告されておりABPC, CP, STなどの治療薬に対する多剤耐性菌が問題となっている[16].

2) カンピロバクター　本菌は元来家畜の流

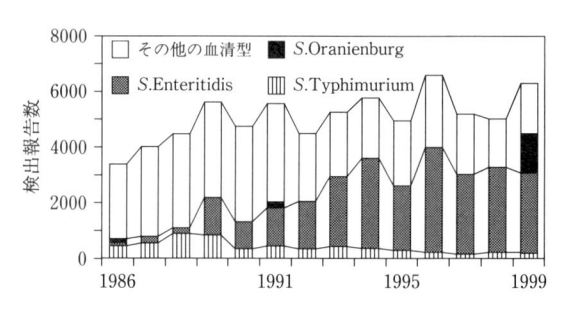

図92.7　ヒト由来サルモネラ年別検出状況, 1986〜1999年（地研・保健所集計）（病原微生物検出情報）

表92.7　*Salmonella* Enteritidis集団発生状況（アメリカ, 1985〜1991）

年	全集団発生				病院・老人ホーム		
	発生数	患者数	入院数	死亡数	発生数	患者数	死亡数
1985	26	1166	144	1	3	55	1
1986	48	1539	131	6	6	97	6
1987	53	2498	523	15	8	458	14
1988	40	1010	121	8	7	131	6
1989	77	2394	175	14	20	519	13
1990	68	2143	268	2	8	159	2
1991	68	2306	150	4	7	62	3
計	380	13056	1512	50	59	1481	45

産や腸炎起因菌として獣医学の分野で注目されていた. 糞便からの適切な分離法がないこともあって, ヒトの下痢症との関係が証明されたのは1970年代に入ってからである. 1977年に開発された簡便な培養法の普及とともに本菌は世界中に分布していることが明らかにされ, 先進国では小児と青年層を中心に散発性下痢症から最も高率に検出される. わが国では1982年に*C. jejuni/coli*として食中毒原因菌に指定された. 潜伏期間が2〜11日と長いため原因究明率は低いが, 学校や寮の給食, 修学旅行中の旅館の食事やキャンプ場

の飲料水，湧き水，簡易水道などが原因となってしばしば大型食中毒を起こす．鶏肉を介する感染が最も高率と考えられる．ペットやヒトからの接触感染もある[22]．

近年国内外において本菌のフルオロキノロン薬耐性率が急速に上昇している[22~24]．これは養鶏産業にフルオロキノロン薬が広く用いられたことが最大の原因と考えられている．

3）腸炎ビブリオ　魚介類の生食というわが国独特の食習慣のため，食中毒ではサルモネラと双璧をなす．1950年にしらす干しが原因となった集団食中毒で初めて分離されて以来，腸炎ビブリオはほとんど常に事件数，患者数ともに最多原因菌であった．1988年以降サルモネラ食中毒が急増しているが，事件数では両菌種ともほぼ同数である．原因食品としては生鮮魚介類とその加工品が多い．夏季に集中発生する．

c. 臨床症状

1）非チフス性サルモネラ　本症の臨床像は急性胃腸炎，菌血症，病巣感染および保菌者である．胃腸炎は他の原因による胃腸炎と症状のみから区別することはできないが，一般的に症状が重い．発熱も高度で持続が長い．小児では意識障害や痙攣，高齢者では無熱であっても下痢のために急性脱水症を起こすなど，他の原因菌に比べて重症化しやすく，回復も遅れる傾向がある．菌血症は胃腸炎の経過中に一過性にみられることが多いとされている．健常人よりも乳幼児や高齢者で頻度が高い．反復する菌血症はAIDS指標疾患に指定されている．病巣感染は腹腔内感染症が多く，ほかに髄膜炎，心内膜炎，骨髄炎，関節炎などがある．まれに反応性関節炎を併発することがある．HLA-B27抗原保有者に多い．保菌者には無症状健康保菌者と病後保菌者がある．サルモネラ症発症後の回復期に排菌する病後保菌者は発症後3か月，遅くとも6か月~1年以内に排菌が停止し，チフス菌のような長期保菌者はまれである．しかし，その他の腸管系病原菌に比べると排菌期間が長い．一般的に発症者の方が無症状保菌者よりも排菌期間が長いが，下痢と抗菌薬によって正常腸内細菌叢が攪乱されるためと考えられている．

検査成績では，炎症の程度に応じて白血球数，CRPなど炎症反応の増加がみられる．菌血症や胃腸炎でもトランスアミナーゼが上昇することがある．腹部超音波検査は複雑な前処置や患者への負担が少なく，消化管全層を簡単に把握できるため，補助診断として有用である．サルモネラ腸炎の所見として小腸炎と肥厚性上行結腸炎，肥厚性回盲部炎，回盲部リンパ節腫大が比較的高率にみられる[17]．大腸内視鏡では，病変はS状結腸より口側にみられ，直腸には少ない．粘膜浮腫，易出血性，リンパ濾胞を思わせる散在する微細顆粒状隆起，斑状発赤，地図状発赤，びまん性発赤，アフタ性びらん，さまざまな潰瘍など多彩であるが，あくまでも補助診断として位置づけられる[18]．

2）カンピロバクター[25]　*C. jejuni*, *C. coli*, *C. lari*による症状は発熱，下痢，腹痛を主とする急性胃腸炎であり，血便もしばしば認められる．細菌性赤痢やサルモネラ腸炎など，その他の感染性腸炎との鑑別は臨床的にはできない．多くは数日以内に回復するが，時に再燃がみられる．まれに腸管外に波及し，虫垂炎，腸間膜リンパ節炎，腹膜炎，菌血症などを起こすことがある．*C. fetus*は日和見病原体と考えられ，アルコール中毒，肝硬変，糖尿病，造血器腫瘍，動脈硬化などの基礎疾患をもつ中高年の易感染性宿主に敗血症や髄膜炎を起こすことが知られている．近年postinfectional diseaseとしてギラン-バレー症候群（GBS）が注目されている．神経の構成成分であるG_{M1}と共通の外膜リポ多糖体をもつ*C. jejuni*に感染し，T細胞のヘルプを受けて抗G_{M1} IgG抗体が産生され，神経筋接合部前シナプス側などのG_{M1}エピトープに抗G_{M1}抗体が結合し，運動ニューロンの機能が障害されて，筋力低下が生じてGBS発症に至ると考えられている（図92.8）[26]．2000~5000例に1回程度合併すると推定され，GBSの30％台を占めている．特定の血清型に併発することが多い．下痢後1~3週間を経て発症し，腸炎の重症度とGBS発症率は無関係である．頻度は低いが，そのほかの合併症として，HLA-B27をもつ患者における反応性関節

炎，腎炎，心炎，溶血性貧血，脳症などがあげられている．

3）腸炎ビブリオ[29]　定型的には，生鮮魚介類あるいはその加工品摂取後6〜12時間の潜伏期間をおいて，悪心，嘔吐，心窩部・上腹部痛，37〜38℃の発熱，頻回の水様性下痢で発症する．アニサキス症やイレウスを思わせる激しい嘔吐や疝痛様腹痛，赤痢を思わせる発熱，血便がみられることもある．重症例では血圧低下，四肢のしびれや冷感，こむら返りなどがみられる．夏季，夕食に生鮮魚介類を摂取し，夜間に発症，救急外来を受診するパターンが多い．病初期の症状は激烈であるが，経過は短く，3〜4病日には発熱，便回数，便性とも軽快する．このように，通常，予後は良好であり，筆者らは死亡例を経験していない．食中毒では，1960年代以降毎年死亡例が発生していたが，近年はまれとなり，1992年以降はみられない．

国内ではまれであるが，腸管外感染症を起こすことがある．敗血症，創傷感染，肺炎，骨髄炎，眼科・耳鼻科的感染症などが知られている．1998年夏，ニューヨークで発生した集団事例では19名中2名に菌血症が認められた[30]．

d．典型的な症例

1）非チフス性サルモネラ　63章「感染性胃腸炎」参照．

2）カンピロバクター　図92.9に典型的なカンピロバクター腸炎例を提示する[27]．症例は20歳男性．主訴は発熱，下痢．4月30日午後より悪寒とともに38℃台の発熱および1日5〜6回の水様性下痢が出現した．市販の解熱剤を服用していたが症状改善せず，5月1日朝救急車で来院した．来院時体温40℃，水様性下痢が頻回であり，脱水を伴っているため入院となった．便性が緑色水様便であったこと，高熱を伴っていることからサルモネラ腸炎を疑い，患者の同意を得てフルオロキノロン系抗菌薬の治験薬CS-940 200 mgを分2で開始した．3日には36℃台に解熱，便性は改善し，排便回数も減少した．4日に入院時糞便培養より C. jejuni が検出され，CS-940の適応外のため3日間で中止した．3日の糞便培養では

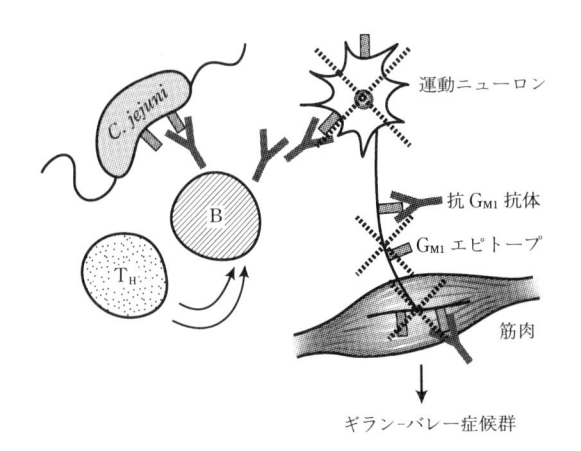

図92.8　ギラン-バレー症候群の発症機序

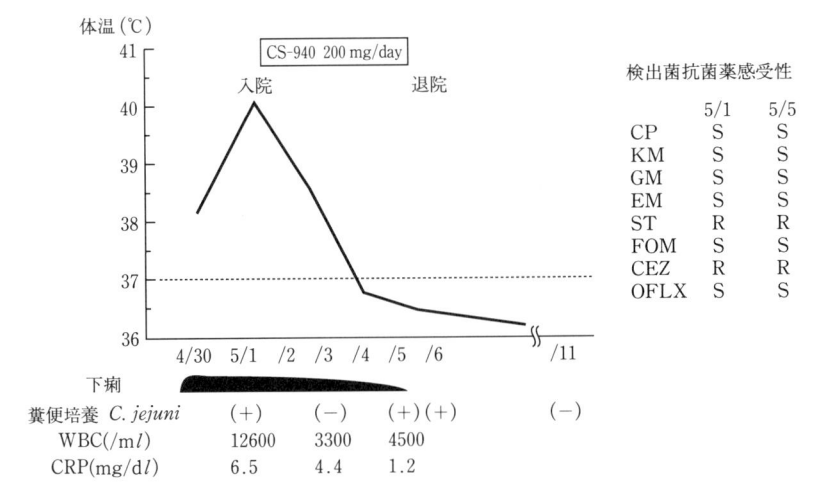

図92.9　カンピロバクター腸炎の臨床経過（20歳男性）

腸管系病原細菌は陰性であったが，5日，6日の糞便培養からは再び C. jejuni が検出された．症状が改善していたため6日退院した．11日の糞便培養で腸管系病原細菌は陰性であった．なお，4月27日に鳥のレバ刺しを食しており，原因食品として疑われたが，一緒に食した友人は発症しておらず特定できなかった．

e. 治　療

1) **非チフス性サルモネラ**　対症療法については63章で述べたので，抗菌薬療法について述べる[19]．

サルモネラは試験管内では多くの抗菌薬に感受性であるが，臨床的に有効性が認められているものは CP，ABPC，アモキシシリン (AMPC)，ST，ホスホマイシン (FOM)，フルオロキノロン薬および一部の第3世代セフェム系薬に限られる．わが国の非チフス性サルモネラの薬剤耐性率は CP，ABPC に対して20〜30%，ST，FOM に対して10%未満であり，フルオロキノロン薬耐性はほとんどみられない．

臨床症状の項で述べたように，サルモネラ症では症状が改善されても排菌が続くことがある．腸内細菌叢の攪乱による除菌の遅れと耐性菌誘発のため，単純な胃腸炎では抗菌薬を使用しないというのが欧米の考え方である[20]．

筆者らは高熱，下痢などの症状から重症と判断される例，中等症であっても小児や高齢者，基礎疾患など易感染性要因をもつ例では，原因菌不明の初期治療の段階で抗菌薬を開始し，3日後に評価している．この時点で2日以上発熱がなく，下痢症状に改善がみられれば抗菌薬を中止して経過観察する．解熱していなければ4日分追加し，計7日間投与する．サルモネラ腸炎では抗菌薬を使うと除菌が遅れる傾向があるため，解熱により腸管外感染の危険がなくなればそれ以上継続することを避け，排菌が続いていても抗菌薬を中止して経過観察する．菌血症の場合には計7〜14日間，病巣感染がある場合にはさらに長期間投与する．行政上の食品取扱い者検便などで発見される無症状保菌者は保菌により就業上の制約を受けるため確実な除菌を求められるが，従来薬では困難であった．フルオロキノロン薬の導入により，7日間投与で高率に除菌が可能となった．海外では2〜4週間投与により経過を短縮できない，再排菌率が高いとの理由で現在では急性胃腸炎に対するフルオロキノロン薬の効果は認められていない．筆者らの成績ではフルオロキノロン薬7日間投与のサルモネラ腸炎に対する除菌効果は保菌者を含んでいるが TFLX で90%以上，それ以外では70〜80%台である．有症者に対しては最小限の投与にとどめることがポイントである．

2) **カンピロバクター**　C. jejuni, C. coli による腸炎に対する抗菌薬療法は重症例，易感染性要因をもつ患者などに行われる．C. jejuni/coli はセフェム系薬に本質的に耐性である．試験管内抗菌力が強いのはマクロライド薬，アミノ配糖体，フルオロキノロン薬であるが，マクロライド薬かホスホマイシン (FOM) が選択される．問題は薬剤耐性である．フルオロキノロン耐性は交差耐性があり，1剤に耐性になればほとんどすべての同系薬に耐性となる．上記の症例では再排菌株の耐性化はみられなかったが，耐性化が速く，治療開始後2〜3日で耐性となることもある．したがって，排菌していても軽症例には行わないなど抗菌薬療法を最小限にとどめること，薬剤感受性を確認することが必要である．

このような状況を考えると，本症に対するフルオロキノロン薬の使用は避けるべきである．また，初期治療でフルオロキノロン薬を投与しその後本症と判明した場合，GBS の危険を考慮すると，症状が改善していなければマクロライド薬を3日分追加しておいた方がよい．マクロライド薬は感受性であれば通常2日後には除菌される．

C. fetus はセフェム系薬に感受性，NA に耐性である．C. fetus は通常 β ラクタマーゼを産生せず，ampicillin, gentamycin, imipenem に感受性，cefotaxime には一部耐性を示す．全身感染症の場合にはこれらの薬剤が使用される．マクロライドは無効である．

3) **腸炎ビブリオ**　重症例を除いて抗菌薬の適応はないが，適切な抗菌薬を用いれば開始翌日には排菌は停止し，再排菌は認められない．

本下痢症に対する選択薬は抗菌力，耐性率，腸管への移行などからみて，クロラムフェニコール，テトラサイクリン，ST合剤，フルオロキノロン薬であるが，感染性腸炎の治療がempiric therapyとして行われる現状では，フルオロキノロン薬が第1選択薬である．感染性腸炎の選択薬とされているホスホマイシンには耐性率が高い．ABPC，CEZなどのβラクタム薬にも耐性率が高いので用いるべきでない．

菌血症などの腸管外感染に対してはアミノ配糖体，βラクタマーゼ安定性のβラクタム薬またはカルバペネム薬を非経口的に投与する．

〔相楽裕子・今村清子〕

文献

1) 篠田孝子，杉田　隆，池田玲子：カンジダの菌学と病原因子．臨床と微生物，**28**：143-148, 2001.
2) Spechler, S. J.: Infectious esophagitis. Gastrointestinal Infections Diagnosis and Management (LaMont, J. T. ed.), Marcel Dekker, 1997.
3) 若山　恵，渋谷和俊，直江史郎：カンジダ症の病理像と真菌形態．臨床と微生物，**28**：149-154, 2001.
4) 伊藤　武：*Helicobacter pylori*の細菌学および病原因子．日本の感染性腸炎II（入交昭一郎ほか編），pp. 157-169, 菜根出版，1997.
5) 神谷　茂，山口博之：なぜ胃酸の中で生存できるのか—細菌学的特徴．ヘリコバクター・ピロリとその除菌法（寺野　彰，高橋信一編），pp. 6-15, 南江堂，1999.
6) 平井義一，林　俊治，横田憲治ほか：ヘリコバクター・ピロリ感染症．エマージング・ディジーズ（竹田美文，五十嵐　章，小島荘明編），pp. 53-58, 近代出版，1999.
7) 杉山敏郎，浅香正博：なぜ除菌しなければならないのか　各疾患との関係—胃炎．ヘリコバクター・ピロリとその除菌法（寺野　彰，高橋信一編），pp. 23-30, 南江堂，1999.
8) Parsonnet, J.: *Helicobacter pylori*. Infect. Dis. Clin. N. Amer., **12**:185-197, 1998.
9) 加藤元嗣，穂刈　格，小田　寿ほか：ガイドラインによる*Helicobacter pylori*診断・治療の実際の実際．Helicobacter Res., **4**:28-34, 2000.
10) 関根　仁，大原秀一，飯島克則，加藤勝章：*H. pylori*除菌治療後の再陽性化率と再除菌の問題．日本臨床，**57**：116-120, 1999.
11) 金児康明，松澤正浩，中村　直，赤松泰次：*H. pylori*除菌治療後に生ずる上部消化管病変の予防対策と治療．日本臨床，**57**：208-211, 1999.
12) 相楽裕子：サルモネラ感染症．別冊日本臨牀感染症症候群I，pp. 134-137, 日本臨牀社，1999.
13) 江崎孝行：サルモネラの命名の歴史と正式名称．日本細菌学雑誌，**53**：629-633, 1998.
14) 泉谷秀昌，田村和満，渡辺治雄：感染性食中毒サルモネラ．治療学，**34**：711-715, 2000.
15) Mishu, B., Koehler, J., Lee, L. A. et al.: Outbreaks of *Salmonella enteritidis* infections in the United States, 1985-1991. J. Infect. Dis., **169**：547-552, 1994.
16) Molbak, K. Baggensen, D. L., Aarestrup, F. M. et al.: An outbreak of multidrug-resistant, quinolone-resistant *Salmonella enterica* serotype typhimurium DT 104. N. Engl. J. Med., **341**：1420-1415, 1999.
17) 広岡　昇：感染性腸炎の画像診断．日本の感染性腸炎II（入交昭一郎ほか編），pp. 75-82, 菜根出版，1997.
18) 加藤裕昭，田島　強：感染性腸炎の内視鏡像．日本の感染性腸炎II（入交昭一郎ほか編），pp. 63-74, 菜根出版，1997.
19) 相楽裕子：腸管感染症．フルオロキノロン剤の臨床応用（小林宏行編），pp. 77-96, 医薬ジャーナル社，2001.
20) Shere, K. D., Goldberg, M. B. and Rubin, R. H.: *Salmonella* infections. Infectious Diseases (Gorbach, S. L. et al. eds.), 2nd ed., pp. 699-712, W. B. Saunders, 1998.
21) Mishu Allos, B.: *Campylobacter*. Infectious Diseases (Gorbach, S. L. et al. eds.), 2nd ed., pp. 1810-1816, W. B. Saunders, 1998.
22) 伊藤　武，斉藤香彦：カンピロバクター食中毒・腸炎の最近の傾向．日本の感染性腸炎II（入交昭一郎ほか編），pp. 145-155, 菜根出版，1997.
23) Thwaites, R. T. and Frost, J. A.: Drug resistance in *Campylobacter jejuni, C. coli*, and *C. lari* isolated in northwest England and Wales, 1997. J. Clin. Pathol., **52**：812-814, 1999.
24) Hooper, D. C.: Emerging mechanisms of fluoroquinolone resistance. EID, **7**：337-341, 2000.
25) 相楽裕子：カンピロバクター腸炎．別冊日本臨牀感染症症候群I，pp. 7-10, 日本臨牀社，1999.
26) 結城伸泰：*Campylobacter jejuni*と自己免疫性神経疾患：ギランバレー症候群およびフィッシャー症候群の発症機序．日本細菌学雑誌，**50**：991-1003, 1995.
27) 相楽裕子，坂本光男：カンピロバクター腸炎．化学療法の領域，**16**：1261-1266, 2000.
28) 明田幸宏，本田武司：腸炎ビブリオ．治療学，**34**：716-720, 2000.
29) 相楽裕子：腸炎ビブリオ．臨牀と研究，**76**：1106-1109, 1999.
30) CDC: Outbreak of *Vibrio parahaemolyticus* infection associated with eating raw oysters and clams harvested from Long Island Sound-Conneticut, New Jersey, and New York, 1988. MMWR, **48**：48-51, 1999.

93. 尿路・性器感染症

　泌尿器科領域の感染症は，腎盂腎炎，膀胱炎などの尿路感染症，前立腺炎，精巣上体炎，尿道炎などの性器感染症，および手術に伴う術後感染症，担癌患者や抗癌剤治療などimmunocompromised hostにおける有熱性感染症などがある．本章では，性行為感染症を除く尿路・性器感染症につき概説する．

　尿路感染症は非常にポピュラーな感染症であり，泌尿器科のみならず，内科，産婦人科，小児科などでもよく経験され，治療されている疾患である．尿路感染症の多くは一般細菌によって引き起こされる．尿路感染症は感染部位別に腎盂腎炎（上部尿路）と膀胱炎（下部尿路）に分けられ，両者は感染症としての臨床的重症度が異なる．しかし，尿路感染症は，主に腸内細菌叢由来の起炎菌が尿道から膀胱，腎臓へと逆行性，上行性に感染することにより発症するため，一般的に膀胱炎と腎盂腎炎の起炎菌は類似していることが多い．尿路感染症は，臨床経過により急性と慢性に，また基礎疾患の有無により単純性と複雑性に分けられる．一般に，単純性尿路感染症では急性に発症し，症状は激しいが治療によく反応する．一方，複雑性尿路感染症では慢性の経過をとり症状を有さない場合も多いが，急性発症したり，急性増悪を起こして症状が顕在化することもある．

　また，泌尿器科領域の性器感染症として比較的頻度の高い疾患には，前立腺炎と精巣上体炎がある．尿道炎については他書に譲る．

93.1　起炎菌別発生頻度

　尿路感染症起炎菌の頻度に関する報告は多いが，ここでは尿路感染症分離菌調査研究会[1]が単純性と複雑性に分けて経年的に調査したデータを引用する（図93.1）．尿路感染症全体としては大腸菌の分離頻度が高く，次いで腸球菌と緑膿菌が多く分離されている．病態別にみると，単純性尿路感染症では大腸菌が群を抜いて多く，大きな変動はないものの，1990年代に入り腸球菌やクレブシエラ属などがやや多く分離されている．複雑性尿路感染症では，大腸菌，腸球菌，緑膿菌が多く分離されているが，腸球菌は第3世代セフェム系薬剤の使用抑制により1990年以降減少傾向にあり，逆に黄色ブドウ球菌が増加している．以上のように，抗菌薬使用状況である程度の変動はあるものの，尿路感染症起炎菌の由来は主に腸内細菌群であり，ヒトの腸内細菌叢が大きく変化することはないため，尿路感染症分離菌の動向には大きな変動はないといえる．

　各種分離菌の抗菌薬に対する薬剤感受性をみると，大腸菌，*Klebsiella pneumoniae*，*Proteus mirabilis*などの強毒性グラム陰性桿菌では，この10数年間どの抗菌薬に対してもMIC分布に大きな変化は認められないが，*Citrobacter freundii*ではどの薬剤にも耐性化傾向が出てきている．一方，緑膿菌，黄色ブドウ球菌，腸球菌では一部抗菌薬で耐性化が認められ，特に黄色ブドウ球菌で顕著に認められる．

　また，性器感染症のうち，前立腺炎は前立腺の炎症性疾患の総称であり，前立腺炎症候群として表93.1のように分類されている．このうち急性細菌性前立腺炎の起炎菌は大腸菌が70～80％を占め，他のグラム陰性桿菌も起炎菌となる．臨床症状が類似する他の3つ（いわゆる慢性前立腺炎）のうち，細菌が原因となる慢性細菌性前立腺炎は10～20％を占めるにすぎない．慢性細菌性前立腺炎では，大腸菌のほか緑膿菌，ブドウ球菌，腸球菌も起炎菌となるが，菌の検出率は高くない．また，精巣上体炎では，35歳以下の症例

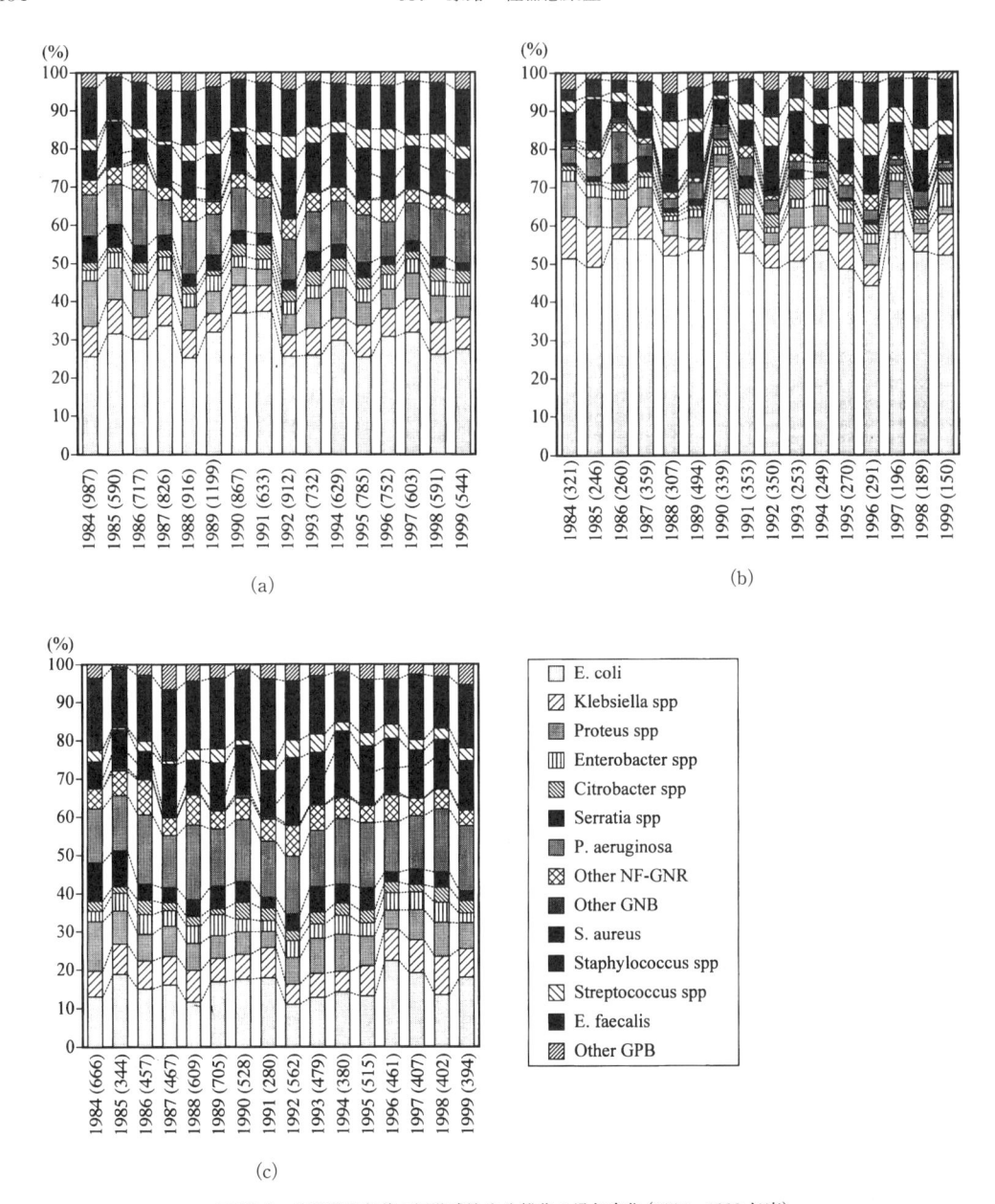

図 93.1 抗菌薬投与前の尿路感染症分離菌の経年変化（1984～1999 年度）
（尿路感染症分離菌感受性調査研究会[1]のデータより引用，改変）
括弧内は菌株数を示す．A：全体，B：単純性尿路感染症，C：複雑性尿路感染症．

表 93.1 前立腺炎症候群の NIH 分類

Type I	acute bacterial prostatitis（急性細菌性前立腺炎）
Type II	chronic bacterial prostatitis（慢性細菌性前立腺炎）
Type III	non-bacterial prostatitis（非細菌性前立線炎）
	III A　with leukocytes in EPS or VB3
	III B　without leukocytes in EPS or VB3
	（chronic pelvic pain syndrome）
Type IV	asymptomatic inflammatory prostatitis

の多くは *Chlamydia trachomatis* が原因である．

93.2　臨床症状

急性尿路・性器感染症では各臓器に特有な自覚症状の発現頻度が高い．すなわち，急性単純性膀胱炎では，一般に排尿痛，頻尿，残尿感などの膀

胱刺激症状のみを訴え，急性単純性腎盂腎炎では，発熱，悪寒，腰背部痛（腎部圧痛）を主症状とする．急性前立腺炎では，発熱，排尿痛，排尿困難で発症し，前立腺の腫脹，圧痛を認める．慢性前立腺炎では，排尿痛（不快感），会陰部痛，下腹部不快感などが多い．また，急性精巣上体炎では発熱と陰囊内容の有痛性腫大があり，陰囊皮膚の発赤，浮腫を認めることもある．このように，急性尿路・性器感染症においては感染部位の診断は比較的容易である．

一方，慢性尿路感染症ではむしろ感染に関する症状が認められないことも多く，また基礎疾患に由来する症状との鑑別が困難であることも多いため，臨床症状から感染部位を推定することは一般に困難である．しかし，複雑性尿路感染症の急性発症，急性増悪時には，急性尿路感染症と同様に臓器特有な臨床症状が認められる．

93.3 診　　断

1) 尿路感染の存在の確認　尿路感染症の診断は，正しい採尿法で得られた尿を検体として検査することから始まる．一般に，男性では中間尿，女性ではカテーテル採尿が原則とされている．女性での中間尿採取法は，患者に苦痛を与えないが，外陰部を清拭した後，指で外陰部を広げて排尿させ中間尿を採取するという方法が現実に励行されているとはいえず，また膣や外陰部から汚染菌が混入するおそれがあるため，むしろカテーテル採尿法が推奨される．閉鎖式導尿カテーテル留置症例では導管を穿刺して採尿する．

まず尿路に炎症があることを確認することが重要である．通常，尿沈渣標本を作成し鏡検するが，UTI 薬効評価基準[2]では尿 10 ml を 1500 回転，10 分間遠心沈殿する方法を標準法としている．単純性尿路感染症では 1 視野 10 個以上，複雑性尿路感染症では 5 個以上の白血球を尿沈渣で認めた場合に有意の膿尿とする．

尿路感染症の起炎菌を検出することは，尿路感染症の診断上最も重要である．尿の定量培養は必須の検査法であるが，尿の採取，保存，分離の過程が正しく行われないと診断的価値は低くなってしまう．一般に 10^5 cfu/ml 以上の場合を起炎菌とする考えが多いが，カテーテル尿では 10^4 cfu/ml 以上であれば起炎菌と考えてよい．前述の尿沈渣で毎視野 1 個以上の細菌を認めれば，尿中細菌は 10^5 cfu/ml 以上と推定される．

性器感染症でも，急性前立腺炎と急性精巣上体炎では膿尿，細菌尿を伴うことが多く，尿培養で起炎菌を推定できる．慢性前立腺炎では尿所見に乏しく，前立腺圧出液の鏡検が重要であるが，細菌学的検査に用いる検体は Mears and Stamey 法による 4 分画検体採取法が推奨される．

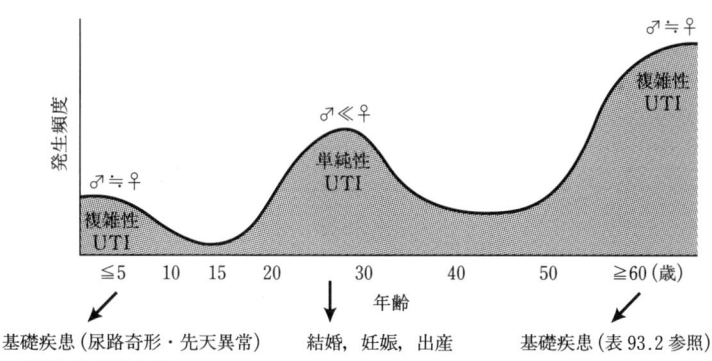

図 93.2 尿路感染症の性別・年齢別発生頻度と基礎疾患（文献[3]より引用改変）

2) 感染部位および基礎疾患の診断

前述のように，急性尿路・性器感染症では，臓器に特有な臨床症状から感染部位の診断は比較的容易であるのに対し，慢性尿路感染症では，急性発症や急性増悪時を除いて感染に関する症状を欠くことが多い．複雑性尿路感染症においては基礎疾患の存在が最大の要因であり，基礎疾患を有する限り再発を繰り返し難治化することが多いことから，基礎疾患の診断とその除去は治療上きわめて重要である．

尿路感染症の発症年齢には大きく3つのピークがある(図93.2)[3]．第1のピークは幼小児に発症し尿路奇形を基礎疾患とするもので，性差はない．第2のピークは生殖年齢の女性に多く発症する単純性尿路感染症である．第3のピークは50歳代以上の年齢層における各種基礎疾患に基づく複雑性尿路感染症である．複雑性尿路感染症の基礎疾患は，腎瘻，体内ステント，尿道カテーテルなどの体内異物に起因するもの，前立腺肥大症や神経因性膀胱など排尿障害や尿路結石など尿流通過障害に伴うもの，糖尿病など生体の感染防御能を低下させるような全身疾患など多種にわたる(表93.2)．

93.4 治療

尿路感染症に対して化学療法を施行する際には，多くの場合，起炎菌が不明のまま抗菌薬を選択しなければならない．化学療法に対する反応性は，尿路感染症の種々の病態によって大きく異なるので，単純性尿路感染症か複雑性尿路感染症か(基礎疾患の有無)，上部尿路感染症か下部尿路感染症か(感染臓器の特定)など，それぞれの病態に対応して対処するのがよい．一般にペニシリン系，セフェム系，カルバペネム系，ニューキノロン薬，アミノ配糖体は尿中移行性が高く，尿路感染症に広く使用されている．以下に，尿路感染症を単純性と複雑性に大別して概説する．

a. 単純性尿路感染症

単純性尿路感染症の起炎菌は大腸菌が70〜80%を占め，その他 *P. mirabilis*, *K. pneumoniae* など腸内細菌群を含め約9割がグラム陰性桿菌である．単独菌感染が大多数を占め，一般に薬剤感受性がよく保たれているので，それほど抗菌力の強い薬剤を必要とはしない．尿の細菌学的検査は省略されることが多いが，抗菌薬投与前に起炎菌種の確認を行うのが望ましい．

1) **膀胱炎** 経口のペニシリン系，セフェム系，ニューキノロン薬の常用量を3日間投与する．3日間投与で無効の場合には，耐性菌あるいは基礎疾患の存在を疑う．明らかな基礎疾患がないにもかかわらず膀胱炎を繰り返す症例については，患者の「手持ち薬」として処方し，患者の判断で2〜3日間服用する．

2) **腎盂腎炎** 中等症以下の症例は，水分摂取，安静を指示し，経口のセフェム系，ニューキ

表93.2 尿路感染症の基礎疾患

基礎疾患の存在を疑わせる要因
1. 幼小児または高齢者
2. 男性
3. 慢性に経過するUTI
4. 難治性UTI
5. 再発を繰り返すUTI
6. 原因菌が *E. coli, K. pneumoniae, P. mirabilis, S. epidermidis* 以外である場合
7. 複数菌感染症例
8. 尿路疾患の既往を有する症例

複雑性腎盂腎炎の基礎疾患
1. 腎・尿管結石
2. 水腎症
3. 神経因性膀胱
4. 膀胱尿管逆流症
5. 腎盂尿管腫瘍
6. 尿路変向術後

複雑性膀胱炎の基礎疾患
1. 神経因性膀胱
2. 前立腺肥大症
3. 前立腺癌
4. 膀胱腫瘍
5. 尿道狭窄
6. 膀胱結石
7. 尿道留置カテーテル

生体の感染防御能を低下させる全身的要因
1. 糖尿病
2. 副腎皮質ステロイド投与
3. 抗癌剤，免疫抑制剤投与
4. 重症疾患(悪性腫瘍，血液疾患など)
5. 全身衰弱

ノロン薬を3～5日間投与し，有効な症例でもさらに7日間は維持療法として継続投与する．高度の発熱，脱水症状，消化器症状を伴う症例は，入院の上，点滴による水分補給とともに，ペニシリン系や第1世代，第2世代セフェム系を3～5日間静脈内投与する．CRP，白血球数，発熱などが改善すれば，経口薬に変更し7日間継続投与する．

3） 前立腺炎　急性前立腺炎の治療は急性腎盂腎炎に準ずるが，維持療法は10～14日間行う．慢性前立腺炎では，前立腺組織および前立腺液への移行がよいニューキノロン薬を第1選択とし6～8週間投与する．臨床的には非細菌性前立腺炎（Type III）との鑑別が困難なことも多く，8週間を限度に漢方薬，αブロッカーなど他の補助的治療薬に変更して経過観察する．

4） 精巣上体炎　精巣上体の有痛性硬結の消失を目安に経口のセフェム系，ニューキノロン薬を2～3週間投与する．青壮年の症例ではクラミジア性のものが多いのでニューキノロン薬を第1選択とする．これらの抗菌薬に反応不良の症例では結核を疑う必要がある．

b． 複雑性尿路感染症

複雑性尿路感染症の起炎菌は，複数菌感染が多

表93.3　複雑性尿路感染症におけるブレイクポイント

	薬剤名	略号	投与経路	1回投与量	ブレイクポイント MIC (μg/ml)	
					複雑性膀胱炎	複雑性腎盂腎炎
セフェム系	ceftazidime	CAZ	IV	1.0 g	48	24
	cefodizime	CDZM	IV	1.0 g	72	36
	cefpirome	CPR	IV	1.0 g	48	24
	cefozopran	CZOP	IV	1.0 g	48	24
	cefoperazone	CPZ	IV	1.0 g	18	9
	cefpimizole	CPIZ	IV	1.0 g	48	24
	latamoxef	LMOX	IV	1.0 g	72	36
	flomoxef	FMOX	IV	1.0 g	24	12
	cefaclor	CCL	PO	500 mg	12	6
	cefpodoxime proxetil	CPDX-PR	PO	200 mg	6	3
	cefdinir	CFDN	PO	200 mg	6	3
	cefotiam hexetil	CTM-HE	PO	200 mg	3	1.5
	cefteram pivoxil	CFTM-PI	PO	100 mg	3	1.5
	cefditoren pivoxil	CDTR-PI	PO	100 mg	3	1.5
	ceftibuten	CETB	PO	200 mg	6	3
	cefixime	CFIX	PO	200 mg	9	4.5
	cefcapene pivoxil	CFPN-PI	PO	100 mg	6	3
ペニシリン系	piperacillin	PIPC	IV	2.0 g	24	12
	ticarcillin	TITC	IV	1.5 g	24	12
カルバペネム系	imipenem/cilastatin	IPM/CS	IV	0.5 g	24	12
	panipenem/betamipron	PAPM/BP	IV	0.5 g	12	6
	meropenem	MEPM	IV	0.5 g	48	24
モノバクタム系	carumonam	CRMN	IV	1.0 g	48	24
アミノ配糖体	amikacin	AMK	IM	200 mg	6	3
	isepamicin	ISP	IM	200 mg	6	3
ニューキノロン系	pipemidic acid	PPA	PO	500 mg	12	6
	norfloxacin	NFLX	PO	200 mg	4.5	2.25
	ofloxacin	OFLX	PO	200 mg	4.5	2.25
	ciprofloxacin	CPFX	PO	200 mg	4.5	2.25
	tosufloxacin	TFLX	PO	150 mg	4.5	2.25
	sparfloxacin	SPFX	PO	300 mg	4.5	2.25
	fleroxacin	FLRX	PO	300 mg	4.5	2.25
	levofloxacin	LVFX	PO	100 mg	4.5	2.25
	enoxacin	ENX	PO	200 mg	4.5	2.25
	lomefloxacin	LFLX	PO	200 mg	4.5	2.25

く日和見感染菌の頻度も高い上に，多くの場合耐性化傾向にある．また，細菌が産生する菌体外多糖 (glycocalyx) の粘稠物はバイオフィルムを形成し，抗菌薬や宿主の免疫系から逃れるエスケープ機構として働く．カテーテル留置症例，感染結石，慢性細菌性前立腺炎，高度の水腎症や神経因性膀胱を基礎疾患とする複雑性尿路感染症では，細菌バイオフィルムが病態の主体となっており，感染症の難治化や易再燃性の原因となっている[4]．

複雑性尿路感染症では抗菌薬投与の前に必ず起炎菌の培養同定と薬剤感受性検査を施行すべきである．腎盂腎炎では，腎組織内濃度を高める目的で注射薬が主体となる．菌種や薬剤感受性が不明の場合は，*Serratia*, *P. aeruginosa*, *E. faecalis* にも対応する広域スペクトルの第3，第4世代セフェム系や広域ペニシリンを選択する．重症例では，感受性試験の結果を参考に，アミノ配糖体の併用やカルバペネム系への変更を考慮する．注射薬5～7日間投与にて寛解が得られた後，維持療法として新セフェム系，ニューキノロン系の経口薬を1～2週間投与する．膀胱炎では，新セフェム系，ニューキノロン系の経口薬を2～3週間投与する．

また，複雑性尿路感染症においては，薬剤の抗菌作用特性や体内動態を考慮したブレイクポイントMICが設定されている（表93.3）[5]．これは，起炎菌の種類に関係なく，細菌学的MIC（微量液体希釈法による薬剤感受性）がそれ以下の値を示す抗菌薬の常用投与量を使ったときに，臨床的に80％以上の有効率が期待できる値であり，臨床家が抗菌薬を選択するときの大まかな目安になる．ブレイクポイントMICが高いということは，有効性を期待できるMIC幅が広いことを意味するが，宿主の病態が異なれば薬剤の効果も異なることを念頭に置く必要がある．

93.5 予　　防

急性単純性膀胱炎は通常3日間の初期治療で治癒するが，約15％に再発が認められる．再発の多くは，患者の腸内細菌叢として存続している同一クローン菌株による再感染である．3日間で効果のあった症例に対し，さらに4日間の投薬を行うと，その後の再発率は3％程度にまで低下する．

複雑性尿路感染症の治療においては，抗菌薬とともに基礎疾患の治療が必要であることはいうまでもない．長期カテーテル留置例では，膿尿，細菌尿が証明されても，無症候性で尿流が維持されていれば原則として化学療法は必要でない．抗菌薬の乱用によりかえって耐性菌が増加するので，抗菌薬含有膀胱洗浄などの安易な使用は避ける．可能なら自己導尿など留置カテーテル以外の排尿管理にもっていく．ただし，神経因性膀胱，膀胱尿管逆流症などの症例においては，尿路感染症の再発予防目的で就寝前に少量の抗菌薬を経口投与することがある．

〔寺井章人〕

文　献

1) 熊本悦明，塚本泰司，広瀬崇興ほか：尿路感染症分離菌に対する経口並びに注射用抗菌薬の抗菌力比較（第20報1998年）その1．感受性について．*Jpn. J. Antibiotics.*, 53：201-233, 2000.
2) 大越正秋：UTI薬効評価基準（第3版）．*Chemotherapy*, 34：408-441, 1986.
3) 折笠精一，鈴木康義：慢性疾患の薬物療法と指導・管理(5)膀胱炎．医学と薬学, 18：94-98, 1987.
4) 公文裕巳：カテーテル留置複雑性尿路感染症の病態と治療学．化学療法の領域, 6：267-273, 1989.
5) 守殿貞夫ほか：日本化学療法学会抗菌薬感受性測定法検討委員会報告 ― 尿路感染症における抗菌薬のブレイクポイント ―．*Chemotherapy*, 44：664-679, 1996.

94. 皮膚感染症

94.1 起炎菌別発生頻度

皮膚一般細菌感染症の起炎菌として重要な菌は昔も今も変わらず，黄色ブドウ球菌 Staphylococcus aureus と，分離頻度は低いが A 群 β 溶血性レンサ球菌 Streptococcus pyogenes (A) である．疾患と起炎菌とが皮膚科領域では比較的対応している．S. aureus を起炎菌とする疾患は表皮を病変の場とする伝染性膿痂疹，その全身型である Staphylococcal scalded skin syndrome (SSSS)，毛包を病変の場とする癤，癤腫症，癰，汗腺を場とする多発性汗腺膿瘍（あせものより），化膿性汗腺炎，真皮を場とする蜂窩織炎（蜂巣炎）などである．S. pyogenes を起炎菌とする疾患は伝染性膿痂疹，真皮を場とする丹毒，蜂窩織炎，真皮から皮下組織を場とする壊死性筋膜炎などである．壊死性筋膜炎では，グラム陰性桿菌，嫌気性菌が起炎菌のことがある．表 94.1 に当科における臨床分離株を示す．ブドウ球菌属は methicillin-susceptible S. aureus (MSSA)，methicillin-resistant S. aureus (MRSA)，coagulase negative Staphylococcus (CNS) を合わせると 79.3% を占めていた．MSSA，MRSA の大半が症例数の多い伝染性膿痂疹からの分離であった．S. pyogenes は伝染性膿痂疹，丹毒から，Streptococcus agalactiae (B) は伝染性膿痂疹から分離された．緑膿菌 Pseudomonas aeruginosa などのグラム陰性桿菌は褥瘡，下腿潰瘍の潰瘍表面や趾間部などより分離された．

94.2 起炎菌の性状

表 94.2 に伝染性膿痂疹から分離された MSSA，MRSA（オキサシリン MPIPC に対する MIC≧4μg/ml）に対する各種抗菌薬の 50% 最小発育阻止濃度 (MIC50) と MIC90 を示す．MSSA ではアンピシリン (ABPC)，クラリスロマイシン (CAM) で高度耐性株が多く，ホスホマイシン (FOM)，ノルフロキサシン (NFLX) では中等度耐性株が多い．バンコマイシン (VCM) は MSSA，MRSA の全株で 1 もしくは 2μg/ml であった．MRSA においてもイミペネム (IPM)，ミノサイクリン (MINO)，アルベカシン (ABK)，

表 94.1 臨床分離菌（入院，外来）（高知県立幡多けんみん病院皮膚科：1999 年 4 月～2000 年 3 月）

	入院(32 株)		外来(133 株)		計(165 株)	
	株	頻度(%)	株	頻度(%)	株	頻度(%)
Escherichia coli	1				1	0.6
Klebsiella pheumoniae	1				1	0.6
Proteus mirabilis			2		2	1.2
Pseudomonas aeruginosa	6	18.8	3		9	5.6
Staphylococcus aureus (MRSA)	9	28.1	32	24.1	41	24.8
Staphylococcus aureus (MSSA)	4	12.5	65	48.9	69	41.8
coagulase negative Staphylococcus	6	18.8	15	11.3	21	12.7
Streptococcus pneumoniae			1		1	0.6
Streptococcus pyogenes (A)	1		9	6.8	10	6.1
Streptococcus agalactiae (B)			5	3.8	5	3.0
Streptococcus equisimilis (G)	2				2	1.2
Enterococcus faecalis (D)	2		1		3	1.8

表 94.2 伝染性膿痂疹から分離の黄色ブドウ球菌の各種抗菌薬に対する感受性(高知県立幡多けんみん病院皮膚科：1999年4月〜2000年3月)

	MSSA (51株 MPIPC≦1)		MRSA (28株 MPIPC≧4)	
	MIC50	MIC90	MIC50	MIC90
ABPC	8	≧16	≧16	≧16
CEZ	1	8	8	≧16
CFDN	0.5	1	≧4	≧4
IPM	0.13	0.13	0.13	4
ABK	1	4	1	4
CAM	1	≧8	≧8	≧8
CLDM	0.25	0.25	≧4	≧4
MINO	0.25	1	0.25	4
VCM	1	2	1	2
FOM	8	8	8	≧16
NFLX	4	8	4	4

クリンダマイシン(CLDM)，セフジニル(CFDN)の順で感受性は比較的保たれている．セファゾリン(CEZ)では耐性度が高くなる．皮膚科領域から分離されるMRSAは多剤高度耐性株ではなく，抗菌薬選択の余地のある中等度耐性菌といえる．NFLXより新しいニューキノロン系薬は優れている[1]．S. pyogenesでは耐性株は認めなかった．

94.3 国内の流行状況

1) 伝染性膿痂疹 近年，MRSAの分離頻度が高くなっている[2]．その分離率は20％前後であるが，今回当科での分離率は30％であった．

2) SSSS 小児，特に3歳以下にみられ，MSSAが分離される．MRSAによる本症は易感染宿主の成人例の報告がまれにみられたが，近年，小児例の報告が相次いでいる[3]．

3) 丹毒，壊死性筋膜炎 丹毒の症例報告は最近みられないが，減少しているということはない．壊死性筋膜炎では，最近，*Vibrio vulnificus*感染症が話題になっている．グラム陰性桿菌で肝硬変を有する患者に発症し，重篤で急速進行性の皮膚病変と敗血症を起こし，高率に死亡する．初診時のCPKの上昇が早期診断および治療に有用である[4]．創傷感染や海産物の生食による経口感染とがある．

94.4 臨床症状

1) 伝染性膿痂疹 *S. aureus*による膿痂疹は水疱性膿痂疹ともいわれ，紅斑，水疱，膿疱が生じ，びらん，痂皮を形成する．新旧の皮疹が混在する．MRSAによる場合には，特徴としてセフェム系抗菌薬の投与後も，一見痂皮化途上を思わせる湿潤傾向に乏しいびらんが拡大するとともに小水疱が新生して治癒が遷延する傾向がみられる[2]．*S. pyogenes*の場合には，痂皮性膿痂疹ともいわれ，急速に厚い痂皮を形成し，炎症症状が強い．

膿痂疹は初夏〜初秋にかけて幼小児に好発し，かゆみがあり，分布は通常左右非対称で限局性である．痂皮性膿痂疹の場合は発熱などの全身症状を伴うことがある．

2) SSSS 水疱性膿痂疹の全身型である．全身症状を伴う．口囲，鼻入口部，眼囲などの粘膜開口部に膿痂疹がみられ，全身にびまん性の紅斑，水疱形成，表皮剥離が生じてくる．特に頸部，腋窩，鼠径部に強い．擦過痛がある．

3) 丹毒 顔面では片側性，左右対称性に，下肢では片側性に好発する．急速に拡大するびまん性の紅斑で腫脹，局所熱感，疼痛を伴う．進行する先端部の境界は明瞭である．発熱，悪寒，戦慄などの全身症状を伴う．蜂窩織炎の類症で炎症の場が蜂窩織炎より浅く，皮下組織に及ぶことはない．

4) 壊死性筋膜炎 皮下組織から浅筋膜の急性炎症である．初期症状は蜂窩織炎に類似しているが，水疱，血疱を伴い急速に壊死が進行する．臨床的な紅斑をこえて筋膜上で壊死，融解が広がっている．全身症状は強く，多臓器不全を引き起こすこともある．下肢に好発する．外陰部に発症したものをFournier's gangreneという．

壊死性筋膜炎は*S. pyogenes*で起こるtoxic shock-like syndromeや*Vibrio vulnificus*感染症の皮膚症状としてもみられる．

94.5 典型的な症例

1) 伝染性膿痂疹 10か月男児，1999年5月

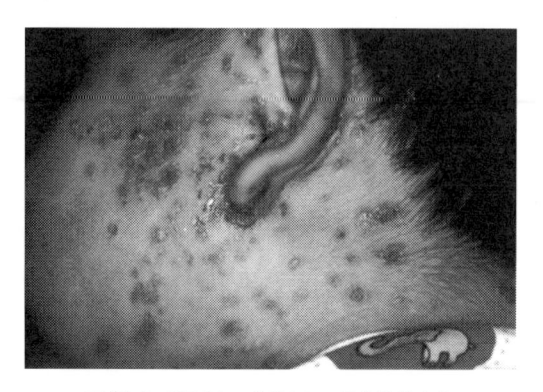

図94.1　MRSAの分離された伝染性膿痂疹

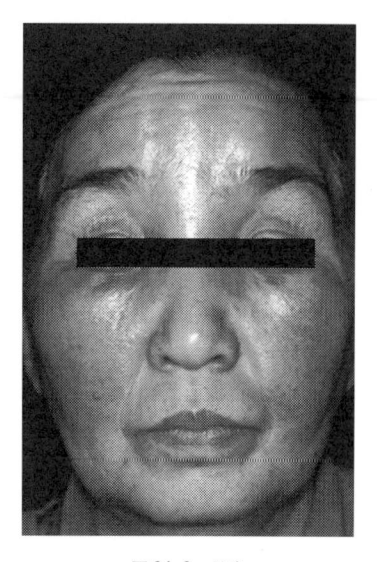

図94.2　丹毒

24日初診．4日前より左側頬部に痂皮を伴った紅斑が出現．右側頬部と左側頬部から左側頸部に小型の小水疱，びらん，痂皮を伴った紅斑が多数散在した（図94.1）．初診時，左側耳前部のびらん面の滲出液を検体として一般細菌培養同定感受性検査を行った．セファクロール（CCL）細粒30 mg/kg分3で4日間内服させた．改善みられていないためとMRSAが分離されたため，FOMドライシロップ90 mg/kg分3とセフジトレンピボキシル（CDTR-PI）顆粒12 mg/kg分3に変更した．FOMを先に内服させ，30分後CDTR-PIを内服させた．順調に軽快し計10日間内服させた．分離されたMRSAの感受性はMPIPC >4 μg/ml，ABPC >16，CEZ 1，CFDN >4，IPM ≦0.13，ABK 1，CAM >8，CLDM >4，MINO ≦0.25，VCM 2，FOM 8，NFLX 4であった．

2）丹毒　69歳女性，2000年1月14日初診．前日より鼻尖部から頬部に拡大する紅斑，腫脹が出現した．前駆症状として，左側鼻腔内に痛みを感じていた．来院時38.7℃の発熱と寒気があった．頬部〜額部に左右対称性の境界明瞭なびまん性の紅斑と腫脹を認めた（図94.2）．軽度板状硬に触知し，局所熱感があった．初診時検査で，WBC 15250/mm³，Seg 86％，CRP 11.2 mg/dlと高値で，ASLO 17であった．鼻前庭部よりの簡易 S. pyogenes 検出キット検査でストレプトAは陽性であった．同時に一般細菌培養同定感受性検査を行った．その結果は3日後に判明し，S. pyogenes が分離された．即日入院し，ABPC 2g 1日2回の点滴静注を開始した．入院日午後39.3℃の発熱があったが，翌日には36℃台まで解熱し，顔面の紅斑・腫脹も著明に減少傾向がみられ始めた．1月20日まで点滴静注を行い，退院後，21日より6週間アモキシシリン（AMPC）の内服を続けた．17日のWBC 5630/mm³，Seg 52.6％，CRP 3.6，28日のCRP 0.1，ASLO 289，3月3日のCRP 0.0，ASLO 190，4月7日のASLO 128であった．

94.6　診　　断

a．臨床診断

各疾患の皮疹の性状や特徴，かゆみや痛みの有無，全身症状の有無などから診断する．

b．病原体検査

膿汁，滲出液，水疱内容液，痂皮，皮膚組織などを材料としてグラム染色，一般細菌培養同定感受性検査を行う．S. pyogenes が疑われる場合には S. pyogenes 検出キットを使用すれば簡便である．

94.7　治　　療

1）伝染性膿痂疹　原則として抗菌薬の内服治療を行う．MSSA，S. pyogenes の場合には経口セフェム薬，MRSAの場合には，FOMと経口セフェム薬を併用する．16歳以上であればNFLX以外のニューキノロン系薬，MINO，ス

ルタミシリン (SBTPC) もよい．外用抗菌薬は補助的使用にとどめる．

2) SSSS 確実に投与するために注射が望ましい．第1世代セフェム薬が第1選択薬である．MRSA の場合には IPM に変更，もしくは FOM を追加する．外用は基本的には必要ない．口囲，外陰部のびらん部が瘢痕治癒することがあるのでその予防に使用する程度でよい．

3) 丹毒 S. pyogenes を対象にペニシリン G (PCG)，ABPC が第1選択薬である．セフェム系薬にも耐性はない．ニューキノロン系薬はペニシリン系，セフェム系薬と比べて抗菌力は弱い[1]．症状の程度により内服か注射による治療を行う．24時間以内，遅くとも48時間以内に症状の改善がみられなければ，診断，抗菌薬の変更を考慮する．最初の治療が十分でないと再発，習慣性となることがあり，治療に難渋する．症状軽快後も再発防止，腎炎の併発予防のため十分な内服治療（少なくとも4週間）を行う．

4) 壊死性筋膜炎 本症を疑ったときには，速やかな局所の十分な外科的デブリドマンと抗菌薬の注射を行うのが原則である．起炎菌が判明していない，あるいは推定できない場合にはカルバペネム系薬がよい．嫌気性菌が疑われる場合には CLDM がよい．

94.8 予防

皮膚を清潔に保つ．搔破などによる微小傷をつくらない．運悪く発症したときには，入浴は禁じ，シャワーで洗い流す．石鹸は使用してよい．シャワーをすることにより物理的に菌数を減少させることができる． 〔山本康生〕

文献

1) Akiyama, H., Yamasaki, O., Kanzaki, H., Tada, J. and Arata, J.: Streptococci isolated from various skin lesions: the interaction with *Staphylococcus aureus* strains. *J. Dermatol. Sci.*, **19**: 17-22, 1999.
2) 加藤千草, 石黒直子, 川島 真, 五十嵐英夫: 伝染性膿痂疹の細菌学的検討（第2報）— MRSA 単独陽性例の臨床的特徴を含めて．臨床皮膚科, **54**: 297-301, 2000.
3) 北村玲子, 塚本克彦, 斎藤 敦, 原田和俊, 金子真奈美, 樋泉和子, 古屋 勉, 高山修身, 島田真路: MRSA によるブドウ球菌性熱傷様皮膚症候群．臨床皮膚科増刊号, **53**(5): 7-12, 1999.
4) 中房淳司, 小寺華子, 萱場光治, 田中達朗, 成澤 寛: *Vibrio vulnificus* 感染症の1死亡例 ——一般診療における初診時 CPK 値測定の有用性 —．西日本皮膚科, **61**: 763-766, 1999.

95. 神経系感染症

95.1 病因・病原体別発生頻度

病因別神経系感染症の分類は，表95.1に示したとおりである．日本における神経系感染症の統計については，1984年，1987年，1990年の厚生省患者調査[2]がある．これは一定の日時における時点有病者数の推定であり，年間発症頻度や年間患者数の推定とは異なるが，髄膜炎全体で3200～3500例，細菌性髄膜炎520例，「脳炎・脊髄炎・脳脊髄炎」が1816例とそれぞれ報告されている．

それ以外にこれまで報告されている日本の統計をまとめる[2]と，(1) 臨床治験の症例数から単純ヘルペス脳炎は年間約200例，(2) 伝染病流行予測調査による日本脳炎登録患者数は，最近は年間

表95.1 神経系感染症の病原体による分類(文献[1]を改変)

A. 病原体の直接感染
　1. 細菌性髄膜炎
　2. 脳膿瘍，硬膜下膿瘍，硬膜外膿瘍
　3. マイコプラズマ感染症
　4. 結核性髄膜炎
　5. 神経梅毒
　　　a. 髄膜血管性梅毒，b. 実質性神経梅毒，c. 脊髄癆，d. 麻痺性痴呆，e. 視神経萎縮
　6. 真菌性髄膜炎
　　　a. クリプトコッカス髄膜炎，b. カンジダ髄膜(脳)炎，c. アスペルギルス髄膜(脳)炎，d. その他：ムコール菌，放線菌，皮膚酵母菌(ブラストミセス)
　7. ウイルス感染症
　　　a. RNA ウイルス：ポリオ，コクサッキー，エコー，ムンプス，麻疹，風疹，日本脳炎，ダニ媒介ウイルス，リンパ球性脈絡髄膜炎，レトロウイルス(HTLV-1, HIV)，インフルエンザ，b. DNA ウイルス：ヘルペスウイルス(単純ヘルペス，水痘・帯状疱疹，サイトメガロウイルス，Epstein-Barr ウイルス，ヒトヘルペス6型，ヒトヘルペス7型)，パポバウイルス(JC ウイルス)
　8. 遅発性ウイルス感染症
　　　a. 進行性多巣性白質脳症(JC ウイルス)，b. 亜急性硬化性全脳炎(変異麻疹ウイルス)，c. 風疹ウイルスによる慢性進行性全脳炎
　9. プリオン病
　　　a. クロイツフェルト・ヤコブ病(1) 孤発性，2) 家族性，3) 変異型，4) 医原性)，b. Gerstmann-Sträussler-Scheinker 病(亜型を含む)，c. Kuru，d. 致死性家族性不眠症
　10. リケッチア感染症
　　　a. 発疹チフス，b. ツツガムシ病
　11. 原虫感染症
　　　a. トキソプラズマ症，b. マラリア，c. アメーバ症
　12. 寄生虫感染症
　　　a. 日本住血吸虫，b. 肺吸虫症，c. 有鉤条虫症，d. 旋毛虫症，e. エキノコックス症
B. 感染症に関係したアレルギー性機序によるもの
　1. 急性散在性脳脊髄炎
　　　a. 特発性，b. 傍感染性(parainfectious)，c. 感染後性(postinfectious)，d. 予防接種後
　2. 急性多発性神経根炎
　　　a. ギラン-バレー症候群，b. その他
　3. 腕神経叢性神経痛(brachial neuralgia)の一部

HTLV-1：human T-lymphotropic virus type I，HIV：human immunodeficiency virus.

表 95.2 わが国における神経系感染症の病因・病原別年間発症頻度[2,3]

病因診断	年間推定患者数 (平均±標準偏差)	相対比 (%)	患者数/ 人口100万
脳炎	2200±400	100	17.7±3.2
ウイルス性	678±122	30.8	5.5±1.0
細菌性(脳膿瘍を含む)	146±9	6.6	1.2±0.07
急性散在性脳脊髄炎	84±69	3.8	0.7±0.6
クロイツフェルト・ヤコブ病	36±8	1.6	0.3±0.06
亜急性硬化性全脳炎	21±29	1.0	0.17±0.23
病因未確定	1126±90	51.2	8.9±0.7
その他	98±27	4.5	0.8±0.2
髄膜炎	32000±16000	100	258±129
ウイルス性	5898±1656	18.4	48.6±13.4
細菌性	1532±435	4.8	12.4±3.5
結核性	264±120	0.83	2.0±1.0
真菌性	53±28	0.17	0.4±0.2
病因未確定	23432±1891	73.2	188±15.2
その他	821±358	2.6	6.6±2.9
脊髄炎	650±50	100	5.2±0.4
ウイルス性*	232±10	35.7	1.8±0.08
病因未確定	235±28	36.3	1.9±0.2
その他	178±30	27.4	1.4±0.2

＊ウイルス関連性を含む．本文も参照．

10例以下，(3)クロイツフェルト・ヤコブ病(CJD)の年間発症数は，従来，人口100万あたり0.11〜0.19例，有病率は0.25〜0.45例であったが最近は0.85〜0.91例と増加，(4)厚生省(当時)保健医療局の新規登録による結核性髄膜炎患者数は年間約120〜140例，(5)厚生省「HTLV-1関連脊髄症(HAM)」調査研究班による調査では，HAMの年間発症数は，1992年以前は約40〜60例であり，1989年をピークに減少，とそれぞれ報告されている．

しかし，日本におけるまとまった神経感染症の疫学的統計がないため，筆者らは全国の200床以上の病院の内科，神経内科，小児科に対してアンケート調査(有効回答率約30％)を行った[2,3]．平成元〜3(1989〜1991)年の3年間を調査し，その数値より推定した病原体別年間患者数の報告を表95.2に示す．脳炎，髄膜炎，脊髄炎の年間推定値(対人口100万)は各々2200例，32000例，650例であった．病因別では，「病因未確定」が最も多く，それぞれ51％，73％，36％であった．上記3群の中で，病原体を特定しえたものの中ではウイルス性が多く，それぞれ31％，18％，36％であった．

ウイルス性脳炎で最も多いのは単純ヘルペス脳炎で，年間平均433±126例(人口100万人あたり3.5±1.0)であった．外国における単純ヘルペス脳炎の年間発症頻度は，アメリカでは人口100万あたり2.0〜4.0例，スウェーデン2.3例，イギリスでは1.0例との報告があり，今回の日本での3.5とほぼ一致しており，地域差はないようである．

95.2 国内外の流行状況

日本における神経系感染症の動向の1つに小児のインフルエンザ(脳炎)脳症がある．日本での1989〜1990年のインフルエンザの流行以後，各地で流行期に一致して，発熱，意識障害および痙攣を主徴とするきわめて予後不良な脳炎・脳症の報告が小児に急増した．発症機序は未だ不明だが，当初考えられたウイルスの直接感染よりもサイトカイン産生による二次的脳症と最近は推測されている．さらに，本症の報告の多くが日本からなされ，欧米からの報告がないことより，人種やHLAなどの関連性も考えられている．他の疾患

としては，北海道におけるロシア春夏脳炎（ウイルス性ダニ脳炎）[4]があり，これは1993年北海道にて報告され，汚染地区は道南を中心に北海道の広範囲に及んでいる．

外国における神経系感染症の動向としては，(1)アメリカにてインフルエンザ菌のワクチン接種により小児のインフルエンザ菌による髄膜炎の発症数が94％も激減したこと[5]，(2)新興ウイルスによるものとしてマレーシアとシンガポールにおけるニパウイルス脳炎の集団発生[6]とニューヨークにおけるウエストナイルウイルス脳炎の集団発生[7]とがそれぞれ報告されている．

95.3 臨床症状[1]

神経系感染症の臨床症状は，感染が起こる部位によって異なり，また，病原体により発症形式が異なる点（表95.3）が重要である．感染症であるので，まれな例外は除き，全身症状として発熱はほぼ必発であり，さらに，病変の主座による症候が加わることになる．

髄膜炎であれば髄膜刺激症候が認められ，自覚症状としては頭痛が最も多く，悪心・嘔吐を伴うこともある．他覚的髄膜刺激症候としては項部硬直が最も多く，Kernig徴候や両側Lasèque徴候もみられる．脳神経麻痺は結核性髄膜炎で起こりやすい．脳炎であれば，脳実質内を示唆する症候・検査異常（意識障害，精神症状，痙攣，麻痺・感覚障害を含む脳局在症候，錐体外路症候，深部腱反射の左右差，病的反射，明らかな脳波異常，頭部CTやMRIでの脳実質内病変など）がみられる．脳炎は，通常，髄膜炎を伴っており，厳密には髄膜脳炎であることが多い．脳炎は一般にはびまん性に脳を障害するが，単純ヘルペス脳炎では，左右差の目立つのが特徴で，側頭葉が最も障害される（図95.1）ので，側頭葉症状（人格変化，異常言動，記銘力障害，感覚性失語，幻臭・幻味，性行動異常）が起こりやすく，運動麻痺は少ない．

脊髄炎は感染性のものだけでなく，アレルギー性（急性散在性脳脊髄炎，多発性硬化症）を含む種々の原因で起こる．対麻痺あるいは四肢麻痺，

表95.3 神経系感染症の病原体による臨床経過の違い

A．急性発症
1．細菌性髄膜炎
2．ウイルス性髄膜炎
3．ウイルス性脳炎
4．マイコプラズマ感染症
5．その他
B．亜急性発症
1．結核性髄膜炎
2．真菌性髄膜炎
3．癌性髄膜症
4．HIV関連認知/運動コンプレックス
5．その他
C．慢性発症
1．梅毒性神経疾患
2．真菌性髄膜炎の一部
3．HIV関連認知/運動コンプレックス
4．遅発性ウイルス感染症
5．プリオン病
6．その他

HIV：表95.1を参照．

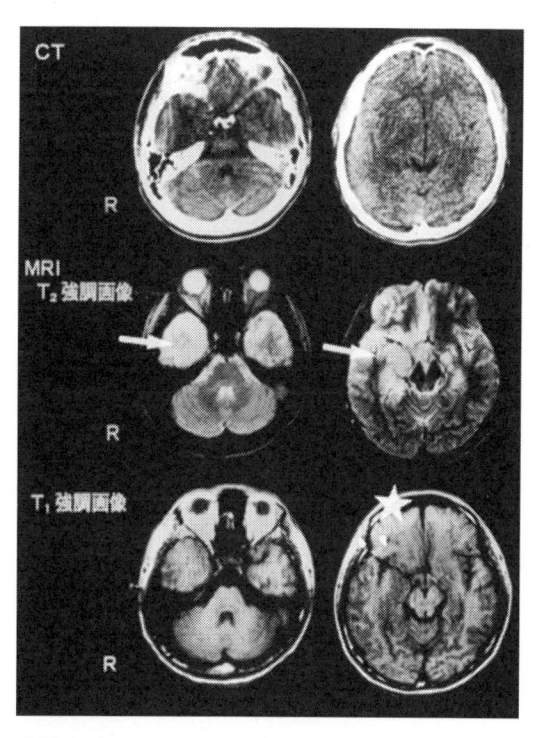

図95.1 単純ヘルペス脳炎自験例の入院時（第4病日）の頭部CTおよびMRI所見
入院時の頭部CTでは，アーチファクトのため側頭葉に異常があるか否かはわからなかったが，同日のMRIにて右側頭葉前部を中心にT2強調画像で高信号域の病巣（矢印）を検出した．T1強調画像では右前頭葉皮質を中心に淡い高信号域（星印）を認めた．

感覚レベルの存在がみられ，しばしば直腸膀胱障害を伴っている．一側が強く障害されているときは，Brown-Séquard 症候群がみられる．脊髄硬膜外膿瘍，脊髄硬膜下膿瘍は頻度の少ない疾患であるが，発熱，脊椎の叩打痛や破壊像を起こす．なお，HTLV-1 関連脊髄症 (HAM) では変性疾患に類似した慢性発症の脊髄障害を起こすことがあるので注意が必要である．

なお，急性ウイルス性脳炎（髄膜脳炎）と急性散在性脳脊髄炎は，臨床症候，髄液所見ともに類似しており，鑑別が困難であることが少なくない．上述のように神経感染症の特徴の1つは発熱であるが，遅発性ウイルス感染症やプリオン病では発熱は認められない．

95.4 典型的な症例

単純ヘルペス脳炎の1例を提示する．患者は19歳の男性．3日前から頭痛と発熱が起こり，「昨日からカバンをもったまま離さない，トイレに1時間以上閉じこもる，わけのわからないことをいう」などの精神症状が出現したため，入院した．入院時，意識障害 (III-3方式で20点)，項部硬直，Kernig 徴候を認めた．深部腱反射は正常．病的反射なし．髄液検査所見では，キサントクロミー陽性，細胞数 149/mm³（単核球主体），蛋白濃度 120 mg/dl，糖濃度 59 mg/dl（同時血糖 121 mg/dl）であった．入院時の頭部 CT および磁気共鳴画像 (MRI) 所見を図 95.1 に示す．右側頭葉を中心に T2 強調画像で高信号領域を検出し，さらに入院時に施行した脳波にて周期性同期性放電を確認したので，単純ヘルペス脳炎を考え，入院時より直ちにアシクロビルにて治療を開始した．入院時の髄液を用いた single PCR では陰性であったが，nested PCR 法および化学発光法[8]にて単純ヘルペス脳炎と確診し，血清学的診断からも retrospective に髄腔内抗体産生を確認した．なお，患者は後遺症なく退院した．

95.5 診　　断

神経系感染症は，脳への外傷，手術および腰椎穿刺によるものを除けば，原則として，脳以外の部位にある感染巣から局所的波及ないしは血行性波及により生ずるが，少数の感染症は神経系に潜伏感染後に再燃して起こることがある．本症は，(1) 早期に治療を開始すれば予後良好な疾患が少なくない，(2) 治療が遅れると重篤な後遺症を残す率や死亡率が高くなる，の2点で早期診断・早期治療することが重要である (95.3 節参照)．

初診時，臨床症候から病変部位，発症経過から病因を推定し，それに従って，ルーチン検査，髄液検査，頭部の CT，MRI 検査および脳波検査を行い，髄液，血液などの細菌学的検査，ウイルス検査の結果により最終的に診断する．

a. 臨床（神経学的）診断

発症経過から病因を推定できる（表 95.3）ので，この点については患者，家族，知人から正確に病歴を聴取することが重要である．全身的診察と神経学的診察を行い，95.3 節で述べたように，(1) 髄膜炎であるのか，脳炎（髄膜脳炎）であるのか，(2) 障害部位が大脳半球，脳幹，小脳，脊髄，脳神経のいずれであるか，(3) 複数の部位が障害されているか，(4) 感染の原発巣はどこか，などを判断する．ウイルス性感染症の可能性が強いとき，髄膜炎であるのか髄膜脳炎（脳炎）であるのかによって治療法が異なるので，95.3 節で述べた点を参照してどちらであるかを判断する．なお，できるだけ早期に，頭部の CT・MRI 検査，脳波検査を行っておくことが望ましい．

b. 病原体診断

神経系感染症は，通常，脳以外の感染巣からの二次的波及で起こるため，ルーチン検査（血算，血液像，赤沈，CRP，血液生化学，尿検，胸部 X 線，心電図など），血液（静脈血で可）・尿の培養，必要ならば喀痰・咽頭の培養などを行いながら，最も重要な髄液検査を行う．この手順の中で忘れてはならないのは，「抗生物質を投与する前に，塗抹・培養を含めた髄液検査を行う」という原則である．髄液のみでなく，血液や尿の培養など，病原体の検出に有用であると考えられるものはすべて投与前に出しておくことが望ましい．また，細菌性髄膜炎の起炎菌は年齢によって異なることも銘記しておく必要がある (67 章「細菌性髄

表95.4 主要な神経系感染症と鑑別すべき疾患における髄液検査所見

	外観	初圧(側臥位)(mm髄液柱)	細胞数(/μl)	蛋白濃度(mg/dl)	糖濃度(mg/dl)	病原体診断 その他
正常	水様透明	100〜150	5未満	15〜40	50〜75	
細菌性髄膜炎	混濁,膿性	↑↑〜↑↑↑	↑↑〜↑↑↑ 大部分は多形核球*	↑〜↑↑↑	↓↓↓	細菌塗抹/培養陽性 細菌抗原陽性(ラテックス凝集法など)
結核性髄膜炎	水様〜混濁	↑〜↑↑	↑〜↑↑ 単核球優位**	↑〜↑↑	↓〜↓↓	結核菌塗抹/培養陽性 髄液ADA高値 髄液中結核菌PCR法陽性
真菌性髄膜炎	水様〜混濁	↑〜↑↑	↑〜↑↑ 単核球優位	↑〜↑↑	↓〜↓↓	真菌塗抹/培養陽性 クリプトコッカス抗原陽性 髄液中真菌PCR法陽性
ウイルス性髄膜炎 ウイルス性脳炎	水様	↑	↑〜↑↑ 単核球優位***	→〜↑	→	髄液からのウイルス分離培養 髄液中ウイルスPCR法陽性 髄液ウイルス抗体価の経時的上昇 髄腔内抗体産生所見陽性****
レプトスピラ感染	水様/黄色調	やや↑	↑〜↑↑ 単核球優位	↑〜↑↑	→	Weil病では黄疸色(+)
癌性髄膜炎	水様〜混濁	↑〜↑↑	↑〜↑↑ 単核球優位	↑〜↑↑	↓〜↓↓	腫瘍細胞出現 腫瘍マーカー高値
ベーチェット症候群	水様	→〜↑↑	↑ 単核球優位	→〜↑	→	
サルコイドーシス	水様	→	↑ 単核球優位	→〜↑	→〜↓	
無菌性髄膜反応	水様	→〜↑	↑〜↑↑ 単核球優位	→〜↑	→	
メニンギスム	水様	→〜↑	→	→	→	Cl低下

→:正常, ↑:軽度上昇, ↑↑:中等度上昇, ↑↑↑:高度上昇, ↓:軽度低下, ↓↓:中等度低下, ↓↓↓:高度低下.
ADA:アデノシンデアミナーゼ, PCR:polymerase chain reaction(ポリメラーゼ連鎖反応).
*:細菌性髄膜炎にて,他医で抗生物質による部分的加療を受けた場合,単核球優位になる場合がある. **:結核性髄膜炎にて,まれに発症急性期に多形核球優位を呈する場合がある. ***:ウイルス性髄膜炎にて,発症初期に多形核球優位を呈する場合がある. ****:髄腔内抗体産生所見が臨床診断に有用であるのが確立されているのは,単純ヘルペス脳炎のみである.

膜炎」参照).

髄液異常の性状(表95.4)から病原体の種類をある程度推定できる.増加している細胞の種類と髄液糖濃度の低下の有無は特に重要であり,同時血糖は必ず測定する.髄液検査(表95.4)のうち,最近導入されてきたものに細菌性髄膜炎における髄液中の細菌抗原の検出とポリメラーゼ連鎖反応(polymerase chain reaction:PCR)法による結核菌DNAの検出がある.現在,主要な細菌抗原を検出するキットが発売されており,約30分で結果がわかり,また,先行する抗生物質療法により培養が陰性化した検体にも適用できる.結核性髄膜炎では,髄液塗抹/培養による病原体同定により行われてきたが,塗抹での陽性率は低く,培養には通常4週間かかる.しかし,PCR法により結核菌のDNAが検出できれば早期に診断が確定できる.ただし,商業ベースで行われているsingle PCRの検出感度は必ずしも高くないため,single PCR陰性でも結核性髄膜炎を否定する根拠にはならない[7]ので注意が必要である.ウイルス性脳炎では急性期とその2〜3週間後のペア検体で抗体価の4倍あるいはそれ以上の上昇によって起炎ウイルスを決めることが多いが,この方法は早期診断には役に立たない.単純ヘルペス脳炎[8]ではPCR法や化学発光法[8]で早期診断が可能である.

表95.5 主な神経系感染症の治療

疾患名	起炎病原体		治療
細菌性髄膜炎	菌不明		cefotaxime（または ceftriaxone）と ampicillin の併用（いずれも静注）*
	グラム陽性球菌	肺炎球菌, 溶レン菌（A群・B群）	cefotaxime（または ceftriaxone）（静注）
		腸球菌	ampicillin（静注）
		ブドウ球菌	ampicillin（静注），ペニシリン耐性にはクロキサシリン（筋注）
		MRSA	cefotaxime に vancomycin（または rifampicin）の併用（いずれも静注）
		ペニシリン耐性肺炎球菌*	vancomycin あるいは vancomycin と carbapenem 系抗生物質（panipenem/betamipron）の併用
	グラム陽性桿菌	リステリア菌	ampicillin（静注）または ampicillin と ST 合剤
	グラム陰性球菌	髄膜炎菌	cefotaxime（または ceftriaxone）（静注）
	グラム陰性桿菌	インフルエンザ菌	cefotaxime（または ceftriaxone）（静注）
		大腸菌, クレブシエラ, プロテウス	cefotaxime（または ceftriaxone）（静注）
		緑膿菌	piperacillin, ceftazime, または carbapenem 系抗生物質（いずれも静注）
結核性髄膜炎	結核菌		isoniazid（静注），rifampicin（経口），streptomycin（筋注），pyrazinamide（経口）の4者併用
真菌性髄膜炎	クリプトコッカス, カンジダ, アスペルギルスなど		amphotericin B（静注）と flucytosine（経口）併用（第1選択） 高齢者や上記薬剤で副作用出現時は，azole 系真菌薬〔fluconazole（静注），miconazole（静注），itraconazole（経口）〕に変更を考慮する
梅毒性神経疾患	梅毒トリポネーマ		penicillin G（筋注）
ライム病	ボレリア		末梢神経障害：doxycycline または amoxicillin（いずれも経口） 髄膜炎・脳炎・脊髄炎：cefotaxime（または ceftriaxone）（静注）
ウイルス性脳炎	単純ヘルペスウイルス，水痘帯状疱疹ヘルペス		aciclovir（静注）（第1選択），adenine arabinoside（静注）
	サイトメガロウイルス		ganciclovir（静注）と foscarnet（静注）の併用が有効との報告あり
	ヒトヘルペス6型		foscarnet（静注）が有効との報告あり
HTLV-1 関連脊髄症	HTLV-1		interferon-α（静注），副腎皮質ステロイド（静注）
HIV-1 関連認知/運動コンプレックス	HIV-1		zidovudine（経口） nimodipine（経口），deprenyl（経口）が有効との報告あり．最近では，HAART**による治療で発症率が低下している[12,13]．
トキソプラズマ症	トキソプラズマ		pyrimethamine と sulfadiazine の併用（経口）
マラリア脳症	マラリア原虫		quinine（経口），artemether, artesunate
ツツガムシ病	ツツガムシ		tetracycline 系抗生物質（静注）

HTLV-1, HIV：表95.1を参照．MRSA：methicillin resistant *Staphylococcus aureus*, ST 合剤：sulfamethoxazole-trimethoprim 合剤．

*最近，ペニシリン耐性肺炎球菌の増加に伴い，起炎菌不明時，第1選択抗生物質に vancomycin を追加する治療指針が報告されている[9]．また，わが国では vancomycin と carbapenem 系抗生物質の併用も行われている[10,11]．

**HAART：highly active antiretroviral therapy．プロテアーゼ阻害薬を含む多剤併用療法．

まとめると，①発症経過(表95.3)，②髄液所見(表95.4)，③患者の年齢，④髄液所見の異常，で病因を推定し，病原体診断法により病因を確診することになる．

95.6 治　　療

主な神経系感染症の治療は表95.5のとおりである．治療の詳細は，本書の他章に譲り，ここでは注意点の概要を述べる．

(1) 抗生物質は殺菌性のものを用い，原則として静注し，点滴静注では30分以内に投与する．

(2) 起炎菌不明の細菌性髄膜炎は，起炎菌が同定されて抗生物質の感受性結果が判明するまで，アンピシリンとセフォタキシム(またはセフォトリアキソン)の併用で治療するが，治療開始後に症状や髄液所見が増悪した場合には，耐性菌による可能性を考え，バンコマイシンの追加あるいはバンコマイシンとカルバペネム系抗生物質(パニペネム/ベタミプロン)の両剤の追加併用を考慮に入れる[9〜11]．また，細菌性髄膜炎の治療開始時，抗生物質の投与直前または同時に副腎皮質ホルモン(通常，デカドロン)の短期間投与が，近年，推奨されている．

(3) 急性ウイルス性髄膜炎は，抗ウイルス剤を投与する必要はなく，頭痛や発熱に対する対症療法のみでよいが，経過中に脳実質内の病変を示唆する異常(95.3節参照)が少しでもみられたら，アシクロビルを投与する．その理由は，散発性ウイルス性脳炎の中で単純ヘルペス脳炎が最も頻度が高く，また，重篤な脳炎を起こすので，早期治療が不可欠だからである．

(4) ウイルス脳炎(髄膜脳炎)と急性散在性脳脊髄炎(ADEM)とが鑑別困難であるときは，アシクロビルと副腎皮質ホルモンを併用する．

(5) 亜急性髄膜炎のうち，結核性髄膜炎はその可能性が考えられるとき，または否定できないときから治療を開始する．真菌性髄膜炎ではその証拠が得られてから治療を開始する．結核性髄膜炎，真菌性髄膜炎，癌性髄膜炎の3疾患は，類似した髄液異常を呈するので注意が必要である．

95.7 予　　防

95.2節でインフルエンザ菌に対するワクチン接種により小児でのインフルエンザ菌性髄膜炎患者が激減したと記述したが，今後，他の感染症の予防にもこのワクチン接種が応用されてくるものと思われる．また，日本でインフルエンザの流行期に多発した小児のインフルエンザに関連した(脳炎)脳症の多くが，インフルエンザウイルスに対するワクチンの未接種例であることが知られており，任意のワクチン接種については再検討すべき課題と考えられる．神経系感染症のワクチンによる予防は，一部では大きな成果が得られており，この方面での一層の発展が期待されている．

〔亀井　聡・水谷智彦〕

文　献

1) 水谷智彦：感染性疾患．神経内科Quick Reference(水野美邦編)，第2版，pp. 398-408, 文光堂, 1998.
2) 亀井　聡：神経系感染症の疫学．神経進歩，**43**：5-15, 1999.
3) Kamei, S. and Takasu, T.: Nationwide survey of the annual prevalence of viral and other neurological infections in Japanese inpatients. *Intern. Med.*, **39**: 894-900, 2000.
4) 高島郁夫：ウイルス性ダニ脳炎の疫学．*Neouro・infection*, **2**: 9-11, 1997.
5) Schuchat, A., Robinson, K., Wenger, J. D. *et al.*: Bacterial meningitis in the United States in 1995. *N. Engl. J. Med.*, **337**: 970-976, 1997.
6) Chua, K. B. *et al.*: Fatal encephalitis due to Nipah virus among pig-farmers in Malaysia. *Lancet*, **354**: 1257-1259, 1999.
7) Melzer, M. *et al.*: False negative polymerase chain reaction on cerebrospinal fluid samples in tuberculous meningitis established by culture. *J. Neurol. Neurosurg. Psychiatry*, **67**: 249-260, 1999.
8) Kamei, S. *et al.*: Comparative study between chemiluminescence assay and two different sensitive polymerase chain reactions on the diagnosis of serial herpes simplex virus encephalitis. *J. Neurol. Neurosurg. Psychiatry*, **67**: 596-601, 1999.
9) Begg, N., Cartwright, K. A. V., Cohen, J. *et al.*: Consensus statement on diagnosis, investigation, treatment and prevention of acute bacterial meningitis in immunocompetent adults. *J. Infect.*, **39**: 1-15, 1999.
10) 河西竜太，亀井　聡，水谷智彦ほか：髄液鼻漏に起因し再燃を繰り返した難治性細菌性髄膜炎の治

療 — metronidazole の使用について —. *Neuro・infection*, **4**(1) : 90-91, 1999.
11) 森田昭彦, 小川克彦, 亀井　聡ほか：ペニシリン耐性肺炎球菌性髄膜炎の1例 — 抗生剤選択についての一考察 —. 神経治療学, **20** : 2003.
12) d'Arminio Monforte, A., Duca, P. G., Vago, L. *et al.* : Decreasing incidence of CNS AIDS-defining events associated with antiretroviral therapy. *Neurology*, **54** : 1856-1859, 2000.
13) Sacktor, N., Lyles, R. H., Skolasky, R. *et al.* : HIV-associated neurologic disease incidence changes : Multicenter AIDS Cohort Study, 1990-1998. *Neurology*, **56** : 257-260, 2001.

索　引

欧　文

βラクタマーゼ　346
βラクタマーゼ非産生アンピシリン耐性
　インフルエンザ菌　374
βラクタム系抗菌薬　216

ABE　379
ABK　347
ABPC　401
academy rash　311
ACV　291
acyclovir　291
ADEM　419
Adenovirus 11　280
adenylate cyclase　46
adhesin　196
AH5N1　261
AHC　280
AIDS　206, 218
AIDS指標疾患　392, 399
amantadine　114
American Heart Association　382
AMPC　401
antigenic drift　260
antigenic shift　260
AOSC　384
arbekacin　347
ARDS　112, 215
australis　190
autumnalis　190
AZT　222
A亜群赤痢菌　52
A型肝炎　98, 200
　――の潜伏期　98
A型肝炎ウイルス　98
A群溶血性レンサ球菌　265, 409
A群溶血性レンサ球菌咽頭炎　265
A群レンサ球菌　214
Aサブユニット　46

Bacillus anthracis　126
BACTEC　369
BCGワクチン　370
Bengal型コレラ菌　45
Borrelia afzelii　176
Borrelia burgdorferi　176, 236
Borrelia garinii　176
Borreria recurrentis　94
Boston exanthem　317
Brill-Zinsser病　165

Brown-Séquard症候群　416
BSE　210
BSL4　142
Burdzinski徴候　343
B亜群赤痢菌　52
Bウイルス　158
Bウイルス病　158, 159
B型肝炎　198-200
　――の潜伏期　199
B型肝炎ウイルス　198
B群ロタウイルス　277
Bサブユニット　46

C6/36細胞　151
Campylobacter fetus　397
Campylobacter jejuni　397
CBI培地　68
CCA/m*l*相当量　263
CD4　315
CD4陽性リンパ球　220
CDC　125, 248
Cercopithecine herpesvirus-1　158
CF　361
CFTR　46
Chlamydia pecorum　293
Chlamydia pneumoniae　282, 293
Chlamydia psittaci　89, 282, 293
Chlamydia trachomatis　89, 282, 293
Cidofovir　121
CJD　209, 414
Clostridium botulinum　66
Clostridium tetani　241
CMV　392
CNS合併症　261
Coccidioides immitis　116
colonization　348, 353
colonization因子　47
copenhageni　190
Corynebacterium diphtheriae　57
Coxiella burnetii　103
Coxsackievirus A 24 varient　280
CRS　232
Cryptosporidium parvum　206
ctxAB gene　47
cyclic AMP　46
cytolysin　46
C亜群赤痢菌　52
C型肝炎　199, 200
　――の潜伏期　199
C型肝炎ウイルス　198
Cチューブドレナージ　390

DEET　79
DIC　215
DMPPC　346
DNAプローブ法　295
DNAワクチン　370
DOTS　369
D亜群赤痢菌　52
D型肝炎　199, 200
　――の潜伏期　199
D型肝炎ウイルス　198
17Dワクチン　87

Eagle氏現象　217
EB　293
EHEC　71
EIA　296
EKC　356
El Tor型コレラ菌　47
El Tor型溶血毒　45
ELISA　87, 114, 138, 196, 361
Elsberg症候群　299
empiric therapy　388
ENBD　386, 389
Entamoeba dispar Brumpt, 1925　193
Entamoeba histolytica Schaudinn, 1903　193
Entamoeba histolytica Schaudinn, 1903
　(Emended Walker 1911)　193
enteric fever　62
Enterococcus faecalis　248, 380, 382
Enterococcus faecium　248
Enterovirus 70　280
EPBD　389
ERCP　385
erythema infectiosum　311
EST　384, 389
E型肝炎　100, 200
　――の潜伏期　101
E型肝炎ウイルス　100

FFI　211
fibrinolysin　27
fifth disease　311
Fitz-Hugh-Curtis症候群　295
florid plaque　212
FOM　53, 54, 401
foscarnet　318
Fraction I抗原　26
Francisella novicida　173
Francisella philomiragia　174
Francisella tularensis　173

FTA-ABS法 238

ganciclovir 318
GAS 214
Gb3 71
Gecklerの分類 375
Gerstmann-Sträussler-Sheinker病 209
Giardia duodenalis 226
Giardia intestinalis 226
Giardia lamblia 226
globotriaosyl ceramide 71
G_{M1}ガングリオシド 46
GUD 240

H7N1ウイルス 112
H9N2ウイルス 112, 113
HA 259
HA遺伝子 111
HA抗体 98
HAART 224
HAM 416
HAV 98
HBV 198
HBVゲノタイプ 199
HCV 198
HCV-RNA定性法 200
HDV 198
Heidenhain型CJD 211
Helicobacter pylori 393
hemaggulutinin亜型 259
hemolysin 46
Herpesvirus simiae 158
HEV 100
hexon 356
HHV 315
HI 361
HI test 114, 138
Hibワクチン 288
HIV 194, 218, 287
HIV-1 218
HIV-2 218
HIV-RNA量 220
HIV感染 367
　——に併発した梅毒 239
HIV感染症 218, 226
HI抗体 340
HSV 298, 392
HTLV-1関連脊髄症 416
HUS 71, 271
Hutchinson 3徴候 237

IDEIA PCE Chlamydia法 295
IE 379
IFA 147, 165
IgA欠損症 207
IgG抗体 313

IgG-ELISA法 79
IgM型HA抗体 99
IgM型HBc抗体 200
IgM型HEV抗体 101
IgM捕捉ELISA法 79
IgM捕捉法 87
IgM-capture ELISA法 138
in situ hybridization 393
inv 27
IP 147

Jarisch-Herxheimer反応 96, 239
Jenner 23
JEV 149
J-H反応 96

Keinig症候 150
Kernig徴候 343
Kuru 209, 211

LAMP 19
Lancefield 380
LC16m8株 24
LCR 295, 296
Legionella pneumophila 183
Leptospira interrogans 188
lipopolysaccharide 71
LPS 71
luminal drug 196

M蛋白分類 214
MAT 190
MDCK細胞 262
MDR-TB 370
mecA 347, 374
methicillin 346
metronidazole 196
MGIT 369
MIC 354
microneutralization assay 114
MMRワクチン 359
MPIPC 348
MRSA 346, 374, 409, 418
MRSA-PBP遺伝子 347
MRSA腸炎 347
MRSA敗血症 347
MSSA 409
Murphy徴候 385
Mycobacterium tuberculosis 367
Mycoplasma pneumoniae 333

N-95 20
N95マスク 370
NA 259
NAGビブリオ 45
NAT 198
Neisseria meningitidis 229

nested PCR 416
neuraminidase亜型 259
neuraminidase inhibitor 114
5-nitroimidazole 196
NSE 212
NT 361
NVE 379

O1型コレラ菌 45
O111:H- 72
O139型コレラ菌 45
O157:H7 71
　——の集団感染 72
OIE 111
opportunistic pathogen 347
oral rehydration salts 272
Orientia tsutsugamushi 131
ORS 272, 278
oxacillin 348

palivizumab 255
Parrot溝 237
PBP 346, 374
PBP2' 346
PBPs 324
PCR 26, 73, 129, 134, 170, 196, 200, 222, 262, 295, 296, 361, 365, 393, 417
penicllin結合蛋白 346
penton 356
penton fiber 356
peroxiredoxin 196
persister 371
PISP 323
*Plasmodium*属 167
pneumobilia 387
primary vaccine failure 362
PRSP 287, 323
PSD 211
Pseudomonas aeruginosa 351
PTAD 388, 389
PTBD 389
PTGBA 388, 389
PTGBD 388, 389
pulvinar sign 212
punched out 393
PVE 379

Q熱 103

Real Time-PCR 79
respiratory syncytial virus 253
Reye症候群 261, 290
Rickettsia japonica 132, 133, 144
Rickettsia prowazekii 164
Rickettsia tsutsugamushi 131
RPRカードテスト 238
RSウイルス感染症 253

RSV　253
RSV 抗原検査法　255
RT-PCR　19, 79, 109, 278, 357

Salmonella Paratyphi A　60
Salmonella Typhi　60, 397
SARS　18
SARS coronavirus　18
scrub typhus　132
secondary vaccine failure　362
sexually transmitted amebiasis　193
sexually transmitted diseases　199, 236, 293, 363
Shigella boydii　52
Shigella dysenteriae　52
Shigella flexneri　52-54
Shigella sonnei　52-54, 226, 227
SIDS　67
SIRS　347
slapped-cheek disease　311
sonographic Murphy's sign　387
SRSV　278
SSPE　339
SSSS　409, 410, 412
standard precautions　159
Staphylococcus aureus　409
Staphylococcus epidermidis　380
Staphylococcus viridans　380
STD　199, 236, 293, 363
STEC　71
Sticker's disease　311
Streptococcus pyogenes　265, 409
STS　214, 238
Stx1　71
Stx2　71
syncytium　253

T 蛋白分類　214
T チューブドレナージ　390
TCBS 培地　49
TCP　45
TDH　398
TEIC　347
teicoplanin　347
TFLX　53, 54
Th1　371
Th2　371
Tourniquet テスト　137
Tox R regulon　47
toxic shock syndrome toxin　347
TPHA 法　238
Treponema carateum　236
Treponema pallidum subsp. *pallidum*　236
Treponema pallidum subsp. *pertenue*　236
TSE　209

TSST　347

vanA　244
vancomycin　347
VCM　244, 347
VCM 耐性 MRSA　244
VCM 中等度耐性　244
Vibrio vulnificus　410
VIP　46
VISA　244
VRE　248
VRSA　244

Waterhouse-Friderichsen 症候群　229
Widal 反応　63

Yersinia enterocolitica　27
Yersinia pestis　25, 27
Yersinia pseudotuberculosis　27
Yop 蛋白質　28

ZDV　222
Ziehl-Neelsen 染色法　367
ZOT　45

あ 行

アカゲザル　158
アカゲザル・ニホンザル型 B ウイルス　158
亜急性硬化性全脳炎　338, 339
悪性リンパ腫　345
アクリジンオレンジ法　95
アジア風邪　261
アジア型コレラ菌　45
アシクロビル　159, 204, 291, 300, 416
アジスロマイシン　296
アシドーシス　48
アスコリー式沈降反応　129
アストロウイルス　276
アセトアミノフェン　262
アゾール系抗真菌剤　118
アデノウイルス　256, 275, 356
アデノウイルス 7 型　256
アデノチェック　357
アブ　173
アフリカミドリザル　30
アポロ熱　280
アマンタジン　262, 377
アメーバ性肝膿瘍　384
アメーバ赤痢　193
アメリカネズミ亜科　153
アモキシシリン　401
アルベンダゾール　83
アルボウイルス　78
アレナウイルス科　34
アンピシリン　250, 419

胃　393
胃 MALT リンパ腫　394
胃炎　394
異型麻疹　339
異型リンパ球　344
易感染性宿主　399
易感染要因　246
医原性 CJD　210
移行抗体　239
意識障害　343
胃腸炎　256
1 類感染症　4, 7, 26
遺伝子検出法　365
稲葉型コレラ菌　45
胃梅毒　237
イブプロフェン　263
陰圧個室　20
インターフェロン　201
咽頭結膜熱　256, 257
咽頭ジフテリア　57
院内感染　251, 270, 368
院内肺炎　325, 373, 374, 377
陰部潰瘍　240
インフルエンザ　259, 377
　──による死亡率　261
　──の疫学情報　261
　──の潜伏期間　261
　──の罹患率　261
インフルエンザウイルス　111, 259, 361
インフルエンザ関連脳症　263
インフルエンザ菌　287
　──による髄膜炎　415
インフルエンザ菌肺炎　378
インフルエンザ定点　5
インフルエンザ脳炎　202, 414
インフルエンザ脳症　414
インフルエンザ様疾患発生報告　261
インフルエンザ様上気道炎　104
インフルエンザワクチン　377

ウイルス　275
　──の命名　259
ウイルス検出法　255
ウイルス抗原迅速診断キット　278
ウイルス性肝炎　87
ウイルス性出血熱　7
ウイルス性食中毒　276, 277
ウイルス性ダニ脳炎　415
ウイルス性肺炎　377
ウイルス脳炎　419
ウイルス分離　109, 262
ウインドウ期　222
ウェイソン染色　27
ウエスタンブロット法　222
ウエストナイルウイルス　77
ウエストナイルウイルス脳炎　151, 415
ウエストナイル熱　77

牛海綿状脳症　210
ウシ流産菌　161
ウマ血清　68
梅田熱　123
ウレアーゼ産生性　393

エアロゾール　127
栄養型　226, 227
エキノコックス症　81
エキノコックス属　81
疫痢　53
エコーウイルス　342, 361
壊死性筋膜炎　410, 412
エボラ出血熱　7, 11, 32, 87
エルトール(El Tor)型コレラ菌　45
エルニーニョ現象　153
エンテロウイルス　306, 317, 329, 342
エンテロウイルス属　39, 329, 342
エンテロトキシン　347

黄色ブドウ球菌　409
黄疸　86
嘔吐　277
黄熱　85
黄熱ウイルス　85
黄熱ワクチン　87
オウム病　89, 282
オウム病クラミジア　89, 282
オオコウモリ　141
小川型コレラ菌　45, 47
オーストラリアコウモリウイルス　179
オセルタミビル　378
オリエンチア属　131
オルソポックスウイルス属　120
オルソミクソウイルス科　259

か　行

蚊　78, 85, 149, 167, 173
　——が媒介する感染症　2
海外渡航歴　101
回帰熱　94
開口障害　242
回復期　320, 339
海綿状変化　209
潰瘍性病変　299
解離細胞　116
化学発光法　416
下気道感染　261
喀痰の品質管理　348
仮性クループ　262
風邪症候群　262
家族性致死性不眠症　211
家族内感染　308
型特異抗体　300
型内鑑別試験　43
カタル期　320, 339
神奈川現象　398

カナマイシン　74
カニクイザル　158
カニクイザル型Bウイルス　158
化膿性髄膜炎　344
可能性例　19
化膿レンサ球菌　265
痂皮　290
ガフキー号数　369
芽胞　66, 126
カポジ肉腫　222
ガボン　10
ガラス板法　238
カリニ肺炎　221, 378
カルバペネム　354
カルバペネム系抗菌薬　327
肝悪性腫瘍　82
感音性難聴　360
眼科定点　5
勧告入院　55
カンジダ症　222
カンジダ属　392
癌性髄膜炎　419
関節炎　312
間接蛍光抗体法　165
関節痛　312
間接免疫蛍光抗体法　147
間接免疫ペルオキシダーゼ法　147
感染症状　380
感染症審査協議会　55
感染症の類型化　3
感染症発生動向調査　261
感染症法　23, 123, 154, 236, 323
感染症流行予測調査　40
感染性胃腸炎　269, 275, 400
　——の3主徴　277
感染性心内膜炎　379
感染性腸炎　396
感染対策委員会　349
肝臓腫脹　137
肝胆道系感染症　384
肝膿瘍　384
肝肺瘻　82
カンピロバクター　269, 397, 398, 400, 401

気管支肺異形成症　254
基幹定点　5
寄生性原虫　193
キチマダニ　147
キノロン耐性　363
基本小体　293
ギムザ染色　27, 95, 155, 169
逆隔離　349
逆転写酵素　198, 219
逆転写酵素阻害薬　218
球状体　116
急性胃腸炎　275

急性ウイルス肝炎　198
急性ウイルス性髄膜炎　419
急性ウイルス性脳炎　416
急性肝炎　104
急性呼吸器窮迫症候群　112
急性細菌性心内膜炎　379
急性細菌性前立腺炎　403
急性散在性脳脊髄炎　202, 416, 419
急性弛緩性麻痺　41
急性出血性結膜炎　280
急性精巣上体炎　405
急性前立腺炎　405
急性胆管炎　386
急性単純性腎盂腎炎　405
急性単純性膀胱炎　404
急性胆嚢炎　385
急性脳炎　202
急性灰白髄炎　39
急性B型肝炎　199
急性閉塞性化膿性胆管炎　384
牛痘　23
狂犬病　107
凝集反応　163
凝集法　238
共進化　122
共通抗原性　236
頰部の紅斑　311
莢膜　126
ギラン-バレー症候群　399
菌陰性心内膜炎　381
筋炎　261
筋関節痛　262
菌血症　399
筋痛　215
筋電図の異常　68
筋麻痺　66
筋力低下　67, 78

空気感染　370
空洞化　212
空洞の形成　368
駆虫薬　83
クラミジア　89, 282
クラミジア性尿道炎　295
クラミジア・トラコマティス　282
クラミジア肺炎　282
グラム陰性双球菌　229, 363
グラム陰性桿菌　25
グラム染色　216, 287, 325, 348, 363, 375
グラム陽性双球菌　326
クラリスロマイシン　93, 296
グリコペプチド系抗菌薬　244, 327
クリプトスポリジウム症　206
クリミア・コンゴ出血熱　7, 13
クリンダマイシン　217
クロイツフェルト・ヤコブ病　209, 414
クロラムフェニコール　62, 250

索 引

クンジンウイルス 77

痙咳期 320
経管栄養 68
経気道感染 1
経口 Stxs 吸着剤 74
経口感染 1, 55, 100
経口輸液 272
経皮経肝胆嚢ドレナージ 388
経皮経肝膿瘍ドレナージ 388
経皮・経粘膜感染 2
頸部硬直 242
痙攣 343
劇症型 A 群レンサ球菌感染症 214
　　——の迅速診断キット 216
劇症肝炎 98, 101, 199
血液培養 272
結核 367, 378
　　——の短期治療 369
結核菌 367
結核結節 368
結核性髄膜炎 345, 414, 415, 417, 419
血管塞栓症状 380
血球貪食症候群 312
血小板の減少 136
血漿漏出 136
げっ歯類 122, 153, 188
血清抗体検出法 255
血清診断 233
結節性紅斑 117
結節性梅毒疹 237
血中濃度モニタリング 349
下痢 277
下痢原性大腸菌 71
検体からの直接培養 129
顕微鏡凝集反応 190
顕微鏡検査 271

コアグラーゼ非産生マンニット非分解 380
抗ウイルス剤 262
睾丸炎 360
抗菌薬 28, 74
抗菌薬関連性腸炎 270
抗菌薬療法 401
抗原検出キット 262
抗原検出法 109, 169
抗原大変異 260
膠原病 345
抗原連続小変異 260
交差反応 118
抗酸菌染色 208, 288
後髄膜刺激症状 229
硬性下疳 236
酵素抗体法 239
抗体価指数 204
後天性風疹 232

後天性免疫不全症候群 206, 218
後天梅毒 236
喉頭ジフテリア 57
抗毒素血清 68
高熱 145
紅斑 145
高病原性トリ型インフルエンザ 111
高病原性トリ型インフルエンザウイルス 111
項部硬直 343
合胞体 253
コウモリ 107, 141
コガタアカイエカ 149
小型球形ウイルス 278
呼吸器感染症 373
　　——に関するガイドライン 326
呼吸筋麻痺 67
国際獣疫事務局 111
コクサッキーウイルス 306, 329, 342, 361
コクシジオイデス症 116
　　——の感染地域 117
個人防御用具 20
骨髄炎 104
骨髄無形成発作 312
骨軟骨炎 237
骨盤内炎症性疾患 295
古典型ツツガムシ病 131
古典コレラ菌 45
コプリック斑 339
ゴム腫 237
米のとぎ汁様下痢便 48
5 類感染症 4, 193, 228, 251, 253, 354
コレラ 45, 270
　　——の潜伏期 48
　　——の世界的流行（第 7 回，第 8 回） 45
コレラ毒素 45
コロナウイルス 18
コロモジラミ 164
コンプロマイズドホスト 352

さ　行

再感染 234
細気管支炎 253
細菌性髄膜炎 287, 345, 413
　　——の起炎菌の耐性化 287
細菌性赤痢 52-55, 226, 227, 270
細菌性肺炎 377
再興感染症 2, 3, 167, 367
在郷軍人病 183
サイトメガロウイルス 392
サイトメガロウイルス感染症 222
サイトメガロウイルス脳炎 202
再排菌 274
細胞内増殖能 183
細胞壁合成 245

細胞偏性寄生性細菌 293
ザイール 9, 10
刺し口 132, 145
サッポロウイルス 275
サナダムシ 81
ザナミビル 378
サーベイランス 5
　　——と封じ込め 21
サル 158
サル痘 120
サル痘ウイルス 120
サルモネラ 269, 396
サルレトロウイルスフリー 159
サンドイッチ ELISA 196
散発性急性肝炎 98
散発性下痢症 269
3 類感染症 4, 71

次亜塩素酸ナトリウム 281, 357
ジアルジア症 226-228
志賀赤痢菌 71
耳下腺 359
志賀毒素 52
志賀毒素群 71
志賀毒素産生性大腸菌 71
シカネズミ類 153
子宮頸管炎 293, 295
シスト 226, 227
施設内感染 195, 270
持続感染 123
市中肺炎 103, 323, 333, 373, 377
市中肺炎診療ガイドライン 336, 373
指定感染症 5
ジフテリア 57
ジフテリアトキソイド 58
シプロフロキサシン 55
秋疫 189
周期性同期生放電 211
秋季レプトスピラ病 189
重症急性呼吸器症候群 18
重症下痢症 276
修飾麻疹 339
終生免疫 290
集団発症 103
集卵法 227
宿主-寄生体関係 1
出血性大腸炎 71, 72
出血性膀胱炎 256
種痘 23
循環器系感染症 379
循環式浴槽 185, 186
消化管感染症 392
消化性潰瘍 394
小丘疹 308
猩紅熱 266
小児科定点 5
初期硬結 236

初期治療　401
除菌療法　394
食餌性ボツリヌス症　66
食中毒　269
食中毒防止の3原則　75
食道炎　392
食品摂取歴　99
食品・水媒介感染型　269
シラミ　94, 164
　——が媒介する感染症　2
シラミ媒介回帰熱　94
腎盂腎炎　406
心エコー検査　381
新型インフルエンザ　261
新型ツツガムシ病　131
新感染症　5
心筋炎　58, 308
真菌性髄膜炎　419
神経炎　58
神経系感染症　413
新興感染症　2, 3, 18
人工呼吸管理　68
人口動態統計　261
進行麻痺　237
心疾患　233
人獣(畜)共通感染症　13, 17, 90, 100, 103, 122, 126, 144, 153, 161, 176, 282
腎症候性出血熱　122
心臓症状　380
迅速ウレアーゼ試験　393, 395
迅速診断キット　257, 267
心内膜炎　104
シンノンブレ型ウイルス　122, 153

髄液検査　343
髄液細胞数　344
髄液糖濃度　417
水系感染症　206
水痘　290
水痘生ワクチン　291
水疱疹　308
水疱性病変　299
髄膜炎　413, 416
髄膜炎菌　229, 287
髄膜炎菌性髄膜炎　229
髄膜癌腫症　345
髄膜刺激症状　150, 343, 415
髄膜脳炎　256, 416, 419
ストレインタイプ　212
ストレプトマイシン　28
スピロヘータ科　94, 176, 236
スペイン風邪　261

性感染症　199, 236, 270, 293, 303, 363, 403
性感染症定点　5
性器クラミジア感染症　293, 294

性器ヘルペスウイルス感染症　298
生菌剤　68, 74
生菌整腸剤　272
成人型呼吸窮迫症候群　215
成人麻疹　302
精製沈降百日咳ワクチン　321
精巣上体炎　295, 403, 407
生物テロ　22
世界根絶宣言　21
脊髄炎　415
脊髄癆　237
脊椎炎　161
赤痢アメーバ症　193
赤痢擬似症　55
赤痢菌　52-54
赤血球凝集素　259
赤血球凝集阻止試験　87
赤血球凝集阻止反応　138
赤血球凝集反応　231
赤血球凝集抑制反応　114
接触感染　346
セフォタキシム　96, 419
セフォトリアキソン　419
セフトリアキソン　96
繊維状赤血球凝集素　320
線維性空洞性病変　118
尖圭コンジローマ　303
全身硬直　242
全身性炎症反応症候群　347
先天性心疾患　254
先天性風疹症候群　231, 232
　——の臨床分類の基準　234
先天梅毒　236
セントルイス脳炎ウイルス　79
全脳型CJD　211
潜伏感染　298, 315
潜伏梅毒　236
腺ペスト　26
前立腺炎　407
前立腺炎症候群　403

早産児　254
創傷感染　400
創傷性ボツリヌス症　66
草食動物　127
ソウル型ウイルス　122
即時型アレルギー　371
組織障害性細胞性免疫　155

た 行

第1種感染症指定医療機関　5, 55
胎児死亡　312, 313
胎児水腫　312, 313
代謝性アシドーシス　49, 215
帯状疱疹ウイルス　290, 342
対症療法　272
耐性菌　401

耐性肺炎球菌　374
大腸菌　287
大動脈瘤　237
第2種感染症指定医療機関　5, 55
耐熱性溶血毒　398
唾液腺　359
唾液腺炎　360
多剤耐性菌株　64
多剤耐性結核　368, 370
多剤耐性緑膿菌　352
多臓器不全　215
タテツツガムシ　131
ダニ　13, 94, 131, 173, 176
　——が媒介する感染症　2
ダニ媒介回帰熱　94
ダニ媒介性脳炎　151
多包条虫　81
多包虫　81
胆管炎　384
胆汁うっ滞型　99
単純性尿路感染症　406
単純ヘルペスウイルス　202, 298, 342, 392
単純ヘルペス脳炎　202, 413-417
炭疽　126
炭疽菌　126
丹毒　410-412
胆嚢炎　384
胆嚢穿孔　390
胆嚢摘出術　389
蛋白尿　124
単包条虫　81

遅延型アレルギー　368
弛緩性麻痺　78
チフス　87
チフス性疾患　269, 396
中間尿採取法　405
中心静脈栄養　68
中枢神経合併症　74
中枢神経感染症　308
中枢神経系合併症　308, 309
中枢神経症状　73
中和抗体　340
中和試験　87
中和反応　138
腸炎ビブリオ　269, 397, 399-401
超過死亡　261, 263
腸管外感染症　400
腸管感染症　269
腸管出血性大腸菌　71, 269
腸管出血性大腸菌感染症　71
腸管常在菌叢　272
腸管病原性大腸菌　269
腸出血　61
腸性発熱　62
腸穿孔　61, 63

腸炭疽　128
腸チフス　60, 61, 269, 396
腸内細菌叢　67
聴力障害　230
直接監視下短期化学療法　369
直接染色法　129
直接塗抹法　227
直腸スワブ　272
治療薬の相互作用　273

通性細胞寄生菌　173
ツツガムシ　131
ツツガムシ病　131

手足口病　306, 330
低カリウム血症　48
テイコプラニン　250
ディスク拡散法　246
ディスク法　326
定点観測医療機関　5
定量培養　348, 405
テトラサイクリン　28, 49, 93, 134, 165,
　　　177, 242, 285, 336
テトラサイクリン耐性　363
電気焼灼　304
デングウイルス　135
デングウイルス特異的 IgM　136
デング出血熱　135, 136
デングショック症候群　136
デング熱　87, 135
電顕法　278
点状出血　124
伝染性紅斑　311
伝染性膿痂疹　410, 411
伝染病流行予測調査事業　261
伝達可能な海綿状脳症　209
天然痘　21
天然痘ウイルス　21
天然痘根絶計画　21

動眼神経障害を伴う CJD　211
凍結療法　304
登校登園停止　309
痘瘡　21
糖尿病　233
動物接種　129
ドゥベンヘイグウイルス　179
トガウイルス科　231
ドキシサイクリン　28, 134, 250
トキソプラズマ脳炎　202
鍍銀染色　183
特異的 IgM 抗体　313
毒素原性大腸菌　53
特定感染症指定医療機関　5, 55
吐血　86
トスフロキサシン　53, 55, 227, 296
突発性発疹　315

ドブラバ型ウイルス　122
トラコーマ・クラミジア　282
鳥　78, 90, 173, 188
トリアージ　20
トレポネーマ属　94, 236
トロスペクトマイシン　250

な 行

内視鏡検査　392, 395
内視鏡的逆向性胆道膵管造影　385
内視鏡的経鼻胆道ドレナージ　386
内視鏡的乳頭切開　384
内視鏡的乳頭バルーン拡張術　389
内生胞子　116
永山斑　316
七日熱　189
生カキ　277

二次感染　75
西ナイル熱　77
ニパウイルス　141
ニパウイルス感染症　141
ニパウイルス脳炎　415
日本紅斑熱　133, 144
ニホンザル　158
日本脳炎　141, 149
日本脳炎ウイルス　79, 149
日本脳炎ワクチン　151
乳酸加リンゲル　49
乳児突然死症候群　67
乳児ボツリヌス症　66
ニューキノロン　50, 54, 55, 93, 147, 354
ニューキノロン系薬　28, 273
ニューマクロライド　285
ニューモバックス　327
尿素呼気試験　393, 395
尿沈渣　405
尿路感染症　403
　　──の起炎菌　403
2 類感染症　4, 39, 55, 270

ネズミ　25, 34, 153, 173
熱性痙攣　261, 317
ネッタイシマカ　85, 135
粘膜疹　308, 309

ノイラミダーゼインヒビター　262
ノイラミニダーゼ　259
脳炎　159, 308, 317, 416
ノーウォークウイルス　276, 278, 279
ノーウォークウイルス様粒子　279
脳幹脳炎　202
嚢子　226
脳症　72, 261, 317
(脳蛋白)14-3-3　212
ノミ　25
　　──が媒介する感染症　2

ノルフロキサシン　54, 55, 74

は 行

肺炎　253, 262, 373
肺炎球菌　287
肺炎球菌性肺炎　325, 378
肺炎球菌ワクチン　288, 378
肺炎クラミジア　282
バイオテロ　22
バイオハザード　159
バイオフィルム　408
敗血症　400
敗血症性ショック　214
敗血症ペスト　26
肺炭疽　128
梅毒　236
梅毒性カキ殻疹　237
梅毒性乾癬　237
梅毒性脱毛　237
梅毒性バラ疹　237
肺ペスト　26
パーカーインク法　239
白質障害を伴う CJD　211
白内障　233
ハーシー VRSA 株　245
播種性血管内凝固症候群　215
破傷風　241
破傷風菌　241
白血病　345
発赤毒素　266
鼻ジフテリア　57
ハマダラカ　167
パラインフルエンザウイルス　361
バラシクロビル　300
バラ疹　61
パラチフス　60, 61, 269, 396
パラミクソウイルス　141, 338, 359
針刺し事故　200
パールテスト　129
パロモマイシン　207
バンコマイシン　244, 248, 250, 419
バンコマイシン耐性黄色ブドウ球菌感染
　症　244
バンコマイシン耐性腸球菌　248
バンコマイシン耐性腸球菌感染症　248
汎世界流行　111
ハンタウイルス属　122, 153
ハンタウイルス肺症候群　153
ハンタン型ウイルス　122
パンデミック　111

鼻炎　237
非 O1 コレラ菌　45
微好気性環境　393
彦島型コレラ菌　45
ピコルナウイルス科　39, 329
非細菌性肺炎　377

皮疹　309
ビダラビン　204
非チフス性サルモネラ　396, 398-401
非定型抗酸菌症　222
ヒト抗 RSV モノクローナル抗体　255
ヒトスジシマカ　135
ヒトパルボウイルス　311
ヒト-ヒト感染　277
ヒトヘルペスウイルス　315
ヒト免疫グロブリン　242
皮膚感染症　409
皮膚炭疽　128
飛沫感染　260
びまん性扁平浸潤　237
ヒメネス染色　183
百日咳　320
百日咳毒素　320
病巣感染　399
日和見感染　351
日和見病原体　392, 399
微量液体希釈法　326
非淋菌性尿道炎　293, 295

ファージテスト　129
フィロウイルス科　8, 30
風疹　231, 322
風疹ウイルス　231
風疹特異 IgG 抗体　234
風疹特異 IgG 抗体価　233
風疹脳炎　233
封入体　293, 393
封入体結膜炎　293
不活化全菌体ワクチン　29
不活化ワクチン　151, 263
複雑性尿路感染症　406, 407
副腎皮質ホルモン　419
腹部超音波検査　399
腹膜灌流　73
不顕性感染　1
ブタオザル型 B ウイルス　158
ブタ流産菌　161
ブドウ球菌属　380
フトゲツツガムシ　131
ブニヤウイルス科　13, 122, 153
フビラウイルス属　135
ブーマラ型ウイルス　122
不明熱　104
プラジクアンテル　83
フラビウイルス　77, 85, 135, 149
プリオン　209
フルオロキノロン系抗菌薬　327
フルオロキノロン低感受性株　64
フルオロキノロン薬　63, 401
フルオロキノロン薬耐性　399
ブルセラ症　161
プール熱　256, 357
ブレイクポイント MIC　408

プロスタグランジン E_2　46
プロスタサイクリン　74
プロテアーゼ阻害薬　218
糞-口感染　277, 343
分子系統樹解析　154
分泌型 IgA 抗体　263
分泌性下痢　47

ベイト　84
併用療法　354
ペスト　25
ペストワクチン　29
ペット　103, 173, 191
ヘテロ VCM 耐性株　244
ペニシリン　374
ペニシリン G　96, 242
ペニシリン結合蛋白　324, 374
ペニシリン耐性　363
ペニシリン耐性肺炎球菌　287, 323, 418
ペニシリン耐性肺炎球菌感染症　323
ペニシリン中等度耐性肺炎球菌　323
ヘニパウイルス属　141
ヘパドナウイルス科　198
ヘルパンギーナ　309, 329
ヘルペスウイルス　290, 315
扁桃ジフテリア　57
ヘンドラウイルス　141
扁平コンジローム　237

膀胱炎　406
包虫　81
乏尿期　124
保菌者　399
墨汁染色　288
母子感染　224
ホスホマイシン　53-55, 74, 273, 401
補体結合反応　118
ポックスウイルス科　120
発疹　145, 232, 290, 312
発疹期　339
発疹症　256
発疹チフス　164
ボツリヌス菌　66
ボツリヌス症　66
ボツリヌス毒素　66
哺乳類　107, 173, 206
ポビドンヨード　281, 357
ポピュレーション解析　245
ポリオ　39
ポリオウイルス　39
ポリオコントロール　40
ボレリア属　94
ホンコン風邪　261
ポンティアック熱　184

ま　行

マイコプラズマ　333

マイコプラズマ肺炎　333
マカカ属サル　158, 160
マクロライド　93, 336
マクロライド系薬　273, 285
麻疹　338
麻疹ウイルス　338
麻疹脳炎　339
麻疹肺炎　339
マストミス　34
マダニ　13, 173, 176
マッコンキー・ソルビトール寒天　73
マラリア　87, 167
マルタ熱菌　161
マールブルグウイルス　32
マールブルグ病　7, 30
マレー渓谷脳炎ウイルス　79
慢性 Q 熱　104
慢性呼吸器疾患　373
慢性細菌性前立腺炎　403
慢性持続感染　232
慢性肺疾患　254

ミシガン VRSA 株　245
ミドリザル出血熱　30
ミノサイクリン　74, 93, 134, 147, 296
ミノマイシン　147

無菌性髄膜炎　308, 342, 359
無症候感染　294
無症候性病原体保有者　228
無症候梅毒　236
無症状病原体保菌者　1, 55, 56, 75
無痛性横痃　236
ムンプスウイルス　342, 359
ムンプス睾丸炎　360
ムンプス聾　360
ムンプスワクチン　362

メイ・グリュンワルト染色　95
メタロ-β ラクタマーゼ　351
メタロ β ラクタマーゼ産生グラム陰性桿
　菌　375
メチシリン耐性黄色ブドウ球菌　346
メチシリン耐性黄色ブドウ球菌感染症
　346
メトロニダゾール　227
メベンダゾール　83
免疫蛍光抗体法　239
免疫不全　246
綿状体型 CJD　211

モコラウイルス　179
モルビリウイルス属　338

や　行

薬剤感受性　353, 401
薬剤耐性緑膿菌感染症　351

野兎病　27, 173
野兎病菌　173
野兎病疹　174

輸血後肝炎　199
輸入感染症　135, 226, 270
輸入マラリア　167

溶血性尿毒症症候群　71, 271
溶血性貧血　312
溶血毒素　266
用水病　189
抑制療法　300
予防隔離　349
予防接種健康被害などの調査　263
予防的治療　28
ヨーロッパコウモリリッサウイルス　179
4類感染症　4, 77, 123, 154, 158, 161, 185, 323

ら 行

ライト染色　95
ライム病　176
ラゴスコウモリウイルス　179
ラッサ熱　7, 34
ラブドウイルス科　107, 179
ラミブジン　201
卵黄加寒天培地　68
ラングハンス巨細胞　368
ランブル鞭毛虫　226, 227

リケッチア　131, 164
リケッチア感染症　105, 165
リスター株　23
リッサウイルス　107, 179
リッサウイルス感染症　179
リバビリン　20, 37
リバビリン吸入療法　255
流行性角結膜炎　256, 356
流行性肝炎　100
流行性耳下腺炎　359
流行性髄膜炎　229
緑膿菌　351
旅行医学　172
旅行者下痢症　206, 226, 270
淋菌　363
淋菌感染症　363
淋菌性尿道炎　295
リンゴ病　311

類鼻疽　27
ルビウイルス属　231

レジオネラ　183
レジオネラ症　183
レジオネラ肺炎　184
レスピラトリーエチケット　20
レース模様状紅斑　311
レプトスピラ症　27, 87
レベル4　160
レボフロキサシン　53, 55, 296
レンサ球菌　265, 287

ロシア春夏脳炎　415
ロタウイルス　275
ロタウイルスワクチン　278

わ 行

ワイル病　188
ワイル-フェリックス反応　165
ワクチン　40, 50, 99, 129, 151, 228, 230, 234, 243, 278, 288, 291, 321, 341, 361, 362, 370, 378, 419

感 染 症	定価は外函に表示

2004年9月5日 初版第1刷

編集者	竹田　美文
	木村　哲
発行者	朝倉　邦造
発行所	株式会社 朝倉書店
	東京都新宿区新小川町6-29
	郵便番号　162-8707
	電話　03(3260)0141
	FAX 03(3260)0180
	http://www.asakura.co.jp

〈検印省略〉

©2004〈無断複写・転載を禁ず〉　　　　中央印刷・渡辺製本

ISBN 4-254-32204-6　C 3047　　　　Printed in Japan

D.E.&G.C.ウォルターズ著
文教大 小林ひろみ・立教大 小林めぐみ訳

アカデミック・プレゼンテーション

10188-0 C3040　　A5判 152頁 本体2600円

科学的・技術的な情報を明確に，的確な用語で伝えると同時に，自分の熱意も相手に伝えるプレゼンテーションのしかたを伝授する書。研究の価値や重要性をより良く，より深く理解してもらえるような「話し上手な研究者」になるための必携書

杏林大 吉田 聡著

医 学 英 語 入 門

30069-7 C3047　　A5判 208頁 本体2900円

医学部をはじめ，医療・保健・看護系学生のための，医学分野の英語に習熟するためのテキスト。定型的表現による基本文例（解説付），文法演習，表現演習，Pattern Usage Drill，専門用語解説，Question Boxなどにより多角的に学習できる

東京医大 代田常道／東京医大 J.P.バロン訳

医学口頭発表のエッセンス

30077-8 C3047　　A5判 128頁 本体2500円

医学研究者必携の手引。コミュニケーションの原則／口演の準備／3種類の口演／視覚材料／コンピュータによるスライド作成／上手な登壇のしかた／メッセージを売り込むには／スマートな質問のさばき方／へたな発表をするには／名座長とは

B.ハリスン／J.P.バロン・小林ひろみ／
ハリスン英子編著

医学英語コミュニケーション 1
―論文の書き方 基礎編―

36246-3 C3347　　A5判 160頁 本体2900円

医学領域において英語を適切に使用してコミュニケーションを図るためのコツ。〔内容〕インターネットでの情報検索／原著論文／生物医学雑誌への投稿に関する統一規定／抄録／症例報告，総説，書評／速報，編集長への手紙，ブリーフレポート

B.ハリスン／J.P.バロン・小林ひろみ／
ハリスン英子編著

医学英語コミュニケーション 2
―論文の書き方 応用編―

36247-1 C3347　　A5判 176頁 本体3200円

医学領域において英語を適切に使いコミュニケーションを図るためのコツ。〔内容〕パラグラフの構造／論文を読みやすくするために／適切な表現の使い方／犯しやすいミス，間違いやすい表現／統計の使い方／臨床研究における統計報告のしかた

B.ハリスン／J.P.バロン・小林ひろみ／
ハリスン英子編著

医学英語コミュニケーション 3
―投稿と発表―

36248-X C3347　　A5判 176頁 本体3200円

〔内容〕図表の書き方／原稿の最終チェック／文献引用のしかた／投稿する雑誌の選び方／ピアレビューとインパクトファクター／手紙の書き方／レフリーへの質問，対応／校正／人間関係，人脈，学会参加／口頭発表／ポスターセッション，など

田名病院 阿部好文・山口大 福本陽平編

診療科目別 正しい診療録の書き方

30075-1 C3047　　B5判 212頁 本体3800円

学生・若い医師へ向けて"正しい"カルテを提示。〔内容〕診療録とは／POMR／診療録の見本／傷病名について／内科／外科／産婦人科／小児科／精神科／救急診療／診療録管理の実践／医療情報開示／電子カルテの実際／英文診療録／付録

川島紘一郎・平井俊樹・斉藤和幸訳

臨 床 倫 理 学

30080-8 C3047　　A5判 176頁 本体3400円

ヒト被験者を使用する臨床試験は病気の治療と予防等に重要な役割を果たしている。倫理原則を遵守した臨床試験が，新しい治療法などの開発に必要不可欠である。本書は米国の実情を含めた，あるべき倫理的臨床研究を紹介した教科書，入門書

L.マルクッチ著　前京大 羽白 清訳

医学冠名用語辞典

30072-7 C3547　　A5判 432頁 本体12000円

人名・地名などの固有名詞を含む医学冠名用語を多数（8,000語超）収録して，簡潔な解説を付した辞典。医学界では，人体の部位名から，医療器具名，各種検査法，診断基準，分類法，症候，徴候，病名，症候群名などに至るまで，数多くの冠名用語が日常的に使用されている。本書はこれらの冠名用語を，別名・異名なども検索できるように収録しており，医学生，研修医，医師だけでなく，看護，検査，保健，衛生，医療技術をはじめ，広く医療関係者にとって役立つ辞典である

和田 攻監修　長橋 捷・山崎信行・藤田俊一編

医 学 略 語 辞 典（増補版）

30058-1 C3547　　B6判 576頁 本体9000円

医学略語は病名，物質名，指示事項などに頻用され，その数も驚異的に増加している。本書は，基本的で歴史をもち頻用されている略語はもちろんのこと，新しいもの，使用頻度が少ないもの，特定の領域でのみ用いられ周辺分野の人にはなじみのないもの，などまで，幅広く収録。約22,000語をABC順に配列し，略語，原語（全綴り），日本語訳の順に記載。医学生から，研修医，実地医家，研究者，コメディカルの人々に至るまで，関連領域の人々の必携書

塩野義製薬医科学研究所 畑中正一編

電子顕微鏡 ウイルス学

31085-4　C3047　　　　B5判　196頁　本体6800円

学部学生，大学院生，医学・生物学研究者を対象にして電顕写真を中心に様々なウイルスを具体的に解説した。総論でウイルス学全般を簡潔に解説し，各論ではウイルスの分類，構造と機能，感染と病原性を多くの電顕写真を示しながら解説

前国立感染症研 竹田美文・筑波大 林　英生編

細　菌　学

31082-X　C3047　　　　B5判　724頁　本体30000円

分子生物学，分子遺伝学，分子免疫学などの進歩に伴い，細菌学の最近の進歩もめざましいものがあり，感染症の発症機構を分子レベルで解明するようになっている。本書は，細菌学の研究者や周辺領域の研究者，臨床医に有益な専門書

前自治医大 浅野　泰編

研修医のための 輸 液 療 法

32207-0　C3047　　　　B5判　176頁　本体4300円

水-電解質代謝および栄養の是正を行う輸液療法は，生命維持の基本であり，すべての診療科目において必要不可欠である。本書は，研修医，若手勤務医，一般臨床医のために，基本的実際的な内容を各科第一線の専門医が最新の知見により解説

前東大 杉本恒明・東大 小俣政男総編集

内 科 鑑 別 診 断 学（第2版）

32196-1　C3047　　　　B5判　712頁　本体19000円

症状をどのように分析し，正しい診断にいたるかという立場にたって解説。〔内容〕全身症状／体型・発育の異常／四肢の異常／耳・鼻・口腔の異常／眼の異常／頸部の異常／胸・背部の異常／腹部の異常／腰部の異常／血圧の異常／他

前阪大 垂井清一郎総編集

総 合 内 科 診 断 学

32179-1　C3047　　　　B5変判　656頁　本体18500円

画像診断の最新の知見をとりいれた，総合的な内科診断書。〔内容〕身体所見と病歴／主要疾患の診断／神経系／呼吸器系／循環器系／消化管／肝・胆道・膵・腹膜／造血器系／自己免疫・アレルギー／内分泌系／代謝／腎・尿路系／感染症／他

産業医学総合研 荒記俊一編

中　毒　学
―基礎・臨床・社会医学―

30060-3　C3047　　　　B5判　416頁　本体18000円

化学物質が生体に及ぼす有害な影響，従来の中毒概念にとどまらず，非顕性の健康影響までも含めて整理・解説する。従来の実験中毒学・基礎医学的観点だけでなく，広く臨床医学および社会医学的観点を含めて総合的に捉え直した中毒学書

東大 山本一彦編

ア レ ル ギ ー 病 学

32197-X　C3047　　　　B5判　404頁　本体15000円

著しく増加しているアレルギー性疾患の病態と治療法を詳述。〔総論〕遺伝子とアレルギー／環境とアレルギー／細胞生物学／病態／診断・検査／鑑別診断／治療　〔各論〕気管支喘息／呼吸器疾患／鼻炎・花粉症／皮膚疾患／薬剤アレルギー／他

杏林大 長澤俊彦監修　順天大 橋本博史編

血　管　炎

32192-9　C3047　　　　B5判　384頁　本体18000円

全国の基礎・臨床の専門家による長年の共同研究の成果に基づき，最新の知見をまとめた。〔内容〕概念と分類／理解のための基礎的事項／診断と病態把握／検査の進め方と診断に有用な検査所見／治療法とその適応，留意点／症例から学ぶ血管炎

医歯大 宮坂信之編

最新膠原病・リウマチ学

32193-7　C3047　　　　B5判　376頁　本体14000円

免疫学，分子生物学の著しい進歩により，大きく変貌を遂げている膠原病・リウマチについて解説〔内容〕血管・結合組織／免疫遺伝学／自己抗体／炎症のメディエーター／膠原病各論／膠原病類縁疾患／リウマチ性疾患／治療薬剤／日常生活指導

国立国際医療センター 矢崎義雄総編集
自治医大 島田和幸編

臨　床　高　血　圧

32195-3　C3047　　　　B5判　288頁　本体12000円

日本高血圧学会から発表された高血圧治療ガイドラインについての理解を深めるための解説書。ガイドラインの肉づけとなる内容を，最新の知見を盛りこんで，実地臨床における確かな裏づけとなるように解説し，教科書的に系統立ててまとめた

阪大 荻原俊男編

老　年　医　学

32205-4　C3047　　　　B5判　360頁　本体9500円

わが国の高齢化は急速に進み，世界一の長寿国となっている。一方，高齢者医療は，多岐にわたっており，バランスのとれた診療が要求されている。本書は，医学生，研修医，一般臨床医を対象とした，より解説的・実践的な老年医学の決定版

医歯大 宮坂信之・医歯大 野田政樹・
マリアンナ医大 西岡久寿樹編

骨・関節疾患

32201-1　C3047　　　　B5判　420頁　本体16000円

高齢社会を迎えた今，骨・関節疾患は増大し，世界保健機構はその制圧に乗り出した。本書は骨・関節疾患について，基礎編でその病因を遺伝子および分子レベルでの解明を試み，臨床編で各症状の概念，病態，診断，治療，予後を中心に解説

前東大 杉本恒明・東大 小俣政男・順天大 水野美邦総編集

内　科　学（第8版）

32202-X C3047　　B5判　2344頁　本体28500円
32203-8 C3047　　B5判（5分冊）　本体28500円

カラーで読む『内科学』。内科学の最もスタンダードな教科書・専門書としてゆるぎない評価を受けている定本が全面カラー化でさらに見やすいレイアウトを実現。最新の知見に基づき内容を一新した決定版。携帯に便利な分冊あり（分売不可）あり。〔内容〕総論：遺伝・免疫・腫瘍・加齢・心身症・環境・中毒・医原性疾患／症候学／治療学：移植・救急／感染症・寄生虫／循環器／血圧／呼吸器／消化管・膵・腹膜／肝・胆道／リウマチ・アレルギー／腎／内分泌／代謝・栄養／血液／神経／他

三島濟一総編集　岩田　誠・金井　淳・酒田英夫・澤　　充・田野保雄・中泉行史編

眼　の　事　典

30070-0 C3547　　A5判　656頁　本体20000円

眼は生物にとって生存に不可欠なものであり，眼に対しては動物は親しみと畏怖の対象である。ヒトにとっては生存のみならず，Quality of Lifeにおいて重要な役割を果たしており，何故モノが見え，色を感じるのかについて科学や眼に纏わる文化，文学の対象となってきている。本事典は眼についての様々な情報を収載，また疑問に応える『眼に関するエンサイクロペディア』として企画。〔内容〕眼の構造と機能／眼と脳／眼と文化／眼の補助具／眼の検査法／眼と社会環境／眼の疾患

老人研 鈴木隆雄・老人医療センター 林　𣳾史総編集

骨　の　事　典

30071-9 C3547　　A5判　480頁　本体15000円

骨は動物の体を支える基本構造であり，様々な生物学的・医学的特性をもっている。また古人骨や動物の遺骸を通して過去の地球上に生息し，その後絶滅した生物等の実像や生活習慣等を知る上でも重要な手掛かりとなっている。このことは文化人類学においても重要な役割を果たしている。本事典は骨についての様々な情報を収載，また疑問に応える「骨に関するエンサイクロペディア」として企画。〔大項目〕骨の進化・人類学／骨にかかわる風俗習慣と文化／骨の組成と機能／骨の病気

京大 清野　裕・神戸大 千原和夫・九大 名和田新・医歯大 平田結喜緒編

ホ　ル　モ　ン　の　事　典

30074-3 C3547　　A5判　708頁　本体22000円

総論ではホルモンの概念・研究の歴史など，各論では，人体の頭部より下部へ，部位別の各ホルモンを項目立てし，最新の研究成果を盛り込んで詳しく解説したホルモンの総合事典。〔内容〕I．総論，II．各論（視床下部ホルモン／下垂体前・後葉ホルモン／甲状腺ホルモン／副甲状腺ホルモン／心臓ホルモン／血管内皮ホルモン／脂肪ホルモン／軟骨ホルモン／腎ホルモン／副腎皮質ホルモン／副腎髄質ホルモン／性腺・胎盤ホルモン／環境ホルモン／膵ホルモン／消化管ホルモン）

東大 平井久丸・順天堂大 押味和夫・自治医大 坂田洋一編

血　液　の　事　典

30076-X C3547　　A5判　416頁　本体15000円

血液は人間の生存にとって不可欠なものであり，古くから研究されてきたが，最近の血液学の進歩には著しいものがある。本書は，分子生物学的な基礎から臨床まで，血液に関する最新の知識を，用語解説という形式をとりながら，ストーリーのある読みものとして，全体像をとらえることができるように配慮してまとめたものである。〔目次例〕ヒトと動物の血液の比較／造血の発生／赤血球膜異常症／遺伝子診断の手法／白血球減少症／血球計数と形態検査／血小板と血管内皮／凝固

日本ワクチン学会編

ワ　ク　チ　ン　の　事　典

30079-4 C3547　　A5判　320頁　本体10000円

新興・再興感染症の出現・流行をはじめ，さまざまな病気に対する予防・治療の手段として，ワクチンの重要性があらためて認識されている。本書は，様々な疾患の病態を解説したうえで，ワクチンに関する，現時点における最新かつ妥当でスタンダードな考え方を整理して，総論・各論から公衆衛生・法規制まで，包括的に記述した。基礎・臨床の医師，看護師・保健師・検査技師などの医療関係者，および行政関係者などが，正確な理解と明解な指針を得るための必携書

上記価格（税別）は2004年8月現在